Urologische Begutachtung im Arzthaftpflichtverfahren

Sammlung typischer Kasuistiken

K.-H. Bichler, H. Wechsel, A. M. Schmidt, R. Shen

Bibliografische Information der Deutschen Nationalbibliothek
Die Deutsche Nationalbibliothek verzeichnet diese Publikation in der Deutschen Nationalbibliografie; detaillierte bibliografische Angaben sind im Internet unter http://dnb.ddb.de abrufbar.

Alle Rechte vorbehalten
Dieses Werk, einschließlich aller seiner Teile, ist urheberrechtlich geschützt. Jede Verwertung außerhalb der engen Grenzen des Urheberrechtsgesetzes ist ohne Zustimmung des Verlages unzulässig und strafbar. Das gilt insbesondere für Vervielfältigungen, Übersetzungen, Mikroverfilmungen, Verfilmungen und die Einspeicherung und Verarbeitung auf DVDs, CD-ROMs, CDs, Videos, in weiteren elektronischen Systemen sowie für Internet-Plattformen

© lehmanns media • Berlin 2011
Hardenbergstraße 5
10623 Berlin

Umschlaggestaltung und Layout: Clara Eichler

Druck und Bindung: docupoint Magdeburg • Barleben

ISBN: 978-3-86541-424-3   www.lehmanns.de

Inhaltsverzeichnis

Vorwort — 9

Einleitung — 11

A Sachverständigengutachten — 13

B Gutachtensammlung — 21

I. Begutachtungen bei Erkrankungen der Niere und des Harnleiters (Tumoren, Entzündungen, Harnsteinbildungen und Verletzungen) — 23

   1. Tumoren — 23
      1.1 Diagnostik — 27
      Gutachten I-1 — 28
      1.2 Therapie — 32
      Gutachten I-2 — 34

   2. Verletzungen — 39
      Gutachten I-3 — 40

   3. Entzündungen — 44

   4. Harnsteine — 48
      Gutachten I-4 — 49
      Gutachten I-5 — 53

   5. Ursachen von Harnleiteralterationen — 60
      Gutachten I-6 — 61
      Gutachten I-7 — 69
      Gutachten I-8 — 81
      Gutachten I-9 — 93
      Gutachten I-10 — 101

Inhaltsverzeichnis

II.	Begutachtungen bei Erkrankungen der unteren ableitenden Harnwege (Tumoren, Entzündungen und Verletzungen)	111
	1. Tumoren	111
	Gutachten II-1	113
	2. Entzündungen	122
	3. Verletzungen bzw. Komplikationen bei Anlage eines suprapubischen Harnblasenkatheters	123
	Gutachten II-2	125
	Gutachten II-3	130
III.	Begutachtungen in der gynäkologischen Urologie	137
	1. Inkontinenz	137
	Gutachten III-1	141
	2. Komplikationen bei gynäkologischen Operationen und während der Geburt	144
	Gutachten III-2	145
	Gutachten III-3	153
	3. Strahlenschutz bei bildgebenden Verfahren (Röntgen)	158
IV.	Begutachtungen bei Erkrankungen der Prostata	159
	1. Prostatakarzinom	159
	1.1 Diagnostik	172
	Gutachten IV-1	173
	Gutachten IV-2	180
	Gutachten IV-3	184
	Gutachten IV-4	191
	1.2 Therapie	199
	Gutachten IV-5	200
	Gutachten IV-6	205
	Gutachten IV-7	211
	Gutachten IV-8	221
	Gutachten IV-9	231
	2. Benigne Prostatahyperplasie (BPH)	234
	Gutachten IV-10	241
	Gutachten IV-11	248
	Gutachten IV-12	256

	Gutachten IV-13	263
	Gutachten IV-14	269
	Gutachten IV-15	276
V.	Begutachtungen bei Erkrankungen der Hoden und Nebenhoden	286
	1. Postherniotomiesyndrom	287
	Gutachten V-1	288
	Gutachten V-2	294
	2. Torsionen des Samenstrangs	297
	Gutachten V-3	298
	Gutachten V-4	306
	Gutachten V-5	310
	Gutachten V-6	314
	3. Hodenverletzungen	321
	Gutachten V-7	322
	Gutachten V-8	328
	4. Operation der Hydrozele	333
	Gutachten V-9	334
	5. Operation von Varikozelen	341
	Gutachten V-10	342
	6. Hodentumoren	351
	6.1 Diagnostik	351
	6.2 Therapie	351
	Gutachten V-11	353
	7. Entzündungen des Hodens	363
VI.	Begutachtungen bei Erkrankungen des Samenleiters	364
	1. Vasoresektion	364
	Gutachten VI-1	365
	Gutachten VI-2	371
	Gutachten VI-3	377
	2. Versehentliche Durchtrennung des Samensleiters	387
	Gutachten VI-4	388
VII.	Begutachtungen bei Erkrankungen des Penis und der Harnröhre	395

Inhaltsverzeichnis

1. Präputialstenosen (Phimose)	395
Gutachten VII-1	396
2. Fehlmündungen der Harnröhre (Hypospadie)	399
Gutachten VII-2	400
3. Penisverkrümmung (Induratio penis plastica)	408
4. Erektionsstörungen	409
VIII. Abrechnungsgutachten	411

C Fehlervermeidung und Risikoabschätzung — 413

D Anhang — 429

Sachverzeichnis — 440

Abbildungsverzeichnis — 446

Übersicht

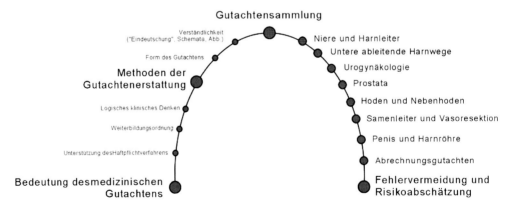

Vorwort

In den vergangenen Jahrzehnten war eine steigende Zahl von Verfahren in der Arzthaftpflicht festzustellen. Als Gründe dieser Entwicklung werden die bessere Informiertheit der Patienten in einer mündigen Gesellschaft („mit dem Internetausdruck in die Arztpraxis"), aber auch die zunehmende Komplexität in Diagnostik und Therapie der verschiedenen Krankheitsbilder betrachtet. Trotz dieser Erkenntnis kam es jedoch nicht zu einer rationalen Suche nach den Schwachstellen im ärztlichen Handeln.

Hier ist im letzten Jahrzehnt ein deutlicher Wandel festzustellen. In zahlreichen Artikeln und Pressemeldungen sind heute Begriffe wie „Fehlerkultur" und „Risikomanagement" in der Diskussion. Erfahrungen aus der Industrie und vor allem der Luftfahrt sind hilfreich.

Angelehnt an unser Buchprojekt aus dem Jahre 2004, „Das urologische Gutachten", soll die hier vorgelegte Sammlung von Gutachten aus Arzthaftpflichtverfahren des Fachgebietes Urologie typische Fehler und ihre Diskussion aufzeigen, um Schlüsse für die Prävention daraus zu ziehen. Wenn auch der Pool von 116 Begutachtungen noch keinesfalls repräsentativ für diese Fragestellung ist, so zeigt sich doch, dass damit ein Anfang gemacht werden kann in Richtung Fehlersuche und Risikomanagement.

Wir haben uns bemüht, die Begutachtungen der Sammlung so aufzuarbeiten, dass neben der Darstellung der Problematik, dem Krankheitsverlauf, dem medizinischen Inhalt mit der angewandten Diagnostik und Therapie vor allem die Einschätzung des Gutachters deutlich wird.

Es war unser Anliegen zu verdeutlichen, dass nicht jedes ärztliche Misslingen als Fehler gewertet werden kann, dass aber andererseits die Beachtung gewisser diagnostischer und therapeutischer Prinzipien, das Wissen um typische Fehlerquellen, der Erwerb einer hochwertigen ärztlichen Aus- und Weiterbildung und damit eines umfassenden theoretischen und praktischen Wissens sowie zielgerichtete methodische Risikoeinschätzung von hoher Bedeutung sind, um die größtenteils hochkomplexe Medizin unserer Zeit zum Nutzen der Patienten anzuwenden. Diese Faktoren sind neben den in der modernen Medizin bedeutungsvoll gewordenen Leitlinien und Klinikpfaden, die allerdings zum Teil ökonomische Ursachen haben, für eine Schadensbegrenzung und damit für einen notwendigen numerischen Abwärtstrend von Arzthaftpflichtverfahren unverzichtbar.

Wir haben medizinisches Fachwissen in Diagnostik und Therapie zwar sparsam, jedoch punktuell in das Buch eingebaut um sowohl den in Ausbildung befindlichen jungen Fachkollegen als auch den mit Arzthaftpflichtverfahren beschäftigten Juristen ein besseres Verständnis der medizinischen Zusammenhänge zu vermitteln.

Soweit erforderlich wurde dieses Vorhaben auch mit Bildmaterial unterstützt und auf wichtige Literatur verwiesen.

Bei der Fertigstellung des Buches haben wir uns von der nicht leugbaren Realität leiten lassen, dass das Verständnis zwischen Medizinern und Juristen bzw. das Erkennen der jeweiligen Problematik einen systemimmanenten Faktor darstellt, der immer wieder in den prozessualen Auseinandersetzungen Schwierigkeiten bereitet und für den es wahrscheinlich auch keine grundsätzliche Lösung gibt. Mediziner und Juristen müssen deshalb bemüht sein im Interesse einer gerechten Urteilsfindung das gegenseitige Verständnis zu vertiefen. Dabei darf aber nicht vergessen werden, dass grundsätzlich hochkomplexe Prozesse in der Medizin nicht unbedingt vereinfachbar sind, aber gerade deshalb ein Höchstmaß an Interpretationskunst des Gutachters erforderlich ist.

Für die Unterstützung unseres Buchprojektes danken wir sehr herzlich dem Verlag Lehmanns Media und hier vor allem Herrn Bönisch und Herrn Thurner sowie Frau Eichler, die großzügig unseren Vorstellungen und Wünschen entgegen kamen. Unser Dank gilt auch ganz besonders dem Springer-Verlag und hier Herrn Bergmann, der uns die Erlaubnis und Möglichkeit gab, auf den Gutachtenpool, Abbildungen und Formulierungen aus unserem im Springer-Verlag erschienen Buch „Das urologische Gutachten" zurückzugreifen. Auf diese Weise konnten wir eine sinnvolle Erweiterung der Gutachtensammlung erreichen.

Danken möchten wir fernerhin Herrn Dr. Steiner, Vorsitzender Richter am Landgericht München I, für die Durchsicht des Manuskriptes und wertvolle Ratschläge.

Winter 2010/2011,
Tübingen
Wilhelmshaven

Karl-Horst Bichler
Hans Werner Wechsel
Andreas Markus Schmidt
Ruijun Shen

Einleitung

Im Rahmen des Arzthaftpflichtverfahrens spielt das von den Gerichten, den Schlichtungskommissionen der Ärztekammer bzw. dem medizinischen Dienst der Krankenkassen (MDK), Rechtsanwälten und anderen veranlasste Fachgutachten eine tragende Rolle. Aufgabe der Fachärzte der klinischen Fächer ist es, den Rechtsträgern bzw. Entscheidern in diesem für den Patienten und den ärztlichen Stand so wichtigen Verfahren ein sachlich kompetentes Gutachten als wesentliche Stütze zur Verfügung zu stellen. Das medizinische Fachgutachten kann durch seine Qualität das Haftpflichtverfahren positiv beeinflussen und zwar hinsichtlich Komplexität, Effizienz und Dauer. Die fachliche Qualität und eine unbeeinflussbare Objektivität sind daher unabdingbare Forderungen an den medizinischen Gutachter. Zudem leisten wir Ärzte damit einen wichtigen Beitrag zur Vertrauensbildung im immer mehr arrodierten Arzt-Patienten-Verhältnis.

Gründe, zumeist gesellschaftspolitischer Art, die die Ärzte beunruhigen und ein gesteigertes Interesse an Fragen des Arztrechts hervorrufen, sind:

- die zunehmende Zahl von Vorwürfen fehlerhafter Behandlung gegen Ärzte
- die z. T. übertriebenen gehäuften Berichterstattungen von ärztlichem Fehlverhalten in unseren Medien
- die restriktiven Maßnahmen des Gesundheitsreformgesetzes und die Regelungen des Arbeitszeitgesetzes, neuerdings noch durch den europäischen Gerichtshof verschärft, wodurch Organisationsschwierigkeiten in den Kliniken (Organisationsfehler!) drohen.

Wenn auch die Zahl der Gutachten im Arztrecht über die Jahre zugenommen hat, so sind doch die festgestellten Behandlungsfehler nicht in gleichem Maße gestiegen.

Nach Angaben des Robert-Koch-Institutes wird die Zahl der angezeigten Behandlungsfehler in unserem Lande mit 40.000 pro Jahr angegeben, die anerkannten Schadensansprüche dagegen mit 12.000.

Eine Literaturstudie von Laue, Schwappach et al. beschreibt die Häufigkeit von so genannten unerwünschten Wirkungen mit 3-17% in einem Patientengut von 60.000. Davon wurden 32% als Behandlungsfehler eingestuft.

Nicht zu vergessen ist die Bedeutung der ärztlichen Begutachtung für die Zusammenarbeit mit den Gerichten, den Kommissionen bzw. anderen, an unserer Arbeit interessierten Institutionen wie Berufsgenossenschaften oder Versicherungen. Häufig ist die Zusammenarbeit mit den Auftraggebern durch gegenseitiges Missverständnis belastet. Allein die unterschiedliche Diktion behindert das gegenseitige Verstehen. Unterschiedliche Ausbildung, Denkweise und Formulierung spielen hier eine große Rolle. Erfahrung und Fachkenntnisse aus dem jeweilig anderen Gebiet können Juristen und Medizinern dabei helfen, dies zu überwinden. Ein notwendiges Ringen um Konsens ist daher unabdingbar.

So ist es die Aufgabe des medizinischen Gutachters, alle Künste der Didaktik aufzubieten um die zumeist hochkomplexen medizinischen Zusammenhänge einem Laien, wie es in der Regel die entscheidenden Juristen sind, zu verdeutlichen.

Andererseits braucht der Gutachter, um die Auftragssituation im Einzelnen zu verstehen, Kenntnisse des rechtlichen Rahmens, in dem sich die Medizin bewegt.

In der Gutachtensammlung haben wir zwar auf einen speziellen arztrechtlichen Teil verzichtet, möchten dazu aber auf den Beitrag von Professor Kern in unserem Buch: „Das urologische Gutachten", Springer 2004, verweisen.

Arztrechtprozesse erfordern wiederum spezifische Kenntnisse der Juristen. Nicht selten sind Richter und Rechtsanwälte nach unserer Erfahrung auf diese Aufgabe unzureichend vorbereitet. Insbesondere in Bezug auf die interdisziplinäre Zusammenarbeit. Dieser Mangel wird auch von den Juristen selbst so gesehen.

Festzuhalten ist, dass die Methodik der Begutachtung erlernt werden muss. Der Erwerb entsprechender Kenntnisse ist daher Bestandteil der Facharztausbildung. Dieses Faktum ist auch in der Weiterbildungsordnung berücksichtigt worden. Das bedeutet in praxi, dass sich der nachgeordnete Arzt an der Gutachtenerstattung der Klinik beteiligen muss.

Mit Rücksicht auf die Bedeutung der Gutachtenabfassung haben wir deshalb der Methodologie ein eigenes Kapitel gewidmet.

Neben den haftungsrechtlichen Problemen bestehen Gutachtenbeauftragungen auch hinsichtlich berufsgenossenschaftlicher und (renten-) versicherungsrechtlicher Probleme sowie bezüglich der Interpretation gebührenrechtlicher Fragen.

Literatur

Bichler, K.-H.: „Das urologische Gutachten", Springer, Berlin, 2004

Hansis, M.L.; Hart, D.: „Medizinische Behandlungsfehler in Deutschland", Gesundheitsberichterstattung des Bundes, Heft 04/01. Robert-Koch-Institut (Hg), Berlin, 2001

Kern, B.-R.; Bichler, K.-H.: „Das urologische Fachgutachten im Arztrecht – juristische Aspekte", in: Bichler, K.-H.: „Das urologische Gutachten", Springer, Berlin, 2004

von Laue, N.C.; Schwappach, D.L.B.; Koeck, C.M. „The epidemiology of medical errors: A review of the literature", Klin Wochenschr 115/10:318-325, Wien, 2003

A
Sachverständigen-gutachten

Bedeutung

Das Sachverständigengutachten in den verschiedenen klinischen Disziplinen ist zunächst Bestandteil des ersten Abschnittes des Arzthaftungsprozesses. Es dient dem Gericht in dieser Phase neben wissenschaftlicher Literatur, Statistik u. a. zur Erfassung des medizinischen Standards des Streitfalles. Neben der Bestimmung des medizinischen Standards in Diagnostik und Therapie gehört die Bewertung der Sorgfaltspflicht zur Begutachtung.

Darüber hinaus ist die Beantwortung der speziellen, vom Gericht oder der Schlichtungskommission gestellten Fragen Bestandteil des Gutachtens. Gemäß der ständigen Rechtsprechung des Bundesgerichtshofes (BGH) hat der medizinische Sachverständige eine wichtige Rolle im prozessualen Geschehen einzunehmen. Zur Notwendigkeit des medizinischen Sachverständigen im Arzthaftungsprozess sind verschiedene wichtige Punkte anzuführen, die in Anlehnung an Kern und Scholz hier zu nennen sind:

- Größe und Komplexität des medizinischen Wissensumfanges sowie die Fächervielfalt
- Sachkenntnis der medizinischen und biologischen Prozesse
- Eingehende Kenntnis der medizinischen Standards und ihrer Komplikationen
- Wesentliche Mithilfe bei der Ermittlung des berufsfachlichen Sorgfaltsmaßstabs

Schwerpunkte

Gutachten im Arztrecht werden zumeist bei Verdacht auf einen **Behandlungsfehler** erbeten. Im Einzelnen kann es sich um vermeintliche Fehler in Diagnose oder Therapie handeln. 90% der urologischen Gutachten mit dem Vorwurf eines Behandlungsfehlers beziehen sich auf 3 Problemkreise:

1. Indikationsstellung
2. Aufklärungsfehler
3. Fehlerhafte Operation bzw. fehlerhafte Reaktion auf Komplikationen

Der Patient erhält entsprechende Informationen über eine eventuelle Falschbehandlung z. B. vom medizinischen Dienst oder den Krankenkassen. Auch zumeist unbedachte Äußerungen von nachbehandelnden Ärzten über die Qualität der Erstbehandlung können Ursache von Vorwürfen sein. Der Vorwurf einer zu langen Verweildauer wird häufiger vom MDK erhoben und ist ebenfalls Gegenstand von Begutachtungen.

Die **Indikationsstellung** für eine Therapie soll prinzipiell gemäß den aktuellen wissenschaftlichen Standards – state of the art – erfolgen. Art, Ausmaß und Dauer der Diagnostik oder Therapie orientieren sich in der heutigen Zeit an Leitlinien (Empfehlungen). Dabei ist jedoch zu beachten, dass ein starres Festhalten an vorgegebenen Leitlinien nicht zu einer gefährlichen Einengung der Diagnostik/Differentialdiagnostik führen darf (s. Gutachtenfall IV-3). Auch die **Methodenfreiheit** des behandelnden Arztes (Operateurs) ist zu berücksichtigen. Des Weiteren sind zu nennen:

- **Übernahmeverschulden**, d. h. ein Arzt übernimmt die Behandlung eines Patienten, obwohl er dazu nicht in der Lage ist
- **Organisationsfehler** in Praxis bzw. Klinik (z. B. im Zusammenhang mit Anfängeroperationen, -narkosen oder wenn ein Arzt ohne abgeschlossene Facharztausbildung die alleinige Behandlung eines Patienten durchführt) [Kern, Bichler].

Gutachten sind außerdem erforderlich zur **Aufklärungs- bzw. Beratungspflicht** des behandelnden Arztes. Letzterer Begriff wurde neuerdings eingeführt. Die Beratung soll dem Patienten Auskunft geben über die Erfolgssicherheit z. B. einer Vasoresektion (Vasektomie). Dieser Oberbegriff umfasst die therapeutische Beratung und die darüber hinaus gehende Aufklärung (d. h. am Beispiel der Vasoresektion: der Hinweis auf die postoperativen Samenkontrollen) [Kern 2004].

Nicht selten ist zu beobachten, dass eine Kombination beider Problemkreise, d. h. Behandlungsfehler und Verstoß gegen die Aufklärungspflicht, Stellungnahmen vom Gutachter erfordern. Auch kommt es mitunter zum Wechsel in den Vorwürfen – nach Ablehnung eines Behandlungsfehlers wird die Wahrnehmung der Aufklärung bestritten.

Die Aufklärung erfolgt individuell, bezieht also die berufliche, soziale und private Situation des Patienten mit ein. Der Umfang der Aufklärung sollte umfassen:

- Individuelle Erfassung der Erkrankung (Diagnostische Parameter, Prognose, Verlauf)
- Behandlungsmöglichkeiten
- Vor- und Nachteile der Behandlungsstrategien
- Notwendigkeit und Dringlichkeit der Behandlung
- Gefahren und Folgen der Behandlung (sichere Behandlungsfolgen, allge-

meine Gefahren, typische Gefahren, Häufigkeit und Schwere der Komplikationen, Behandlung von Komplikationen), speziell die Gefahren im Einzelfall sind aufzuführen (hier das Beispiel der Vasoresektion bei vorhergehender Orchidopexie im Kindesalter: s. Gutachten VI-3))
- Wirtschaftliche Risiken (Kosten – PSA, Übernahme durch Krankenversicherung, Ausfallzeiten, Risiko von Pflegebedürftigkeit, Anschlussheilbehandlung)

Die Aufklärung sollte umfassend sein, dabei jedoch den Patienten nicht von einer notwendigen Zustimmung zu einer geplanten Heilmaßnahme abbringen. Der Begriff „umfassend" ist in diesem Zusammenhang nicht exakt definiert. Es sollen typische Komplikationen, die als solche bekannt und nicht völlig unwahrscheinlich sind, erläutert werden. Je häufiger eine Komplikation auftritt und je schwerwiegender sie ist, desto ausführlicher muss die Aufklärung erfolgen. Aufklärungen außerhalb von Therapieleitlinien bedürfen besonderer Berücksichtigung, doch ist die Leitlinie eine Empfehlung, keine Richtlinie. Grundsätzlich ist an der Methodenfreiheit des Arztes festzuhalten.

Der Beweis über die Aufklärung obliegt dem Arzt. Ein ausschließlich vom Patienten ausgefüllter und unterschriebener, standardisierter Aufklärungsbogen reicht nicht. Durch zusätzliche Stichworte, Zeichnungen und/oder Anmerkungen des Arztes muss der Nachweis eines umfassenden Aufklärungsgesprächs geführt werden.

Außerdem sind u. a. Abrechnungsfehler, übersehene Erkrankungen, unterbliebene technische Untersuchungen und Pflegefehlervorwürfe zu berücksichtigen.

Im Anhang werden die Prinzipien der Aufklärung im urologischen Fachgebiet (ambulant bzw. stationär) erläutert.

Der dritte Schwerpunkt umfasst die Begutachtung der operativen Behandlung und den Umgang mit Komplikationen der operativen Eingriffe. Dem Fachgutachter kommt hier die besondere Aufgabe der sachgerechten Beurteilung von Operationen aus seinem Fachgebiet zu. Das beinhaltet sowohl die am medizinischen Standard orientierte Durchführung des Eingriffs als auch die sachgerechte Bewältigung möglicher Komplikationen.

Schließlich bedürfen Gerichte der Unterstützung durch die Sachverständigenberatung auch in Fragen der Kausalität zwischen einem Fehler und dessen behaupteten Folgen.

Literatur

Kern, B.-R.; Bichler, K.-H.: „Das urologische Fachgutachten im Arztrecht – Juristische Aspekte", in: Bichler, K.-H.: „Das urologische Gutachten", Springer, Berlin, 2004

A Sachverständigengutachten

Methodologie der Begutachtung

Gutachtenauftragnehmer ist in der Regel der Ärztliche Direktor der Klinik, der niedergelassene oder in beamteter Stellung bzw. als Angestellter tätige Urologe. Im Folgenden ist der Arbeitsgang in einer Klinik beschrieben.

Nach Eingangsprüfung des Gutachtens und Entscheidung über die Art der Begutachtung wird der Gutachtenauftrag durch den Leiter der Klinik, je nach Aktenlage bzw. aufgrund ambulanter oder stationärer Untersuchung und je nach Schweregrad an die Mitarbeiter (Oberärzte, Fachärzte bzw. Ärzte in der Weiterbildung) der Klinik delegiert, wobei letztere in der Regel Fachärzten zugeordnet werden sollten.

Wenn z. B. das schriftliche Gutachten mündlich erläutert werden soll, dies dem Leiter der Klinik aber selbst nicht möglich ist, sollte dies mit dem Auftraggeber des Gutachtens abgesprochen werden. Das Gericht kann dann den beteiligten Mitarbeiter als weiteren Sachverständigen beauftragen.

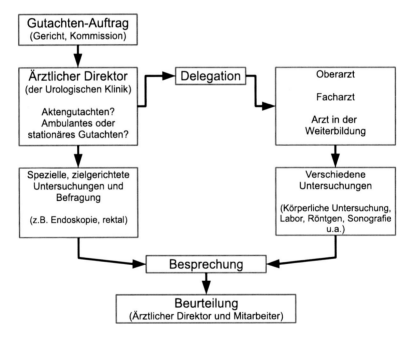

Abbildung A-1: Bearbeitung eines urologischen Fachgutachtens in der Klinik

Nach Aktenstudium und evtl. Anamnese bzw. Untersuchungen (Labor, Sonografie, Röntgen, Urodynamik u. a.) erfolgt die Besprechung mit dem Leiter der Klinik, also dem verantwortlichem Gutachtennehmer. Die Besprechung ist besonders wichtig für die Ausbildung der zukünftig selbstverantwortlichen Chefärzte sowie Fachärzte in eigener Praxis.

Bedeutung, Schwerpunkte, Methodologie

Die Beratung und Beurteilung des Sachverhaltes erfolgt praktischerweise anhand eines Ablaufschemas, wie es in Abbildung A-1 an einem Fall mit tödlicher Komplikation nach transurethraler Elektroresektion einer BPH dargestellt ist. Dieses Vorgehen hat sich sowohl für die Stringenz der Urteilsfindung, aber vor allem auch aus Ausbildungsgründen bewährt. In der Besprechung wird grundsätzlich vom verantwortlichen Leiter unter Beteiligung des entsprechenden Mitarbeiters die gutachterliche Entscheidung festgelegt.

Mag das Verfahren auch aufwendig erscheinen, so ist doch zu bedenken, dass auf diese Weise eine effektive Fort- und Weiterbildung betrieben werden kann. Die Gutachtenerstellung zwingt zu logischem, rationellem Vorgehen bei der Analyse des zugrunde liegenden Sachverhalts und bedarf der gründlichen Befassung mit der entsprechenden Diagnostik bzw. Therapie, insbesondere mit den operativen Methoden. Ein kritischer Vergleich mit der Literatur bzw. dem gebotenen Standard ist darüber hinaus zur Entscheidungsfindung erforderlich. Letztlich verlangt das Verfahren von den beteiligten Mitarbeitern eine Stellungnahme aufgrund der erarbeiteten Gutachtensituation, der Befunde und dem Literaturvergleich. Diese Art des Vorgehens hat durch die aktive Beteiligung der Mitarbeiter einen hohen Ausbildungswert. Schließlich wird am Gutachtenfall der klinische Verlauf beispielhaft gezeigt bzw. modellhaft eingeübt.

Nur durch diesen aktiven Lernprozess kann die Qualität des Handwerks der Begutachtung für die Zukunft sichergestellt werden. Es ist zu bedenken, dass von juristischer Seite in zunehmendem Maße hohe Anforderungen an die medizinische Kompetenz der Gutachter gestellt werden.

Nicht vergessen werden darf dabei, dass bei dieser Verfahrensweise auch der Wissensstand von Ober- und Fachärzten mitberücksichtigt wird; eine Verfahrensweise, die in allen Gremien, die mit komplexen Verfahren beschäftigt sind, beherzigt wird.

Hervorgehoben werden muss, dass dadurch die aktive Beteiligung der Mitarbeiter bei der Erstellung des Gutachtens berücksichtigt wird, gleichzeitig jedoch die letztgültige Verantwortung beim Gutachtennehmer, i. d. R. dem Leiter der Klinik, verbleibt. Damit wird eine wesentliche juristische Forderung erfüllt [Paragraph 407a Zivilprozessordnung]. Unterschrieben wird das Gutachten von dem persönlich Beauftragten, in der Regel der Klinikdirektor, und dem beteiligten Mitarbeiter.

Einige Ausführungen sind zur **Form des Gutachtens** hinzuzufügen. Auch hier spielt die Ausbildung und Anleitung der jungen Assistenten eine erhebliche Rolle. Da das Aufkommen an gutachterlichen Aufträgen in manchen Kliniken gering ist und bedauerlicherweise mitunter mangelndes Interesse mancher Klinikchefs an der Begutachtung vorliegt, können dadurch Schwierigkeiten in der Ausbildung auftreten. Immerhin ist zu bedenken, dass für die Facharztanerkennung z. B. in Urologie die Erstattung mehrerer Gutachten gefordert wird. Daher ist es sinnvoll, ein grobes Schema der Gutachtenform vorzugeben.

Das hier vorgestellte Grundschema hat sich bereits für unterschiedliche Anforderungen bewährt (Abbildung A-2).

Wichtig ist zunächst mitzuteilen, auf welche Unterlagen sich das Gutachten stützt. Danach folgen die vom Gericht oder der Gutachterkommission gestellten

A Sachverständigengutachten

Fragen. Es wird dann die Vorgeschichte aufgrund des Aktenmaterials dargestellt. Das erfolgt abhängig von der Art des Gutachtens, z. B. bei ambulanten bzw. stationären Begutachtungen nach Aussage des Betroffenen oder nach Aktenlage. Im Arztrechtgutachten ist die Darstellung des Krankheitsverlaufes mit eventuellen Operationen und ihren Komplikationen anhand der Krankenunterlagen sowie der Gerichts- oder Kommissionsakten erforderlich.

Es schließen sich dann die bei der Untersuchung erhobenen Befunde an. Die Beurteilung sollte eingeleitet werden durch eine Wiederholung des Krankheitsgeschehens, es folgt dann eine Zusammenfassung der Ergebnisse der gutachterlichen urologischen Untersuchung und danach der aus dem Aktenstudium erarbeitete Standpunkt bzw. die gutachterliche Auseinandersetzung mit dem strittigen Tatbestand, die außerdem eine erforderliche Berücksichtigung der entsprechenden Literatur beinhaltet. Daraus ergibt sich die gutachterliche Entscheidung, die auch durch die Beantwortung der vom Auftraggeber (Gericht oder Kommission u. a.) gestellten Fragen dargestellt werden kann.

Erwähnt sei zudem eine Problematik, die nicht selten zu Erschwernissen im Verhältnis Arzt/Jurist führt. Gemeint ist die Schwierigkeit des gegenseitigen Verständnisses.

Für den medizinischen Gutachter ergeben sich folgende Anforderungen:

- Fähigkeiten in der Darstellungskunst medizinischer Tatbestände und zwar in Wort und Schrift
- Sparsame Verwendung bzw. „Eindeutschung" von Fachausdrücken
- Unterstützung des Verständnisses medizinischer Sachverhalte durch Abbildungen, insbesondere von Operationstechniken und anatomischen Beziehungen
- Zugrundelegen des geltenden Wissenstandes bezogen auf den Zeitpunkt der beklagten Fehlbehandlung. Damit wird die Sicht auf den „Fall" ex ante trotz Kenntnis über den späteren Verlauf verbunden.

Hinzu kommen außerdem organisatorische Erschwernisse, die die Gutachtertätigkeit belasten. In erster Linie ist hierbei die Unordnung der dem Gutachter zur Verfügung gestellten Unterlagen zu nennen. Generell zeigt sich, dass sich Unterlagen zur Begutachtung in ca. 30% der Fälle in einem unsortierten, teilweise chaotischen Durcheinander befinden. Bei ca. 20% der Fälle fehlen Unterlagen ganz und müssen erst aufwendig beschafft werden. Speziell die nachträgliche Anforderung bringt den Beschuldigten stets in den Verdacht, die Unterlagen erst nachträglich erstellt zu haben. Die Unordnung bzw. Nicht-Dokumentation wiederum hinterlässt Zweifel über geordnete und strukturierte Abläufe.

Literatur

Bichler, K.-H.: „Das urologische Fachgutachten im Arztrecht", Urologe 43:727-736, 2004

Bedeutung, Schwerpunkte, Methodologie

Adresse des Auftraggebers; z B
An das Landgericht Kassel
zu Hdn. des Herrn / Frau Vorsitzenden Richters
Kassel
Betr. AZ ... Rechtsstreit NN Ort Straße.
Gegen...

Bezug: Ihr Schreiben vom ...

Auf Veranlassung des ... (Auftraggeber)
erstatten wir über ... (Patientenname, Geburtsdatum, Adresse)
das nachfolgende fachurologische Gutachten
Das Gutachten stützt sich auf die Aktenunterlagen des ...
sowie auf die Ergebnisse einer stationären bzw. ambulanten Untersuchung des ... an der Urologischen Klinik der ...

Das Gutachten hat zu folgenden Fragen Stellung zu nehmen: (Fragen anführen)

Vorgeschichte

(Kurze Vorgeschichte aus dem Aktenmaterial bzw. aus den Angaben des zu Begutachtenden anführen. Im Arztrechtgutachten Darstellung des Krankheitsverlaufes, der Operation und eventueller Komplikation, Auswertung der Krankenunterlagen sowie der Gerichts- oder Kommissionsakten)

Jetzige Beschwerden

(Möglichst alle Beschwerden deutlich aufführen)

Untersuchungsbefund

(Nach den Regeln der allgemeinen und speziellen urologischen Untersuchungstechnik soll ein präziser und kurzer Befund fixiert werden. Besondere Bedeutung soll dem Urogenitalsystem zugeordnet werden)

Laboruntersuchungen

(Insbesondere urologisch wichtige Parameter inklusive Urinuntersuchung)

Sonographie und Röntgenbefunde

(Mit Beurteilung anführen)

Urodynamische Untersuchung

(Auch Restharnbildung oder notwendige Bougierung anführen)

Beurteilung

1. Kurze Schilderung des Unfallgeschehens, Krankheitsverlaufes bzw. Operation und ihrer Komplikationen
2. Ergebnis der gutachterlichen urologischen Untersuchung
3. Beurteilung des Schadens
4. Beantwortung der im Gutachtenauftrag gestellten Fragen

Abbildung A-2: Schema zur Abfassung von urologischen Fachgutachten

B

Gutachtensammlung

Diese Sammlung besteht aus 48 Arzthaftpflichtfällen, die in den letzten Jahren von den Autoren für Gerichte, Rechtsanwälte, Ärztekommissionen, den medizinischen Dienst der Krankenkassen oder für Versicherungen erstellt wurden.

Adressaten sind auf medizinischer Seite Urologen, Nephrologen, Gynäkologen und Fachärzte anderer Disziplinen, die das Fachgebiet Urologie berühren, sowie Ärzte im Gutachtendienst verschiedener Institutionen (z. B. bei Versicherungen, Krankenkassen und Sozialämtern) und auf Seiten der Juristen insbesondere Richter und Rechtsanwälte.

Die Fallbeispiele haben wichtige urologische Arbeitsgebiete zum Inhalt. Sie sind unter Berücksichtigung ihrer Häufigkeit im Gutachtenaufkommen unseres Faches ausgewählt. Auf entsprechende Gutachtenbeispiele in „Das urologische Gutachten" wird verwiesen. Dadurch vergrößert sich der Gutachtenpool auf eine Gesamtkasuistik von 116 Fällen.

Die Darstellung der Fallbeispiele erfolgt jeweils einleitend mit einer Synopsis der Vorgeschichte (Ablaufschema), dem Krankheitsverlauf und der Fragestellung, gefolgt von den wesentlichen Teilen der fachurologischen Begutachtung und Beantwortung der vom Auftraggeber gestellten Fragen. Zum Verständnis der Begutachtungsproblematik werden medizinische Sachverhalte, wie Diagnostik (z. B. Sonografie, Röntgenuntersuchung, Labormethoden) sowie Therapie (Operativ und konservativ) dargestellt und dabei Pathogenese bzw. Epidemiologie berücksichtigt. Auf diese Weise sind die Gutachten mit den jeweiligen methodischen Ausführungen zu Untersuchungstechniken bzw. Therapiekonzepten (z. B. Operationsverfahren) ausgestattet. Die Berücksichtigung von medizinischem Hintergrundwissen soll sowohl jüngeren Arztkollegen als auch vor allem Juristen und Entscheidungsträgern in den verschiedenen Bereichen das Verständnis des häufig komplexen medizinischen Wissens erleichtern. Die Ausführungen werden von Schemata, Röntgenbildern und Organpräparaten unterstützt sowie von der entsprechenden wissenschaftlichen Literatur.

Am Schluss des Fallbeispiels wird die Entscheidung der Auftraggebenden Gremien, z. B. eines Gerichts und den Kommissionen der Ärztekammer, mitgeteilt.

Aus folgenden wichtigen organbezogenen urologischen Krankheitsgruppen werden Kasuistiken vorgestellt:

I. Begutachtungen bei Erkrankungen der Niere und des Harnleiters (Tumoren, Entzündungen, Harnsteinbildungen und Verletzungen)
II. Begutachtungen bei Erkrankungen der unteren ableitenden Harnwege (Tumoren, Entzündungen und Verletzungen)
III. Begutachtungen in der gynäkologischen Urologie
IV. Begutachtungen bei Erkrankungen der Prostata
V. Begutachtung bei Erkrankungen der Hoden und Nebenhoden
VI. Begutachtung bei Erkrankungen des Samenleiters
VII. Begutachtung bei Erkrankungen des Penis und der Harnröhre
VIII. Abrechnungsgutachten

Benutzerhinweis

Die Gutachten sind entsprechend der Kapitel bezeichnet, z. B. als „III-2" (2. Gutachtenbeispiel im dritten Kapitel).

Das Ablaufschema, 1. Blatt des Gutachtenbeispiels, gibt den jeweiligen zeitlichen Krankheitsverlauf wieder (linke Spalte – Zeitdauer sowie Zeitpunkte) mit synoptischen Angaben zur Anamnese, zum Krankheitsbild und zu den stattgefundenen Eingriffen (rechte Spalte).

Die zitierten Gutachtenbeispiele aus dem Buch „Das urologische Gutachten" finden sich unter der Bezeichnung: **Urol. G.**, z. B. **Urol. G. 18-9, S. 252**.

I. Begutachtungen bei Erkrankungen der Niere und der Harnleiter (Tumoren, Entzündungen, Harnsteinbildungen und Verletzungen)

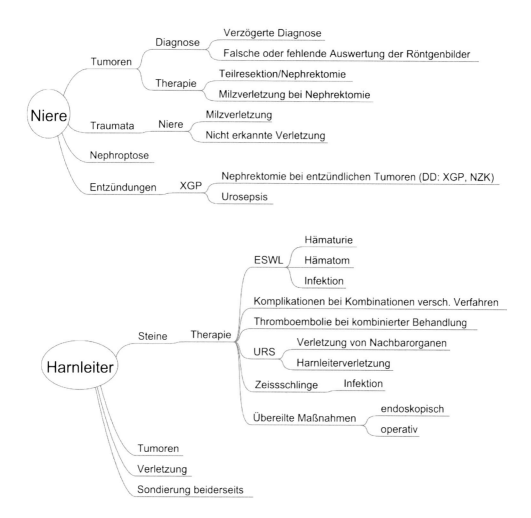

1. Tumoren

Maligne Neubildungen der Nieren können in Diagnostik und Therapie Anlass zu Fehlern und Komplikationen geben und Arzthaftpflichtverfahren nach sich ziehen. Der häufigste maligne Nierentumor beim Erwachsenen ist das Nierenzellkarzinom. Der zumeist umschriebene Tumor bricht frühzeitig in das Gefäßsystem bzw. das Nierenhohlraumsystem ein (Abbildung 1-1).

Histologisch werden zwei Formen unterschieden, nämlich das klarzellige und papilläre Adenokarzinom (Abbildung 1-2).

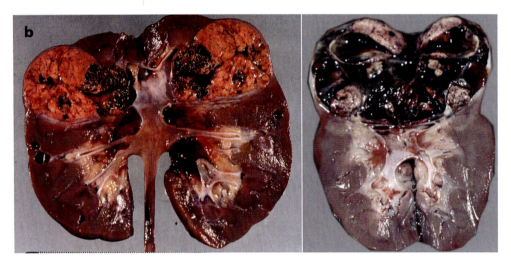

Abbildung 1-1: Adenokarzinom der Niere mit Einbruch in das Nierenhohlraumsystem
a) Schematisch
b) Organpräparate

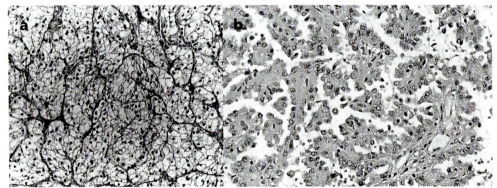

Abbildung 1-2: Adenokarzinom der Niere
a) Klarzelliges
b) Papilläres

I. Begutachtungen bei Erkrankungen der Niere und der Harnleiter

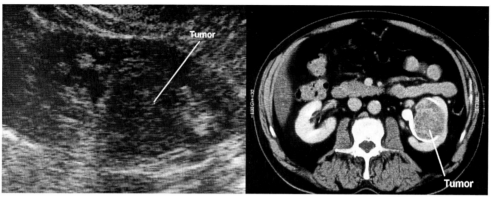

Abbildung 1-3: Nierenzellkarzinom
a) Sonografie (mit Schlagschatten durch Begleitkonkrement – siehe Organpräparat)
b) Computertomografie

Symptomatisch fällt das Karzinom, wenn überhaupt, durch Hämaturie bzw. Dysproteinämie (BSG: z. B. 48 zu 80) auf. Es handelt sich hierbei nicht um Frühsymptome.

Für die Diagnostik stehen Sonografie und Computertomografie mit zuverlässiger Aussage zur Verfügung. Die Abbildungen 1-3 bis 1-5 zeigen die bildgebende Diagnostik eines Nierenzellkarzinoms.

Die früher übliche Ausscheidungsurografie wird bei Nichtverfügbarkeit eines Computertomografen verwendet. Die Aussagekraft bleibt aber oft hinter jener der Sonografie zurück (Abbildung 1-4).

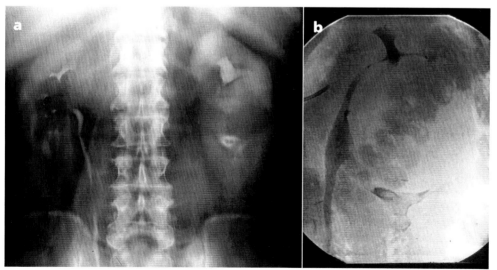

Abbildung 1-4: Nierenzellkarzinom – Ausscheidungsurogramm mit Verdrängung des Nierenbeckenkelchsystems durch den Nierentumor

Bei geplanter Teilresektion bzw. bei Einzelniere kann in Einzelfällen auch eine Renovasografie angezeigt sein (Abbildung 1-5).

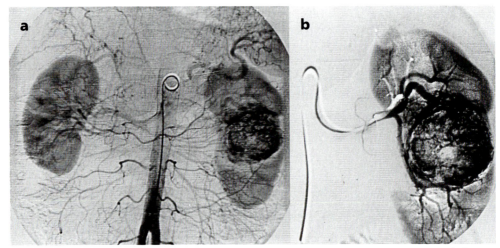

Abbildung 1-5: Nierenzellkarzinom – Ausgeprägte Vaskularisierung mit Tumorgefäßen und arteriovenösen Shunts im Renavasogramm

Die Therapie besteht in Nephrektomie (offen oder laparoskopisch.) (Abbildung 1-6) bzw. bei umschriebener Lokalisation in Tumorenukleation (Abbildung 1-8).

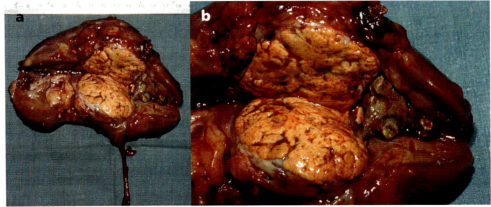

Abbildung 1-6: Nierenzellkarzinom mit typischer bunter Schnittfläche (Nekrosen und Einblutungen sowie Nierenbeckenstein

I. Begutachtungen bei Erkrankungen der Niere und der Harnleiter

1.1 Diagnostik

Die **verzögerte Diagnostik** bzw. **Unterlassung** zielführender, bildgebender Verfahren (CT) bei Verdacht auf Nierenzellkarzinom (NZK) kann zu arztrechlicher Auseinandersetzung und entsprechender Begutachtung führen (**Urol. G. 18-7, S. 249**).

Ein Patient war wegen Hämaturie und sonografisch festgestelltem, dringlichem Nierentumorverdacht vom niedergelassenen Urologen in eine urologische Klinik eingewiesen worden. In der Klinik wurde zunächst ein retrogrades Pyelogramm angefertigt und eine Aussparung im Nierenbecken dokumentiert. Der Befund wurde zunächst als Koagel (Blutgerinnsel) gedeutet und der Patient aus der stationären Behandlung entlassen. Ambulante Kontrollen durch den niedergelassenen Urologen wurden empfohlen. Aufgrund eines von diesem veranlassten Computertomogramms ergab sich die Diagnose Nierentumor. Bei dem daraufhin neuerlich veranlassten stationären Aufenthalt in der Klinik wurde nunmehr eine Tumornephrektomie durchgeführt.

Organisations- bzw. Kommunikationsfehler können bei der präoperativen Diagnostik eines Nierentumors zu Komplikationen und zur Einleitung entsprechender Haftpflichtverfahren führen.

Im Gutachtenbeispiel war eine präoperativ festgestellte tumorverdächtige Veränderung in der Leber nicht berücksichtigt worden, nachdem ein auswärts angefertigtes Computertomogramm diese Veränderung nicht vermerkte und ein in der Klinik am Tag vor der Operation nachgeordertes CT der Lunge vom Operateur nur bezüglich des Lungenbefundes verwertet wurde.

Gutachten I-1

Gutachtenproblematik: Nephrektomie wegen Nierenkarzinom, bestehende Raumforderung in der Leber, präoperativ (CT) und intraoperativ vom Operateur nicht beachtet.

Patient: 45 Jahre
Auftraggeber: Staatsanwalt
Vorwurf des Patienten: Es war fehlerhaft den Leberbefund (Verdacht auf Metastasierung) nicht zu beachten, sodass eine Zweitoperation zur Abklärung bzw. Beseitigung des Lebertumors notwendig war.

Gutachterliche Entscheidung: Kein Behandlungsfehler.
Ergebnis: Einstellung des Verfahrens gegen Erfüllung von Auflagen.

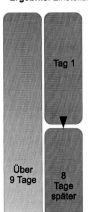

Über 9 Tage	Tag 1	**Hausarzt** Untersuchung wegen Hämaturie Verdacht auf Nierentumor Überweisung zum Radiologen, Computertomografie: Nierentumor Tumorverdächtige Areale im Abdominalbereich, insbesondere der Leber, werden nicht beschrieben. Überweisung in urologische Klinik
	8 Tage später	**Urologische Klinik** Präoperativ **Röntgenthorax** zur Feststellung eventueller **Lungenmetastasen**: kein Anhalt, aber fragliche hypodense Läsionen (Zysten? Tumor?) in der Leber. Dieser Befund wird von der Radiologie als abklärungsbedürftig angesehen (vorläufige schriftliche Mitteilung der Radiologie). Die Veränderungen in der Leber werden aber vom Operateur im Gegensatz zur Beurteilung der Lunge nicht zur Kenntnis genommen.
	2 Tage später	**Urologische Klinik** **Nephrektomie rechts**: Nierenzellkarzinom. Der fragliche Lebertumor wird intraoperativ nicht beachtet.
	1 Tag später	**Urologische Klinik** Postoperativ erhält der Operateur den schriftlichen Befund der Computertomografie des Thorax mit der Beschreibung der tumorverdächtigen Veränderungen in der Leber.
Verlauf		Unauffällig, regelhafte Wundheilung
	3 Wochen später	**Radiologe, niedergelassen** **Kernspintomografie**: fragliche Metastasierung in der Leber ausgehend von dem Nierentumor?
	10 Tage später	**Chirurgische Klinik** **Laparotomie**: Inspektion der Leber und hier Entfernung eines Tumors durch Keilexzision. Histologisch gutartige Blutgeschwulst (kavernöses Hämangiom).

28

Beurteilung

Krankheitsverlauf
Zusammenfassend ist zur Vorgeschichte festzuhalten:
Dem Operateur lag präoperativ ein schriftlicher Befund des vom niedergelassenen Radiologen angefertigten Computertomogramms des Abdomen vor. Als Diagnose fand sich ein Tumorverdacht in der rechten Niere. Metastasenverdächtige Veränderungen in anderen Organen, speziell der Leber, wurden nicht beschrieben. Auch in der vom Hausarzt durchgeführten Sonografie fand sich kein Hinweis auf Tumoren der Leber.

Zur Vervollständigung der Diagnostik veranlasste der Operateur präoperativ eine Computertomografie des Thorax, um Metastasen in der Lunge auszuschließen. Das Thorax-CT wurde einen Tag vor der geplanten Operation von der Radiologie in der Klinik durchgeführt. Sowohl in dem handschriftlichen Kurzbefund als auch in dem endgültigen Befund des CT-Thorax heißt es, dass der Thorax keine Metastasen aufweise, allerdings sei in den mitangeschnittenen Leberabschnitten eine „winzige hypodense Läsion in Segment 4, am ehesten eine kleine Zyste, sowie eine unklare Hypodensität im Segment 2, die möglicherweise einem Partial-Volumen-Effekt entspricht" zu sehen. Dieser Befund sei weiter „abklärungsbedürftig, da die Leber nur teilweise bei der Thorax-CT untersucht wurde".

Festzuhalten ist, dass der schriftliche Befund aus dem Vor-CT des auswärtigen Radiologen keine Läsionen im Bereich der Leber beschreibt und auch sonstige Metastasierungen ausschließt. In dem präoperativen Abdomen-Sonogramm des einweisenden Hausarztes wird ebenfalls keine Lebermetastasierung festgestellt. Der CT-Thoraxbefund wird am Vorabend der geplanten Operation handschriftlich auf die Station gegeben. Der Operateur informiert sich durch einen Assistenten über das Ergebnis der CT-Thorax-Untersuchung. Dieser berichtet, dass eine pulmonale Metastasierung ausgeschlossen sei.
Erst nach Durchführung der Nephrektomie rechts erfuhr der Operateur in dem schriftlichen Befund des CT-Thorax von den beschriebenen Leberläsionen in den mitangeschnittenen Schichten.
Der postoperative Verlauf war unauffällig.
3 Wochen nach der Operation wurde eine Kernspintomografie (NMR) des Abdomen durchgeführt und zwar ebenfalls von dem niedergelassenen Radiologen, der bereits das präoperative Computertomogramm (Abdomen) angefertigt hatte. Aufgrund dieser Untersuchung begab sich der Patient in chirurgische Behandlung. Eine Relaparotomie wurde wegen des Tumorverdachtes in der Leber durchgeführt und die Geschwulst durch Leberkeilexzision aus dem Organ entfernt. Histologisch fanden sich zwei gutartige Hämangiome (Abbildung 1-7).

Gutachten I-1

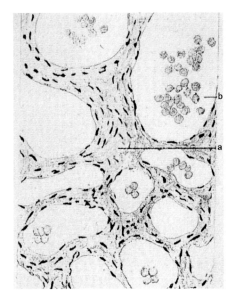

Abbildung 1-7: Histologisches Bild eines Hämangioms.
a) Fibröses Zwischengewebe
b) Bluträume mit Erythrozyten

Gutachterliche Stellungnahme
Der beschuldigte urologische Operateur argumentierte, dass die präoperativ durchgeführten Untersuchungen im CT und Sonografie eine unauffällige Leber beschrieben hatten. Er sah anhand der ihm vorliegenden Untersuchungsergebnisse keine Notwendigkeit, die Leber intraoperativ zu explorieren.
Ein zusätzlich von ihm veranlasstes CT des Thorax ergab keinen Verdacht auf Lungenmetastasen. Analysiert man das Verhalten des urologischen Operateurs daraufhin, so ist festzustellen, dass ihm die Befunde des Thorax-CT mit dem Hinweis auf Veränderungen in der Leber zwar rechtzeitig genug vor der Operation zur Verfügung standen, sich in dem schriftlichen Befund des auswärtigen Radiologen aber kein Hinweis auf einen Leberprozess fand, sodass man dem Operateur keinen Vorwurf machen kann, nicht nach Lebermetastasen gefahndet zu haben. Immerhin informierte der niedergelassene Radiologe erst nach der Nierenoperation über die verdächtigen Leberbezirke und revidierte in Anbetracht seiner später durchgeführten Kernspin-Untersuchung (NMR) seinen vormaligen CT-Befund bezüglich des Leberstatus.
Daraus folgernd muss man dem urologischen Operateur zugute halten, dass er sich entsprechend dem präoperativen CT-Befund auf die rechte Niere kapriziert hat und sich intra operationem nicht veranlasst sah, die Leber auf mögliche Veränderungen zu untersuchen.
Zwar wird vom Operateur bei einem transperitonealen Zugang die Vorderfläche der Leber im Allgemeinen gesehen, da sich hier aber augenscheinlich kein Anhalt für einen Tumor ergab, wurde, abgeleitet aus den vorhergehenden Argumenten, die Leber nicht näher untersucht.
Zu diskutieren ist allerdings, inwiefern es für den Operateur notwendig gewesen wäre, präoperativ den schriftlichen Befund der CT-Thorax-Untersu-

chung der Klinikradiologie einen Tag vor der Operation selbst zur Kenntnis zu nehmen.

Über diese Untersuchung wurde der Operateur von einem seiner Mitarbeiter, der ihm mitteilte, dass in der Lunge keine Metastasen vorliegen, mündlich informiert. Dabei muss bedacht werden, dass der Operateur nach den vorliegenden Informationen überhaupt nicht mit einem Leberbefund gerechnet hat und deshalb die mündliche Aussage bezüglich des Thoraxbefundes für ihn ausreichend erschien.

Es bleibt festzuhalten, dass es im vorliegenden Begutachtungsfalle zu einem im klinischen Alltag nicht selten zu beobachtenden Mechanismus kam, bei dem nämlich der Operateur aufgrund der vorhergehenden Information sein Hauptaugenmerk auf den möglichst raschen Zugang zur tumortragenden Niere richtete, eine eingehende Untersuchung der Leber aber nicht durchführte. Dass er präoperativ sein Interesse auf die noch fehlende Untersuchung des Thorax richtete, ist konsequent. Bedauerlicherweise wurde aber aufgrund der radiologischen Vorinformation und der scheinbaren Komplettierung der präoperativen Befunde mit dem vom Operateur angeordneten CT-Thorax der zusätzliche Hinweis auf tumorverdächtige Veränderungen in der Leber nicht beachtet. Wenn auch für den behandelnden Arzt das Gebot gilt, alle zur Verfügung stehenden Befunde für die Behandlung (hier Operation) zu verwerten, so ist doch im vorliegenden Fall mit seiner präoperativen Informationslage dem urologischen Operateur keine mangelnde Sorgfaltspflicht vorzuwerfen. Für ihn war mit der Kenntnisnahme des CT-Abdomen und dem negativen Befund des CT-Thorax die Informationskette geschlossen. Die dann von ihm unter dieser Kenntnislage vorgenommene Operation wurde lege artis durchgeführt.

Zusammenfassend kann dem urologischen Operateur gutachterlich ein Verstoß gegen die Sorgfaltspflicht bei der Behandlung des Patienten nicht vorgeworfen werden. Unglücklicherweise wurde durch die mangelhafte präoperative Diagnose des niedergelassenen Radiologen die weitere Entwicklung des Krankheitsverlaufes negativ beeinflusst.

Der Operateur hatte aufgrund der ihm übersandten und auf seine Veranlassung komplettierten Informationen überhaupt nicht an einen Tumorverdacht in der Leber des Patienten gedacht. Sicherlich traten für den Patienten durch die Reoperation zusätzliche Belastungen auf, obwohl es sich glücklicherweise um gutartige Tumoren (Hämangiome) handelte.

Das Gerichtsverfahren wurde gegen Erfüllung von Auflagen eingestellt.

Schwierigkeiten und Forderungen in der Arzthaftpflicht kann es auch im Falle von **Mehrfachtumoren** geben und dadurch zu bedingter Güterabwägung im Rahmen der Behandlungsstrategie kommen. Eine entsprechende Begutachtung (**Urol. G. 18-8, S. 251**) hat die Situation bei einem Patienten mit doppelten bzw. dreifachen Karzinomen zum Inhalt. Hier hatte die Risikoabwägung zur **Verzögerung und Unterlassung weiterer Diagnostik und Therapie** des Nierentumors geführt.

1.2 Therapie

Eine geplante Tumorenukleation, die sich jedoch wegen der Größe und Ausdehnung des Tumors in der Niere intraoperativ als nicht durchführbar erwies und eine Nephrektomie erforderte, wurde Gegenstand eines Haftpflichtverfahrens (**Urol. G. 18-11, S. 257**) (Abbildung 1-8).

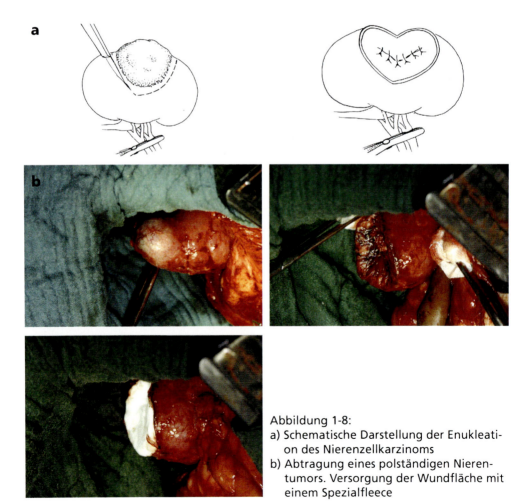

Abbildung 1-8:
a) Schematische Darstellung der Enukleation des Nierenzellkarzinoms
b) Abtragung eines polständigen Nierentumors. Versorgung der Wundfläche mit einem Spezialfleece

Mitverletzungen der Milz können bei **operativer Behandlung von linksseitigen Nierentumoren** (I-2) bzw. stumpfen Verletzungen (I-3) und bei Stoßwellen-Behandlungen (ESWL) linksseitiger Nierensteine auftreten (s. **Urol. G. 18-2, S. 242**).

Der während einer Operation bei linksseitigem Nierentumor aufgetretene **Milzriss und Entfernung des Organs** war Gegenstand einer Begutachtung im Arzthaftpflichtverfahren (s. Gutachen I-2).

Gutachten I-2

Gutachtenproblematik: Milzverletzung und Organverlust bei radikaler Tumornephrektomie links.

Patient: 61 Jahre
Auftraggeber: Gutachterkommission der Ärztekammer
Vorwurf des Patienten an den Urologen: Intraoperative Beachtung der vergrößerten Milz und die komplizierten Verhältnisse durch Adipositas wären angezeigt gewesen.

Gutachterliche Entscheidung: Es wurde kein Behandlungsfehler festgestellt.
Ergebnis: Es wurde kein Behandlungsfehler anerkannt.

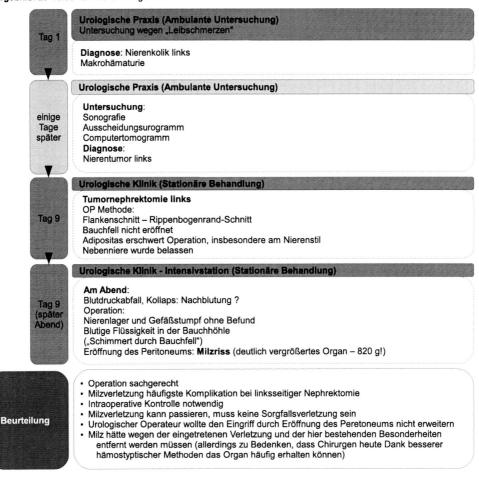

Beurteilung

Krankheitsverlauf

Der Patient kam wegen linksseitiger „Leibschmerzen" in die Ambulanz der chirurgischen Klinik. Nach Ausschluss einer chirurgisch zu behandelnden Erkrankung wurde er dem Urologen vorgestellt.

Gutachten I-2

Die Sonografie und ein Ausscheidungsurogramm sowie ein am darauf folgenden Tag angefertigtes Computertomogramm ergaben einen linksseitigen Nierentumor (s. Abbildung 1-3). Die Nierenfreilegung bestätigte den Befund. In der histologischen Untersuchung fand sich ein Nierenzellkarzinom. Der operative Eingriff war wegen der erheblichen Adipositas kompliziert. Die Nierenentfernung erfolgte streng retroperitoneal, da der Operateur postoperative Motilitätsstörungen des Darms (Subileus) vermeiden wollte.

Am Abend des Operationstages traten Blutdruckabfall und Schocksymptomatik auf. Wegen der Gefahr einer intraoperativen Nachblutung erfolgte die Reoperation. Dabei fand sich eine intraperitoneale Blutung und als Ursache ein Riss der deutlich vergrößerten Milz (Splenomegalie). Das Gewicht der durch den Chirurgen daraufhin entfernten Milz betrug 820g (Normgewicht ca. 200g). Der postoperative Verlauf war komplikationslos.

Gutachterliche Stellungnahme

Die Tumornephrektomie war bei dem Patienten indiziert, es handelte sich, wie die histologische Untersuchung ergab, um ein hochdifferenziertes hellzelliges Karzinom der Niere. Die retroperitoneale Tumornephrektomie wurde nach den Regeln der Kunst, ausgehend von einem Flankenschnitt, durchgeführt (Abbildung 1-9).

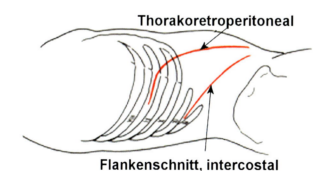

Abbildung 1-9: Schnittführung bei der Nephrektomie

Offenbar war der Eingriff durch eine beim Patienten bestehende deutliche Adipositas kompliziert. Bei derartigen morphologischen Verhältnissen kann die retroperitoneale Darstellung des Nierenlagers, um an das Organ, insbesondere den Nierenstiel, heranzukommen, erschwert sein. Es wurden so genannte Selbsthalterhaken eingesetzt. Die linke Niere steht morphologisch in enger Nachbarschaft zur Milz (Abbildung 1-10).

In Folge der dünnen Organkapsel kann diese leicht einreißen, noch dazu bei einem so erheblich vergrößerten Organ wie es hier vorlag (820 g!). Es ist mit

Gutachten I-2

großer Wahrscheinlichkeit anzunehmen, dass die Milzverletzung durch Hakendruck bzw. durch Scherkräfte bei dem Patienten während des Eingriffs entstanden ist. Hinzuzufügen ist, dass das Organ bei dem Patienten um das 5- bis 6-fache vergrößert war, sodass auch hierdurch eine zusätzliche Gefährdung bestand. Das Bemühen des Operateurs, den Eingriff retroperitoneal durchzuführen, auch in Hinsicht auf die Erleichterung des postoperativen Zustandes (Darmfunktion) ist nachvollziehbar.

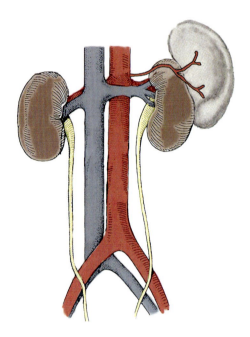

Abbildung 1-10: Morphologische Verhältnisse zwischen linker Niere und Milz

Die etwa 4 Stunden nach Beendigung der Operation aufgetretene Notfallsituation mit drastischem Blutdruckabfall und Schockzeichen wurde vom Operateur sachgerecht gehandhabt, indem er wegen des dringenden Verdachtes auf eine Nachblutung sofort eine Wundnachschau bzw. Reoperation durchführte. Somit ist dem Operateur kein Vorwurf zu machen.

Festgehalten werden muss allerdings, dass Milzverletzungen zu den häufigsten intraoperativen Komplikationen bei der linksseitigen radikalen Nephrektomie gehören. Ursächlich dafür ist die morphologische Nachbarschaft zwischen linksseitiger Niere und der Milz (s. Abbildung 1-10).

Die Milzkapsel kann bei intraoperativen Manipulationen bzw. linksseitigen stumpfen Flankenverletzungen leicht einreißen (s. dazu Gutachten I-3). So wird in der Literatur [Marshall bzw. Swanson et al.] eine Milzverletzung mit einer Häufigkeit von 12,4% angegeben. Es wird daher vorgeschlagen, sich bei der linksseitigen Nephrektomie abschließend Klarheit über den Zustand der Milz zu verschaffen. Die Inspektion des Organs erfordert allerdings eine Eröffnung des Bauchfells und eine, wenn auch nicht wesentliche, Erweiterung

des Eingriffs. Es muss deshalb festgestellt werden, dass unter dem Eindruck des wohl gelungenen operativen Eingriffs auf diese Inspektion verzichtet wurde.
Auch das Erkennen der Milzverletzung während des ersten operativen Eingriffs hätte zum Verlust des Organs geführt. Wie sich hier gezeigt hat, war das Organ nicht zu retten und die Entfernung der Milz angebracht. In diesem Zusammenhang ist festzustellen, dass eine Mitverletzung der Milz, noch dazu bei einer deutlichen Vergrößerung, auch bei sorgfältigstem operativem Vorgehen in einem immerhin nennenswerten Prozentsatz eintreten kann. Ein Behandlungsfehler kann daraus nicht abgeleitet werden.

Das Unterlassen der Milzinspektion während des Eingriffs hat zum Übersehen der Organverletzung und zum Zweiteingriff geführt. Es muss dem Operateur zugute gehalten werden, dass er intraoperativ keinerlei Anhaltspunkte für eine Milzverletzung gewonnen hat und er auf Erhaltung der Intaktheit der Bauchhöhle, d. h. Nichteröffnung des Bauchfells, abzielte.

Abschließend ist noch eine Stellungnahme erforderlich zur Frage des Funktionsverlustes durch die Milzentfernung: Hierdurch kann es zunächst zu Veränderungen des Blutbildes kommen, d. h. es kann zur Zunahme von Thrombozyten und andererseits zur Reduktion der Antikörperbildung kommen. Diese Veränderungen normalisieren sich allerdings im Allgemeinen nach Monaten weitgehend [Bilow, Weller]. Internistisch-hämatologische Kontrollen nach der Milzentfernung sind allerdings zu empfehlen. Die von den Chirurgen sorgfältig ausgeführte Entfernung der zerrissenen Milz lässt die Hoffnung zu, dass es nicht zu komplizierenden Verwachsungen im Oberbauchbereich kommt. Internistisch-hämatologische Kontrollen nach der Milzentfernung sind allerdings zu empfehlen.

Zusammenfassend ist festzuhalten, dass es bei dem Patienten nach der linksseitigen, sachgerecht durchgeführten radikalen Tumornephrektomie zu einer Verletzung der deutlich vergrößerten Milz kam. Ein Zweiteingriff war erforderlich, da die Organverletzung bei der Tumornephrektomie nicht auffiel. Eine Milzruptur ist eine häufige Mitverletzung bei der linksseitigen Nephrektomie bzw. einem linksseitigen Flankentrauma mit Nierenverletzung (s. Gutachten I-3). Auch bei sorgfältigem operativem Vorgehen kann eine solche Verletzung eintreten. Hierin liegt kein fehlerhaftes Verhalten. Die hier unterlassene intraoperative Kontrolle der Milz ist in der Absicht geschehen, die Intaktheit der Bauchhöhle zu wahren und dem Patienten dadurch den postoperativen Verlauf zu erleichtern. Diese Einstellung des Operateurs ist nachvollziehbar.
Die Milz hätte wegen der eingetretenen Verletzung während der Nephrektomie ebenfalls entfernt werden müssen. Die heutzutage besseren hämostyptischen (blutstillenden) Maßnahmen hätten hier bei den pathologischen Organverhältnissen kaum gegriffen. Unter Beachtung dieser Fakten ist das Vorgehen des Operateurs nicht fehlerhaft.

Gutachten I-2

Zu empfehlen sind internistisch-hämatologische Kontrolluntersuchungen zur Frage eventueller Folgeerscheinungen durch den Milzverlust.

Literatur

Bilow, H.; Weller, S.: „Chirurgische und orthopädische Erkrankung und Verletzung". In H.H. Marx: „Medizinische Begutachtung", Thieme Stuttgart, 1992

Ernst, St.: „Begutachtung nach Milzverletzungen" Unfallmed. Tagg. Landesverb. gewerbl. Berufsgenossenschaften 45 (1981) 105-121

Marshall, F.: „Urologic complications: Medical and surgical adult and pediatric", Mosby St. Louis, 1990

Swanson, D.A.; Borges, P.M.: „Complications of transabdominal radical nephrectomy", J Urol 1983; 129:704

2. Verletzungen

Auch bei **linksseitigen Nierenverletzungen** können sich gleichzeitig entstandene Milzrupturen finden.

Gutachten I-3

Gutachtenproblematik: Nierenverlust infolge Sturz mit dem Fahrrad bei Einschränkung der Funktion der Restniere.

Patient: 13 Jahre
Auftraggeber: Private Unfallversicherung

Beurteilung des Organverlustes in der Privaten Unfallversicherung

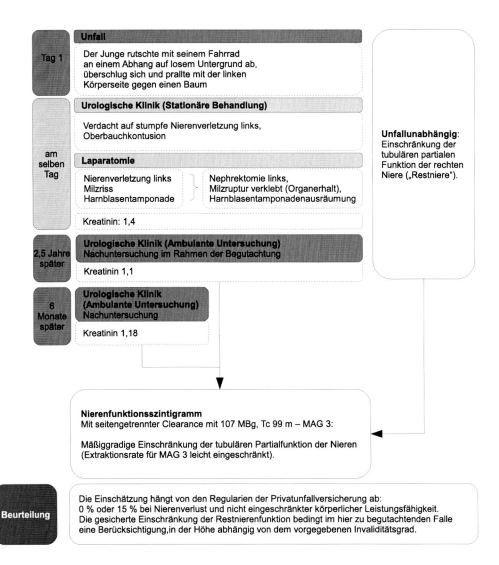

Beurteilung

Krankheitsverlauf
Bei dem Jungen war es durch ein linksseitiges, stumpfes Flankentrauma zur Nierenverletzung und einem Milzeinriss gekommen. Aufgrund der anatomischen Gegebenheiten (s. Abbildung 1-10) führt das linksseitige Flankentrauma häufig zur Beteiligung beider Organe. Hier war eine Nephrektomie erforderlich, der Milzriss ließ sich verkleben und damit das Organ erhalten. Die Computertomografie zeigt beispielsweise eine schwere linksseitige Nierenverletzung bei Mitverletzung der Milz durch stumpfes Flankentrauma (Abbildung 1-11).

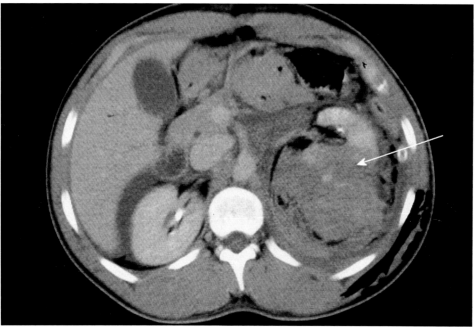

Abbildung 1-11: Computertomografie (Abdomen) nach srumpfem Flankentrauma links

Gutachterliche Stellungnahme
Zu der Einschätzung des Nierenverlustes in der privaten Unfallversicherung ist aufgrund der von den privaten Unfallversicherungen gegebenen Definitionen in „Das Urologische Gutachten", Springer 2004, Folgendes ausgeführt: „Nach der üblichen Gliedertaxe bei privaten Unfallversicherungen (PUV) kann ein Nierenschaden nicht eingestuft werden. Für die Bemessung des Invaliditätsgrades bei Nierenverlust stellt sich entsprechend den Regularien der PUV zunächst die Frage, inwieweit die normale körperliche und geistige Leistungsfähigkeit unter ausschließlicher Berücksichtigung medizinischer Gesichtspunkte durch den Unfall beeinträchtigt ist. Gutachterlich sind die

Gutachten I-3

Funktionsausfälle körperlicher oder geistiger Art an der normalen Leistungsfähigkeit eines Unversehrten gleichen Alters zu messen.
Da die körperliche Leistungsfähigkeit im Vordergrund der Beurteilung in der privaten Unfallversicherung steht, ist die Invaliditätsrate bei einseitigem Nierenverlust (und intaktem kontralateralem Organ) mit 0 % einzuschätzen."
Die Einstellung einzelner privater Unfallversicherungen zur Bemessung der Invaliditätsrente bei einseitigem Nierenverlust hat sich in letzter Zeit geändert. So wird in dem Kursbuch der ärztlichen Begutachtung Ludolph/Lehmann/Schürmann, 9/03, wie folgt formuliert: „Obwohl eine dauernde Beeinträchtigung der Arbeits- und Leistungsfähigkeit nicht zu konkretisieren ist, gewähren einige Unfallversicherer mit Blick auf die Regelungen in der gesetzlichen Unfallversicherung und im sozialen Entschädigungsrecht eine freiwillige Leistung auf der Basis eines Invaliditätsgrades von 20 %. Bei ausschließlicher Berücksichtigung medizinischer Gesichtspunkte, wie in § 7 I (2) c AUB 88 vorgeschrieben, ist die Handhabung nicht zu rechtfertigen."
Auch die Debeka hat in ihrem Bedingungswerk jetzt eine Invaliditätsrente von 15 % für den Verlust einer Niere ohne Beeinflussung der körperlichen und geistigen Leistungsfähigkeit anerkannt (siehe Homepage der Debeka).
Geht man von der Anerkennung von 15 % trotz nicht vorliegender Einschränkung der körperlichen Leistungsfähigkeit aus, dann ist in der hier zu begutachtenden Situation des Jugendlichen eine 30%-ige Invaliditätsrente gerechtfertigt.
Die Begründung ist folgende: Bei dem Jugendlichen liegt, nachgewiesen durch Nierenszintigrafie und Clearance-Berechnung, eine Einschränkung der tubulären Nierenfunktion auf der rechten Seite (Restniere) vor. Geht man von einer 15%-igen pauschalen Invaliditätsrate bei Nierenverlust und nicht eingeschränkter körperlicher Leistungsfähigkeit aus, so muss allerdings eine, wenn auch mäßige, Insuffizienz der Restniere als Einschränkung der körperlichen Leistungsfähigkeit betrachtet werden. Unter Berücksichtigung der 15%-igen Pauschalanerkennung bei Nierenverlust ist bei dem jugendlichen Patienten die Einschätzung des Invaliditätsgrades von 30 % durch die Urologische Klinik richtig.
Geht die Debeka als auftraggebende Instanz andererseits in dem hier vorliegenden Fall von einem Invaliditätsgrad von 0 % bei Nierenverlust und erhaltener körperlicher Leistungsfähigkeit aus, dann wäre bei dem Jungen wegen der Funktionseinschränkung der rechtsseitigen Restniere ein Invaliditätsgrad von 20 % (s. Schema) anzunehmen, wobei der Milzverletzung infolge Erhalt des Organs kein zu berücksichtigender Wert bei der Einschätzung des Invaliditätsgrades zukommt.

Zusammenfassend ist festzustellen, dass die Einschätzung des Invaliditätsgrades von den Regularien der Privatunfallversicherung abhängt: 0 % oder 15 % bei Nierenverlust und nicht eingeschränkter körperlicher Leistungsfähigkeit. Die gesicherte Einschränkung der Restnierenfunktion bedingt im hier zu begutachtenden Fall eine Berücksichtigung, die Höhe ist abhängig von dem durch die Versicherung vorgegebenen Invaliditätsgrad.

Gutachten I-3

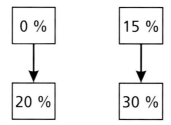

Literatur

Bichler, K.-H.: „Das urologische Gutachten", Springer, Berlin, 2004

Ludolph, H. et al.: „Kursbuch der ärztlichen Begutachtung", 18. Ergänzungslieferung, 9/03

Nierenverletzungen, am häufigsten durch stumpfe Gewalt bzw. seltener infolge Stich oder Schuss, können zu arztrechtlichen Auseinandersetzungen führen. Beispielsweise kann das Nichterkennen einer Nierenverletzung und eine daraus resultierende Schädigung oder gar der Verlust des Organs zu Haftpflichtansprüchen führen.

Ein Gutachtenbeispiel dazu ist die Verletzung eines 11-jährigen Jungen. Er war in eine 4 m tiefe Grube gestürzt. Bei der Untersuchung in der Notfallambulanz einer chirurgischen Klinik blieb ein symptomloser Nierenstielabriss unbemerkt. Erst Tage später führte die entstehende Symptomatik zu eingehenden Untersuchungen, u. a. durch ein CT, und damit zur Erkennung der durch Gefäßabriss ausgeschalteten Niere (**Urol. G. 18-12, S. 258**).

Die **Nephroptose**, ein zumeist bei Frauen anlagebedingtes einseitiges Absinken der Niere („Wanderniere") kann infolge Komplikationen nach der Korrekturoperation (Fixation) zu arztrechtlichen Auseinandersetzungen führen. Große Bedeutung kommt der Diagnostik dieses Krankheitsbildes zu, um wichtige Informationen für die Indikationsstellung zur Operation zu erhalten. Es hat sich gezeigt, dass die Operationsanzeige streng gestellt werden muss. Sie ist angezeigt bei Kompression des Nierenhohlraumsystems bzw. Durchblutungsveränderungen des Organs infolge der Absenkung. Ein Gutachtenbeispiel (**Urol. G. 18-14, S. 263**) zeigt die Problematik auf.

3. Entzündungen

Die **xanthogranulomatöse Pyelonephritis** verursacht zum einen erhebliche differentialdiagnostische Schwierigkeiten (Nierentumor/Zyste, Tuberkulose bzw. Urolithiasis), zum anderen kann ihr Verlauf zu schwersten, eventuell tödlichen, septischen Komplikationen führen (Abbildung 1-12).

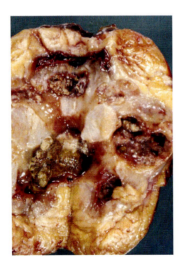

Abbildung 1-12: Xanthogranulomatöse Pyelonephritis mit parenchymatöser Destruktion und multiplen Konkrementen im Nierenbecken und in den Kelchen.

I. Begutachtungen bei Erkrankungen der Niere und der Harnleiter

Die Abbildung 1-13 zeigt eine Gesamtschau der verschiedenen Erscheinungsbilder der Pyelonephritis (Tubulointerstitielle Nephritis) im Verlauf der Erkrankung bzw. ihre Komplikationen (z. B. Abszessbildung).

1. Akute Infektionen
- Akute Pyelonephritis (PN)
- Infektionen durch Pilze
- Infektionen durch Viren

Prädisponierende Faktoren ▶

Komplikationen:
- Nierenabszess
- Pyonephrosis
- Emphysem. PN
- Sepsis

2. Chronische Infektionen:
- Chronische PN
- Refluxnephropathie

3. Granulomatöse Infektionen:
- Xanthogranulomatöse PN

Abbildung 1-13: Einteilung der tubulointerstitiellen Nephritis

Die **bildgebenden Verfahren** bei der XGP in dieser Kasuistik zeigen die Abbildungen 1-14 und 1-15. In diesem klinischen Fallbeispiel erfolgte wegen Nierentumorverdacht die Freilegung. Die intraoperative Schnellschnittdiagnose ergab ein Nierenzellkarzinom. In der postoperativ durchgeführten histologischen Untersuchung fand sich eine xanthogranulomatöse Pyelonephritis.
Das nachstehende Gutachtenbeispiel beschreibt eine ähnliche Situation, in der wegen eines Nierentumors das Organ entfernt wurde, die histologische Untersuchung ergab eine **xanthogranulomatöse Pyelonephritis (Urol. G. 18-9, S. 252)**. Hier war intraoperativ von einer Schnellschnittuntersuchung wegen des scheinbar sicheren Tumorbildes abgesehen worden. Wie der klinische Fallbericht zeigt, ist auch für den Pathologen im Schnellschnitt die Diagnose schwierig.
Im **Fallbeispiel Urol. G. 18-10, S. 253** traten bei einer 33 Jahre alten Frau Schmerzen im Obermittelbauch auf. Die Untersuchung ergab einen fraglichen Nierentumor, differentialdiagnostisch Zyste bzw. Abszess bzw. Tuberkulose. Das Ausscheidungsurogramm und die Computertomografie zeigten erweiterte Kelche sowie im Unterpol der Niere einen zystischen Prozess. Die Freilegung ergab eine **xanthogranulomatöse Pyelonephritis**. Wegen der Polbezogenheit der zystischen Veränderung erschien das Organ erhaltungswürdig. Es erfolgte deshalb eine Nierenteilresektion. Postoperativ trat eine Urosepsis auf, die zum Tode führte.

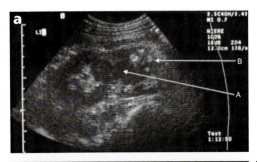
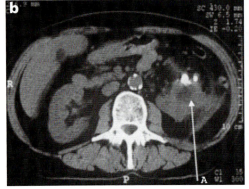
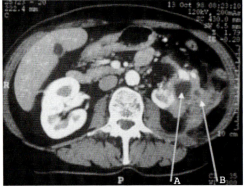

Abbildung 1-14:
a) Sonografie: Inhomogene teils zystische Raumforderung (A) mit multiplen Verkalkungen (B) bei XPG.
b) CT: Partiell nekrotisierender Nierentumor (A) mit Infiltration des Colon descendens (B)

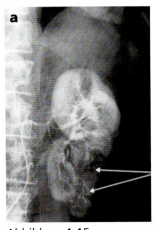
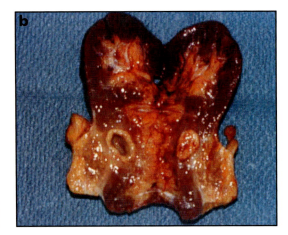

Abbildung 1-15:
a) Angiografie: Hypovaskulärer Tumor mit atypisch verlaufenden Segmentarterien am Unterpol der linken Niere bei XGP (markiert)
b) Xanthogranulomatöse Pyelonephritis (XGP), Intraoperative Schnellschnittdiagnose klarzelliges Nierenkarzinom, Abschließende histologische Diagnose XGP mit entzündlicher Infiltration des Colon descendens. Mikrobiologisch E. coli.

Literatur

Bichler, K.-H. et al.: „The problem of xanthogranulomatous pyelonephritis in childhood", Problemy Chirurgii Dziecjecej 5:47-55, 1978

Bichler, K.-H. et al.: „Nierenerkrankungen und Verletzungen", Multimedia-Lernprogramm, Springer, Berlin, 2003

Bichler, K.-H.; Kern, B.-R.: „Ärztliche Begutachtung von Erkrankungen und verletzungen der Nieren" in: Bichler, K.-H.: „Das urologische Gutachten", Springer, Berlin, 2004

Harzmann, R.; Bichler, K.-H.; Schmitz-Moormann, P.; Erdmann, D.: „Xanthogranulomatöse Pyelonephritis", Akt Urol 8:319-325, 1977

4. Harnsteine

Harnsteine verschiedener Lokalisation (Nierenbeckenkelchsystem, Harnleiter) und Größe bereiten diagnostische und therapeutische Probleme, die zu Haftpflichtverfahren führen können.

Das klinische Bild (Symptomatik) kann durch ischialgiforme Schmerzen und gleichzeitig bestehende Entzündungen der Atemwege überlagert werden und dazu führen, dass das gleichzeitig vorliegende Harnsteinleiden nicht erkannt wird (**Urol. G. 18-6, S. 248**).

Die Harnsteinerkrankung (Nierenbecken, Harnleiter) wird heute in einem hohen Prozentsatz mit Hilfe der Stoßwellenlithotrypsie (ESWL) behandelt. Typische Komplikationen sind in Tabelle 1-1 aufgelistet. Im Zusammenhang damit können Schadenersatzforderungen an den behandelnden Urologen gestellt werden.

Einblutungen von verschiedener Größe und Lokalisation finden sich nach ESWL-Behandlung perirenal bzw. subkapsulär. Intrarenale Blutungen, messbar an einer Mikrohämaturie, treten bei fast allen Stoßwellenanwendungen auf. Seltener finden sich **Schäden an benachbarten Organen**, z. B. an der Milz bzw. Gastrointestinale Erosionen [Bichler 2004, 2007].

Aufgrund dieser Komplikationen kann es zu Forderungen an den behandelnden Urologen in Zusammenhang mit der Therapiemethode kommen [Bichler 2004].

Im Gutachtenbeispiel kam es nach **ESWL-Behandlung** wegen Nierenbeckenkelchsteinen zu einer **perirenalen Blutung**, ausgehend von einem Nierenparenchymeinriss.

Tabelle 1-1:

Hämaturie, asymptomatische	100 %
Nierenparenchymverletzungen (Nachweis im CT, MRT)	63-85 %
Koliken	30-40 %
Harnwegsinfekte	25 %
Steinstraße	6 %
Fieber	< 2 %
Perirenale Blutungen[a]	0,6-1 %
Sepsis	0,2 %
Weitere Komplikationen sind Hautreizungen, Muskelkontusionen (Flanke) und sehr selten Pankreatitis (Cave: Kalzifikationen) und Verletzung der Milz.	

[a] Cave: Aspirin

Gutachten I-4

Gutachtenproblematik: Behandlung wegen Nierenbecken- und multiplen Kelchsteinen mit ESWL, als Therapiefolgen Nierenparenchymeinriss und ausgedehntes perineales Hämatom, interkurrent TUR wegen BPH , perkutane Litholapaxie der Restkonkremente.

Patient: 59 Jahre
Auftraggeber: Landgericht
Vorwurf des Patienten: Fehlerhafte ESWL-Behandlung. Unterlassener Abbruch der Behandlung wegen Schmerzen.

Gutachterliche Entscheidung: Es wurde kein Behandlungsfehler festgestellt.
Ergebnis: Es wurde kein Behandlungsfehler anerkannt. Einstellung des Verfahrens.

Tag 1	**Klinik Urologische Abteilung (Stationäre Aufnahme)** Schmerzen in der linken Flanke **Untersuchung**: Klopfschmerz linkes Nierenlager, Leukozytose 10200, Mikrohämsturie. **Sonografie**: Pyelektasie links, Nierenbecken und Kelchsteine, solitäre Nierenzyste, rechte Niere o. B., benigne Prostatahyperplasie (BPH). **Behandlung: Analgesie**
Tag 2	**Klinik Urologische Abteilung (Stationäre Behandlung)** **Retrograde Sondierung links**: Doppel-J-Katheter Wegen Harnverhalt DK
Tag 3	ESWL linke Niere, 3000 STW, 12 - 15 kV Starke Schmerzen während der Behandlung – Desintegration des Nierenbeckenstein.
Tag 4	**Röntgenkontrolle**: Desintegration des NB-Stein. Perirenales Hämatom .
Tag 5	Sonografie perirenales Hämatom, Temperaturanstieg 39°C – Antibiotikum
Tag 6	**CT**: tiefer umschriebener Niereneinriss links (Nierenverletzung Grad 1-2) mit ausgeprägtem perirenalem Hämatom, leichter Verlagerung der Niere infolge Hämatom, verzögerte KM-Darstellunjg der Niere, Hb-Abfall, abendliche Fieberschübe.
Weiterer Verlauf	Nach 6 Tagen Entlassung aus der stationären Behandlung, Doppel-J-Katheter belassen. Über 4 Wochen ambulante Behandlung, Antibiotika. Regelmäßige Sonografiekontrollen. Keine weitere ESWL-Behandlung wegen Nierenverletzung, weitere Therapie mit perkutaner Nephrolitholapaxie in anderer Klinik angeraten.

Beurteilung

Krankheitsverlauf

Der 59 Jahre alte Mann kam wegen starker Schmerzen im linken Nierenlager in ambulante Behandlung einer Urologischen Abteilung. Als Ursache fanden sich ein Nierenbeckenstein links und kleine Nierenkelchsteine sowie eine deutlich vergrößerte Prostata (BPH) .Zunächst wurde ein Doppel-J-Katheter zur sicheren Urinableitung eingelegt. Danach wurde wegen des linksseitigen Nierenbeckensteins eine ESWL-Behandlung mit 3000 St. W. bei 12-15 kV durchgeführt. Während der Behandlung traten starke Schmerzen auf. Postoperativ wurde ein perirenales Hämatom und als Ursache mit Hilfe des CT ein Nierenparenchymeinriss festgestellt. Die Stoßwellenbehandlung

Gutachten I-4

wurde nicht weiter geführt und dem Patienten empfohlen, die desintegrierten Steintrümmer durch eine perkutane Litholapaxie entfernen zu lassen. Der Patient wechselte daraufhin in die weitere Betreuung einer urologischen Universitätsklinik. Dort wurde zunächst ein neuer Doppel-J-Katheter eingelegt, wegen der Prostatavergrößerung wurden zur Verbesserung des Urinabflusses eine Laserkoagulation der vergrößerten Prostata vorgenommen und 2 Wochen später über einen perkutanen Zugang die Restkonkremente aus der linken Niere entfernt.

Gutachterliche Stellungnahme

Im Nachfolgenden wird gutachterlich zu den vom Gericht gestellten Fragen Stellung genommen:

1. *Entsprach die Behandlung des Klägers in der urologischen Abteilung den Regeln der ärztlichen Kunst?*

Hierzu ist grundsätzlich auszuführen, dass die Behandlung, soweit aus den Unterlagen der Urologischen Klinik ersichtlich, nach den vorgeschriebenen Regeln erfolgt ist.

2. *Hätte der Eingriff wegen der Schmerzen abgebrochen werden müssen?*

Derartige Schmerzsensationen kommen während der ESWL-Behandlung vor, insbesondere bei der Art von Schmerzbetäubung, wie sie hier vorgenommen wurde. Diese Art der Anästhesie wird häufig angewandt. Nach Absprache mit dem Patienten wird dann im Allgemeinen die Schmerzbehandlung vertieft und die Behandlung fortgesetzt.
Soweit für den Gutachter ersichtlich, ist bei der ESWL-Behandlung kein fehlerhaftes Vorgehen festzustellen.

3. *Entsprach die postoperative Behandlung den Regeln der ärztlichen Kunst?*

In der postoperativen Phase wurde der Patient entsprechend überwacht. Neben der Behandlung der Schmerzen wurden täglich sonografische Kontrollen durchgeführt. Dabei fand sich das perirenale Hämatom. Die aufgetretene Temperaturerhöhung (39°C) wurde sachgerecht mit einem Antibiotikum (Ciprobay) behandelt. Der Abfall des Hämoglobins von 15,5 g auf 9,3 g/dl wurde festgestellt und zunächst ein Eisenpräparat (Ferro-Folgamma) verordnet.

Zusammenfassend ist festzustellen: Durch die ESWL-Behandlung ist es zur Ausbildung eines perirenalen Hämatoms aufgrund eines Nierenparenchymeinrisses gekommen. Derartige Hämatome kommen in 0,5-1 % der Behandlungen vor [Knapp et al., Segura]. Dabei werden als Ursache der Blutung intrarenale Gefäße verletzt. Derartige Folgeerscheinungen sind systemimmanent und nicht immer vermeidbar. Ein fehlerhaftes Verhalten der die ESWL durchführenden urologischen Abteilung ist nicht festzustellen.

Aufgrund der gutachterlichen Entscheidung wurde das Verfahren vom Landgericht eingestellt.

Literatur

Knapp, P.M.; Kulb, T.B.; Lingeman, J.E. et al.: „Extracorporeal shock wave lithotripsy induced perirenal hematomas". J Urol. 139: 700-703, 1988

Segura, J.W.: „Complications of shock wave lithotripsy", in: Marshall, F.F.: „Urologie complications", Mosby St. Louis, 1990.

Als weiteres Beispiel dazu das Gutachten im Gerichtsauftrag bei einer 48-jährigen Patientin mit einem Kelchstein und rezidivierenden Harnwegsinfekten. Hier kam es unter der ESWL-Behandlung zu einem subkapsulären Hämatom und parenchymatösen Lazerationen der Niere (**Urol. G. 18-1, S. 240**) (Abbildung 1-16).

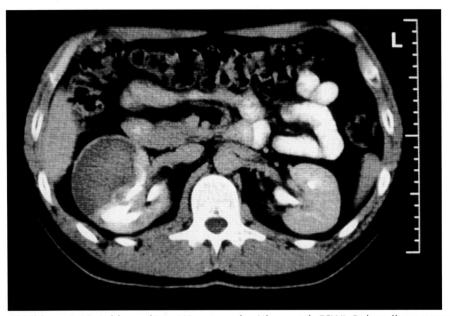

Abbildung 1-16: Subkapsuläres Hämatom der Niere nach ESWL-Behandlung wegen Nierenkelchstein

In der nachfolgenden Begutachtung hatten sich arztrechtliche Fragestellungen im Zusammenhang mit einer Stoßwellenbehandlung bei Nierenbeckenausgusssteinen beiderseits und dem **Entstehen einer Milzruptur** ergeben. Sowohl die Therapiewahl als auch die präoperativen Untersuchungen zur Erfassung vorbestehender Erkrankungen (speziell Organveränderungen) wurden beklagt (**Urol. G. 18-2, S. 242**).

Hier ist auch nochmals auf die **Gefährdung der Milz** im Zusammenhang mit linksseitigen Nierenoperationen (Tumornephrektomie) bzw. durch stumpfe Verletzungen der linken Flanke hinzuweisen (s. dort).

Zu den die Harnsteintherapie verkomplizierenden Folgeerscheinungen gehören **Infektionen**. Bestehende Harnwegsinfektionen führen unter ESWL-Anwendung in einzelnen Situationen bis zur Urosepsis.

Im Gutachtenbeispiel war es versäumt worden, vor der Stoßwellenanwendung einen Urinstatus zu erheben, bzw. rechtzeitig für eine antibiotische Therapie und Urinableitung zu sorgen.

Gutachten I-5

Gutachtenproblematik: Zweimalige ESWL bei Nierenbeckenstein und Harnwegsinfekt. Postoperativer Harnstau und Ausbildung einer Urosepsis, Multiorganversagen, Akrennekrose, Finger- und Zehenamputation.

Patient: 53
Auftraggeber: Privatgutachten im Gerichtsverfahren
Vorwurf des Patienten: Falsche Behandlung und verzögerte Dauer, Entwicklung von Nekrosen an den Extremintäten.

Gutachterliche Entscheidung: Ein Behandlungsfehler wurde festgestellt.
Ergebnis des Verfahrens: Außergerichtliche Einigung mit Versicherung.

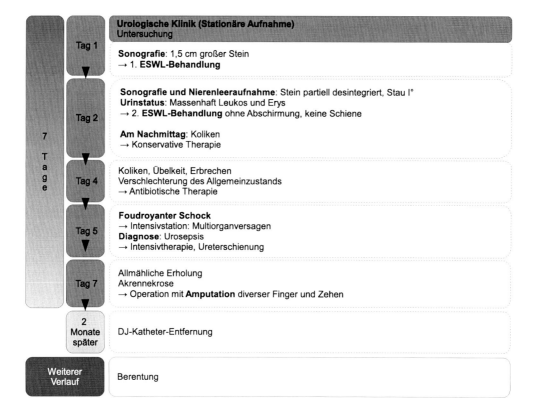

Beurteilung

Krankheitsverlauf

Bei dem Patienten wurde durch Sonografie ein Nierenbeckenstein festgestellt (1,5 cm), es folgte eine ESWL des Nierenbeckensteins. Vor der 2. Stoßwellenanwendung fand sich in der Nierenleeraufnahme eine partielle Desintegration des Konkrements und sonografisch ein Harnstau. Die jetzt erfolgte Urinuntersuchung ergab massenhaft Leukozyten und Erythrozyten. Am Nachmittag des gleichen Tages traten erhebliche Koliken auf. Einen Tag später klagte der Patient über Erbrechen und Übelkeit. Am folgenden Tag kam es zu einer

Gutachten I-5

deutlichen Verschlechterung des Allgemeinzustandes und zu starken Koliken. Es wurde jetzt eine antibiotische Behandlung begonnen.
Einen Tag später musste der Patient wegen Schocksymptomatik auf die Intensivstation verlegt werden. Die sich entwickelnde Urosepsis machte eine entsprechende Therapie insbesondere in Hinsicht auf das Multiorganversagen notwendig (Abbildung 1-17).

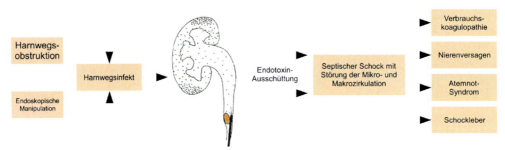

Abbildung 1-17: Pathogenese des komplizierten Harnwegsinfektes bzw. Entstehung einer Urosepsis bei Harnleiterobstruktion und endoskopischer Manipulation

Zur Verbesserung der Abflussverhältnisse wurde eine Ureterschiene eingelegt (Abbildung 1-18).
Unter der Intensivtherapie besserte sich der Zustand des Patienten. Aufgrund der Mikrozirkulationsstörungen war es zu Nekrosen der Akren (Zehen und Finger) gekommen, die im weiteren Verlauf Amputation von Fingern und Zehen notwendig machten. Zwei Monate später wurde der Doppel-J-Katheter entfernt. 8 Monate später Einleitung eines Rentenverfahrens.

Gutachterliche Stellungnahme
Die Behandlung des kleinen, etwa 1,5 cm großen Nierenbeckensteins mit ESWL war indiziert. Als Behandlungsfolge der ESWL kam es zur Desintegration des Harnsteins und damit auch zu einer Abflussbehinderung durch Eintritt von Konkrementstücken in den Harnleiter. Eine erst nach der 2. ESWL-Behandlung erfolgte Urinuntersuchung zeigte einen Harnwegsinfekt. In den nachfolgenden Tagen traten heftige Koliken, Erbrechen und Übelkeit auf. Am 4.Tag der Behandlung wurde eine antibiotische Therapie eingeleitet. Die bei dem Harnstau und Harnwegsinfekt unbedingt erforderliche Harnableitung mit Hilfe eines Doppel-J-Katheters erfolgte nicht. Erst einen weiteren Tag später, nachdem es zur Schocksymptomatik infolge Allgemeininfektion gekommen war, wurde ein Katheter eingelegt.
Die Intensivtherapie konnte das Multiorganversagen durchbrechen, wobei die Mikrozirkulationsstörungen jedoch zu bleibenden Schäden an Zehen und Fingern führten.

Gutachten I-5

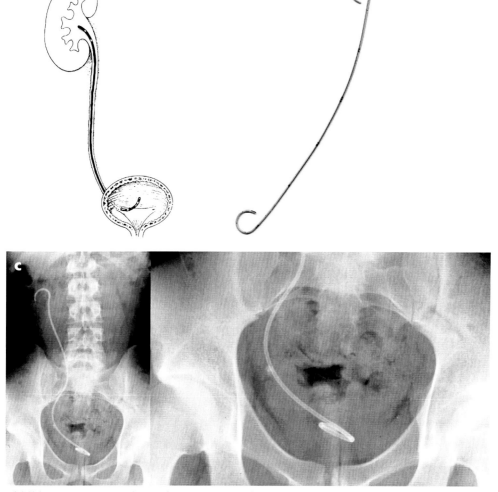

Abbildung 1-18: Doppel-J-Katheter zur Urinableitung
a) Schema
b) Katheter
c) Röntgenbilder mit einliegendem Katheter bei distalem Konkrement

Gutachterlich müssen zwei Fragen beantwortet werden.

1. *Führten die Unterlassung einer Urinuntersuchung und das Nichterkennen einer sich entwickelnden Urosepsis zu den oben aufgezeigten Komplikationen?*

Vor einer ESWL-Behandlung ist die Überprüfung des Urins zum Ausschluss eines Harnwegsinfektes notwendig. Dieser stellt ohne Behandlung eine relative Kontraindikation für den sofortigen Beginn einer ESWL dar. Weiterhin

Gutachten I-5

bleibt in diesem Zusammenhang die Frage nach einer antibiotischen Prophylaxe zu diskutieren.

Bei allen Patienten, bei denen eine Steinentfernung geplant ist, muss ein Screening auf Harnwegsinfekt (Urinstatus) durchgeführt werden. Teststreifen sind normalerweise ausreichend. Finden sich hierbei Hinweise auf eine Harnwegsinfektion (Leukozyturie, Nitrit), muss eine Urinkultur angelegt werden. Signifikante Bakteriurie oder andere Hinweise auf eine Harnwegsinfektion erfordern vor Beginn der Steinsanierung eine antibiotische Therapie [Bichler 2007].

Harnwegsinfektionen können nach ESWL bei zuvor infektfreien Patienten in bis zu 25% der Fälle auftreten. Viele davon verlaufen aber asymptomatisch. Schwere Infektionen (z. B. mit Bakteriämie oder Sepsis) sind selten [Bichler 2007]. Siehe hierzu die Tabelle 1-1 zu Komplikationen der ESWL.

Diese Ausführungen in Übereinstimmung mit anderen Autoren [u. a. Ickinger] zeigen die Notwendigkeit eines, wenn auch nur mit den allernotwendigsten Mitteln durchgeführten Screening des Urins vor Therapie auf.

Im Gutachtenfall wurde anlässlich der ersten ESWL-Behandlung auf eine solche Untersuchung verzichtet. Vor der zweiten ESWL fanden sich im Teststreifen 25 Leukozyten pro µl und 150 Erythrozyten pro µl sowie ein positiver Nitritnachweis. Dies ist ein Hinweis auf das mögliche Vorliegen einer Keimbesiedlung. Auf diesen Teststreifen hätte gemäß oben angeführter Vorgehensweise derart reagiert werden müssen, dass zunächst eine antibiotische Abschirmung/Therapie erfolgen und erst nach Ansprechen derselben die Behandlung hätte weitergeführt werden können.

Bei glatten Abflussverhältnissen sind Harnwegsinfekte unter entsprechend antibiotischer Behandlung im Allgemeinen gut beherrschbar (s. o.). Bei der gleichzeitig stattfindenden ESWL-Behandlung mit Obstruktion durch die Desintegrate (Harnsteine) und die systemimmanente Mikrotraumatisierung der Niere als Therapiefolge können Infekte exazerbieren, d. h. im Extremfall kann es zu einer Keimeinschwemmung in die Blutbahn kommen (sog. Urosepsis) mit allen resultierenden Konsequenzen [Bichler, Zumbrägel, Feil]. Beide Pathomechanismen (Schleimhautverletzung und Stauung) sind mögliche und typische Folgen der ESWL-Behandlung. Die Schleimhautverletzung ist häufig Folge der gewünschten Desintegration der Steine und deren Abgänge. Sichtbares Indiz hierfür ist die Rotfärbung des Urins als Zeichen einer Blutung bei einem Großteil der Patienten [Bichler 2004, 2007].

Zusammenfassend bedeutet dies: Die Prüfung des Urins auf eine mögliche Keimbesiedelung ist eine unerlässliche Maßnahme vor einer ESWL. Diese Überprüfung führt im positiven Fall zu der o. a. antibiotischen Therapie bzw. zu einer Antibiotikaprophylaxe. Im negativen Fall kann dann auf die Gabe eines Antibiotikums verzichtet werden.

Zu diskutieren ist die Indikation einer perioperativen Prophylaxe. Hier ist Naber et al. zu folgen: „Die Notwendigkeit einer Prophylaxe hängt nicht nur vom Typ der Intervention ab, sondern auch von dem Risiko, das es für den Einzelnen darstellt. Zu derartigen Risiken gehören beispielsweise Diabetes,

Immunsuppression oder Endokarditis" [Naber]. Das sind Vorbelastungen (Risikofaktoren), die im Gutachtenfall nicht bestanden.

2. *Welche Bedeutung für die Pathogenese der Urosepsis hatte die verspätete Einlage eines Doppel-J-Katheters zur Verbesserung des Harnabflusses bei dem bestehenden Harnwegsinfekt?*

Dazu ist auszuführen: Die Verwendung von Doppel-J-Kathetern bei der ESWL-Behandlung von Nieren- und Harnleitersteinen wird seit Jahren kontrovers diskutiert. Je kleiner der Stein und je weniger gestaut ein Hohlsystem ist, umso weniger angezeigt ist die Indikation für einen Doppel-J-Katheter. Mehrere randomisierte Studien sahen hier keinen Vorteil für das prophylaktische Einlegen eines Doppel-J-Katheters [Bichler, Bierkens, Pryor].
Damit ist eine ESWL auch ohne prophylaktische Harnleiterschienung möglich, der Patient muss jedoch auf das gegenüber kleinen Steinen erhöhte Risiko von Koliken sowie die evtl. später erforderliche Schienung aufmerksam gemacht werden.
Hierzu wird in den Leitlinien der Deutschen Gesellschaft für Urologie (DGU) von 1997 ausgesagt, dass die Rate auxiliärer Maßnahmen deutlich gesenkt werden kann, wenn bei Nierensteinen mit einer Größer zwischen 1,5 und 2,0 cm vor Durchführung der ESWL eine innere Harnleiterschiene eingelegt wird [Leitlinien 1997]. Eine vergleichbare Aussage findet sich auch in den aktuellen Leitlinien [Leitlinien zur Diagnostik 2009].
Die im Gutachtenfall nach der zweiten ESWL aufgetretenen Koliken haben zunächst auf Medikamente angesprochen. Damit war keine zwingende Indikation gegeben, eine Harnleiterschienung vorzunehmen.

Zur Problematik einer sofortigen zusätzlichen Schienung ist auszuführen: Prinzipiell dient eine Schiene dem sicheren Harntransport von der Niere zur Blase. Das Einlegen einer Schiene ist eine invasive Maßnahme. Hierzu muss die Blase gespiegelt werden, anschließend wird in von Klinik zu Klinik unterschiedlichen Techniken ein dünner Plastikschlauch (Harnleiterschiene, eine spezielle Form wird Doppel-J, DJ, genannt), von der Blase bis in die Niere gelegt (s. Abbildung 1-18). Dabei besteht ein, wenn auch nur geringes, Risiko, dass es zu einer Verletzung des Harnleiters oder der Niere kommt. Eine andere, seltene Komplikation besteht in der Verstopfung des Katheters und der Ausbildung eines Harnstaus. Relativ häufig verursachen diese Schienen Beschwerden im Sinne eines Fremdkörpergefühls. Bei Steinfreiheit muss eine solche Schiene wieder endoskopisch entfernt werden, mithin eine weitere invasive Maßnahme. Der Vorteil der Schienung ist, dass es nicht zu einer „Verstopfung" des Harnleiters durch Steindesintegrate kommen kann und Koliken weitestgehend verhindert werden (Abbildung 1-19).
Hieraus ergibt sich ein sehr sorgfältiges Abwägen von Nutzen und Risiko, insbesondere bei relativ großen Steinen.

Gutachten I-5

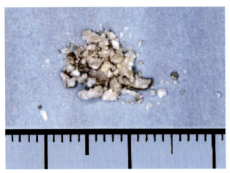

Abbildung 1-19: Harnsteinkonkremente (Desintegrate) nach ESWL-Behandlung und spontanem Abgang

In dem zu begutachtenden Falle musste aber die Entlastung des Hohlsystems bei fieberhaftem Harnwegsinfekt und Obstruktion bzw. bei medikamentös kaum zu beherrschenden rezidivierenden Koliken sowie bei lang anhaltender Obstruktion erfolgen [Schmelz].

Durch die Verletzung der Schleimhaut bzw. des Nierengewebes infolge ESWL und Eröffnung von Blutgefäßen infolge urologischer Eingriffe kann es zum Übertritt von Bakterien bei vorbestehendem Harnwegsinfekt in das Kreislaufsystem kommen. Diesen Urosepsis genannten Zustand findet man vor allem bei einer Druckerhöhung im Hohlsystem durch Obstruktion und Harnwegsinfekt. Neben evtl. intensivmedizinischen Maßnahmen und einer entsprechenden antibiotischen Therapie ist die Harnableitung dann die wichtigste Maßnahme.

Aus diesen Gründen ist bei den klinischen Zeichen einer Septikämie eine Ureterschienung unabdingbar.

Temperaturerhöhungen bis 39,5°C und die Symptomatik sprachen im Gutachtenfall für den Beginn einer Urosepsis.

Die Kontrolle der Entzündungsparameter nach Einsetzen der erheblichen Koliken und des Fiebers unterblieb.

Nach Meinung des Gutachters hätte eine Harnableitung spätestens zu diesem Zeitpunkt erfolgen müssen, eine antibiotische Therapie bereits früher, allerspätestens jedoch zum Zeitpunkt der erhöhten Temperatur beginnen müssen.

Zusammenfassend ist zur Begutachtung festzustellen, dass die fehlende Urinuntersuchung (Screening) vor der ESWL, die fehlende antibiotische Behandlung danach sowie die zu spät einsetzende Urinableitung durch einen Doppel-J-Katheter als fehlerhaft anzusehen sind und zur Entwicklung eines komplizierten Harnwegsinfektes und einer Urosepsis geführt haben.

Literatur

Bichler, K.-H.: „Das urologische Gutachten", Springer Berlin, 2004

Bichler, K.-H. et al.: „Das Harnsteinleiden", Lehmanns Media, Berlin 2007

Bichler, K.-H.; Zumbrägel, A.; Feil, G.: „Immunpathogenese und -therapie der Urosepsis", in: Hofstetter, A.: „Urogenitale Infektionen" Springer, Berlin, 1999

Bierkens, A.F. et al.: „Extracorporeal shock wave lithotripsy for large renal calculi: the role of ureteral stents. A randomized trial", J Urol 145: 699-702, 1991

Leitlinien zur Diagnostik der DGU, Der Urologe [A] 6:1997, Seite 579ff.

Leitlinien zur Diagnostik, Therapie und Metaphylaxe der Urolithiasis: AWMF-Leitlinien-Register Nummer 3043/025, Entwicklungsstufe S 2, 2009

Naber, K. et al.: „Guidelines for the perioperative prophylaxis in urological interventions of the urinary and male genital trac.", in: Antimicrobial Agents, 2001

Pryor, J.L. et al.: „Use of double pig-tail stents in extracorporeal shock wave lithotripsy", J Urol 143: 475-478, 1990

Schmelz, H.-U.; Sparwasser, C. et al.: „Facharztwissen Urologie" Springer, Berlin, 2006, S. 662

5. Ursachen von Harnleiteralterationen

Verletzungen treten bei Ureterorenoskopien (Harnleiter- und Nierenbeckenspiegelung, URS) auf, die zur Harnsteinentfernung oder Tumorsuche angewandt werden, bzw. bei Sondierungen der Ureteren, fernerhin bei gynäkologischen Operationen (z. B. Hysterektomie). Außerdem kann es bei abdominalchirurgischen Operationen, z. B. bei der Rektumamputation, bei urologischen Tumoroperationen wie der Lymphonodulektomie (z. B. bei Hodentumoren), radikaler Prostatovesikulektomie und bei Morbus Ormond zu Harnleiterverletzungen kommen.

Gutachtenbeispiele zu Komplikationen bei der Harnleitersteinbehandlung: Bei dem ersten Gutachten war die Frage nach der Notwendigkeit einer **Tromboembolieprophylaxe** bei kombinierter Harnleitersteinbehandlung mit ESWL bzw. URS im Zusammenhang mit einer nach der Behandlung aufgetretenen Lungenembolie gestellt.

Gutachten I-6

Gutachtenproblematik: Lungenembolie nach Harnleitersteinbehandlung linksseitig mit ESWL und Endoskopie (URS).

Patient: 65 Jahre
Auftraggeber: Gutachterkommission der Ärztekammer
Vorwurf des Patienten: Hätte die Lungenembolie durch eine Thromboembolieprophylaxe verhindert werden können?

Gutachterliche Entscheidung: Ein medizinischer Behandlungsfehler konnte nicht festgestellt werden.
Ergebnis: Behandlungsfehler nicht anerkannt.

Tag 1 — Urologische Praxis (Ambulante Untersuchung)
Untersuchung

Anamnese: Vor 4 Monaten erstmals Koliken links
Symptomatik: Koliken links, Harndrangsymtome
Untersuchung: rektal: BPH
Sonografie: Stauung linkes Nierenbecken
Ausscheidungsurogramm: ca. pinienkerngroßer Harnleiterstein lks. (Abb.)
in Höhe LWK V) mit Aufstau des linken NBKS

Diagnose: Harnleiterstein lks.
Therapie: konservativ: Spontanabgang abwarten, fortgesetzte Spasmoanalgesie

1 Woche später — Urologische Praxis (Ambulante Untersuchung)
Untersuchung: Harnstein tiefer getreten

Sonographie: Stauung lks. NBKS
Röntgenleeraufnahme: Distaler Harnleiterstein lks.
Beratung: zunächst Spontanabgang abwarten.
Bei Symptomatik: Schmerzen oder Fieber sofort WV, sonst in einer Woche

1 Woche später — Urologische Praxis (Ambulante Untersuchung)
Untersuchung

Distaler Harnleiterstein lks., an gleicher Stelle
Beratung: ESWL / URS
Röntgenleeraufnahme
Therapievorschlag: ESWL / URS

Über 2 Tage / 10 Tage später — Urologische Klinik (Stationäre Behandlung)
Untersuchung

Sonografie: Aufstau linkes NBKS
Röntgenleeraufnahme: distaler Harnleiterstein lks. gleiche Stelle
Therapie: ESWL (4350 Schuss), KV 70, mA 6,8
Röntgenleeraufnahme (nach Therapie): Stein nicht destruiert.

Über 4 Tage / 10 Tage später — Urologische Klinik (Stationäre Behandlung)
URS

Röntgenleeraufnahme: distaler Harnleiterstein lks.
Therapie: **URS**: Steinentfernung,
Einlage eines Doppel-J-Katheters.
Tag 2: **Röntgenleeraufnahme**: steinfrei,
Fieber, Behandlung mit Tavanic
Tag 4: Entlassung, Antibiotikatherapie noch für 5 Tage.
Wiedervorstellung für 2 Wochen später vereinbart.

> Entstehung einer Thromboembolie,
> Ein Tag noch ESWL,
> Luftnot, Husten,
> 2 Tage später Thrombose,
> Vena poplit.,
> Lungenembolie
>
> (Zusätzlicher pathogenetischer Faktor: Lebensalter)

Über 2 Tage / 2 Wochen später — Urologische Klinik (Stationäre Behandlung)
ESWL

Röntgenleeraufnahme
Therapie: **ESWL** (5600 Schuss), KV 65, mA 5,7
Röntgenleeraufnahme: keine Desintegration des Steins

Gutachten I-6

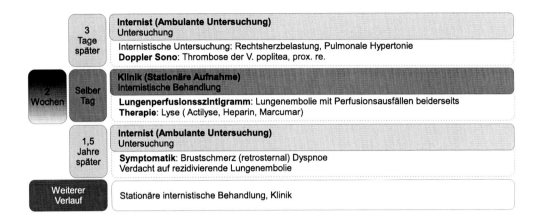

Beurteilung

Krankheitsverlauf

Der Patient kam mit linksseitigen Koliken und Harndrangsymptomatik in ambulante urologische Behandlung. Anamnestisch waren bereits vor 4 Monaten kolikartige Schmerzen im linken Flankenbereich aufgetreten.

Die Sonografie ergab einen Harnstau links, im Ausscheidungsurogramm fand sich ein abgangsfähiger Harnleiterstein links im mittleren Drittel (Abbildung 1-20 a, b)

Die Behandlung war zunächst konservativ, d. h. es wurde unter fortgesetzter Spasmoanalgesie und erhöhter Trinkmenge ein Spontanabgang abgewartet. Nach 8 Tagen war der Stein tiefer getreten (Abbildung 1-20 c). Eine Woche später lag das Konkrement noch an gleicher Stelle, weswegen nach insgesamt 4 Wochen Abwarten eine ESWL-Behandlung initiiert wurde (Abbildung 1-21). Zwei Sitzungen erfolgten ohne Steindestruktion. Daraufhin wurde 8 Tage später das Konkrement durch Ureterorenoskopie entfernt (Abbildung 1-22).

Drei Tage nach der stationären urologischen Behandlung suchte der Patient einen Internisten wegen Luftnot und Hustenanfällen auf. Die Untersuchung (u. a. Szintigrafie) ergab eine Lungenembolie sowie eine tiefe Thrombose der V. poplitea. Die Therapie erfolgte mit Lyse und im weiteren Verlauf mit Markumar. Nach 1 1/2 Jahren kam der Patient erneut in stationäre Behandlung wegen Dyspnoe und Brustschmerzen. Die Diagnose lautete rezidivierende Lungenembolie.

Gutachten I-6

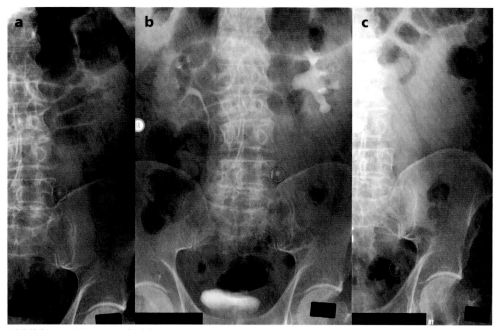

Abbildung 1-20: Ausscheidungsurogramm
a) und b) Harnleiterstein links mit Pyelektasie
c) Röntgenleeraufnahme: Harnleiterstein tiefer getreten

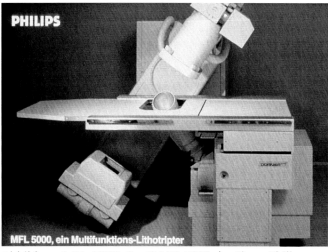

Abbildung 1-21: ESWL-Gerät MFL 5000 der Firma Philips

Gutachten I-6

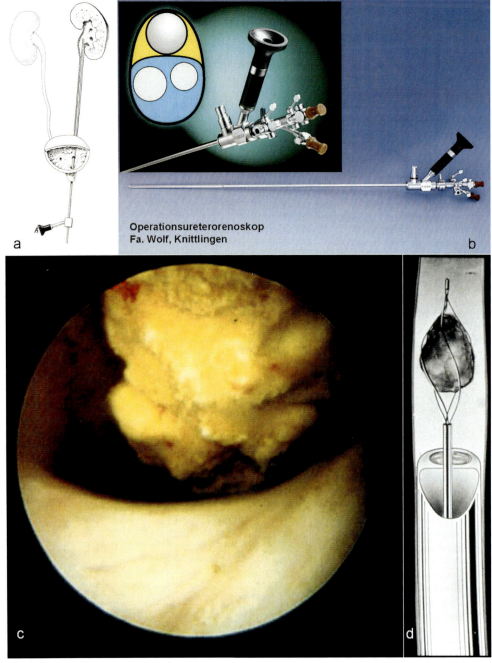

Abbildung 1-22: Ureterorenoskopie
a) Schematisch
b) Instrument
c) Blick auf den Stein im Harnleiter
d) Extraktion des Konkrements unter Sicht mit Dormia-Schlinge

Gutachten I-6

Gutachterliche Stellungnahme
Gutachterlich erheben sich 2 Fragen:

1. War die einige Tage nach der Entlassung aus der urologischen Behandlung mit ESWL und URS aufgetretene Lungenembolie Folge dieser therapeutischen Maßnahmen?

Hier ist festzustellen, dass bei dem Patienten durch die Untersuchung des Urologen kein Anhalt für eine Thrombose in den Beinen bestand. Auch anamnestisch wurden keine Angaben dazu gemacht. Die bei dem Patienten durchgeführte Behandlung (ESWL und Harnleiterspiegelung) entsprach dem urologischen Standard bei einem Harnleiterstein. Auch das zunächst erfolgte Zuwarten entspricht einem sachgerechten Vorgehen.

Eine postoperativ auftretende pulmonale Embolie hat im Allgemeinen ihre Ursache in einer tiefen Beinvenenthrombose. Bei der internistischen Untersuchung nach der urologischen Behandlung ergab sich der Verdacht auf eine Venenthrombose im rechten Bein. Röntgenologische Untersuchungen (Phlebogramm) wurden nicht durchgeführt, sodass die Frage, ob es sich um eine frische oder um eine ältere Thrombose handelte, nicht beantwortet werden kann. Anzunehmen ist, dass die Thrombose bereits vor den apparativen (ESWL) bzw. instrumentellen (URS) Maßnahmen bestand.

Bei Patienten, die einer Operation unterzogen werden, besteht abhängig von der Art und dem Umfang des operativen Eingriffs und der infolge notwendigen Immobilisation ein venöses Thromboembolierisiko (entsprechend der Virchow'schen Trias, d. h. den drei Faktoren der Thromboseentstehung: venöse Stase, Endothelschädigung und erhöhte Blutgerinnbarkeit).
Sowohl im Rahmen der ESWL-Behandlung als auch der Ureterorenoskopie war der Patient nur sehr kurzfristig immobilisiert. So betrug die Dauer der Ureterorenoskopie weniger als eine halbe Stunde. Die ESWL-Behandlungen benötigten 45 bzw. 125 Minuten.
Es handelt sich dabei um kurzfristige und wenig traumatisierende Eingriffe.

2. Wäre die eingetretene Thromboembolie durch entsprechende präventive Maßnahmen (Thromboseprophylaxe) verhinderbar gewesen?

In Beantwortung dieser Frage sind folgende Punkte von Bedeutung: Bezüglich der Stoßwellenbehandlung ist festzuhalten, dass sich eine medikamentöse Embolieprophylaxe beispielsweise mit niedermolekularem Heparin wegen der Gefahr der Einblutung in die Niere verbietet. Bezüglich einer Embolieprophylaxe bei der Ureterorenoskopie gilt, dass dieser Eingriff entsprechend den Leitlinien der Deutschen Gesellschaft für Chirurgie und Urologie zu den Eingriffen mit niedrigem Thromboembolierisiko zählt. Entsprechend diesen Leitlinien ist bei derartigen Eingriffen prinzipiell eine frühzeitige Mobilisierung des Patienten ausreichend zur Vermeidung thromboembolischer Komplikationen, der Einsatz von Stützstrümpfen kann überlegt werden. Dementsprechend empfiehlt die 7. Konferenz des amerikanischen College der Lungenärzte bezüglich der Thromboembolieprophylaxe, dass bei Patienten mit urologischen Eingriffen von niedrigem Risiko eine frühzeitige und anhaltende Mobilisation durchgeführt werden sollte, eine medikamentöse Prophylaxe wird als nicht notwendig erachtet. Als **zusätzlicher Risikofaktor** ist bei dem Patienten das **fortgeschrittene Lebensalter** (zum Zeitpunkt der Operation 66 Jahre alt) anzusehen. Doch unter Berücksichtigung der nur kurzfristigen Immobilisation und dem niedrigen Risiko des apparativen bzw. instrumentellen Eingriffs (wenig traumatisierend) konnte hier von einer medikamentösen Prophylaxe abgesehen werden.

Zum Krankheitsverlauf bei dem Patienten muss leider festgestellt werden, dass zurzeit keine Methoden (Risikoanalysen, hämostasiologische Labormethoden) bekannt sind, die die Entstehung einer Thrombose vorherzusagen vermögen. Röntgenologische Methoden (Phlebografie, Doppler-Ultrasonografie) sind ohne klinische Zeichen nicht indiziert. In den Untersuchungsunterlagen des Urologen sind keine Angaben zu einem prätherapeutischen Verdacht auf eine Venenthrombose in den Beinen verzeichnet.

Das in der Literatur beschriebene Auftreten von venösen Thrombosen im Beckenbereich nach ESWL findet sich auf der Seite des betroffenen Harnleiters [Sosa et al.]. Im Falle des Patienten handelte es sich aber um einen linksseitigen Harnleiterstein bei Thrombose im rechten Bein.

Zusammenfassend ist die vom Patienten gestellte Frage, ob die Embolie aufgrund der geschilderten OP-Behandlung hätte vermieden werden können, ablehnend zu beantworten, d. h. in Anbetracht des als risikoarm angesehenen endourologischen Eingriffs der Ureterorenoskopie war eine medikamentöse Thromboembolieprophylaxe (z. B. mit niedrigmolekularem Heparin) nicht indiziert. Die sich entwickelnde pulmonale Embolie hatte ihren Ursprung in einer Thrombose des rechten Beins, die präoperativ klinisch symptomlos war, sodass entsprechend den Leitlinien der Chirurgischen und Urologischen Fachgesellschaft sowie den Leitlinien der amerikanischen Lungenfachärzte bei dem Patienten keine Indikation zur medikamentösen Thromboembolieprophylaxe ergab [Geerts et al.; AWMF-Leitlinien].

Das als zusätzlicher Risikofaktor anzusehende Lebensalter des Patienten konnte nicht zu einer weitergehenden Thromboembolieprophylaxe führen und zwar mit Rücksicht auf den kurz dauernden Niedrigrisiko-Eingriff der Ureterorenoskopie. Der Patient war weder nach der ESWL noch nach der Ureterorenoskopie immobilisiert. Nach Angaben des behandelnden Urologen erhält gemäß dem Standard der Klinik jeder Patient für einen operativen Eingriff Stützstrümpfe.

Die bei dem Patienten wenige Tage nach der stationären Entlassung aufgetretene Lungenembolie kann nicht auf unterlassene ärztliche Leistungen des Urologen in Zusammenhang mit der operativen Behandlung (ESWL und Ureterorenoskopie) zurückgeführt werden. Ein Behandlungsfehler des Urologen ist nicht festzustellen.

Entscheidung der Gutachterkommission der Landesärztekammer: Die Kommission der Landesärztekammer hat aufgrund des fachurologischen Gutachtens und der Anhörung des Patienten festgestellt, dass ein medizinischer Behandlungsfehler nicht vorliegt.

Literatur

Geerts, W.H. et al.: „Prevention of Venous Thromboembolism", Chest 2004; 126, 338-400

„Stationäre und ambulante Thromboembolieprophylaxe in der Chirurgie und der präoperativen Medizin", Interdisziplinäre Leitlinie der Deutschen Gesellschaft für Chirurgie, der Deutschen Gesellschaft für Urologie u. a., AWMF-Leitlinien-Register, Nr. 003/001

Sosa, R.E. et al.: „Textbook of Endourology", Saunders Philadelphia, 1997, S. 613

Das **zweite** Gutachtenbeispiel beschäftigt sich mit der Problematik der zeitlich sehr aufwendigen und facettenreichen **modernen Harnleitersteinbehandlung**. Der **Einsatz** der **verschiedenen Techniken** und ihre **Auswahl** im Einzelfall können Schwierigkeiten und Komplikationen bereiten, wobei das Entstehen eines komplizierten Harnwegsinfekts mit der Gefahr der Urosepsis am gravierendsten ist.

Gutachten I-7

Gutachtenproblematik: Behandlung eines Harnleitersteins rechts bei rezidivierender Urolithiasis und Harnleiterenge. Verzögerte Behandlung (URS, ESWL) mit Entwicklung eines fieberhaften, komplizierten Harnwegsinfekts. Harnsteinentfernung gelang bei mehrfacher stationärer Behandlung nicht.

Patient: 53 Jahre
Auftraggeber: Gutachterkommission der Ärztekammer
Vorwurf des Patienten: Unzureichende, verzögerte Behandlung der Harnsteinerkrankung.

Gutachterliche Entscheidung: Ein Behandlungsfehler wurde festgestellt.
Ergebnis: Ein Behandlungsfehler wurde anerkannt.

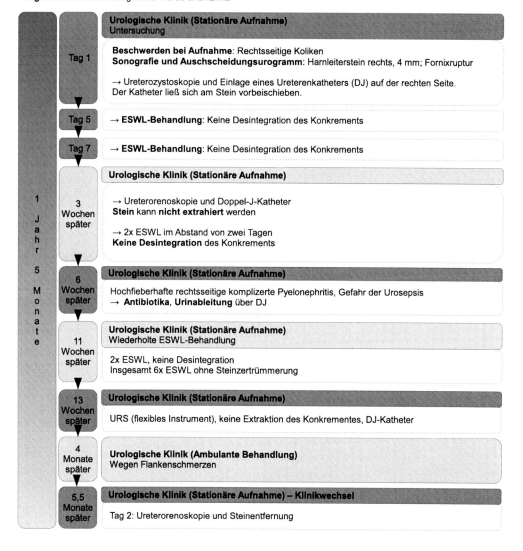

Gutachten I-7

Beurteilung

Krankheitsverlauf

Der Patient wurde mit Koliken als Notfall in die urologische Klinik eingeliefert. Die Erstuntersuchung mit Sonografie, Ausscheidungsurografie und Computertomografie ergab einen Harnleiterstein rechts mit Pyelektasie und Verdacht auf Fornixruptur (Abbildung 1-23).

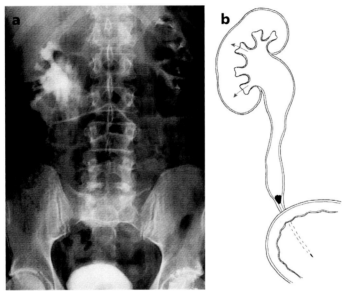

Abbildung 1-23: Kontrastmittelaustritt aus dem Nierenbeckenkelchsystem (Fornix) bei Obstruktion durch Harnleiterstein
a) Ausscheidungsurografie mit Kontrastmittelaustritt
b) Schematische Darstellung der Fornixruptur bei Druckerhöhung im Nierenbeckenkelchsystem

Es erfolgte zunächst eine ambulante Behandlung, 1 Tag später stationär. Dabei wurde zunächst zur Entlastung ein Uretherenkatheter (UK) auf der rechten Seite eingelegt und am Stein vorbei geschoben. Bei dieser Untersuchung ergab sich der Verdacht auf eine Harnleiterenge. Eine Ureterschiene wurde belassen (Abbildung 1-18).
Zur Zertrümmerung des Harnleitersteins wurden extrakorporalen Stoßwellen (ESWL-Behandlung) angewandt (Abbildung 1-2).
Eine Desintegration des Steins ließ sich damit nicht erzielen. Der Patient wurde zunächst aus der stationären Behandlung entlassen, 14 Tage später jedoch wieder aufgenommen. Röntgenuntersuchungen ergaben, dass der Stein im mittleren oberen Harnleiter rechts positioniert war. Infolgedessen wurde eine Ureterorenoskopie (Harnleiterspiegelung) durchgeführt (Abbildung 1-22).

Dabei geriet der Stein aus dem Harnleiter in das Nierenbecken. Daraufhin erfolgte eine erneute ESWL-Behandlung ohne Desintegration des Steins. Bei der Entlassung des Patienten aus der stationären Behandlung bestand noch leicht erhöhte Temperatur (38,1°C). Eineinhalb Wochen später wurde der Patient notfallmäßig erneut aufgenommen mit hochfieberhafter rechtsseitiger Pyelonephritis. Die Behandlung erfolgte mit Antibiotika. Eine Röntgenkontrolle zeigte den Stein unverändert im oberen Harnleiter. Nach Entfieberung wurde der Patient mit einliegender Harnleiterschiene entlassen. Mit Rücksicht auf die Harnleiterenge konnte nur eine Schiene von Ch. 7 (Charrière: 1 Ch. entspricht äußerem Durchmesser von 1/3 mm) eingelegt werden. Zwei Wochen später erfolgte eine neuerliche stationäre Aufnahme zur Wiederholung der ESWL. Eine Steinzertrümmerung war auch diesmal nicht zu erreichen. Zwei Wochen später wurde der Patient erneut stationär aufgenommen und eine Ureterorenoskopie zur Steinentfernung durchgeführt. Eine Entfernung des Konkrements gelang nicht. In der Folge des Eingriffes trat ein fieberhafter Harnwegsinfekt auf.

Zum weiteren Vorgehen war ein erneuter stationärer Aufenthalt zur Steinentfernung mit Hilfe eines doppelt flektierbaren Ureterorenoskops vorgesehen. Die Klinik beabsichtigte ein derartiges Instrument zu leihen, um den bei der Ureterorenoskopie leicht entweichenden Stein mit dem Instrument zu verfolgen und aus einem Kelch zu bergen. Es sollte außerdem zur eventuellen Zertrümmerung des Konkrements ein Laser (Holmium) leihweise bereitgestellt werden.

Der Patient begab sich allerdings 1,5 Monate später in die Behandlung einer anderen urologischen Klinik. Hier wurde der rechtsseitige Harnleiterstein durch Ureterorenoskopie in einer Sitzung entfernt.

Gutachterliche Stellungnahme

Gutachterlich ist festzuhalten, dass die Harnsteinbehandlung des Patienten in der urologischen Klinik mit den modernen Methoden wie Ureterorenoskopie und insbesondere ESWL zeitaufwendig und nicht immer im ersten Zugriff erfolgreich ist.

Diese Methoden können wegen des manchmal langwierigen Verlaufs die Geduld der Patienten belasten. Eine klare ärztliche Führung ist deshalb unabdingbar.

Hieran hat es aber offenbar bei der Behandlung des Patienten in der urologischen Klinik gefehlt. Die unterschiedlichen Aussagen von Assistenzärzten, Oberärzten und dem Chefarzt wirkten irritierend auf den Patienten.

Verschiedene Arztgruppen führten die Behandlung des nach dem Ersteingriff als Problemstein erkennbaren Konkrements durch. Vom Operateur wird in seinem Bericht von der Urethrozystoskopie mitgeteilt: „Der rechte Harnleiter und die rechte Harnleitermündung sind sehr eng, sodass nur eine Schiene mit 2 mm Durchmesser eingelegt werden kann. Die sonst übliche, etwas dickere Harnleiterschiene konnte nicht verwendet werden".

Gutachten I-7

Die Urethrozystoskopie zwei Wochen später wurde von einem Assistenzarzt unter Beistand eines Oberarztes durchgeführt. Die Tatsache, dass ein Oberarzt attachiert war, spricht dafür, dass der betreffende Arzt noch der Hilfe eines erfahrenen Operateurs bedurfte. Die Durchführung der Ureterorenoskopie bei einem Problemstein erlaubt aber kein hilfreiches Eingreifen des Erfahrenen, da das Abschwimmen des Konkrements in der Regel sehr schnell erfolgt. Nachdem man von der vorhergehenden Endoskopie wusste, dass es sich hier um einen „engen Harnleiter" handelte, was bekanntermaßen die instrumentelle Manipulation erschwert, wäre es erforderlich gewesen, dass der nächste Eingriff, eine Ureterorenoskopie (Abbildung 1-22), d. h. Ausspiegelung des Harnleiters bzw. des Nierenbeckens, sofort durch den erfahrensten Urologen durchgeführt wurde. Bei dem Eingriff zeigte sich eine relative Harnleiterenge an der Überkreuzungsstelle des Harnleiters mit den Beckengefäßen. Diese Engstelle konnte nur mit einem sehr dünnen Instrument (6,5 Ch. = 2,3 mm Durchmesser) und durch Aufspülen des Harnleiters überwunden werden. Hierbei wurde der Harnleiterstein ins Nierenbecken zurückgespült und konnte nicht mehr erreicht werden. Am Ende des Eingriffs wurde standardmäßig erneut ein Doppel-J-Katheter (Harnleiterschiene) rechts eingelegt. Diesmal gelang die Einlage des üblichen 7 Ch. D-J-Katheters, also einer etwas dickeren Harnleiterschiene.

Auch der dritte endoskopische Eingriff, bzw. der zweite ureterorenoskopische Versuch, wurde von einem anderen Arzt, diesmal allerdings von einem Oberarzt durchgeführt, der bisher operativ nicht in die Behandlung des Patienten involviert war. Es waren somit drei verschiedene Operateure im Behandlungsverlauf tätig.

Die instrumentellen Behandlungen (Ureterozystoskopie, Ureterorenoskopieversuche, Ureterenkatheterapplikationen und die ESWL-Behandlungen) wurden nicht, wie zu wünschen gewesen wäre, dem endoskopisch erfahrensten Arzt anvertraut, obwohl es sich um einen „Problemstein" handelte. Es war nachteilig, dass jeder Eingriff von einem anderen Operateur ausgeführt wurde. Ebenfalls war es nicht sinnvoll, den Eingriff durch einen jungen Arzt, wenn auch mit Hilfe des Oberarztes, durchführen zu lassen. Auch unter Berücksichtigung des Weiterbildungsauftrages einer Klinik empfiehlt es sich, bei Vorliegen einer schwierigen Situation den endoskopisch erfahrensten Kollegen bzw. die erfahrenste Kollegin damit zu beauftragen.

Der Zeitraum der Behandlung des Harnleitersteins mit insgesamt 6 stationären Aufnahmen und Entlassungen betrug ca. 5,5 Monate.

Die Komplikationsgefahr eines solchen Verlaufs darf, wie bei dem Patienten mit mehreren hintereinander gelagerten instrumentellen Eingriffen, nicht außer Acht gelassen werden. Durch die jeweiligen Entlassungen zwischen den Behandlungen gerät dann schnell ein komplizierter (obstruktiver) Harnwegsinfekt mit drohender Urosepsis außer Kontrolle. Eine konsequente antibiotische Therapie unter stationären Bedingungen, sicherer Urinableitung und erneutem Zugriff auf das Konkrement nach Beherrschung der Infektion wäre der sicherere Weg gewesen.

Falls man weiterhin die Behandlung des Patienten über einen längeren Zeitraum vornehmen wollte, war nach Auftreten der hochfieberhaften Situation und drohender Urosepsis zur Sicherheit eine Nephrostomie zu erwägen, einerseits, um die Urinableitung und damit die Entlastung der Niere zu garantieren, anderseits aber, um eine zusätzliche Möglichkeit zu haben, instrumentell an das Nierenbecken heranzukommen. Der Stein war immerhin dreimal ins Nierenbecken abgerutscht! Zwar war ein Doppel-J-Katheter, der zur Urinableitung diente, in den Harnleiter eingelegt worden, in dieser Situation jedoch vor allem zur Dilatation des Harnleiters gedacht war. Dabei ist zu bedenken, dass der Urinabfluss über diesen sehr schmalen Katheter nicht immer gewährleistet und insbesondere unter den ständig wechselnden, ambulanten bzw. stationären Bedingungen kaum zu kontrollieren war. Auch wäre es unter stationären Bedingungen möglich gewesen, mit Hilfe der Nephrostomie den Harnleiterkatheter zu entfernen und den erneuten Eintritt des Steins in den Harnleiter oder das Nierenbecken abzuwarten, um ihn dann durch Harnleiterspiegelung oder über den evtl. erweiterten Nephrostomiekanal zu entfernen [Bichler et al. 1986].

Die von der urologischen Klinik angewandten Methoden zur Entfernung des Harnleitersteins entsprechen dem urologischen Standard. So wurde zweimal eine Ureterorenoskopie mit Steinentfernungsversuch durchgeführt. Anschließend erfolgte eine Ureterschienung. Eine Stoßwellenbehandlung wurde insgesamt sechsmal durchgeführt. Dass die ureterorenoskopische Entfernungsmethode hier indiziert war, zeigte die erfolgreiche Durchführung dieser Maßnahme in einer anderen Klinik bei dem Patienten fünfeinhalb Monate später.

Die wiederholte vergebliche ESWL-Behandlung spricht für ein Konkrement besonderer Härte (Kalziumoxalatmonohydrat?) [Bichler et al. 2007], immer vorausgesetzt, dass die Zielfindung bei den ESWL-Behandlungen korrekt war.

Festzuhalten ist, dass es sich bei dem hier vorliegenden Konkrement um einen „Problemstein" gehandelt hat. Der wahrscheinlich glattrandige, 4 Millimeter im Durchmesser große Stein rutschte bereits bei geringem Spülstrom ins Nierenbecken ab (Abbildung 1-24).

Die Entfernung eines derartigen Steins bei Anwendung der instrumentellen und apparativen Verfahren kann durchaus einen prolongierten Verlauf nehmen. Fehlerhaft ist jedoch in der vorliegenden Situation eine offensichtlich nicht stringent genug auf die Entfernung des Konkrements zielende Vorgehensweise. So war einmal die mehrfach unterbrochene stationäre Behandlung für den Patienten psychisch belastend, sie bot aber auch pathophysiologische Gefahren, wie die hochfieberhafte Pyelonephritis.

Zu monieren ist, dass der Patient nach vergeblicher Ureterorenoskopie mit Steinentfernungsversuch aus der stationären Behandlung entlassen wurde, obwohl zu diesem Zeitpunkt Fieber bestand. Eine Wiederaufnahme des Patienten acht Tage später mit hochfieberhafter Pyelonephritis rechts (Temperaturen bis 40°C) war notwendig. Eine Verlängerung der stationären Behandlung mit antibiotischer Therapie sowie Wegnahme des Steins war geboten, andernfalls drohte letztlich eine Urosepsis.

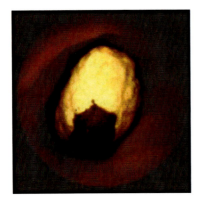

Abbildung 1-24: Darstellung eines kleinen glattrandigen, Harnleitersteins mit dem Ureteroenoskop

Aufgrund des bisherigen Verlaufs war erkennbar, dass mit großer Wahrscheinlichkeit auch bei weiteren Versuchen ein Erfolg mit den bisherigen Mitteln fraglich war. Man muss ernsthaft erwägen, ob die endoskopischen Fähigkeiten der Klinik nicht ausreichten, um das kleine, harte und glatte Konkrement allein durch Ureterorenoskopie zu entfernen. Es handelte sich hier zwar eindeutig um einen Problemstein, andererseits musste die Angelegenheit aber erfolgreich abgeschlossen werden. Immerhin kam es trotz der Harnableitung zur Einklemmung des Konkrements in den oberen Harnleiteranteil, was fraglos im Zusammenspiel mit der Enge des Harnleiters die Abflussverhältnisse einschränkte. Dabei war zu bedenken, dass die Ureterenkatheter nur ein sehr enges Lumen aufweisen, das zumindest sehr leicht verstopfen kann.
Zwei Möglichkeiten bestanden in dieser Situation, die Behandlung erfolgreich zu beenden:

- Den Patienten in eine andere Klinik abzugeben
- oder Verfahren zu wählen, die die Chance boten, den mit großer Wahrscheinlichkeit mit dem Spülstrom wieder abschwimmenden Stein aus dem Harnleiter bzw. dem Nierenhohlraumsystem zu holen.

Man konnte dazu einmal Mittel bzw. Methoden verwenden, die die Klinik selbst beherrschte, und zwar einen kombinierten Versuch aus Ureterorenoskopie und gleichzeitigem Zugang über einen perkutanen Nephrostomiekanal. Dieses Vorgehen bot die Möglichkeit, über den direkten Zugang zum Nierenbecken ein dorthin rutschendes Konkrement in einem kombinierten Verfahren zu fassen und zu entfernen. Diese Methode ist bekannt und von uns beispielsweise bereits im Jahr 1986 beschrieben worden (Abbildung 1-25) [Bichler et al. 1986].

Gutachten I-7

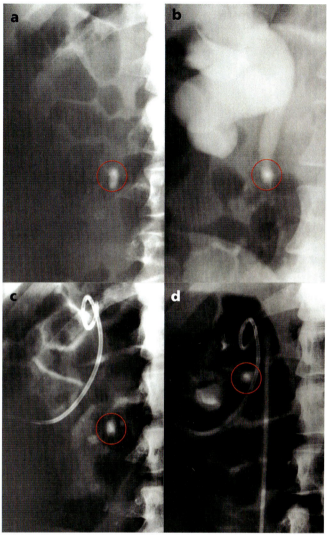

Abbildung 1-24: Blockierender Harnleiterstein
a) Röntgenleeraufnahme (Nierenübersicht) mit Harnleiterstein im mittleren oberen Drittel
b) Ausscheidungsurogramm mit rechtsseitigem Harnstau in Folge Harnleiterstein
c) Einlage einer perkutanen Nephrostomie
d) Hochschieben des Harnleitersteins mit Ureterenkatheter ins Nierenbecken und Extraktion des Konkrements über den Nephrostomiekanal mit Pyeloskop

Eine zweite Möglichkeit wurde von der Klinik ins Auge gefasst und zwar die Verwendung eines flexiblen Instrumentes, das die Möglichkeit bot, ein kleines Konkrement notfalls auch aus einem Kelch des Nierenhohlraumsystems zu bergen. Die Klinik verfügte aber nicht über ein derartiges Instrument, auch nicht über einen Holmium-Laser zur eventuellen Zerkleinerung des Harn-

Gutachten I-7

steins. Vorgesehen war die Ausleihe eines derartigen flexiblen Instrumentes und eines H-Lasers, was dem Patienten angekündigt worden war.

Der Einsatz eines flexiblen Instrumentes ist eine moderne Möglichkeit, die aber fraglos Übung mit dieser Gerätschaft verlangt. Diese Übung hatte die Klinik nicht.

Dabei ist noch anzumerken, dass das flexible (doppelt flektierbare) Ureterorenoskop hohe qualitative Ansprüche erfüllen muss (Abbildung 1-26).

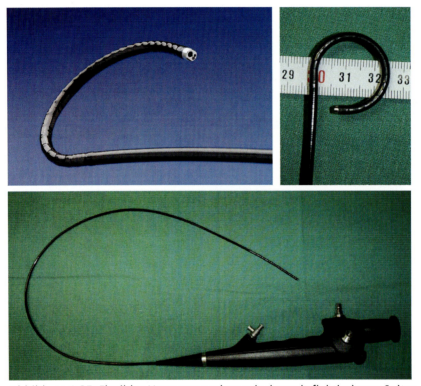

Abbildung 1-25: Flexibles Ureterorenoskop mit doppelt flektierbarer Spitze

Nach dem Entschluss, den zweiten Weg zu wählen, wurde der Patient nach 2 Wochen wieder unverrichteterdinge mit einem einliegenden Ureterenkatheter aus der stationären Behandlung entlassen. Eine Urinableitung bestand damit zwar, allerdings ist einschränkend festzustellen, dass bei der mehrfach festgestellten Harnleiterenge und dem eingeklemmten Harnleiterstein die Urinableitung nur über den kleinlumigen Katheter funktionierte, somit verzögert war und die Gefahr eines vorübergehenden Verschlusses des Harnleiters bestand, infolge dessen es zu einer bedrohlichen Situation, nämlich einem komplizierten Harnwegsinfekt, kommen konnte. Bereits nach vorausgegangener ESWL und Ureterorenoskopie hatte zum Zeitpunkt der stationären Entlassung Temperatur bis 38,1°C bestanden.

Eine solch komplizierte Lage trat dann auch tatsächlich bei dem Patienten ein. So wurde der Patient wegen hochfieberhafter Pyelonephritis auf der rechten Seite mit ausgeprägten rechtsseitigen Flankenschmerzen stationär aufgenommen. Man hatte es hierbei mit einer so genannten komplizierten Harnwegsinfektion zu tun [Bichler 2004].

Ein komplizierter Harnwegsinfekt tritt auf, wenn anatomische oder funktionelle Veränderungen vorliegen, die die urodynamischen Abläufe wesentlich beeinträchtigen. Darüber hinaus ist festzuhalten, dass Katheterisierungen bzw. Instrumentierungen an den ableitenden Harnwegen zu Infekten führen bzw. diese komplizieren können. Derartige Infektsituationen machen eine umsichtige, aber konsequente Beseitigung der Obstruktion erforderlich.
Hierbei liegt eine gefährliche Situation vor, die zum Rezidiv neigt und in eine unter Umständen lebensbedrohliche Urosepsis übergehen kann [Bichler 1999] (Abbildung 1-17).

Unter Antibiotikabehandlung konnte der Infekt zwar beherrscht werden, das war aber nur ein Teil der notwendigen Behandlung.
Das als Behandlungsmöglichkeit aufgezeigte kombinierte Vorgehen bot im Gegensatz zu der nicht nachvollziehbaren Überlegung, dass ein kompliziertes Leihinstrument zum Erfolg führen könnte, zum einen die echte Chance, das Konkrement im Nierenbecken zu fassen, zum zweiten jedoch auf jeden Fall, eine sichere Urinableitung zu garantieren. Dass diese mit dem Ureterenkatheter nicht gegeben war, wird eindeutig durch die schwere fieberhafte rechtsseitige Pyelonephritis dokumentiert.
Unter Einsatz eines flexiblen Ureterorenoskops mit spezieller Ausstattung auch in die Nierenkelche zu gelangen, ist der moderne Weg, um solcherart Steine zu behandeln. Dieses Verfahren setzt aber Kompetenz im Umgang mit diesem Gerätetyp voraus und stellt hohe Anforderungen an die Qualität des Instrumentes.

Zusammenfassend ist festzustellen, dass die bei dem Patienten aufgetretene Unzufriedenheit mit der Behandlung in der urologischen Klinik zum einen ihre Ursache in der systemimmanenten, mitunter langen Behandlungsdauer der modernen Harnsteinentfernungsmethoden hatte, andererseits die Führung des Patienten durch die Ärzte der urologischen Klinik tatsächlich nicht adäquat war. Die Indikation der verschiedenen angewandten Methoden war sachgerecht, fehlerhaft war dagegen der Umgang mit den drohenden oder eingetretenen Komplikationen. Notwendig waren die Sicherstellung des Urinabflusses und die Entlastung der Niere sowie eine durchgehende stationäre Behandlung zur stringenten Harnsteinentfernung unter antibiotischer Therapie bei kompliziertem (obstruktivem) Harnwegsinfekt.

Zu kritisieren ist, dass die Klinik nach dem Eintritt des komplizierten Harnwegsinfektes keine Konsequenzen zog, d. h. nach der Antibiotikatherapie zur Sicherstellung einer suffizienten Urinableitung eine perkutane Nephrostomie

Gutachten I-7

(Nierenfistel) über einen perkutanen Zugang anzulegen, insbesondere unter Berücksichtigung der Harnleiterenge, des zumindest zeitweise eingeklemmten Steins und der dadurch nicht immer sicheren Harnableitung durch einen Ch. 7 Ureterenkatheter. Eine Nierenfistel hätte auch weitergehend bei einem kombinierten Verfahren der Steinentfernung (URS und/oder Pyeloskopie) helfen können (siehe oben).

Von der Klinik darauf zu bauen, mit einem Leihinstrument, mit dem man höchstwahrscheinlich keine Erfahrung hatte – sonst hätte es nicht geliehen werden müssen! – das Konkrement zu entfernen, war fehlerhaft. Damit scheiterte auch ein weiterer Versuch, den Stein per Ureterorenoskopie zu entfernen.

Es ist der Klinik nicht vorzuwerfen, dass es ihr bei wiederholten Eingriffen nicht gelang, das Konkrement zu entfernen, vielmehr muss sich der Vorwurf auf die auffällige Fehleinschätzung der Situation beziehen. Nachdem die Klinik immerhin 5 Monate fast verzweifelt versucht hatte, den rechtsseitigen Harnleiterstein bei dem Patienten zu entfernen, 2 Ureterorenoskopieversuche gescheitert waren und 6 ESWL-Behandlungen frustran verliefen war es entweder notwendig, sich auf Methoden zu besinnen, die die Klinik sicher beherrschte, wie der Ureterorenoskopie plus perkutanen Zugang, oder den Patienten abzugeben.

Abschließend ist festzustellen, dass die Behandlung des rechtsseitigen Harnleitersteins bei dem Patienten in ihrer Gesamtheit die Anwendung moderner Verfahren umfasste und diese Methoden auch indiziert waren. Harnsteinbehandlungen können sich in die Länge ziehen, wiewohl eine 5,5-monatige Therapiezeit selten ist. Die Behandlung eines Harnleitersteins mit den zu diskutierenden Methoden kann auch in einzelnen Aktionen frustran verlaufen. Die Wiederholung der erfolglosen Maßnahmen ohne die Erkenntnis der Aussichtslosigkeit ist zu kritisieren.
Es muss letztendlich erkennbar zum guten Abschluss für den Patienten kommen, insbesondere ist zu verlangen, dass kritische Situationen wie das Auftreten eines komplizierten fieberhaften Harnwegsinfektes entsprechend beachtet werden. Eine alleinige antibiotische Therapie, Harnableitung durch Schiene bei zumindest zeitweilig eingeklemmtem Konkrement und mehrfach beschriebener Harnleiterenge ist nicht ausreichend.

Vorzuwerfen ist der Klinik die Verzögerung der Behandlung durch die fehlende Einsicht, den Stein allein durch URS nicht bergen zu können sowie die nicht ausreichende Berücksichtigung des komplizierten Harnwegsinfektes als ernsthafte Komplikation und zuletzt das Beharren auf der Verwendung eines flexiblen Ureterorenoskop, mit dessen Umgang man überhaupt nicht vertraut war. Diese Einstellung war insgesamt für die Verzögerung mit mehrfachen Entlassungen und Wiederaufnahmen und letztlich das Scheitern der Behandlung ursächlich.

Diese Punkte waren entscheidend, um einen Behandlungsfehler, allerdings leichter Art, festzustellen und zwar unter Berücksichtigung der Tatsache, dass es sich hier um einen Problemstein handelte, der durchaus Schwierigkeiten bereitet und der eine hohe Kompetenz bei der endoskopischen Steinentfernung erfordert.

Literatur

Bichler, K.-H., Halim S: „Ureterorenoscopy in the treatment of ureteral stones". Urol. Int. 41:369-374, 1986

Bichler,: „Das urologische Gutachten", 2. Auflage. Springer, Berlin, 2004

Bichler, K.-H., „Immunpathogenese und -therapie der Urosepsis in Hofstetter", Urogenitale Infektionen, Springer, Berlin, 1999

Bichler, K.-H.; Strohmaier, W.L.; Eipper, E.: „Das Harnsteinleiden", Lehmanns Media, Berlin, 2007

B Gutachtensammlung

Das **dritte** Beispielgutachten beschäftigt sich mit den besonderen morphologischen Verhältnissen bei einer **Rektumblase**, die die **Entfernung von Harnsteinen** verkomplizierten (Harnleiter und Nierenbecken). Dabei führte die interkostale Punktion der oberen Nierenkelchgruppe zur Einführung eines starren Urethrozystoskops zu Pleuraerguss und Dystelektase.

Gutachten I-8

Gutachtenproblematik: Verschließender (obstruktiver) Harnleiterstein und Kelchstein (unterer) der linken Niere bei Sigmablase wegen Harnblasenextrophie. Hämatothorax nach intrakostaler Punktion des oberen Nierenkelchs links, Traktion des Steins aus dem unteren Harnleiterdrittel links (mit starrem URS) ins linke Nierenbecken und Zertrümmerung dort, Absaugen der Fragmente. In der gleichen Sitzung perkutane Litholapaxie des unteren Nierenkelchsteins, partielle Fragmentierung.

Patient: 49 Jahre
Auftraggeber: Gutachterkommission der Ärztekammer
Vorwurf des Patienten: Der behandelnde Urologe habe bei dem entsprechenden Eingriff (intrakostale Punktion) die Lunge durchstochen. Dadurch wurden langfristige Behandlungen durch Lungenfacharzt notwendig.

Gutachterliche Entscheidung: Ein Behandlungsfehler (leicht) liegt vor.
Entscheidung der Gutachterkommission: Behandlungsfehler anerkannt.

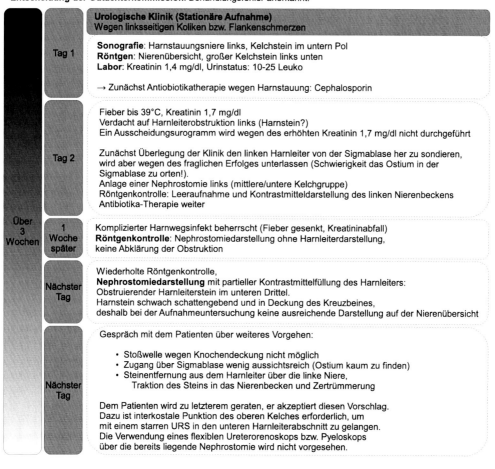

		Urologische Klinik (Stationäre Aufnahme) Wegen linksseitigen Koliken bzw. Flankenschmerzen
	Tag 1	**Sonografie**: Harnstauungsniere links, Kelchstein im untern Pol **Röntgen**: Nierenübersicht, großer Kelchstein links unten **Labor**: Kreatinin 1,4 mg/dl, Urinstatus: 10-25 Leuko → Zunächst Antiobiotikatherapie wegen Harnstauung: Cephalosporin
	Tag 2	Fieber bis 39°C, Kreatinin 1,7 mg/dl Verdacht auf Harnleiterobstruktion links (Harnstein?) Ein Ausscheidungsurogramm wird wegen des erhöhten Kreatinin 1,7 mg/dl nicht durchgeführt Zunächst Überlegung der Klinik den linken Harnleiter von der Sigmablase her zu sondieren, wird aber wegen des fraglichen Erfolges unterlassen (Schwierigkeit das Ostium in der Sigmablase zu orten!). Anlage einer Nephrostomie links (mittlere/untere Kelchgruppe) Röntgenkontrolle: Leeraufnahme und Kontrastmitteldarstellung des linken Nierenbeckens Antibiotika-Therapie weiter
Über 3 Wochen	1 Woche später	Komplizierter Harnwegsinfekt beherrscht (Fieber gesenkt, Kreatininabfall) **Röntgenkontrolle**: Nephrostomiedarstellung ohne Harnleiterdarstellung, keine Abklärung der Obstruktion
	Nächster Tag	Wiederholte Röntgenkontrolle, **Nephrostomiedarstellung** mit partieller Kontrastmittelfüllung des Harnleiters: Obstruierender Harnleiterstein im unteren Drittel. Harnstein schwach schattengebend und in Deckung des Kreuzbeines, deshalb bei der Aufnahmeuntersuchung keine ausreichende Darstellung auf der Nierenübersicht
	Nächster Tag	Gespräch mit dem Patienten über weiteres Vorgehen: • Stoßwelle wegen Knochendeckung nicht möglich • Zugang über Sigmablase wenig aussichtsreich (Ostium kaum zu finden) • Steinentfernung aus dem Harnleiter über die linke Niere, Traktion des Steins in das Nierenbecken und Zertrümmerung Dem Patienten wird zu letzterem geraten, er akzeptiert diesen Vorschlag. Dazu ist interkostale Punktion des oberen Kelches erforderlich, um mit einem starren URS in den unteren Harnleiterabschnitt zu gelangen. Die Verwendung eines flexiblen Ureterorenoskops bzw. Pyeloskops über die bereits liegende Nephrostomie wird nicht vorgesehen.

Gutachten I-8

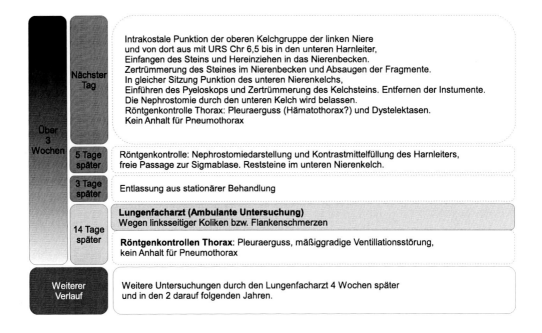

Beurteilung

Krankheitsverlauf

Bei dem Patienten war im Kindesalter eine Ersatzblase (Sigmablase) wegen Harnblasenekstrophie angelegt worden. Er kam jetzt wegen linksseitiger Koliken bzw. Flankenschmerzen in urologische Behandlung. Die Untersuchung ergab in der Sonografie bzw. der Röntgenübersicht einen Harnstau links sowie einen Nierenkelchstein links unten. In der Labordiagnostik fand sich eine Ansammlung von Kreatinin von 1,4 mg/dl und ein Harnwegsinfekt. Trotz Antibiotikabehandlung stieg am nächsten Tag die Temperatur auf 39°C und das Kreatinin auf 1,7 mg/dl.

Wegen des linksseitigen Harnstaus bei fieberhaftem Harnwegsinfekt wurde eine Nephrostomie eingelegt. Von einer retrograden Sondierung des linken Harnleiters bei Konkrementverdacht wurde verständlicherweise bei der morphologisch komplizierten Situation der Sigmablase abgesehen. Die Kontrastmitteldarstellung des linken Harnleiters über die einliegende Nephrostomie bestätigte den Harnsteinverdacht im unteren Harnleiterdrittel. Das schwach Schatten gebende Konkrement kam auf der Röntgenleeraufnahme nicht zur Darstellung.

Zur Harnleitersteinentfernung wurde ein Zugang zum Nierenbecken bzw. Harnleiter über den oberen Nierenkelch (interkostale Punktion) gewählt. Von dort aus konnte ein starres Ureteroskop via Nierenbecken-Harnleiter vorgeschoben werden. Der Stein wurde mit einer entsprechenden Schlinge eingefangen, ins Nierenbecken hereingezogen und wurde dort zertrümmert. Im weiteren Verlauf wurde über eine zweite perkutane Punktion in das Nieren-

hohlraumsystem und zwar in den unteren Kelch das dort befindliche Konkrement entfernt.
Die interkostale Punktion des oberen Kelches der linken Niere hatte zu einem Pleuraerguss (Hämatothorax) geführt. Wegen des Pleuraergusses und Ventialtionsstörungen war der Patient noch längere Zeit in lungenfachärztlicher Behandlung.

Gutachterliche Stellungnahme
Die zu begutachtende Situation mit einem Kelchstein links unten (asymptomatisch) und einem zunächst nicht erkannten Harnleiterstein links im unteren Drittel bei Sigmablase, muss als kompliziert angesehen werden (Abbildung 1-27).

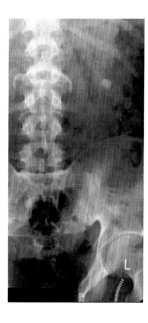

Abbildung 1-27: Röntgen-Nierenübersicht: Konkrement in Projektion auf den unteren Pol der linken Niere

Durch die sich akut verschlechternde Situation mit Fieber- und Kreatininanstieg wurden invasive Methoden notwendig. Als Sofortmaßnahme war die Anlage einer Nephrostomie durch die Urologen richtig (Abbildung 1-28 a). Die nach Beherrschung der sich verschlimmernden Harnwegsinfektion 1 Woche später durchgeführten Röntgenuntersuchungen ergaben Klarheit über die Ursache der linksseitigen Obstruktion der Harnwege und dem Harnstau bzw. den sich ergebenden Konsequenzen wie fieberhafter Harnwegsinfekt durch einen Harnleiterstein (Abbildung 1-28 b, c).

Gutachten I-8

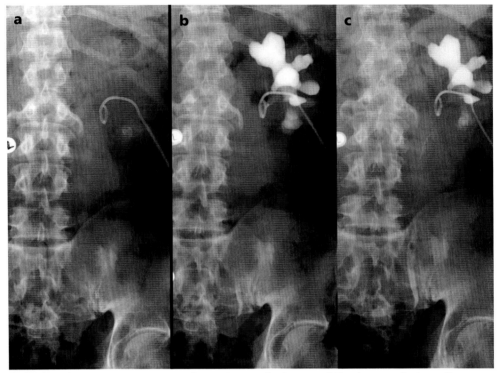

Abbildung 1-28: Röntgenuntersuchung: Leeraufnahme und Nephrostomiedarstellung
a) Unterer Kelchstein links und Nephrostomiekatheter
b) Nephrostomiedarstellung mit Kontrastmittel und fast fehlender Darstellung des Harnleiters
c) Partielle Harnleiterdarstellung mit schwach Schatten gebendem Harnstein im unteren Harnleiterabschnitt

Die Planung der durch die Nephrostomie zunächst beherrschten Situation sah einen Zugang vom oberen Nierenpol vor, um mit Hilfe eines starren Ureterorenoskops den die Obstruktion verursachenden Harnleiterstein zu entfernen. Der Zugang von distal über die Sigmablase versprach verständlicherweise wenig Aussicht (Abbildung 1-29 a, b).

Eine Ureteroskopie über die Sigmablase ist schwierig und gelingt zumeist nur nach Injektion von Farbstoff, sodass durch einen Austritt des gefärbten Urins die Stelle der Harnleitermündung in die Sigmablase eruiert werden kann. Es ist deshalb für den Gutachter verständlich, dass die Urologen diesen Weg nicht beschreiten wollten.

Die beabsichtigte und dann auch durchgeführte Punktion des oberen Nierenkelches (hohe interkostale Punktion) ist komplikationsreich (Abbildung 1-30).

Gutachten I-8

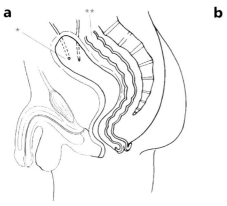
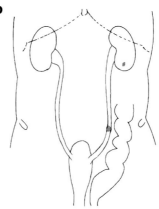

Abbildung 1-29: Sigmablase
a. Schematische Darstellung der morphologischen Verhältnisse bei Sigmablase (*). In die Ersatzblase aus Sigma und Rektum sind die Harnleiter implantiert, der Enddarm (**) separat parallel dem Rektum ausgeführt
b. Situation im Gutachtenfall: Stein im unteren Kelch der linken Niere (asymptomatisch) und schwach Schatten gebendes Konkrement im unteren Drittel des linken Harnleiters

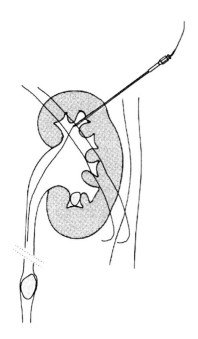

Abbildung 1-30: Intrakostale Punktion des oberen Nierenpols zur Einführung eines starren Ureterorenoskops über den in den Harnleiter vorgeschobenen Führungsdraht. Schwach Schatten gebender Stein im unteren Drittel des Harnleiters links.

In 4-12 % der Fälle werden die Entstehung eines Pneumothorax bzw. Lungenverletzungen beschrieben [Bichler 2004]. Wenn man ein starres Ureterorenoskop zum Einsatz bringen wollte, war nur ein Zugang über den oberen Kelch möglich (Abbildung 1-30, 1-31).

Gutachten I-8

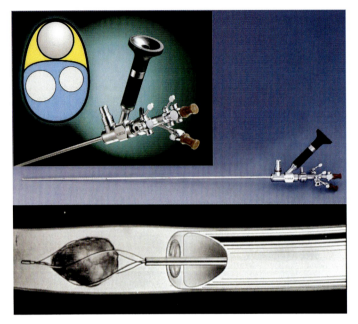

Abbildung 1-31:
a. Starres Operationsureterorenoskop zur Steinextraktion bzw. Zertrümmerung
b. Über das Instrument eingeführte Dormia-Schlinge mit eingefangenem Konkrement

In gerader Fortsetzung des oberen Kelches gelangt das Instrument via Nierenbecken in den Harnleiter. Mit Hilfe dieses Zugangs sollte der Harnleiterstein im mittleren Anteil gefasst und ins Nierenbecken gezogen werden zur dortigen Zertrümmerung.

Diese Maßnahme wurde ausgeführt und eine postoperative Röntgenkontrolle zeigte glatte Abflussverhältnisse zur Sigmablase (Abbildung 1-32).

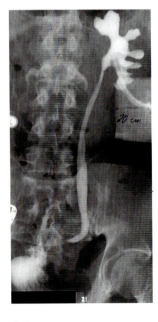

Abbildung 1-32: Nephrostomiedarstellung (5. post op. Tag), glatte Passage zur Sigmablase

Die Punktion eines unteren oder mittleren Kelches ist dagegen gefahrloser, da hier Verletzungen des Rippenfells bzw. der Lunge in der Regel nicht auftreten. Über einen solchen Zugang sind dann allerdings andere Instrumente (flexibel) zur Steinentfernung notwendig.

Die bei dem Patienten dann auch vorgenommene Punktion des oberen Nierenkelchs führte zu Alterationen des Brustfells mit Erguss (Hämatothorax?) und Dystelektasen (es fanden sich in den Röntgenaufnahmen nicht entfaltete Lungenanteile) (Abbildung 1-33).

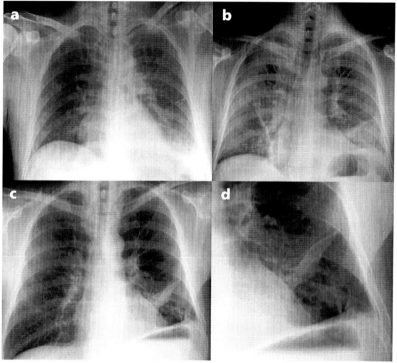

Abbildung 1-33: Röntgenthoraxuntersuchungen nach perkutaner intrakostaler Nierenpunktion (Oberer Pol).
a) Am Operationstag: Pleuraerguss (Hämatothorax?) und Dystelektasen
b) Pleuraerguss vier Tage postoperativ
c) und d) Pleuraerguss, kein Pneumothorax

Für den Gutachter erhebt sich hier die Frage, warum von den Urologen nicht wenigstens der Versuch gemacht wurde, ein flexibles Nephroskop einzusetzen, um über den bereits bestehenden Zugang zum Nierenbecken an den Harnleiterstein heranzukommen (Abbildung 1-34).

Gutachten I-8

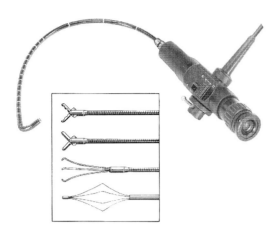

Abbildung 1-34: Flexibles Pyeloskop mit Sondenkanal für Hilfsinstrumente (Fasszangen, Greifer bzw. Dormia-Schlingen) der Firma Wolf

Die zur Verfügung stehenden Nephroskope (Ch. 14/16) hätten über den bereits bestehenden Zugang zum Nierenbecken in den Harnleiter bis an den Stein herangeführt werden können. Auch wenn der Zugang über den unteren Nierenpol dabei Schwierigkeiten bereitet hätte, wäre es vertretbar gewesen, eine neuerliche Punktion des mittleren Kelches der linken Niere vorzunehmen, um von hier aus mit dem flexiblen Instrument an den Stein heranzukommen. Die vorliegenden Röntgenaufnahmen lassen erkennen, dass die Einführung eines Nephroskops über den mittleren, aber auch den unteren Kelch durchaus möglich gewesen wäre. Die eigene jahrelange Erfahrung und die entsprechende Mitteilungen in der Literatur legen zumindest den Versuch der perkutanen Anwendung eines flexiblen Nephroskops in der hier zu begutachtenden Situation nahe [Hernandez-Graulau 1997].

Die von den Urologen geführte Argumentation, dass bei einer Zertrümmerung des Harnleitersteins vor Ort die Fragmente nicht hätten geborgen werden können, ist einerseits verständlich, andererseits muss dagegen angeführt werden, dass zumindest ein Versuch, den Stein in toto mit Hilfe eines flexiblen Instruments in das Nierenbecken hereinzuziehen, angezeigt gewesen wäre.

Auch die Aussage, dass zum Zeitpunkt der Behandlung des Patienten ausreichend lange Schlingen nicht zur Verfügung standen, kann so nicht akzeptiert werden.

Während man Ende der 80er Jahre noch den Zugang zu Harnleitersteinen im oberen bzw. mittleren Drittel bei nicht möglichem Manipulieren von distal durch interkostale Punktion des oberen Nierenkelches und Verwendung eines starren Uroskops praktizierte [Lingeman et al. 1987], wurde seit Ende der 90er Jahre bzw. in der hier zu begutachtenden Situation Jahre später die mittlerweile deutlich verbesserten flexiblen Nephroskope perkutan an den Harnleiterstein herangeführt [Hernandez-Graulau 1997]. So wäre hier ein Versuch mit einem flexiblen Zysto-/Nephroskop der Firma Wolff Ch. 15,5 (Fabriknummer 7305.001) oder ein 9 Ch. flexibles Ureterorenoskop (Fabriknummer 7330) verwendbar gewesen.

Die genannten flexiblen Instrumente, insbesondere das 40 cm lange Nephroskop Ch. 15,5, gaben die Möglichkeit sowohl Dormia-Schlingen als auch Steinfasszangen einzubringen, um den Stein auch in toto ins Nierenbecken hereinzuziehen.

Nachdem durch den perkutanen Zugang der Harnstau beseitigt und der Harnwegsinfekt beherrscht war, wäre ein derartiger Versuch sinnvoll gewesen, da die Punktion des oberen Kelchs in einem hohen Prozentsatz (bis 12 %) pulmonale Komplikationen aufweist. Mit Hinblick auf diese Gefahr muss die primäre hohe interkostale Punktion hier als fehlerhaft angesehen werden. Dabei möchten wir feststellen, dass nach unserer Ansicht die Unterlassung eines solchen Versuches zu rügen ist. Erst beim Scheitern eines derartigen Manövers wäre alternativ als zweite Möglichkeit eine Punktion des oberen Kelches und Verwendung eines starren Instrumentes denkbar gewesen.

Die in gleicher Sitzung vorgenommene Punktion des steintragenden unteren Kelches der linken Niere hat zur partiellen Steinentfernung geführt, weswegen eine spätere Stoßwellenbehandlung der Steinreste in einer anderen urologischen Klinik notwendig wurde (Abbildung 1-35).

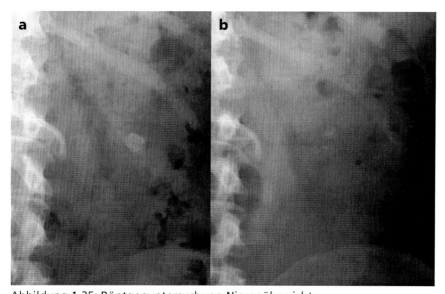

Abbildung 1-35: Röntgenuntersuchung Nierenübersicht
a) präoperativ: großer Stein im unteren Nierenkelch links
b) Restfragmente nach perkutaner Litholapaxie des unteren Kelchsteins

Bei dem perkutanen Vorgehen zur Entfernung eines Kelchsteins kann es zu Restkonkrementen kommen, hier ist ein fehlerhaftes Verhalten nicht festzustellen. Allerdings erhebt sich die Frage, ob es nicht für die Gesamtsituation, immerhin handelte es sich um erschwerte Bedingungen bei einer Sigmablase, die nicht die Möglichkeit bot, von distal her einzugreifen, besser gewesen

Gutachten I-8

wäre den Kelchstein in einer zweiten Sitzung anzugehen, um dann nach Möglichkeit alle Fragmente zu entfernen.

Zusammengefasst ist gutachterlich festzustellen, dass eine primäre interkostale Punktion (oberer Kelch) zur Einführung eines starren Ureteroskops bei der Möglichkeit des perkutanen Einsatzes eines flexiblen Nephroskops fehlerhaft (leicht) war. Verständlich wäre es gewesen erst dann eine Punktion des oberen Kelches durchzuführen, wenn der wesentlich ungefährlichere Versuch, ein flexibles Uroskop über den bestehenden (oder in geeignetem Kelchbereich zu schaffenden) perkutanen Zugang einzusetzen, misslungen wäre. Dass dieser Versuch nicht unternommen wurde, muss als (leicht) fehlerhaft bezeichnet werden.

Die im weiteren postoperativen ambulanten Verlauf bei dem Patienten durchgeführten lungenfachärztlichen Untersuchungen ergaben eine Pleuraschwartenbildung, doch wie die späteren Kontrollen zeigten, war die Brustfellalteration ohne dauernden funktionellen Einfluss geblieben.

Entscheidung der Gutachterkommission der Ärztekammer: Ein Behandlungsfehler (leicht) liegt vor.

Literatur

Bichler, K.-H.; Kern, B.A.: „Arztrechtliche Begutachtung von Erkrankungen und Verletzungen der Niere", in: Bichler, K.-H.: „Das urologische Gutachten", Springer, Berlin, 2004

Hernandez-Graulau, J.M.: „Indications for percutaneous nephroscopy in calculous disease", in: Sosa, R.E.: „Endourology", Saunders, Philadelphia, 1997

Lingeman, J.E. et al.: „Urinary calculi", Lea&Febiger, Philadelphia, 1989

Dieses Gutachtenbeispiel beschreibt eine Harnleiterverletzung, die bei der Ureterorenoskopie (URS) auftrat (**Urol. G. 18-3, S. 243**). Hierbei war es im Verlauf einer kombinierten Behandlung (ESWL und URS) infolge des Bruchs der Steinfasszange zur Harnleiterperforation gekommen.

Die instrumentelle Entfernung von Harnkonkrementen weist eine Reihe von Komplikationen auf. Insbesondere bei obstruktiven Harnsteinen im Ureterabgang bzw. im Verlauf des Harnleiters kann es zu Pyonephrose und letztlich zur Sepsis kommen. Die nicht rechtzeitige Wiederherstellung der Urinpassage kann schwerste Folgeerscheinungen hervorrufen.

In diesem Gutachtenbeispiel (**Urol. G. 18-4, S. 246**) war bei einem 53 Jahre alten Mann eine **Verweilschlinge nach Zeiss** wegen eines Harnleitersteins 14 Tage belassen worden. Die Schiene trat ohne Stein aus. Bei der sich über Tage entwickelnden obstruktiven Pyelonephritis und Ausbildung einer Pyonephrose wurde die Urinpassage nicht hergestellt. Eine nach 8 Tagen erfolgte Klinikseinweisung und dort umgehend eingelegte Nephrostomie konnte die floride Urosepsis mit Todesfolge nicht mehr verhindern.

Überstürzter Einsatz mehrerer Harnsteinentfernungsversuche ohne vorherige, gründliche Anamnese bzw. Mindestuntersuchungen um kardiovaskuläre Vorbelastungen zu erfassen, kann zu schweren Komplikationen und Schadenersatzansprüchen führen (**Urol. G. 18-5, S. 247**).

Tumoren des Harnleiters (Urothelkarzinome) kommen zumeist zusammen mit Harnblasenkarzinomen vor [Bichler 2004]. Die Diagnose der Ureterkarzinome kann Schwierigkeiten bereiten. Differentialdiagnostisch kommen nicht Schatten gebende Harnsteine (z. B. Harnsäuresteine) in Frage.

Eine Beobachtung im eigenen Krankengut war gekennzeichnet von dem Leitsymptom einer stummen Niere und Harnleiterstenose. Die entsprechenden Untersuchungen mit bildgebenden Verfahren, also Sonografie der Niere, Ausscheidungsurogramm und retrograde Darstellung der betreffenden Seite, ergaben keinen Anhalt für Tumor oder ein anderes Abflusshindernis. Die Ureterorenoskopie zeigte eine Engstelle des Ureters entsprechend der Röntgenlokalisation, aber ließ keinen Tumorverdacht aufkommen. Zytologisch fanden sich G2/G3-Tumorzellen. Aufgrund dieses Befundes erfolgte die Freilegung. Intraoperativ zeigte sich der Ureter im betreffenden Abschnitt verdickt und von derber Konsistenz (Abbildung 1-36). Die resezierte Engstelle ergab in der Schnellschnittuntersuchung ein Urothelkarzinom (pT2). Daraufhin erfolgte die Nephroureterektomie.

Bei umschriebenen singulären oberflächlichen Urothelkarzinomen (Tumorstadium) des Harnleiters kann auch eine lokale Abtragung bzw. Harnleiterteilresektion angezeigt sein.

Nicht selten tritt das Urothelkarzinom aber multilokulär in Harnblase und Ureter auf. Die Abbildung 1-37 zeigt die Tumorausbreitung bei einer entsprechenden Kasuistik.

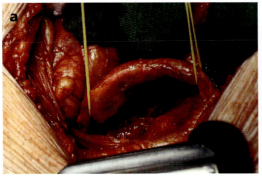
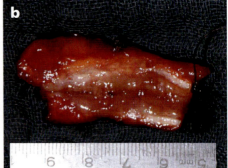

Abbildung 1-36: Urothelkarzinom des Harnleiters
a) Freilegung
b) Reseziertes Harnleiterstück

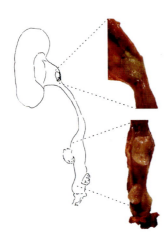

Abbildung 1-37: Multifokales Urethelkarzinom (Nierenbecken und Harnleiter)

Gutachterlich ist auszuführen, dass die präoperative Diagnostik vom Urothelkarzinom des Ureters nicht selten letztlich aufgrund der Urinzytologie entschieden wird und davon ausgehend, bei Befunden mit G2/G3-Zellen, eine radikale Nieren- und Harnleiterentfernung erfolgt. Die zytologische Diagnostik steht aber auf unsicheren Beinen. Begutachtungen zu dieser Situation bestätigen das Dilemma.

Die Behandlung des Urothelkarzinoms des Harnleiters besteht in der Entfernung von Niere und Harnleiter. Die **Fehldiagnose Urothelkarzinom** bei einer **Obstruktion im Harnleiter infolge eines nicht Schatten gebenden Harnsteins** führte im Gutachtenbeispiel zur Nephroureterektomie.

Gutachten I-9

Gutachtenproblematik: Nephroureterektomie bei nicht Schatten gebendem Harnleiterstein wegen Fehldiagnose Urethelkarzinom.

Patient: 47 Jahre alter Mann
Auftraggeber: Privatgutachten
Vorwurf des Patienten: Fehlbehandlung wegen fehlerhafter Diagnostik.

Gutachterliche Entscheidung: Keine Fehlbehandlung.

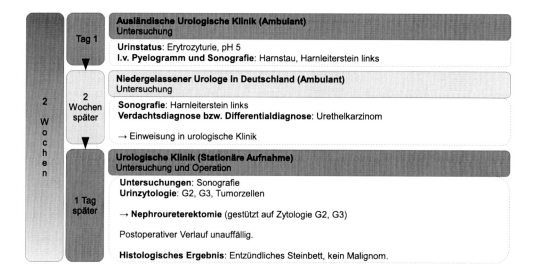

Beurteilung

Krankheitsverlauf
Während eines Aufenthaltes in Asien suchte der Patient wegen Hämaturie ein Hospital auf. Die dortige Untersuchung umfasste die Standarddiagnostik mit Erstellung eines Urinstatus (Mikrohämaturie, pH 5), Sonografie und im Verlauf Pyelografie, flexible Zystoskopie (normale Blase, leichte BPH). Die Untersuchung ergab eine leichte Harnstauungsniere mit einem 19 mm großen Harnstein. Der Patient wünschte Behandlung in Deutschland.
Kurze Zeit später wurde der Patient in der Heimat durch einen niedergelassenen Facharzt für Urologie mit der Verdachtsdiagnose eines Nierenbeckentumors und Harnstauungsniere links einem Klinikum zugewiesen. Hier erfolgte eine Diagnostik mit Sonografie (Ergebnis: 6 mm großer Stein der unteren Kelchgruppe links, ansonsten unauffälliges Organ) sowie Urinzytologie (Ergebnis: massenhaft G2/G3-Tumorzellen).
Unter der Verdachtsdiagnose eines Urothelkarzinoms, im Wesentlichen gestützt auf den zytologischen Befund, wurde am Folgetag eine Nephroureterektomie nach vorheriger urethrozystoskopischer Ostiumumschneidung links

Gutachten I-9

durchgeführt. Der makroskopisch-palpatorische intraoperative Befund entsprach einem subpelvinen Uretertumor.

Der weitere Verlauf war bezüglich Wundheilung und Rehabilitation unproblematisch.

Die feingewebliche Aufarbeitung des Nephroureterektomiepräparates ergab keinen Tumor, sondern lediglich eine kleine, entzündlich veränderte Stelle. Weiterhin fand sich ein 14 mm großer Stein.

Gutachterliche Stellungnahme

Wie die Gutachtenproblematik zeigt, bereitet das Urothelkarzinom des Ureters differentialdiagnostisch Schwierigkeiten zu nicht Schatten gebenden Harnleitersteinen, die in der Regel aus Harnsäure bestehen.

Urothelkarzinome entwickeln sich aus dem Epithel der Harnblase bzw. des Harnleiters. Die Karzinogenese dieser Malignome wird durch die synergistische Wirkung mehrerer unterschiedlich zu bewertender kausaler Faktoren im Sinne einer multifaktoriellen Mehrstufen-Karzinogenese induziert [Kunze]. Dazu gehören neben einer Reihe toxischer Substanzen auch chronisch entzündliche Prozesse.

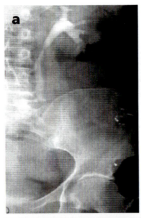
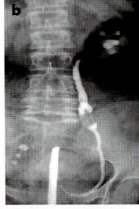
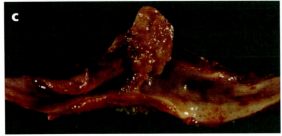

Abbildung 1-38: Harnleiterkarzinom (Urothel) links Mitte
a) Ausscheidungsurogramm: Abbruch der „Kontrastmittelstraße"
b) Retrograde Darstellung des Harnleiters und Nierenbeckens: Kontrastmittelaussparung durch Tumor im mittleren Harnleiteranteil
c) Resektionspräparat: Harnleiterstück mit Urothelkarzinom

„Hinter einer Kontrastmittelaussparung im Nierenbecken bzw. Harnleiter kann sich ein tumoröses Geschehen: Nierenzell- oder Urothelkarzinom oder eine Urogentaltuberkulose bzw. ein Harnstein verbergen" [Bichler et al. 2007]. Große Bedeutung kommt daher beim Verdacht auf ein Urothelkarzinom des Harnleiters wegen der therapeutischen Konsequenzen der zielgerichteten Diagnostik zu. Sie umfasst Sonografie, radiologische Abklärung insbesondere die retrograde Pyelografie, gegebenenfalls Computertomografie bzw. Kernspintomografie (Abbildung 1-38).

Unverzichtbar ist neben der **Urethrozystoskopie** – ubiquitäres Vorkommen des Urothelkarzinoms! – die Ureterorenoskopie, die als einzige Methode erlaubt, den Tumor im Harnleiter zu inspizieren und eine ausreichend große Gewebeprobe zu entnehmen, um damit die Diagnose zu sichern (Abbildung 1-39) [Bichler 1984].

Eine ureteroskopische Abklärung wird von uns und anderen Autoren in dieser Situation als obligat angesehen [Jackse]. Andere Autoren sehen diese Diagnostik nicht als zwingend [Hauri et al. 1993].

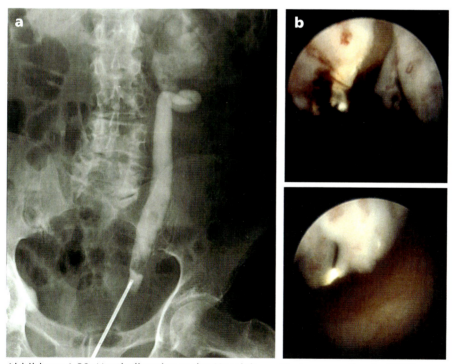

Abbildung 1-39: Urothelkarzinom des Harnleiters: Ureterorenoskopie (URS)
a) Eingeführtes Instrument vor dem Tumor im Harnleiter (Kontrastmittelaussparung)
b) Harnleitertumor im endoskopischen Bild

Da eine wichtige Differentialdiagnose der Harnleitertumoren Harnsteine und hier insbesondere die nicht Schatten gebenden Harnsäuresteine sind,

Gutachten I-9

kommt zusätzlich der entsprechenden Diagnostik mit Urin-pH-Messung und Harnsäurebestimmung im Blut Bedeutung zu. Im zum begutachtenden Falle betrug das Urin-pH 5. Ein Leitsymptom der Harnsäurelithiasis ist das saure Urin-pH.

Mit diesen hier aufgeführten Untersuchungen lassen sich in der Regel die differentialdiagnostisch wichtigen Harnsteine von den Tumoren unterscheiden. Als weiteres Diagnosemittel spielt die **Urinzytologie** als ein nichtinvasives Verfahren in der Abklärung Urothelkarzinom gegen nicht Schatten gebenden Harnstein bzw. chronisch entzündliche Prozesse eine Rolle. Die Abbildung 1-40 zeigt Urothelkarzinomzellen verschiedenen Differenzierungsgrades (G1-G3) [Nelde et al.].

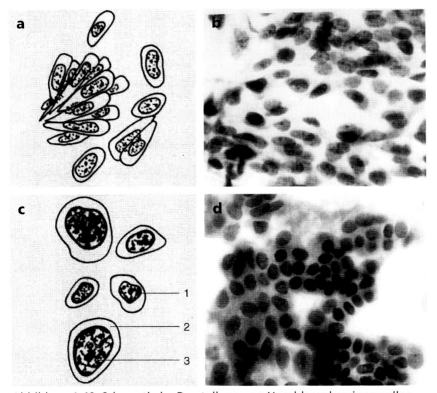

Abbildung 1-40: Schematische Darstellung von Harnblasenkarzinomzellen
a) und b) mittelhoch differenziertes Karzinom G2
c) und d) wenig differenziertes Karzinom G3 (1 = Kerne, 2 = Zytoplasma, 3 = Nukleolus

Insbesondere bei dieser Methode ist aber die Aussagekraft (Sensitivität und Spezifität) zu beachten. Die Diagnosesicherheit bzw. Nachweisbarkeit der Zytologie nimmt zwar mit der Dedifferenzierung der Zellen zu. Wie eigene Untersuchungen zeigten, sind die Ergebnisse der Zytologie aber kritisch zu beachten.

Gutachten I-9

Eigene zytologische Auswertungen von 177 zytologischen Untersuchungen mit der Fragestellung „Abklärung/Ausschluss eines Harnblasenkarzinoms" zeigen folgendes Bild: Von den 67 Patienten mit einem Harnblasenkarzinom hatten 17 ein hochdifferenziertes (Gl), 32 ein mittelhoch differenziertes (G2) sowie 18 ein wenig differenziertes (G3) Karzinom. Insgesamt erbrachte die zytologische Primärdiagnostik eine Sensitivität von 67%. Diese lag bei den Gl-Tumoren bei 47 % und stieg bis auf 78 % bei den G3-Tumoren an. Bei den mittelhoch differenzierten Tumoren G2 zeigte sich eine Sensitivität von 72%. Die Spezifität lag bei unseren Untersuchungen bei 85% (Abbildung 1-41).

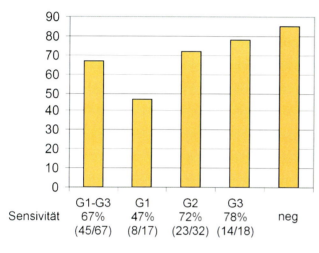

Abbildung 1-41: Untersuchungen zur zytologischen Diagnosesicherheit bei n=177 urinzytologischen Untersuchungen [Nelde et al. 1998]

In einer Metaanalyse von publizierten zytologischen Untersuchungen variiert die Diagnosesicherheit von 40-100% [Nelde et al. 1998].
Ausgehend von der oben aufgezeigten diagnostischen bzw. differentialdiagnostischen Problematik ist der Gutachtenfall zu diskutieren.
Der urologischen Abteilung lagen unter anderem die Ergebnisse der ausländischen Klinik vor, in denen ein 19 mm großer Stein als Ursache der Hämaturie beschrieben wurde. Die radiologische Abklärung mittels i. v. Pyelogramm zeigte in der Auswertung eine mäßige Obstruktion, hervorgerufen durch einen „nicht Schatten gebenden Stein oder einen Tumor". Die eigenen Befunde waren bezüglich der Sonografie im Wesentlichen unauffällig (6 mm Stein in der unteren Kelchgruppe, kein Stein im proximalen Harnleiter), in Bezug auf die Urinzytologie jedoch hochpathologisch mit der Diagnose von massenhaft G2/G3- Tumorzellen.
Aufgrund dieser Befundkonstellation musste zumindest das Vorliegen eines Urothelkarzinoms in alle weiteren Überlegungen mit einbezogen werden.
Die Problematik der Zytologie ist aber wie oben beschrieben ihre nur bedingte

Gutachten I-9

Aussagekraft. Auch spielen hierbei Veränderungen des Epithels durch entzündliche Prozesse, wie sie im Begutachtungsfalle vorlagen, eine Rolle.
Aus diesem Grund muss unbedingt eine weitergehende Abklärung der verschiedenen Verdachtsmomente erfolgen. Hierfür bieten sich prinzipiell folgende Möglichkeiten an:

1. Eine retrograde Darstellung des Ureters,
2. die endoskopische Abklärung durch Spiegelung des Harnleiters (URS) und ggf. Entnahme von Proben oder
3. die operative Freilegung und, bei letztlich nicht sichererem Befund, die intraoperative Entnahme einer oder mehrerer Proben mit einer sofortigen Untersuchung im Schnellschnitt und dann als resultierende Konsequenz entweder die radikal chirurgische, onkologisch indizierte Organentfernung vorzunehmen oder das Organ zu belassen bei fehlendem Nachweis eines bösartigen Geschehens.

Mit diesen heute in der Klinik eingeführten Methoden (retrograde Pyelografie und URS) gelingt es zwar nicht immer, aber häufig, den Tumorprozess zu orten und mit der URS darzustellen bzw. eine repräsentative Probe zu entnehmen (Abbildung 1-39).
Allerdings ist kritisch anzumerken, dass auch bei Anwendung der endoskopischen bzw. operativen Abklärung, insbesondere bei vorliegenden Entzündungsreaktionen in der Nachbarschaft von Tumoren (Randsaum), diese übersehen werden können. Die histologische Untersuchung der Probeexzision ergibt dann fälschlich eine gutartige Veränderung.
Diese komplexen Überlegungen wurden auch von der behandelnden Klinik angestellt, nicht jedoch erkennbar mit dem Patienten besprochen. Es wurde das Vorliegen eines bösartigen Tumors unterstellt, ohne letzte Sicherheit erzielt zu haben. Entsprechend wurde mit dem Patienten auch die operative Freilegung und Entfernung der Niere gemäß den Standards der Urologischen Fachgesellschaften besprochen. Die Durchführung ebenso wie der postoperative Verlauf waren folgerichtig und komplikationslos.
Kritisch ist festzustellen, dass aufgrund der zytologischen Diagnose mit dem Nachweis von reichlich G2/G3-Karzinomzellen die therapeutische Richtung in Hinsicht auf ein Karzinom von den behandelnden Ärzten eingeschlagen wurde.
Bedauerlicherweise wird die diagnostische Verwendbarkeit der Zytologie häufig nicht kritisch genug betrachtet. Die oben aufgezeigte Aussagekraft, auch für die differenzierten Stadien, ist jedoch eingeschränkt.

Den Gutachtern ist aus der Presse ein weiterer ähnlich verlaufener Fall bekannt mit vergleichbaren Bedingungen und gleicher falscher Ausrichtung der Therapie infolge der zytologischen Diagnostik.

Man muss den Urologen in dem hier zu begutachtenden Fall zugute halten, dass sie sich um eine präoperative Abklärung bemüht haben, wenn auch nach unserer Ansicht endoskopische Verfahren, wie aufgezeigt, von entscheidender Bedeutung gewesen wären. Die vorgenommene Nephroureterektomie war die richtige Therapie bei der falschen Diagnose.

Zusammengefasst bedeutet dies, dass nach Meinung der Gutachter ein Diagnosefehler vorliegt, der aber wie oben erwähnt, relativiert werden muss, da die Differentialdiagnose des Uretertumors schwierig ist und die Aussagekraft der Zytologie, wie hier deutlich wird, irreführend sein kann.

Da die verantwortlichen Ärzte im Begutachtungsfalle sich alle Mühe gegeben haben, eine Klärung präoperativ zu erreichen, ist verständlich, dass sie dann entsprechend ihrer gewonnenen Ansicht an ihrer Diagnose festhielten und folgerichtig eine radikaloperative Lösung anstrebten.

Hier ist mit Kern festzuhalten, dass die Krankheitserscheinungen in diesem Fall nicht in unvertretbarer Weise gedeutet wurden, selbst wenn gesagt werden muss, dass die Behandlung nicht das Ziel, d.h. die Erhaltung des Organs, erreichte [Kern 2004].

Literatur

Bichler, K.-H.; Strohmaier, W.L.; Eipper, E.: „Das Harnsteinleiden", Lehmanns Media, Berlin, 2007

Bichler, K.-H. et al.: „Operatives Ureterenoskop für Ultraschallanwendung und Steinextraktion", Der Urologe 23: 99-104, 1984

Bichler, K.-H. et al.: „Diagnostik und Therapie des Harnsteinleidens", Einhorn, Reinbeck, 1998

Jackse, G.: „Nierenbecken- und Harnleiterkarzinom", in: H. Rübben: Uroonkologie, Springer, Berlin, 1997

Hauri, D. et al.: „Checkliste Urologie", Thieme, Stuttgart, 2000

Kern, B.-R. in: Bichler, K.-H.: „Das urologische Gutachten", Springer, Berlin, 2004

Kunze, E.: „Formale Pathogenese des Harnblasenkarzinoms", in: Bichler, K.-H. et al.: „Diagnostik und Therapie des Harnblasenkarzinoms", Einhorn, Reinbeck, 1998

Nelde, H.J.; Krause, F.St.; Feil, G.; Wechsel, H.W.; Bichler, K.-H.: „Urin-Zytologie beim Harnblasenkarzinom", in: Bichler, K.-H.; Wilbert, D.; Wechsel, H.W.; Strohmaier W.L. (Hrsg.): „Diagnostik und Therapie des Harnblasenkarzinoms", Einhorn, Reinbeck, 1998, S. 44-55

Die Diagnostik bzw. Behandlung eines **vesikoureteralen Refluxes** verursacht mitunter Komplikationen, so z. B. bei der Wahl der geeigneten Behandlung: Kontrolliertes Abwarten der Maturation oder Operation und hierbei Vorwürfe von Patienten bzw. im Kindesalter von den Eltern wegen fehlerhafter Durchführung oder Nachsorge.

Differenzierende Behandlung: Kontrolliertes Abwarten des Maturationsprozesses, Harnwegsinfekttherapie, bei höhergradigem Reflux interventionelles Vorgehen um eine Refluxnephropathie bzw. eine Niereninsuffizinz zu verhindern.

Im nachfolgenden Fallbeispiel hat die **operative Korrektur des Refluxes** erhebliche postoperative Komplikationen bereitet. Intraoperativ war es zur Harnleiterleckage gekommen, deren Folgeerscheinungen differentialdiagnostische Schwierigkeiten bereiteten.

Gutachten I-10

Gutachtenproblematik: Vesikoureteraler Reflux links, Ureter-Leckage nach Lich-Gregoire-Operation, paralytischer Ileus, fragliche Verzögerung der Diagnose und der entsprechenden Therapie.

Patientin: 9 Jahre
Auftraggeber: Landgericht
Vorwurf der Eltern bzw. deren Rechtsanwalts: War die erste Antirefluxoperation lege artis durchgeführt worden und hätte man die Urinleckage in der postoperativen Phase früher entdecken müssen?

Gutachterliche Entscheidung: Kein Behandlungsfehler festgestellt.
Ergebnis: Die Klage wurde insgesamt abgewiesen.

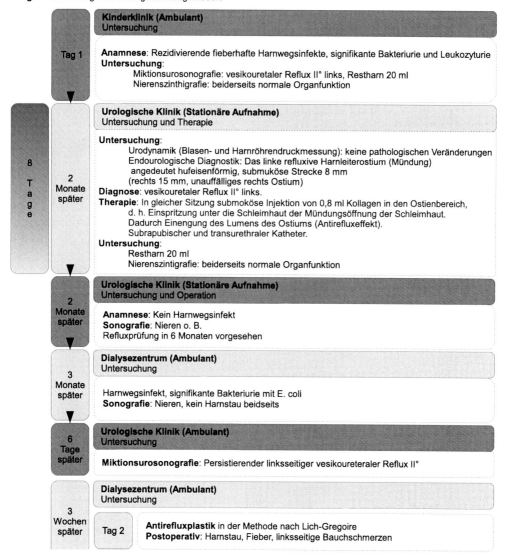

Tag 1 — Kinderklinik (Ambulant)
Untersuchung

Anamnese: Rezidivierende fieberhafte Harnwegsinfekte, signifikante Bakteriurie und Leukozyturie
Untersuchung:
  Miktionsurosonografie: vesikoureteraler Reflux II° links, Restharn 20 ml
  Nierenszinthigrafie: beiderseits normale Organfunktion

2 Monate später — Urologische Klinik (Stationäre Aufnahme)
Untersuchung und Therapie

Untersuchung:
  Urodynamik (Blasen- und Harnröhrendruckmessung): keine pathologischen Veränderungen
  Endourologische Diagnostik: Das linke refluxive Harnleiterostium (Mündung)
   angedeutet hufeisenförmig, submuköse Strecke 8 mm
   (rechts 15 mm, unauffälliges rechts Ostium)
Diagnose: vesikoureteraler Reflux II° links.
Therapie: In gleicher Sitzung submuköse Injektion von 0,8 ml Kollagen in den Ostienbereich,
   d. h. Einspritzung unter die Schleimhaut der Mündungsöffnung der Schleimhaut.
   Dadurch Einengung des Lumens des Ostiums (Antirefluxeffekt).
   Subrapubischer und transurethraler Katheter.
Untersuchung:
  Restharn 20 ml
  Nierenszintigrafie: beiderseits normale Organfunktion

2 Monate später — Urologische Klinik (Stationäre Aufnahme)
Untersuchung und Operation

Anamnese: Kein Harnwegsinfekt
Sonografie: Nieren o. B.
Refluxprüfung in 6 Monaten vorgesehen

3 Monate später — Dialysezentrum (Ambulant)
Untersuchung

Harnwegsinfekt, signifikante Bakteriurie mit E. coli
Sonografie: Nieren, kein Harnstau beidseits

6 Tage später — Urologische Klinik (Ambulant)
Untersuchung

Miktionsurosonografie: Persistierender linksseitiger vesikoureteraler Reflux II°

3 Wochen später — Dialysezentrum (Ambulant)
Untersuchung

Tag 2: **Antirefluxplastik** in der Methode nach Lich-Gregoire
Postoperativ: Harnstau, Fieber, linksseitige Bauchschmerzen

(Gesamtdauer: 8 Tage)

Gutachten I-10

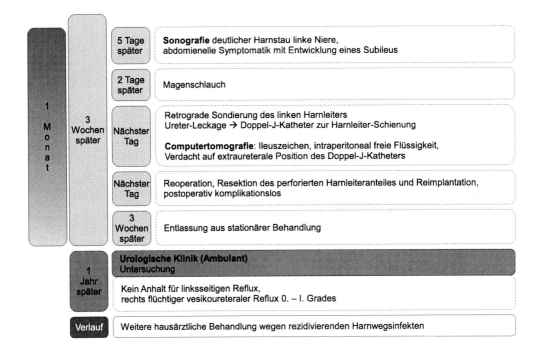

Beurteilung

Krankheitsverlauf

Bei dem 9 Jahre alten Mädchen bestanden seit Jahren rezidivierende Harnwegsinfekte. Die bisherige Behandlung wurde vom Hausarzt bzw. Kinderarzt durchgeführt.

Zur Abklärung wurde das Kind in die Poliklinik einer Universitätsklinik überwiesen. Die hier durchgeführte Diagnostik ergab einen vesikoureteralen Reflux (VUR) 2. Grades links (Abbildung 1-42).

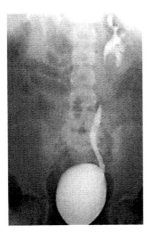

Abbildung 1-42: Vesikoureteraler Reflux links

Gutachten I-10

Das Mädchen wurde daraufhin in die urologische Abteilung der Universitätsklinik zur Therapie des Refluxes überwiesen. Hier erfolgte eine submuköse Unterspritzung des linken Ostiums (Abbildung 1-43). Etwa ein halbes Jahr später fand sich bei der Kontrolluntersuchung ein persistierender VUR links. Daraufhin wurde den Eltern eine offene Operation des Refluxes in der Methode nach Lich-Gregoire vorgeschlagen und durchgeführt (Abbildung 1-44).

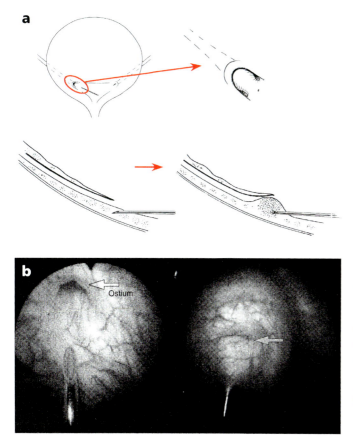

Abbildung 1-43: Injektion von Kunststoff oder Kollagen an der Harnleiteröffnung (Ostium) zur Behandlung des vesikoureteralen Refluxes (submuköse endoskopische Antirefluxplastik, SEARP)
a) Schematisch
b) Endoskopischer Blick auf das Ostium vor und nach Kollageninjektion

Postoperativ kam es zu Harnstau, Fieber und linksseitigen Bauchschmerzen sowie zur Entwicklung eines Subileus. Von den Urologen und Pädiatern wurde die Symptomatik zunächst als eine postoperative Darmatonie mit entsprechender Symptomatik gedeutet. Die zunehmenden Beschwerden legten den Verdacht auf eine Leckage (Loch im Ureter) im Bereich der Antirefluxplastik nahe. Die retrograde Sondierung bestätigte den Verdacht. Eine Schienung des Harnleiters führte nicht zum Erfolg. Deshalb Entschluss zur Reoperation und zwar einer Ureterreimplantation in der Methode nach Politano-Leadbetter.

Gutachten I-10

Gutachterliche Stellungnahme
Zusammengefasst kann festgehalten werden, dass bei dem Kind in der urologischen Abteilung eine endoskopische Unterspritzung der linksseitigen Harnleitermündung wegen vesikoureteralem Reflux durchgeführt wurde (Abbildung 1-43).

Die Indikation ergab sich aus rezidivierenden Harnwegsinfekten. Kontrolluntersuchungen im Laufe des Jahres zeigten einen erneuten linksseitigen Reflux (Rezidiv). Es wurde deshalb 7 Monate später eine offene Antirefluxplastik (in der Methode nach Lich-Gregoire) durchgeführt (Abbildung 1-44).

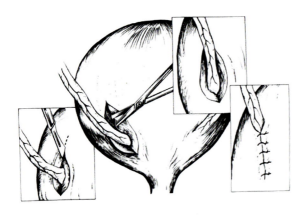

Abbildung 1-44: Operation des vesikoureteralen Refluxes (VUR) in der Methode nach Lich-Gregoire (Extravesikale Antirefluxoperation)

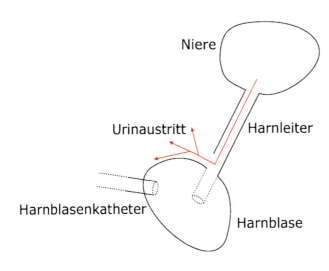

Abbildung 1-45: Urinextravasation nach Antirefluxplastik (Lich-Gregoire) infolge einer Leckage des in die Blasenmuskulatur implantierten Harnleiters

Infolge der Operation kam es zu einem Leck des linken Harnleiters mit Ausbildung eines Urinoms und Ileuserscheinungen (Darmlähmung) (Abbildung 1-45).

Gutachten I-10

Eine zur Wiederherstellung der Urinpassage eingelegte Harnleiterschiene dislozierte. Die Klinik entschloss sich deshalb zu einer neuerlichen Operation, bei der das entsprechende die Leckage tragende Harnleiterstück entfernt wurde und eine Neueinpflanzung in die Harnblase durchgeführt wurde (Abbildung 1-46).

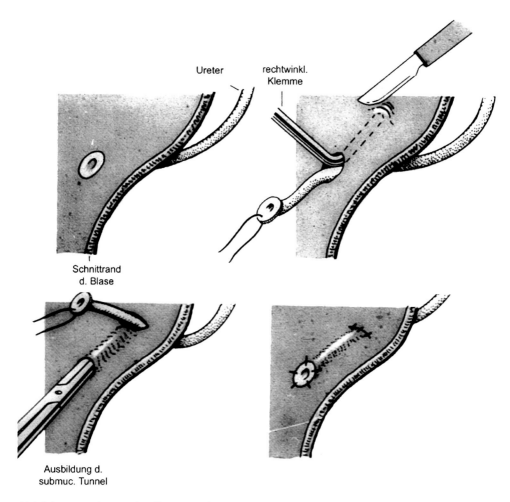

Abbildung 1-46: Neueinpflanzung (Ureterreimplantation) des refluxiven Harnleiters in der Methode nach Politano-Leadbetter

Der postoperative Verlauf war komplikationslos. Das Kind blieb weiterhin in hausärztlicher bzw. nephrologischer Kontrolle. Eine urologische Kontrolluntersuchung nach Monaten zeigte keinen vesikoureteralen Reflux auf der linken Seite.

Gutachten I-10

Das Sachverständigengutachten soll folgende Fragen beantworten:

1. *War der Eingriff lege artis? Hätte dadurch der Reflux 2. Grades bereits beseitigt werden können, sodass die weiteren Operationen nicht mehr erforderlich gewesen wären? Wurde der Eingriff nach Lich-Gregoire lege artis durchgeführt? War der postoperative Verlauf auffällig, sodass die Ärzte vorwerfbar eine Komplikation übersehen haben? Wurde diese konservativ behandelt? Stellt die Fehllage des Katheters einen Behandlungsfehler dar?*

Die submuköse endoskopische Antirefluxplastik links (SEARP) war sachgerecht. Bei diesem Eingriff wird eine Kollagenlösung unter die Schleimhaut im Bereich der Harnleitermündung eingespritzt, um auf diese Weise eine Einengung des Lumens der Mündung zu erzielen und damit einen Antirefluxmechanismus zu bewirken [Thüroff et al. 2000] (Abbildung 1-43). Das Zurückfließen von Urin aus der Harnblase via Harnleiter bzw. Nierenbecken wird im Normalfall durch den schrägen Eintritt des Harnleiters in die Harnblase verhindert. Die Kontraktion der Harnblasenmuskulatur verhindert dann bei der Miktion (Blasenentleerung) den Rückstrom von Urin in die oberen ableitenden Harnwege. Die im Kindesalter nicht selten bestehende Schwäche im Bereich der Verbindung zwischen Harnblase und Harnleiter kann wegen des entstehenden Harnrückstroms zu entzündlichen Veränderungen bzw. Druckbelastung der Niere mit dauerhafter Schädigung des Organs führen. Es handelt sich hier um eine Reifungsstörung, die durch den normalen Maturationsprozess verschwindet oder aber eine entsprechende Therapie notwendig macht [Sigel et al. 2001].

Zur Verfügung stehen folgende Methoden:

a) Die submuköse Unterspritzung oder
b) offen operative Methoden, wie die Ausbildung eines Muskelkanals in der Methode nach Lich-Gregoire oder die Harnleiterneueinpflanzung im Verfahren nach Politano-Leadbetter (Abbildung 1-44, 1-46).

Die bei dem Kind in der urologischen Abteilung durchgeführte submuköse Injektion von Kollagen war sachgerecht. Bezüglich der Erfolgsaussicht ist festzuhalten, dass etwa nach einem Jahr der Therapieerfolg der primär behandelten Patienten nur noch etwa 50-60 % beträgt. Wiederholte Einspritzungen sind dann erforderlich [Riedmiller et al. 2000].
In Beantwortung der Teilfrage des Gerichtes ist festzuhalten, dass die submuköse Antirefluxplastik durchaus eine Methode der Primärbehandlung bei dem Kind war. Es konnte entsprechend den o. a. Zahlen aus der Literatur bzw. der klinischen Erfahrung der urologischen Abteilung damit gerechnet werden, dass durch diese Behandlung der vesikoureterale Reflux bei dem Kind beherrscht und weitere Operationen nicht mehr notwendig waren.
In der weiteren Beantwortung der Frage ist auszuführen, dass die offene

Operation zur Beseitigung des rezidivierenden Refluxes 7 Monate später sachgerecht durchgeführt wurde. Sie war auch in der Indikationsstellung entsprechend. Hier stellte sich für die Operateure die Frage, ob wiederholte Injektionen durchzuführen oder eine offene Operationsmethode zu wählen sei. Wie oben aufgeführt stehen zwei Methoden zur Verfügung. Die Erfolgsrate der offenen Operationen wird in der Literatur mit über 90 % angegeben [Riedmiller et al. 2000]. Wie dem Operationsbericht zu entnehmen, wurden die einzelnen Schritte des Verfahrens sachgemäß durchgeführt und die Operation zu Ende gebracht. Der postoperative Verlauf war zunächst unauffällig. Fünf Tage post operationem traten Bauchschmerzen auf sowie Zeichen eines sich ausbildenden Subileus (Darmlähmung). Die jetzt einsetzenden diagnostischen Maßnahmen ergaben den Verdacht auf einen Harnstau der linken Niere (Abbildung 1-47).

Es ist nachvollziehbar, dass man zunächst an ein reflektorisches Geschehen dachte und entsprechend konservativ verfahren wurde. Wegen der weiterhin bestehenden subfebrilen Temperaturen und der Passagestörung des Darmes wurde zwei Tage später eine retrograde Darstellung des linken Nierenhohlraumsystems durchgeführt. Dabei wird ein Katheter via Harnblase in den Harnleiter eingelegt. Hier zeigte sich ein Austritt von Kontrastmittel aus dem Harnleiter am Übergang des Ureters in die Harnblasenmuskulatur (Abbildung 1-45). Hiermit war die Ursache des sich entwickelnden Ileus erkannt. Die Einlage eines entsprechenden Schienungskatheters war jetzt sachgerecht. Bedauerlicherweise hat sich der obere Anteil (Schlinge des eingelegten Katheters) disloziert, d. h. er trat aus dem Harnleiterleck aus. Es kam damit weiterhin zum Urinaustritt in die Bauchhöhle. Der Erfolg einer Urinableitung durch den Katheter war damit nicht mehr gewährleistet.

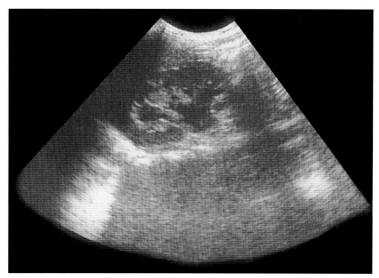

Abbildung 1-47: Sonografie: Linke Niere, deutlicher Harnstau mit Erweiterung des Nierenbeckenkelchsystems (NBKS)

Gutachten I-10

Die Klinik entschloss sich deshalb einen Tag danach zu einer Revisionsoperation mit Mobilisation der Harnblase und Neuimplantation des Harnleiters in die Harnblase in der Methode nach Politano-Leadbetter, nachdem das lecktragende Harnleiterstück reseziert wurde.

Zu der 1. Frage des Landgerichtes kann festgestellt werden, dass sowohl der erste offen operative Eingriff lege artis verlief als auch die Maßnahmen zur Korrektur der Leckage des Harnleiters. Im postoperativen Verlauf wurde durch die Ärzte der urologischen Abteilung sachgerecht reagiert, eine Komplikation wurde nicht übersehen. Die diagnostischen bzw. therapeutischen Maßnahmen waren sinnvoll eskaliert. Die Dislozierung (Fehllage des Katheters) kann nicht als Behandlungsfehler gesehen werden, ein derartiges „Verrutschen" des Katheters ist systemimmanent, d. h. der Katheter kann im Nierenbecken nicht ausreichend sicher verankert werden, sodass ein Abrutschen bei Bewegung durchaus eintreten kann.

2. *Sollte der Sachverständige zu dem Ergebnis kommen, dass ein Behandlungsfehler vorliegt, welche Folgen hätte dieser für die Klägerin? Ist mit weiteren, derzeit noch nicht absehbaren, Folgen zu rechnen?*

Hierzu ist auf die Beantwortung der Frage 1 zu verweisen. Ein Behandlungsfehler kann weder bei der Indikationsstellung zu den operativen Maßnahmen noch bei der Überwachung in den postoperativen Phasen festgestellt werden. Die Teilfrage nach eventuellen Folgen durch die operativen Reparationsmaßnahmen bei linksseitigem vesikoureteralem Reflux ist dahingehend zu beantworten, dass die Kontrolluntersuchungen nach Abschluss der stationären Behandlung zwar immer wieder Harnwegsinfekte ergeben haben, aber insbesondere durch die urologische Untersuchung ein Jahr später sichergestellt wurde, dass ein linksseitiger vesikoureteraler Reflux nach wiederholten operativen Maßnahmen jetzt nicht mehr besteht und somit die Gefahren der linken Niere durch den Rückstrom des Urins ausgeschaltet wurden (Harnwegsinfekte und Narbenbildung in der Niere).

Die rezidivierenden Harnwegsinfekte bei dem Kind erfordern eine jahrelange Kontrolle, die Ätiologie (d. h. Ursache) der Infekte liegt außerhalb des Refluxgeschehens. Sie können nach Beseitigung des Refluxes nicht mehr als entscheidende Gefährdung für die linke Niere gesehen werden. Wie von den nachbehandelnden Ärzten vorgesehen, ist eine Langzeitkontrolle und entsprechende antibiotische Behandlung dieser Infekte bei dem Kind erforderlich.

Zusammengefasst ist festzuhalten, dass die Behandlung des vesikoureteralen Refluxes auf der linken Seite bei dem Kind in der urologischen Abteilung sachgerecht durchgeführt wurde, die operativen Eingriffe waren im Verlauf konsequent und rational nachvollziehbar.

Die in Zusammenhang mit der offen operativen Methode, der extravesikalen Antirefluxplastik, eingetretene Komplikation einer Ureterleckage (Harnleiterverletzung) ist extrem selten. Als häufige bekannte Komplikation wird eine Verengung durch den Muskelkanal beschrieben. Eine Verletzung des Harnleiters, wie bei dem Kind bei der Operation nach Lich-Gregoire, kann bei der Präparation auftreten und trotz sorgfältigen Arbeitens dem Operateur zunächst nicht auffallen.

Die stattgehabte Eskalation diagnostischer und therapeutischer Maßnahmen in der postoperativen Phase nach dem ersten operativen Eingriff war sachgerecht. Die Dislokation der Harnleiterschiene (Doppel-J-Katheter) kann bedauerlicherweise trotz sorgfältiger Applikation auftreten. Der Gesamtverlauf der Behandlung des linksseitigen Refluxes bei dem Kind ist fraglos als kompliziert anzusehen. Bei sorgfältigster und kritischer Prüfung der zur Verfügung stehenden Unterlagen kann jedoch ein Behandlungsfehler durch die behandelnden Ärzte der Urologischen Abteilung nicht festgestellt werden.

Literatur

Riedmiller, H.; Köhl, U.: „Vesikorenaler Reflux", in: Thüroff, J.W.; Schulte-Wissermann, H.: „Kinderurologie in Klinik und Praxis", Thieme, Stuttgart, 2000

Sigel, A.; Ringert, R.-H. (Hrsg.): „Kinderurologie". 2. Auflage Springer, Berlin, 2001

Thüroff, J.W.; Schulte-Wissermann, H.: „Kinderurologie in Klinik und Praxis", Thieme, Stuttgart, 2000

Retrograde Sondierungen des Harnleiters können zu Harnwegsinfektionen, Pyelonephritis bzw. Nierenabszessen und Sepsis führen.

Beiderseitige gleichzeitige Harnleitersondierungen haben unter Umständen über einen entstehenden Harnwegsinfekt eine Anurie zur Folge (Abbildung 1-48) **(Urol.G. 19-9, S. 285).**

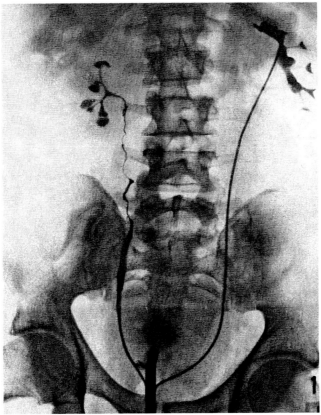

Abbildung 1-48: Beiderseitige retrograde Sondierung der Harnleiter mit Kontrastmitteldarstellung der ableitenden Harnwege.

II. Begutachtungen bei Erkrankungen der unteren ableitenden Harnwege

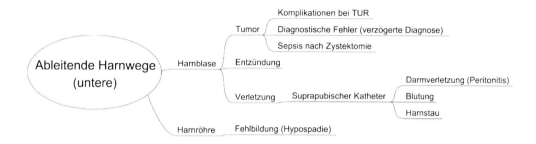

1. Tumoren

Die Gutachten betreffen Fehler bei der Diagnose, Komplikationen durch die Operation, bei der topischen Anwendung von Chemoptherapeutika und bei der Strahlentherapie beim Harnblasenkarzinom.

Das Fehlen echter Frühsymptome erschwert die **Diagnostik** bei Harnblasenkarzinomen. Wiederholte Blasenentzündungen können als Begleitsymptomatik die Erkennung der Erkrankung verzögern. Der Endoskopie kommt daher große Bedeutung zu.

Die **Symptomatik** bei rezidivierenden Zystitiden mit Hämaturie kann fehlgedeutet zu verzögerter Diagnostik (Endoskopie) beim Harnblasenkarzinom führen und zu nachfolgenden Auseinandersetzungen bezüglich der Arzthaftpflicht. Ein entsprechendes Beispiel ist in **Urol. G. 19-12, S. 288** aufgezeigt.

Die **Behandlung** des Harnblasenkarzinoms ist entsprechend den verschiedenen Stadien differenziert. Am Anfang steht die Endoskopie bzw. transurethrale Resektion (TUR).

Eine schematische Darstellung fasst die therapeutischen Möglichkeiten beim Harnblasenkarzinom zusammen (Abbildung 2-1).

Komplikationen nach transurethraler Behandlung oberflächlicher Tumoren bzw. nach Zystektomie können zu Auseinandersetzungen führen.

Folgeerscheinungen treten auch bei lokaler Chemotherapie im Rahmen der Behandlung des Harnblasenkarzinoms auf (s. unter 2. Entzündungen).

Auch die heutzutage nicht mehr angewandte **Lufteinbringung in die Harnblase bei transurethraler Resektion** kann zu lebensgefährlichen Situationen führen. Das rechtsmedizinische Gutachtenbeispiel **Urol. G. 19-15, S. 291** beschreibt einen derartigen Fall, bei dem die Luftinsufflation zur **Luftembolie** und bei vorgeschädigtem Herz (Coronarsklerose und Infarktnarben) zum Tode führte.

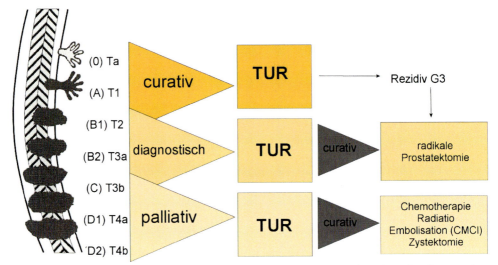

Abbildung 2-1: Schema der Therapie des Harnblasenkarzinoms; beachte die diagnostische Bedeutung der transurethralen Resektion von Blasentumoren

Die im Anfang der Behandlung angewandte **Elektroresektion zur Diagnostik** bzw. bei oberflächlichen Tumoren zur **Therapie** kann zu Wandperforationen und Blutungen führen, die Haftpflichtansprüche verursachen.

Dazu folgt ein Gutachtenbeispiel.

Gutachten II-1

Gutachtenproblematik: Harnblasenkarzinomrezidive, Zustand nach Strahlentherapie wegen Unterleibstumor (Zervixkarzinom), Komplikationen bei transureteralen Resektionen durch wiederholte Harnblasenwandperforationen.

Patientin: 80 Jahre
Auftraggeber: Gutachterkommission der Ärztekammer
Vorwurf der Patientin: Behandlungsfehler bei der Resektion mit Perforation und der dadurch notwendig gewordenen Konversion von TUR zu offener Operation.

Gutachterliche Entscheidung: Kein Behandlungsfehler festgestellt.
Ergebnis: Kein Behandlungsfehler anerkannt.

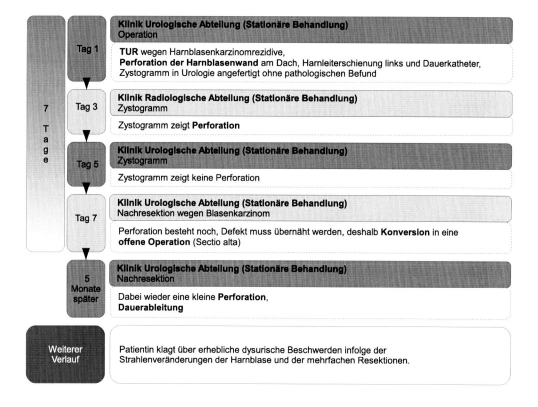

Beurteilung

Krankheitsverlauf

Die Patientin war über mehrere Jahre wegen rezidivierender oberflächlicher Harnblasenkarzinome in urologischer Behandlung. Anamnestisch bestand fernerhin ein Zustand nach Strahlentherapie vor einigen Jahren wegen Zervixkarzinom. Seit dieser Zeit klagte sie über dysurische Beschwerden (unter anderem häufiger Harndrang).

Nach mehrjähriger Unterbrechung der urologischen Betreuung mit Kontrolluntersuchungen bzw. Behandlungen bei rezidivierenden Harnblasen-

Gutachten II-2

karzinomen kam sie in der zu begutachtenden Situation zur stationären Aufnahme und endoskopischen Untersuchung. Es fand sich jetzt ein multilokulärer Tumorbefall in der Harnblase, unter anderem am Blasendach. Die Harnblasenwand zeigte darüber hinaus Wandveränderungen im Sinne eines Strahlenschadens (Strahlenvaskulopathie). Bei dem Eingriff kam es zur Harnblasenwandperforation. Ein Harnblasenkatheter wurde zur Urinableitung angelegt, um eine Extravasation zu minimieren. Eine Woche später erfolgte eine Nachresektion. Wegen der noch bestehenden Perforation wurde der zunächst endoskopische Eingriff in eine Laparotomie (Sectio alta) umgewandelt und die Blasenperforation nach Tumorabtragung versorgt.
Die Patientin warf dem Operateur eine fehlerhafte Behandlung der Harnblasenkarzinome vor.

Gutachterliche Stellungnahme
Die transurethrale Elektroresektion der multilokulären Tumorareale in der Harnblase war indiziert und wurde sachgerecht durchgeführt.
Die Karzinomdiagnose der Patientin wurde durch die histologische Untersuchung des Resektionsmaterials bestätigt: Anteile eines nicht invasiven papillären Karzinoms (pTa, G2).
Das therapeutische Ziel der Operationsmethode ist die restlose Entfernung des Tumorgewebes. Am Anfang steht mit der endoskopischen Untersuchung die Diagnostik und Therapie, d. h. die Abtragung des Tumors zur histologischen Untersuchung. Ziel ist die radikale Entfernung des Tumors, möglicherweise morphologisch bedingt mit mehren Sitzungen [Bichler et al. 1998; Bichler et al. 2000; Bressel et al.; Barnes et al.] (Abbildung 2-1). Im Falle der tiefen Wandinfiltration sind radikale Verfahren wie Zystektomie und Ersatzblasenbildung erforderlich.
Zu Beginn bzw. im Mittelpunkt der Behandlung steht danach die transurethrale Resektion (TUR), auch in mehreren Sitzungen (Abbildung 2-2).
Nur dadurch kann eine Beherrschung des Tumorgeschehens bzw. die Heilung erreicht werden. Dabei sind Perforationen der Harnblasenwand möglich (Abbildung 2-3).
Zum Konzept der effektiven transurethralen Operation beim Harnblasenkarzinom gehört es sogar, dass bei Tumorbefall am Harnblasenboden zur restlosen Entfernung des Tumors unter Umständen eine „gezielte" Perforation durchgeführt wird, um Radikalität zu erreichen [Barnes et al.;. Bichler et al. 2000; Bressel et al.]. Im Bereich des Blasenbodens ist ein Harnblasenwanddurchbruch weniger komplikationsträchtig als an der Hinterwand bzw. dem Dach der Harnblase. An diese letzteren Bereiche der Harnblase grenzt die freie Bauchhöhle, sodass eine Perforation an diesen Stellen den Zugang dazu eröffnet. Wanddurchbrüche am Harnblasendach sind seltener, nicht zuletzt durch den Umstand, dass die Mehrzahl der Tumoren am Harnblasenboden bzw. an Seiten- und Hinterwand angesiedelt sind (Abbildung 2-4).

Gutachten II-2

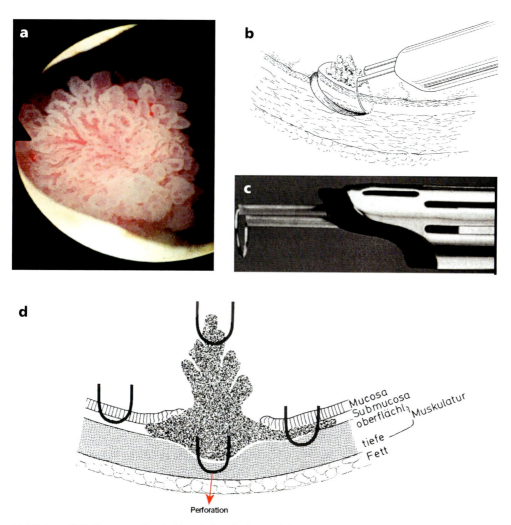

Abbildung 2-2: Transurethrale Resektion bei Harnblasentumoren („differenzierende" transurethrale Resektion [Bichler et al. 1998])
a) Harnblasentumor
b) und c) Resektion des Tumors (Schema) und Instrument (Resektoskop)
d) Resektionsmethode: U-förmig angedeutet die Resektionsschlinge und die mögliche Wandperforation

Dies ist pathophysiologisch erklärbar, da in diesem Areal die längste Kontaktzeit des Epithels mit tumorerzeugenden Substanzen im Urin besteht. Perforationen am Harnblasendach werden in 0,5 % der Komplikationen bei transurethralen Operationen beschrieben [Bichler et al. 1998].
Zu einer Wandperforation am Harnblasendach war es im Gutachtenfall gekommen, eine Komplikation, die primär, wie oben ausgeführt, nicht auf ein Fehlverhalten zurückzuführen ist. Der Operateur hat den Durchbruch erkannt und entsprechend gehandelt, er hat den Eingriff abgekürzt und für die

Gutachten II-2

Urinpassage Sorge getragen. So hat er wegen der Enge des linken Harnleiterostiums eine Schiene eingelegt und einen Dauerkatheter in die Harnblase eingeführt, um den Harnabfluss sicher zu stellen.

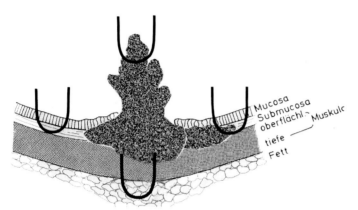

Abbildung 2-3: TUR-Schnitt mit Wandperforation (rot markiert)

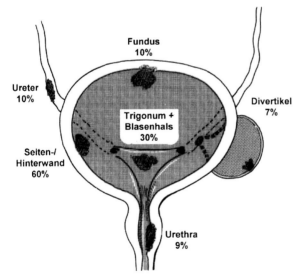

Abbildung 2-4: Lokalisation des Harnblasenkarzinoms (prozentuale Verteilung)

In den postoperativen Tagen wurden zwei Röntgenkontrollen durchgeführt. Hierbei fand sich einmal, und zwar am dritten Tag, ein Kontrastmittelaustritt als Zeichen der Perforation und am fünften Tag keine Perforationszeichen. Die letztere Aussage war aber falsch, da eine zu geringe Kontrastmittelmenge in die Harnblase gefüllt worden war. Der neuerliche Eingriff am siebten Tag zeigte dann die noch bestehende Perforation. Der darauf gefasste Entschluss zur Umwandlung des Eingriffs in eine offen operative Versorgung der Harnblasenperforation war konsequent. Offenbar war die Durchbruchsstelle zu groß bzw. die Wundheilung als Folge der vorhergehenden Harnblasenwandveränderungen zu gestört, um sich von selbst zu schließen.

In diesem Zusammenhang ist die bei der Patientin vor Jahren erfolgte Strahlenbehandlung eines Gebärmutterkrebses zu erwähnen. Die von ihr geklagten dysurischen Beschwerden sprechen für Veränderungen der Harnblasenwand als Folge von entweder chronischen Entzündungen (interstitielle Zystitis), wiederholten operativen Maßnahmen an der Harnblase oder Strahleneinflüssen bzw. einer Kombination dieser Ursachen und daraus folgendem Elastizitätsverlust der Harnblase [Bichler 2004].

Im vorliegenden Falle muss insbesondere die Strahlenbehandlung wegen Gebärmutterkarzinom berücksichtigt werden. Radiogene Einflüsse können die Harnblase erheblich verändern.

Das klinische Bild der Strahlenschädigung der Harnblase bzw. das pathologisch-anatomische Korrelat: Anfänglich besteht das Bild einer Zystitis mit Miktionsbeschwerden und Mikrohämaturie. Im weiteren Verlauf kommt es zu petechialen Blutungen, fibrinösen Belägen und Makrohämaturie. Im fortgeschrittenen Stadium finden sich nekrotisierende zystitische Veränderungen und inkrustierte ulzeröse Veränderungen der Harnblase mit Schrumpfungstendenz des Organs. Schließlich kommt es zur Vaskulopathie mit Verminderung der Kapillaren, Intimaverdickung und Fibrose sowie darüber hinaus zu fibrotischen Veränderungen der Schleimhaut [Bichler 1974] (Abbildung 2-5).

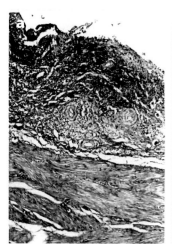 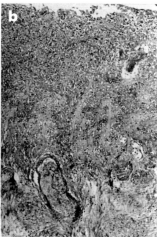 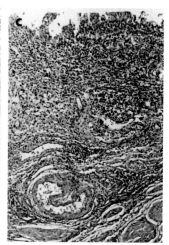

Abbildung 2-5: Postaktinische Veränderungen der Harnblasenwand [Bichler et al. 1974]
a) Unspezifische chronische Urozystitis (zum Vergleich)
b) Exsudative nekrotisierende Radiozystitis (Frühveränderungen)
c) Strahlenvaskulopathie und Fibrose (Spätveränderungen), Fibrose der Schleimhaut und Muskulatur, Gefäßveränderungen (Intimafibrose)

Gutachten II-2

Inwiefern diese Wandveränderungen der Harnblase soweit fortgeschritten waren, dass von einer „Schrumpfblase" gesprochen werden kann, sei dahingestellt. Jedenfalls ist der klinischen Aussage des Operateurs zu folgen, dass die Harnblasenwand auf ihn den Eindruck einer entsprechenden radiogenen Vorschädigung gemacht hat. Für eine solche Alteration spricht auch die dysurische Symptomatik der Patientin.

Unglücklicherweise kommt in der hier zu begutachtenden Situation noch hinzu, dass bei dem vorliegenden rezidivierenden oberflächlichen Harnblasenkarzinom eine mehrjährige Unterbrechung der notwendigen Kontrolluntersuchungen eintrat, sodass die Aussage des Operateurs von einem multilokulären Karzinombefall in der Harnblasenwand glaubhaft ist. Das Harnblasenkarzinom neigt zum Rezidiv und zum multilokulären Auftreten in der Harnblase. Eine stetige Kontrolle des Prozesses ist deshalb erforderlich.

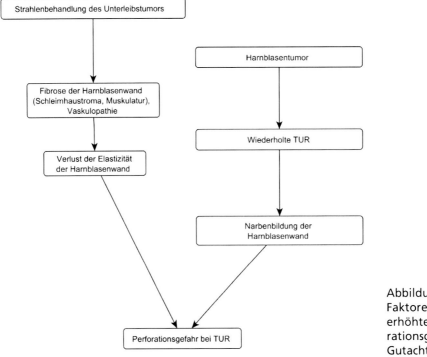

Abbildung 2-6: Faktoren der erhöhten Perforationsgefahr im Gutachtenfall

Zusammengefasst ist festzustellen, dass bei der Patientin ein oberflächliches rezidivierendes Harnblasenkarzinom bestand, das einer jahrzehntelangen Kontrolle bedurfte, um den Prozess unter Kontrolle zu halten. Die Patientin hatte sich über viele Jahre dieser Behandlung unterzogen. Nach mehrjähriger Unterbrechung kam sie wieder in urologische Behandlung. Hier fand sich jetzt ein multilokulärer Tumorprozess, u. a. am Harnblasendach. Bei dem Eingriff (Resektion) kam es zur Perforation. Derartige Komplikationen sind

systemimmanent, insbesondere auch bei den hier notwendigen wiederholten Resektionen (Narbenbildung). Erschwerend kam die oben genannte Vorschädigung der Harnblase (Wandumbau u. a. mit Elastizitätsverlust) hinzu, bei dem man als Ursache die Strahlenbehandlung des Unterleibstumors (Zervixkarzinom) annehmen muss. Derartige Wandveränderungen erhöhen die Perforationsgefahr bei der transurethralen Resektion (Abbildung 2-6).
Wenn auch die postoperativen Röntgenkontrollen (Zytogramm) durch die Urologen insuffizient waren (siehe oben) und man sich für die Operation eine Woche später eine sofortige Laparotomie als konsequenter hätte vorstellen können, so sind die vorgenommenen operativen Eingriffe nicht fehlerhaft. Ein Behandlungsfehler liegt somit nicht vor.
Die von der Patientin geklagten Beschwerden sind Folge der Strahlenbehandlung bzw. der über Jahre erfolgten Harnblasenwandresektionen. Dem Operateur kann daran keine Schuld zugemessen werden.
Auch für die Zukunft sind regelmäßige endoskopische Kontrollen bei der Patientin erforderlich mit Rücksicht auf den Harnblasenkarzinomprozess. Eventuell wäre, trotz des hohen Alters der Patientin, mit Rücksicht auf die fortbestehenden Beschwerden, die nur bedingt konservativ beeinflussbar sind, eine weitergehende operative Behandlung mit Zystektomie und Harnableitung, z. B. Ileum-Conduit, zu überlegen.

Literatur

Barnes, R.W. et al.: „Control of bladder tumors by endoscopic surgery", J. Urol., 864-868, 1967

Bichler, K.-H.: „Das urologische Gutachten", Springer, Berlin, 2004

Bichler, K.H. et al.: „Harnblasenkarzinom", Interdisziplinäres Tumorzentrum Tübingen, Tübingen, 2000

Bichler, K.H. et al.: „Diagnostik und Therapie des Harnblasencarcinoms", Einhorn Presse, Reinbek, 1998

Bichler, K.-H.; Harzmann, R.; Flüchter, St.H.; Erdmann, W.: „Fortschritte der transurethralen Elektroresektion des Harnblasenkarzinoms", Urologe A, 21, 3-8, 1982

Bichler, K.-H., Schmitz-Moormann, P.; Buchelt, L.: „Strahlenspätreaktionen beim Harnblasenkarzinom", Akt. Urologie, 147-153, 1974

Bressel, M.; Kemper, K.; Städtler, F.: „Vorbedingungen und Technik der transurethralen Elektroresektion des Harnblasencarcinoms", Urologe 8, 73-80, 1969

B Gutachtensammlung

Radikale Zystektomien und Ersatzblasenbildungen sind insbesondere für ältere Patienten (7./8. Lebensjahrzehnt) mit gravierenden postoperativen Komplikationen durch Blutverlust, Wundheilungsstörungen mit Abszessbildung und Sepsis bzw. Rektumverletzungen belastet (ca. 10%).

Im Beispiel aus **Urol. G. 19-13, S. 289** kam es nach radikaler Zystektomie und Anlage einer Ileumblase zur Sepsis.

Die Abbildungen zeigen die wichtigsten Operationsschritte bei der radikalen Zystektomie (beim Mann) sowie die entfernte Harnblase nach Zystoprostatektomie, das Präparat einer radikalen Harnblasen-Gebärmutterentfernung und den Aufbau einer Ileumersatzblase (Abbildung 2-7 a-c, 2-8 a, b, 2-9 a-c) [Bichler et al. 1998].

Komplikationen treten auch bei **lokaler Chemotherapie** im Rahmen der Behandlung des Harnblasenkarzinoms auf (s. unter 2. Entzündungen).

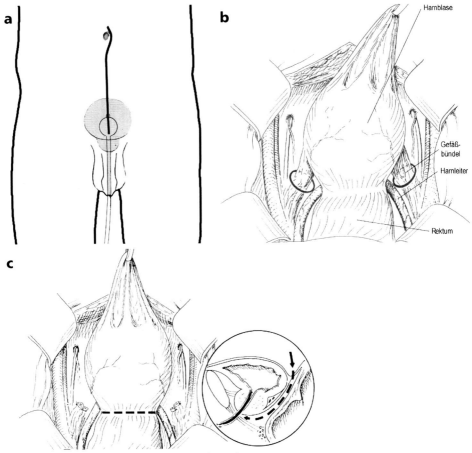

Abbildung 2-7: Radikale Zystoprostatektomie
a) Unterbauchmittelschnitt
b) und c) Schnittführung zur Entfernung der Harnblase und Prostata (die Harnblase wird vom Rektum abpräpariert und dann mit der Prostata entfernt)

II. Begutachtungen bei Erkrankungen der unteren ableitenden Harnwege

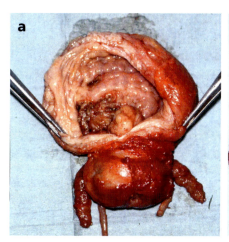
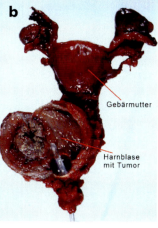

Abbildung 2-8: Radikale Zystektomie bei Mann und Frau
a) Harnblase-Prostata
b) Harnblase-Gebärmutter und Adnexe

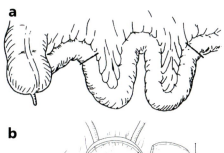

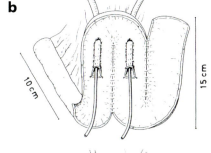
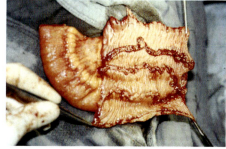

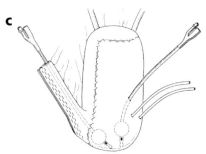
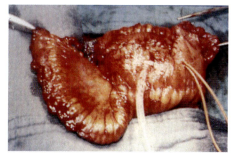

Abbildung 2-9: Ileumblase (Pouch):
a) Ausschaltung eines Dünndarmstückes
b) Bildung einer Platte aus detubularisierten Dünndarmschlingen. Die Harnleiter sind implantiert (Schema und intraoperativer Situs)
c) Fertig gebildeter Pouch mit Stoma (Schema und intraoperativer Situs)

2. Entzündungen

Blasenentzündungen können verschiedene Usachen haben. Problematisch bzw. von Interesse im Arzthaftpflichtverfahren sind immer die durch ärztliche Handlung hervorgerufenen. Dazu zählen:

- Bakterielle Infektionen im Anschluss instrumenteller Manipulation [Bichler 2004]
- Gezielte entzündliche Reaktionen als Folge einer Instillationsbehandlung mit Chemo- oder Immuntherapeutika, z. B. häufig als Folge von BCG- Instillationen zur Senkung der Rezidivrate des Blasenkrebses [Lahme et al. 1998]
- Zystitis nach Strahlenbehandlung [Bichler et al. 1974]
- Einbringung blutstillender Substanzen, z. B. Hämalaun, Formalin [Shah 1973]
- Chemische Exposition bei künstlicher Entblockung eines anderweitig nicht mehr entblockbaren Katheters (heute obsolet) (Abbildung 2-12).

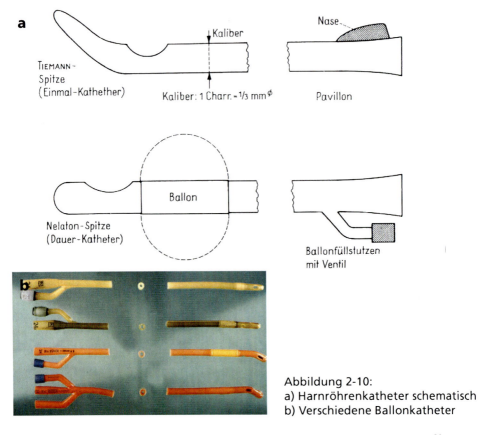

Abbildung 2-10:
a) Harnröhrenkatheter schematisch
b) Verschiedene Ballonkatheter

Als Beispiel hierzu folgender Gutachtenfall: Der zur iatrogenen Eröffnung des Ballons eines Harnröhrenkatheters verwendete Äther führte nach Übertritt in die Harnblase zu einer schweren Zystitis („Ätherzystitis"). Die chemische Substanz reizte das Urothel so erheblich, dass eine Harnblasenschrumpfung und Hydronephrosenbildung auftrat (**Urol. G. 19-14, S. 290**).

Darüber hinaus sind Krankheitsbilder wie die interstitielle Zystitis bzw. Patienten mit Dysurie und Pollakisurie ohne entzündliches Korrelat gutacherlich von Interesse. Dieses letztere, unklare Symptombild wird unter dem Begriff der Reizblase zusammengefasst [Flüchter et al.; Bichler 2004].

Insbesondere spielen die mit dem entzündlichen Prozess zusammenhängenden Folgeerscheinungen wie Schrumpfung der Harnblase, Einschränkung der Kapazität, Refluxausbildung bzw. Harnstau eine Rolle.

Literatur

Bichler, K.-H.: „Das urologische Gutachten", Springer, Berlin, 2004, S. 283

Bichler, K.-H.; Schmitz-Moormann, P.; Buchelt, L.: „Strahlenspätreaktionen beim Harnblasenkarzinom", Akt. Urologie, 147-153, 1974

Flüchter, S. et al.: „Urethralsyndrom, Reizblase und interstitielle Zystitis", in: Bichler, K.-H.; Altwein, J.E.: „Der Harnwegsinfekt", Springer, Berlin, 1985

Lahme, S. et al.: „Instillationstherapie des oberflächlichen Blasenkarzinoms", in: Bichler, K.-H. et al.: „Diagnose und Therapie des Harnblasenkarzinoms", Einhorn Presse, Reinbek, 1998, S. 144-151

Shah, B.C. et al.: „Intravesical instillation of formalin for the management of intractable hematuria" J. Urol. 110, 519-20, 1973

3. Verletzungen bzw. Komplikationen bei Anlage eines suprapubischen Harnblasenkatheters

Die Applikation von suprapubischen Kathetern in die Harnblase kann zu Komplikationen wie Darmverletzungen und Blutungen führen. Diese Ableitungsmethode wird bei Obstruktionen der unteren Harnwege, z. B. bei Benigner Prostatahyperplasie (BPH), Harnröhrenstrikturen bzw. neurogenen Harnblasenentleerungsstörungen angewendet und zwar im Allgemeinen passager (Abbildung 2-11).

Der Katheter wird über einen Trokar (angeschärfte Hülse zum Einstich) perkutan in die Harnblase eingeführt. Bei gefüllter Harnblase (ca. 500 ml) ist die Vorderwand nicht vom Peritonealsack verdeckt. Die vor der Harnblase liegende Gefäßansammlung kann beim Einstich Blutungsquelle sein [Schöttle, Bichler 2001; Müller, Sulmoni 1992] (Abbildung 2-12).

Ursächlich für Komplikationen können narbige Verziehungen sein, sodass das Peritoneum bei gefüllter Blase nicht nach oben abweicht. Das Gutachtenbeispiel **Urol. G. 22-11, S. 360** zeigt den Krankheitsverlauf bzw. die Arzthaftpflichtproblematik bei einem wegen gutartiger Prostatavergrößerung (BPH) erforderlichen suprapubischen Katheter. Bei der Anlage des Katheters kam es zu einer **Dünndarmperforation**.

In einem weiteren Beispiel **Urol. G. 22-12, S. 360** mit **Darmverletzung** bei Applikation eines suprapubischen Katheters führte die sich entwickelnde Peritonitis zu mehrfachen Laparatomien.

Auch die Ausbildung eines großen **Hämatoms** bei der Einfügung eines suprapubischen Katheters kann zu erheblichen Beschwerden führen und operative Eingriffe notwendig machen, wie das Beispiel **Urol. G. 22-13, S. 362** zeigt.

Eine ähnliche Situation gibt das nachfolgende Gutachtenbeispiel wieder.

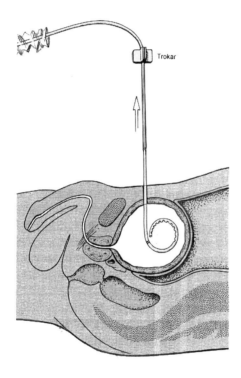

Abbildung 2-11: Subprapubischer Blasenkatheter – Entfernung des Trokars nach Applikation des Katheters

Bei dem 62 Jahre alten Mann war es nach **Rektumamputation** notwendig einen suprapubischen Katheter anzulegen. Dabei kam es zu einer erheblichen Blutung, die zu einer peritonitischen Reizung führte. Wegen des Verdachts auf eine Darmverletzung wurde eine Laparatomie durchgeführt, die keinen Anhalt für Darmverletzung ergab. Das Hämatom wurde ausgeräumt.

Gutachten II-2

Gutachtenproblematik: Komplikationen (Blutung), peritonitische Reizung, Laparotomie, eventuelle Darmverletzung bei postoperativer Anlage eines suprapubischen Katheters nach Rektumoperation.

Patient: 62 Jahre
Auftraggeber: Gutachterkommission der Ärztekammer
Vorwurf des Patienten: Die Anlage des suprapubischen Katheters sei nicht unter permanenter Sonografiekontrolle zur Überwachung der Gefäße erfolgt. Außerdem wird vorgeworfen, dass eine Thromboseprophylaxe das Blutungsrisiko erhöht habe sowie mangelhafte Aufklärung über die Risiken des Eingriffs.

Gutachterliche Entscheidung: Es konnte kein Behandlungsfehler festgestellt werden.
Ergebnis: Es wurde kein Behandlungsfehler anerkannt.

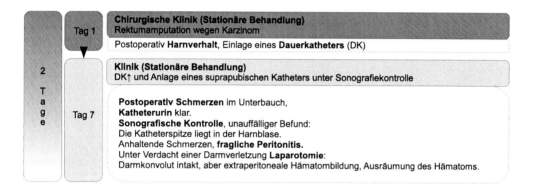

Beurteilung

Krankheitsverlauf

Zum Krankheitsverlauf ist zusammenfassend festzuhalten, dass wegen des postoperativen Harnverhaltes nach Rektumamputation zunächst ein Dauerkatheter eingelegt wurde, danach eine suprapubische Fistel (s. Abbildung 2-10, 2-11). Die Einlage des suprapubischen Katheters erfolgte lege artis: Auffüllung der Harnblase, Sonografieflankierung der Einlage. Postoperativ entwickelte sich eine peritonitische Reizung, deshalb Laparatomie. Hierbei fand sich ein extraperitoneales Hämatom, das ausgeräumt wurde. Es trat keine Darmverletzung auf.

Gutacherliche Stellungnahme

Als Folge der Rektumresektion kam es bei dem Patienten zu Harnblasenentleerungsstörungen. Derartige Operationen können zur Entwicklung einer atonischen neurogenen Harnblase durch Verletzung der peripheren Nerven führen. Es kommt dabei zu einer messbaren Leistungsminderung des Detrusors (Austreibmuskel der Harnblase) mit Restharnbildung. Diese Veränderungen waren postoperativ auch bei dem Patienten aufgetreten. Es handelte sich dabei um eine systemimmanente Folgeerscheinung dieser Operationen.

Gutachten II-2

Urinableitungen sind erforderlich – durch Dauerkatheter oder besser durch eine suprapubische Fistel. Die Anlage einer suprapubischen Blasenfistel stellt eine invasive Maßnahme dar. Die Indikationsstellung muss daher sorgfältig erfolgen. Kontraindikation ist u. a. die Störung der Blutgerinnung (z. B. durch Antikoagulantien zur Thromboseprophylaxe). Besondere Sorgfalt und Kontrollmaßnahmen erfordert der Eingriff bei vorhergehenden Operationen im Bauchraum um Darmverletzungen zu verhindern. Bei dem Patienten waren beide oben aufgeführte Punkte zu berücksichtigen. Bezüglich der Heparin-Medikation ist festzuhalten, dass der Patient eine Thromboseprophylaxe mit niedermolekularem Heparin (Clexane ® 0,4 ml, einmal täglich subcutan) erhielt. Von den Urologen war eine Untersuchung der erforderlichen Blutgerinnungswerte veranlasst worden und zwar vor der Anlage der Harnblasenfistel. Die Laboruntersuchung ergab für Quick (Suchtest auf Gerinnungsstörungen, Thromboplastinzeit) und PTT (Funktionstest zur Erfassung des Gerinnungssystems, Blutungsrisiko, partielle Thromboplastinzeit) Normwerte. Von daher bestand somit keine Kontraindikation zur Fistelanlage. Die suprapubische Fistel wurde unter Kontrolle, d.h. unter Sonografieanwendung, eingeführt. Damit konnte versucht werden eine Darmverletzung auszuschließen. Die Sonografiekontrolle wurde zwar nicht permanent durchgeführt. Die rechtsanwaltlich geäußerte Annahme, dass durch permanente Sonografie Blutgefäße erkennbar gewesen wären, ist falsch.

Zu den Fragen des Rechtsanwalts: Anwaltlich werden folgende Vorwürfe im Zusammenhang mit Schadenersatz- und Schmerzensgeldansprüchen erhoben:

1. *Die Anlage des suprapubischen Blasenkatheters in der Abteilung für Urologie des Krankenhauses erfolgte behandlungsfehlerhaft. Es wird der Vorwurf erhoben, der Einstich des Katheters hätte unter Überwachung durch Sonografie vorgenommen werden müssen.*
2. *Fernerhin habe der Patient zur Thromboseprophylaxe Heparin erhalten. Die Gabe dieses Medikamentes erhöht das Risiko von Blutungen und Hämatombildungen.*
3. *Bei der Anlage des Katheters unter Sicht (Sonografie) hätte der Verlauf von Blutgefäßen festgestellt werden können und deren Verletzung wäre demnach vermeidbar gewesen. Unter der Heparinwirkung sei es dann zur Ausbildung eines großen Hämatoms gekommen.*
4. *Weiterhin wird zum Vorwurf gemacht, dass der Katheter nicht von einem Arzt, sondern von einer Schwesternschülerin angelegt worden sei.*
5. *Letztendlich wird vorgetragen, dass der Patient vor Anlage des Katheters nicht über die Risiken belehrt wurde, insbesondere auch im Zusammenhang mit der Heparinmedikation.*

In Beantwortung der von den Rechtsvertretern des Patienten gestellten Fragen ist **zusammenfassend** festzustellen:

Gutachten II-2

1. Die Anlage der suprapubischen Fistel ist sorgfältig und nach den Regeln der Kunst durchgeführt worden.
2. Die Operateure haben sich sonografisch über eine evtl. Interposition von Darmanteilen orientiert. Es ist davon auszugehen, dass ein Blasenkatheter lag, über den die Blase mit 500 ml Spülflüssigkeit aufgefüllt wurde. Ein Behandlungsfehler auf der operationstechnischen Seite kann nicht festgestellt werden.
3. Eine erhöhte Blutungsneigung durch die Thromboseprophylaxe mit Heparin bestand aufgrund der präoperativen Laboruntersuchungen (Quick und PTT) nicht. Die bei der Punktion aufgetretene Blutung durch Verletzung von Gefäßen, die das Punktionsfeld kreuzen ist „eingriffsbedingt" und nicht immer vermeidbar (Abbildung 2-12). Mit einer sonografischen Untersuchung können entsprechende Gefäße im subkutanen bzw. subfaszialen Bereich nicht festgestellt werden.
4. Der suprapubische Katheter wurde von einer chirurgischen Assistenzärztin unter Mithilfe des urologischen Oberarztes durchgeführt und nicht von einer Schwesternschülerin.
5. Die Aufklärungssituation ist gutachterlich schwer zu beurteilen, da hier gegenteilige Aussagen gemacht wurden. Von Seiten des Operateurs wird behauptet, dass der Patient über alle evtl. Gefahren aufgeklärt wurde, allerdings liegt keine schriftliche Aufzeichnung darüber vor. Der Patient dagegen behauptet, dass er vor Anlage des Katheters nicht über die Risiken aufgeklärt worden wäre, insbesondere in Hinsicht auf die Heparinmedikation. Diese kontroverse Situation sollte in der mündlichen Verhandlung geklärt werden.

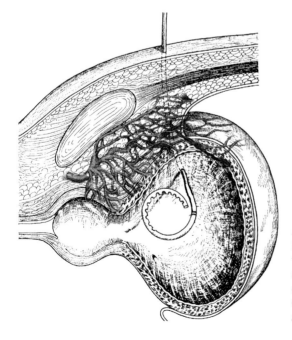

Abbildung 2-12: Suprapubischer Blasenkatheter. Dargestellt ist die Gefäßversorgung von Blase und Prostata an der Vorderwand. Als Komplikationen können Blutungen aus diesen Gefäßen beim Einstich des Katheters auftreten.

Gutachten II-2

Bezüglich der Indikation zur Durchführung des operativen Eingriffes (Anlage eines suprapubischen Katheters) kann ein Behandlungsfehler nicht festgestellt werden.

Entscheidung der Gutachterkommission der Ärztekammer: Eine schriftlich dokumentierte und zur Sicherheit des Operateurs wünschenswerte Aufklärung und Einwilligung liegt hier nicht vor; ein Behandlungsfehler kann die Kommission hierin umso weniger sehen, als die Erörterung im Termin eine hinreichend ausführliche mündliche Aufklärung und Einwilligung des Patienten auch nach Darlegung von Chancen und Risiken ergeben hat.

Literatur

Müller, J.; Sulmoni, M.: „Suprapubische Harnableitung durch Cystofix – eine Alternative zum Harnröhrenkatheter", Therapeutische Umschau, Heft 1, Band 49, 1992

Schöttle, Th.; Bichler K.-H.: „Die suprapubische Urinableitung", Kranken-PflegeJournal, 177-180, 2001

II. Begutachtungen bei Erkrankungen der unteren ableitenden Harnwege

Bei **unzureichender Lagekontrolle eines suprapubischen Katheters** kann es zu erheblichen Komplikationen (komplizierter Harnwegsinfekt) durch lang anhaltenden Harnstau (obstruktiver Harnwegsinfekt) kommen, wie das folgende Gutachtenbeispiel zeigt.

Gutachten II-3

Gutachtenproblematik: Komplizierter Harnwegsinfekt nach Verletzung der prostatischen Harnröhre und Harnverhalt durch blockierenden suprapubischen Katheter (Fehldisposition).

Patient: 84 Jahre
Auftraggeber: Rechtsanwalt
Rechtsanwaltliche Fragestellungen: Sachgerechte Einlage des suprapubischen Katheters? Folgen der über Stunden dauernden Urinblockade durch den eingelegten Ballonkatheter?

Gutachterliche Entscheidung: Behandlungsfehler anerkannt

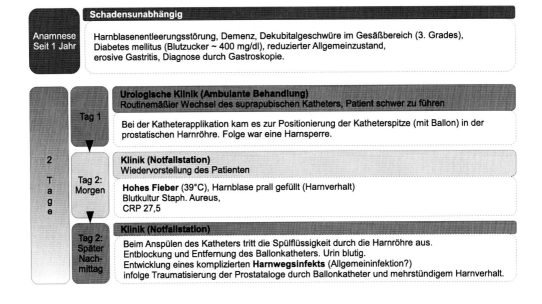

Beurteilung

Krankheitsverlauf

Bei dem über 80 Jahre alten Patienten in reduziertem Allgemeinzustand bestanden seit einem Jahr Harnblasenentleerungsstörungen. Er befand sich deshalb in urologischer Betreuung. Fernerhin litt er unter Demenz, Diabetes mellitus, Harnwegsinfekt sowie Dekubitalgeschwüren. Von der ihn betreuenden urologischen Klinik war er palliativ mit einem suprapubischen Katheter als Dauerzustand versorgt worden.

Bei einem routinemäßigem Wechsel kam es offenbar zu einer Einklemmung des Katheters in die prostatische Harnröhre mit einer stundenlangen Harnsperre. Bei der Wiedervorstellung des Patienten am darauffolgenden Tag in der medizinischen Klinik des gleichen Krankenhauses, in dem sich auch die urologische Abteilung befand, bestand hohes Fieber (39°C) und eine prall gefüllte Harnblase. Der an den Katheter angeschlossene Urinbeutel war leer. Der Katheter wurde nicht umgehend kontrolliert, sondern erst Stunden später nach Vorstellung bei den Urologen. Die durch die Katheterblockade bestehende Obstruktion verursachte eine Exazerbation des vorbestehenden Harnwegsinfekts.

Gutachterliche Stellungnahme
Bei dem Wechsel des suprapubischen Katheters in der urologischen Ambulanz kam es zur andauernden Platzierung des Ballonkatheters in der Harnröhre und zwar den prostatischen Anteil. Das Vorschieben des nicht aufgefüllten Ballonkatheters in die prostatische Harnröhre bei der Anlage bzw. Wechsel der Harnableitung kann vorkommen, das Eintreten des bereits in der Harnblase gefüllten Ballons in die Harnröhre, in diesem Fall in den prostatischen Anteil, ist jedoch nicht ohne weiteres möglich.
Der aufgefüllte Ballonkatheter könnte allerdings durch ein „kräftiges" Vorschieben in die prostatische Harnröhre gelangen und sich dort einklemmen. Das setzt einen relativ harten Katheter voraus. Wie rechtsanwaltlich mitgeteilt wurde, hatte man offenbar auch einen in sich stabilen Katheter gewählt um seine Torquierung zu vermeiden. Immerhin wird auch von einem „kleinen Widerstand" beim Einführen gesprochen, was neben dem „Tieferlegen" für eine Introduktion des Katheters sprechen kann. Die weitere rechtsanwaltliche Äußerung spricht dafür, dass der Katheter mit seiner Ballonspitze in die prostatische Harnröhre geriet:
„Weiterhin hat der Beklagte den Katheter etwas tiefer in die Blase eingelegt, um das Risiko eines unabsichtlichen Herausziehens des Katheters aus der Blase so gering wie möglich zu halten. Normalerweise krümmt sich dann der geblockte Katheter in der Harnblase, ohne dass es zu einer Abflussbehinderung kommt" (Abbildung 2-11).
Eine solche Krümmung ist aber bedauerlicherweise nicht eingetreten. Als weitere Möglichkeit ist zu diskutieren, dass der Ballon erst nach Position in der prostatischen Harnröhre aufgeblockt wurde und dadurch in dieser Position fixiert war. Die Protokollierung des Eingriffes gibt keine Auskunft über das technische Vorgehen. Außer der Angabe über das Lumen und die Ballonfüllung geben die Aufzeichnungen keine Information.
Der Rechtsanwalt berichtete dagegen ausführlich: „Zuvor hatte der Urologe den Katheter in die Blase eingeführt und zwar bis zu einer blauen Markierungslinie, die sich etwa 18 cm von der Spitze des Katheters entfernt befindet. Der Urologe verspürte dann einen kleinen Widerstand, der darauf hinwies, dass der Katheter am Blasenboden lag und sich kringelte. Der Katheter wurde darauf etwa auf die Hälfte des Abstandes zwischen Katheterspitze und blauer Linie zurückgezogen. Der Abstand von der Hauteintrittsstelle bis zur Katheteröffnung betrug somit 8 cm bis 9 cm. Die Spitze des Katheters befand sich dann nach Schätzung des Urologen unmittelbar über dem Blasenboden. Durch Auffüllen des Halteballons wird die Katheterspitze um etwa 1 cm angehoben, d. h. die Spitze liegt frei im Blasenlumen, erreicht aber immer noch die vorhandene Urinpfütze an der tiefsten Stelle der Harnblase. Somit war es möglich, Urin durch Druck auf den Unterbauch über den einliegenden Ka-

Gutachten II-3

theter nach außen zu entleeren. Dies war der entscheidende Hinweis für eine ordnungsgemäße Funktion und Lage des Katheters."

Daraus geht hervor, dass der behandelnde Arzt die Position des Katheters anhand der am Schlauch angebrachten Abmessungen abgeschätzt hat. Dieses Vorgehen kann aber bei den nicht sicher zu erfassenden Maßen der Harnblase zu einer fehlerhafter Positionierung der Katheterspitze führen. Als Folge dieses Vorgehens geriet offenbar die ballontragende Spitze des Katheters in die prostatische Harnröhre. Eine gründliche Lagekontrolle wäre daher dringend erforderlich gewesen.

Es stellt sich daher gutachterlich die Frage: Wodurch ist die Position des suprapubischen Katheters (SPK) in der Harnblase sicherzustellen?

Durch das Zurückziehen des gefüllten Ballonkatheters gegen die Bauchdecke kann mit ausreichender Sicherheit das freie Flotieren des Ballonkatheters geprüft werden. Ein weiterer Hinweis auf eine korrekte Lage der Katheterspitze ist die sichere Anspülbarkeit des Katheters, d. h. Einbringen von Spülflüssigkeit in die Blase und ihre Aspiration bzw. wenigstens deren teilweise unbehinderte Wiedergewinnung.

Zum dritten gibt eine bildgebende Kontrolle mit Röntgen (Kontrastmittel) bzw. Sonografie Auskunft über die sachgerechte Lage der Ballonspitze.

Mit diesem Vorgehen kann die Applikation des Katheters überwacht und sichergestellt werden. Aus dem Protokoll des Katheterwechsels ist dieses ärztliche Handeln nicht erkennbar. Die vom Rechtsanwalt beschriebene Methode des Abschätzens der Katheterlage ist unsicher und hat im Falle des Patienten zur Fehlposition mit ihren Folgen geführt: Nach Einlage wurde der Ballonkatheter zunächst bis an die Bauchwand hochgezogen, dann aber bis zum Harnblasenboden vorgeschoben. Ein blockierendes Eintreten des aufgefüllten Ballonkatheters in die prostatische Harnröhre muss dabei stattgefunden haben.

Denkbar ist auch die Auffüllung des Ballons in der prostatischen Harnröhre. Auch wenn die Art und Weise der Einbringung des Ballonkatheters nicht klärbar ist, so bleibt festzuhalten, dass durch den Ballon eine Harnröhrenschleimhautverletzung eintrat, d. h. durch Positionierung des Ballonkatheters in die prostatische Harnröhre. Auf eine Schleimhautverletzung weist der massenhafte Nachweis von Erythrozyten im Urinstatus bzw. der Austritt von Blut aus der Harnröhre nach Lösen des Ballondrucks auf die Harnröhrenschleimhaut hin.

Die Fixierung des in der prostatischen Harnröhre aufgefüllten Ballonkatheters hat im Weiteren zur stundenlangen Harnabflussbehinderung (mindestens 15 Stunden) geführt. Die Überprüfung der Drainagefähigkeit des suprapubischen Katheters durch Druck auf den Unterbauch und Beobachtung der dadurch zurückfließenden Spülflüssigkeit ist, wie rechtsanwaltlich behauptet, nicht hinreichend. Voraussetzung dafür wäre eine zumindest ausreichende Füllmenge der Harnblase, um durch den Druck auf den Unterbauch den Rückfluss über den Katheter zu erzeugen.

Gutachten II-3

So war die Harnblase bei der urologischen Kontrolluntersuchung am 2. Tag am späten Nachmittag prall gefüllt.

Bezüglich des Zeitfaktors des Harnverhaltes ist festzuhalten, dass die fehlende Urinausscheidung bereits von den Angehörigen am Morgen zuhause festgestellt und auch bei der stationären Aufnahme in der medizinischen Klinik erkannt wurde. Eine urologische Kontrolluntersuchung zur Überprüfung der Harnabflussverhältnisse wurde aber erst am gleichen Tag am späten Nachmittag veranlasst und urologischerseits durchgeführt.

Dieser andauernde Harnverhalt und der daraus resultierende Druck auf die Harnblasenwand sowie die durch den Ballonkatheter verursachte Verletzung der Harnröhrenschleimhaut haben durch Keimeinsprengung zu einem komplizierten fieberhaften Harnwegsinfekt geführt. Die Körpertemperatur betrug am Aufnahmetag 39°C. Für die Entstehung des Infektes spielt eine vorbestehende Keimbesiedelung der Harnblase infolge einer seit längerer Zeit liegenden Harnblasenfistel eine Rolle [Bichler, Kern 2004]. Kathetereinführungen, insbesondere mit Schleimhautverletzungen in Kombination mit Harnverhalt, können zu komplizierten fieberhaften Harnwegsinfekten bzw. zur Allgemeininfektion/Urosepsis führen [Bichler, Kern 2004; Bichler et al. 1999] (Abbildung 2-13).

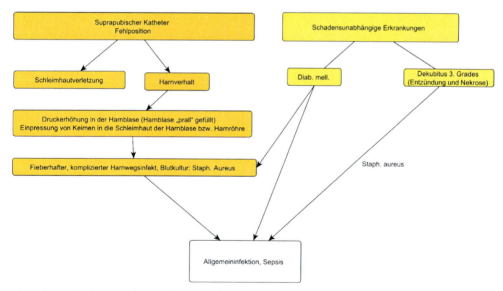

Abbildung 2-13: Entstehung des komplizierten Harnwegsinfektes bzw. Bedeutung der schadensunabhängigen Erkrankungen

Die am Aufnahmetag veranlasste Blutkultur hatte als Keimart Staphylococcus aureus nachgewiesen. Daraus kann gefolgert werden, dass es sich bereits um einen so genannten Allgemeininfekt handelte, d. h. es zur Keimaussaat in die Blutbahn gekommen war. Staphylococcus aureus gehört zu den Erregern von Harnwegsinfekten [Bredt 1985].

Es bleibt festzuhalten, dass die Anlage des suprapubischen Katheters bei dem Patienten mit seinen Folgen fehlerhaft war und zwar wegen fehlender Lagekontrollen.

Zu berücksichtigen sind bei der Zusammenhangsfrage zwischen dem Wechsel des suprapubischen Katheters und den daraus entstandenen Folgeerscheinungen die ereignisunabhängigen Vorschäden des Patienten.

Hier sind zu nennen ein Diabetes mellitus, Dekubitus im Steißbereich (Stadium III) und ein dementielles Syndrom. Diese verschiedenen Krankheitsbilder gewinnen Einfluss auf das hier zu begutachtende Geschehen. So ist eine das Infektionsgeschehen beeinflussende Wirkung des **Diabetes mellitus** festzustellen. Die diabetische Stoffwechsellage war mit einem pathologischen Wert von 400 mg/dl zurzeit der stationären Aufnahme als entgleist anzusehen. Sowohl die Entstehung des Infektes als auch umgekehrt der Diabetes mellitus beeinflussen sich gegenseitig negativ.

Der **Dekubitus im Stadium III** mit Entzündung und Nekrosebildung (abgestorbenes Gewebe) im Gesäßbereich kann auch Ursache der bakteriellen Aussaat von Staphylococcus aureus im Blut sein und seinerseits als chronische Entzündung den Allgemeinzustand des Patienten beeinflussen (Abbildung 2-13, 2-14). Die Tabelle 2-I zeigt die Gradeeinteilung der Dekubitalulzera nach Daniel, zitiert aus Holz et al.

Tabelle 2-1: Dekubitalklassifizierung nach Daniel [Holz et al. 1995]

Grad 1	Fixierte Hautrötung
Grad 2	Oberflächliche Ulzeration der Haut
Grad 3	Ausdehnung des Geschwürs bis ins subkutane Fettgewebe, die Körperfaszie ist noch intakt
Grad 4	Tiefes Geschwür mit Überschreitung der Körperfaszie unter Mitbeteiligung der Muskulatur, ohne Beteiligung des Knochens oder Eröffnung von Gelenken
Grad 5	Mitbeteiligung des Knochens, Eröffnung von Gelenken oder Einbruch in Beckenorgane (Urethra, Rektum, Vagina)

Zum dritten ist der Einfluss des bei dem Patienten bestehenden **dementiellen Syndroms** zu erwähnen. Dieser Veränderung kommt Bedeutung bei dem Eingriff am ersten Tag selbst zu. Außer Frage hat der verwirrte Zustand des Patienten die Durchführung des Katheterwechsels erheblich erschwert. Der Eintrag in der Ambulanzkarte der urologischen Klinik „NB" (d. h. Notabene), „Patient äußerst unruhig, schimpft und schreit" weist eindeutig auf die bestehenden Schwierigkeiten bei diesem Eingriff hin. Allerdings muss gutachterlich daraus der Schluss gezogen werden, dass in solchen Situationen erst recht sichergestellt werden muss, dass der Erfolg des Eingriffs garantiert ist.

Dazu war es erforderlich, die oben aufgeführten Bedingungen zu erfüllen und zwar das freie Flottieren des Ballonkatheters und seine Durchgängigkeit zu prüfen sowie eine bildgebende Dokumentation durchzuführen.

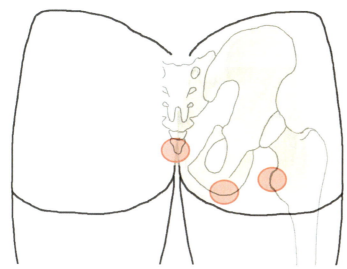

Abbildung 2-14: Dekubitalulzera im Gesäßbereich („Sitzulzera") mit Prädilektionsstellen am Steißbein, Tuber ossis ischii und Trochanter minor (mod. n. Holz et al. 1995)

Im Zusammenhang mit dem durch die Demenz bedingten Unruhezustand des Patienten wurde rechtsanwaltlich auf die Umstände bzgl. des Abtransportes des Patienten hingewiesen. Der Eingriff habe unter Zeitdruck gestanden, da die Sanitäter den Patienten danach sofort wieder mitnehmen sollten. Dadurch wollte man eine längere Überwachung des Patienten in der Klinik vermeiden. Dieses Vorbringen kann nicht akzeptiert werden, da derlei organisatorische Probleme nicht auf Kosten der Sorgfalt und der Sicherheit für den Patienten in den Vordergrund treten dürfen.

Zusammenfassend ist zur Beantwortung der eingangs gestellten Fragen folgendes festzuhalten:

1. *Sachgerechte Einlage des suprapubischen Katheters?*

Fehlerhaft war dabei, die notwendigen Kontrollen zu unterlassen um die korrekte Lage des Katheters zu ermitteln und damit den Harnabfluss zu gewährleisten.

2. *Folgen der über Stunden dauernden Urinblockade durch den eingelegten Ballonkatheter?*

Gutachten II-3

Die Entstehung des fieberhaften komplizierten Harnwegsinfektes ist Folge der Schleimhautverletzung der Harnröhre durch den Ballonkatheter, erkennbar an dem Blutaustritt aus der Harnröhre und dem stundenlangen Harnverhalt.

Der komplizierte Harnwegsinfekt infolge der Verletzung der prostatischen Harnröhre und dem lang andauernden Harnverhalt hat den bereits durch Vorschäden deutlich eingeschränkten Allgemeinzustand des Patienten verschlechtert, unter anderem ablesbar an der Entgleisung des Diabetes sowie der blutigen Exazerbation der Gastritis.

Festzuhalten ist einschränkend, dass die nachgewiesene Aussaat von Bakterien (Staphylococcus aureus) ins Blut als Allgemeininfektion des Harnwegsinfekts gesehen werden kann, wenn auch als möglicher Bakterienherd der Dekubitus (Stadium III) in Frage kommen kann.

Literatur

Bichler, K.-H.; Kern, B.-R.: „Arztrechtliche Begutachtung von Verletzungen und Erkrankungen der ableitenden Harnwege", in: Bichler, K.-H.: „Das Urologische Gutachten", Springer, Berlin, 2004

Bichler, K.-H.; Zumbrägel, A.; Feil, G.: „Immunpathogenese und -therapie der Urosepsis", in: Hofstetter, A.G. (Hrsg): „Urogenitale Infektionen", Springer, Berlin, 1999

Bredt, W.: „Das Erregerspektrum und seine Erkennung", in: Bichler, K.-H.; Altweih, J.E.: „Der Harnwegsinfekt", Springer, Berlin, 1985

Holz, U.; Wittmer, B.; Geiselhart, H.: „Becken, Hüftgelenk und Oberschenkel", in: Häring, R.; Zilch, H.: „Diagnose und Differentialdiagnose", Band 2, Chapman & Hall, London, 1995

Schöttle, Th.; Bichler, K.-H.: „Die suprapubische Urinableitung", KrankenPflegeJournal, 177-180, 2001

III. Begutachtungen in der gynäkologischen Urologie

1. Inkontinenz

Bei gynäkologischen Operationen kann es zu Komplikationen bzw. Folgeerscheinungen an den harnableitenden Wegen kommen.

Eine wichtige Rolle spielt die **Inkontinenz bei der Frau**. Sie zeigt im Kindesalter eine Häufung, steigt im mittleren Lebensalter an (40 bis 54 Jahre) und erhöht sich im höheren Alter nochmals (75 bis 84 Jahre). Unterschieden werden folgende Typen der Harninkontinenz:

1. Belastungsinkontinenz (Stressinkontinenz), am häufigsten
2. Urgeinkontinenz, unwillkürlicher Harnabgang, begleitet von imperativem Drang
3. Mischform aus Belastungs- und Urgeinkontinenz

Die **Belastungsinkontinenz** ist am häufigsten unter den Inkontinenzformen. Komplikationen und Fehler treten in der Diagnostik und vor allem bei der operativen Therapie auf und können zu Schadenersatzansprüchen führen.

Pathophysiologisch liegt der Belastungsinkontinenz eine Harnblasenhals-/Harnröhrenhypermobilität oder ein neuromuskulärer Defekt und zwar eine Defizienz des inneren Sphinkters zu Grunde. Urinabgang tritt auf, wenn ein Überwiegen des intraabdominellen Drucks über die Harnblasenverschlussmuskulatur z. B. durch Husten oder körperliche Belastung besteht.

Belastungsinkontinenz ist definiert als unwillkürlicher Urinabgang bei Husten oder Niesen. Folgende klinische Schweregrade der Belastungsinkontinenz werden unterschieden:

Tabelle 3-1: Unterscheidung der klinischen Schweregrade der Belastungsinkontinenz [Ingelman-Sundberg 1952]

Grad 1	Harnverlust bei Husten, Pressen, Niesen, schwerem Heben
Grad 2	Harnverlust beim Gehen, Bewegen, Aufstehen
Grad 3	Harnverlust im Liegen

Die **Urgeinkontinenz** ist gekennzeichnet durch imperativen, unfreiwilligen Harnabgang [Radley 2004; Wechsel, Bichler 2004].

Gutachterlich spielt die operative Korrektur der Belastungsinkontinenz bzw. deren Folgeerscheinungen eine Rolle. Zwei Operationsverfahren sind bekannt:

Die retropubisch-urethrovesikale Blasenhalssuspension (Operation nach Marshall-Marchetti bzw. Burch) und die vaginale Stützung des Blasenhalses (Stamey-

Pereira-Methode). Diese Blasenhalssupensionsplastik wurde in den letzten Jahren weitgehend verlassen. Heute werden vorwiegend Bandoperationen durchgeführt mit Tension Free Vaginal Tape (TVT) oder Transobturatoric Tape (TOT).

Die Untersuchungsabläufe bei Vorliegen einer Stress- bzw. Belastungsinkontinenz sind klar definiert: Zur Diagnostik gehört die Verifikation der weitgehend standardisierten Anamneseerhebung sowie die urodynamische Abklärung.

Eine **symptombasierte Diagnostik** ist am wichtigsten [Wechsel, Bichler 2004]. Hier ist die anamnestische Angabe, dass der unfreiwillige Harnabgang bei anstrengender sportlicher Tätigkeit oder Husten und Niesen auftritt, aussagekräftig. Von Bedeutung für die Diagnostik und Klassifikation der Inkontinenz ist weiterhin die Urodynamik. Urodynamische Untersuchungsmethoden sind das Miktionsprotokoll sowie der PAD-Test , der zur Erfassung des Ausmaßes der Inkontinenz dient (Dauer 1 Stunde oder 24 Stunden). Der 1-Stunden-Test kann auch in drei Teile mit jeweils unterschiedlichen Belastungen aufgeteilt werden.

Auch wenn es Publikationen gibt, die den routinemäßigen Einsatz einer Urodynamik vor der operativen Therapie einer Belastungsinkontinenz als verzichtbar ansehen, warnen andere vor einer zu eingeschränkten Diagnostik, da wichtige Daten nicht erfasst werden könnten. Auch die aktuellen urogynäkologischen Leitlinien, die nach mehreren Konsensustreffen der Arbeitskreisvertreter der Fachgesellschaft der deutschen, österreichischen und schweizerischen Urologen und Gynäkologen verabschiedet wurden, geben eindeutige, sich nach der Invasivität der geplanten Therapie orientierende Empfehlungen, die im Falle einer geplanten Operation eine Urodynamik unbedingt mit einschließen. Aufwendige urodynamische Untersuchungen (Videozystometrie) sind insbesondere vor einer operativen Therapie angezeigt.

Zusammengefasst bleibt festzuhalten: Vor **konservativer Therapie** wird als ausreichend angesehen: Anamnese/Miktionsprotokoll, Klinische Untersuchung mit gynäkologischem Befund, Urinuntersuchung, Restharnmessung, Hustentest und PAD-Test.

Vor **operativer Therapie** ist jedoch zu empfehlen: Zusätzliche Zysto-Manometrie mit Füllungs- und Entleerungsphase, Dokumentation der Pathomorphologie, Überprüfung der Blasenentleerung [Radley 2004; Schultz-Lampel 2009; Wechsel, Bichler 2004].

Ausgehend von der entsprechenden Diagnostik wird ein **konservativer Therapieversuch** mit Beckenbodengymnastik und medikamentöser Behandlung mit Duloxetin (Yentreve®) durchgeführt.

Beckenbodengymnastik dient der Kräftigung des Beckenbodens (dreischichtige Muskulatur). Damit soll ein zunehmend stärkerer urethraler Widerstand erreicht werden. Die Übung besteht aus langanhaltenden Kontraktionen und kurzfristigen kräftigen Kontraktionen. Die Übungen sollen über Monate erfolgen. Die Beckenbodengymnastik umfasst Kräftigungsübungen für die verschiedenen Schichten des Beckenbodens sowie für die Beweglichkeit des Beckens und Rückens. Das spezielle Kontinenztraining ist auf die Physiologie der beteiligten Muskelgruppen abgestimmt. Der quergestreifte Sphinkter urethrae wird durch submaximale Anspannung über längere Zeit (z. B. 80% der Maximalkraft über 10 Sekunden bei 10maliger Wiederholung) trainiert. Der quergestreifte Musculus pubococcygeus soll kurz und kräftig kontrahiert werden (ermüdet leicht). Das Training soll mit submaximaler Kraft (80%) über 10 Sekunden durchgeführt werden.

Neben der Beckenbodengymnastik ist in den letzten Jahren als medikamentöse Therapie die Einführung von Serotonin-Noradrenalin-Wiederaufnahme-Inhibitoren hinzugekommen. Zum Verständnis der Pharmakodynamik der Wirksubstanz **Duloxetin** (Handelspräparat: Yentreve®) ist eine Erklärung der bei der Kontinenz bestehenden Abstimmung zwischen dem neuralen und muskulären Anteil notwendig.

Die Harninkontinenz macht eine Kontrolle der Füllung und Öffnung der Harnblase notwendig. Das erfordert ein komplexes Zusammenspiel zwischen dem peripheren und zentralen Nervensystem. Der urethrale Verschluss setzt einen intakten gestreiften Urethralsphinkter der vom Nervus pudendus innerviert wird, voraus. Die motorischen Neuronen im sakralen Rückenmark werden während der Füllungsphase (Speicher-) durch den zentralen Transmitter Glutamate aktiviert [Mutschler]. Die Aktivität des Nervus pudendus und damit der Tonus und Kontraktion des gestreiften Sphinkters wird durch die zentralen Transmitter Serotonin und Noradrenalin bewirkt. Eine erhöhte Konzentration dieser Stoffe und daraus folgernd eine verstärkte Aktion des gestreiften urethralen Sphinkters erhöht die Kapazität der Harnblase.

Duloxetin ist ein potenter Wiederaufnahmeinhibitor von Serotonin und Noradrenalin[*]. Dadurch erhöht sich die Konzentration dieser Stoffe in der synaptischen Spalte in Onufs Nukleus. Das bewirkt eine verstärkte Aktivität des gestreiften Urethralsphinkters und erhöht damit die Kapazität der Blase. Eine Kontrolle des therapeutischen Effektes nach 4 Wochen ist zu empfehlen.

Fasst man zusammen, so kann mit der Verabreichung von Duloxetin ein Heilungseffekt zwar nicht erzielt werden, dafür jedoch eine leichte Verbesserung der Kontinenz durch Verstärkung des Tonus und der Kontraktion des gestreiften Sphinkters.

Im Falle des Versagens dieser konservativen Therapie werden „über 90% der Patientinnen bei Harnbelastungsinkontinenz heute mit einem **spannungsfreien Band** operiert" [Radley 2004; Schultz-Lampel 2009].

Die offene Kolposuspension nach Burch war über viele Jahre als Goldstandard der Inkontinenzoperationen einzustufen und besitzt auch aktuell noch einen hohen Stellenwert. Dies ist auf die positiven Langzeitergebnisse (10 Jahre) von etwa 80% bei den Patientinnen zurückzuführen. Neuere Therapieverfahren wie die spannungsfreien Bänder TVT (Tension free vaginal tape) und TOT (Trans obturatoric tape) sind in den Langzeitergebnissen gleichwertig, aber deutlich weniger invasiv. Aus diesem Grunde haben die Bänder inzwischen die Burch-Kolposuspension als Standardmethode der primären operativen Therapie der weiblichen Belastungsinkontinenz abgelöst [Goepel, Bross 2009].

---

[*] SSRI (selective serotonin re-uptake inhibitor)

Literatur

Ingelman-Sundberg, A.: „Urinary incontinence in women, exccluding fistulas", Acta obstet. gynec. scand. 31 266, 1952

Radley, S.C: „Differential diagnosis of stress urinary incontinence", BJU supplement 4-7, 2004

Wechsel, H.W.; Bichler, K.-H.: „Funktionsstörungen der Harnblase", in: Bichler, K.-H.: „Das urologische Gutachten", Springer, Berlin, 2004

Schultz-Lampel, D: „Rekonstruktive Beckenchirurgie bei Belastungsinkontinenz und Descensus der Frau", Der Urologe 48:477, 2009

Goepel, M.; Bross, S.: „Belastungsinkontinenz der Frau", Der Urologe, 48: 487, 2009

Die Verfahren weisen unterschiedliche Komplikationen auf. Ein Beispiel ist das Gutachten **Urol. G. 19-1, S. 270**. Hier führte eine **Blasenhalssuspension nach Stamey-Pereira** zu postoperativen Schmerzen in der linken Leiste. Bei einer Monate später durchgeführten Leistenhernienoperation fand sich eine **Einklemmung des N. ilioinguinalis** durch den bei der Inkontinenzoperation gelegten Suspensionsfaden.

Im nachfolgenden Gutachtenbeispiel führte die zunächst konservative Behandlung mit Beckenbodengymnastik und medikamentöser Behandlung mit Duloxetin nicht zum Erfolg. Daraufhin wurde eine **transvaginale Applikation eines spannungsfreien Bandes** durchgeführt.

Trotz klarer Indikation und einwandfreier Operationstechnik kam es nicht zum Erfolg. Von der Patientin wurde dem Operateur eine fehlerhafte Operation vorgeworfen.

Gutachten III-1

Gutachtenproblematik: Inkontinenzoperation mit spannungsfreiem Band („Transobturatorisches Tape" - TOT), Entwicklung einer de novo Urge, Bandexplantation, persistierende Inkontinenz.

Patientin: 50 Jahre
Auftraggeber: Landgericht
Vorwurf des Patienten: Fehlerhafte operative Behandlung.

Gutachterliche Entscheidung: Kein Behandlungsfehler festgestellt.
Ergebnis: Keine Fehlbehandlung nachweisbar, Verfahren eingestellt.

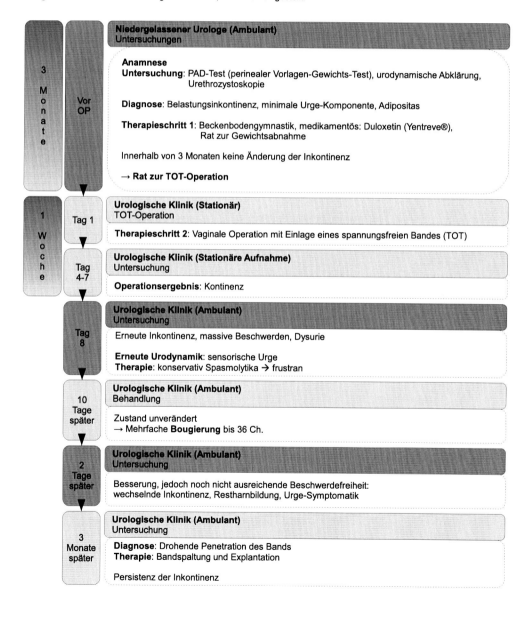

3 Monate / Vor OP — Niedergelassener Urologe (Ambulant), Untersuchungen

Anamnese
Untersuchung: PAD-Test (perinealer Vorlagen-Gewichts-Test), urodynamische Abklärung, Urethrozystoskopie

Diagnose: Belastungsinkontinenz, minimale Urge-Komponente, Adipositas

Therapieschritt 1: Beckenbodengymnastik, medikamentös: Duloxetin (Yentreve®), Rat zur Gewichtsabnahme

Innerhalb von 3 Monaten keine Änderung der Inkontinenz

→ **Rat zur TOT-Operation**

1 Woche / Tag 1 — Urologische Klinik (Stationär), TOT-Operation

Therapieschritt 2: Vaginale Operation mit Einlage eines spannungsfreien Bandes (TOT)

Tag 4-7 — Urologische Klinik (Stationäre Aufnahme), Untersuchung

Operationsergebnis: Kontinenz

Tag 8 — Urologische Klinik (Ambulant), Untersuchung

Erneute Inkontinenz, massive Beschwerden, Dysurie

Erneute Urodynamik: sensorische Urge
Therapie: konservativ Spasmolytika → frustran

10 Tage später — Urologische Klinik (Ambulant), Behandlung

Zustand unverändert
→ Mehrfache **Bougierung** bis 36 Ch.

2 Tage später — Urologische Klinik (Ambulant), Untersuchung

Besserung, jedoch noch nicht ausreichende Beschwerdefreiheit: wechselnde Inkontinenz, Restharnbildung, Urge-Symptomatik

3 Monate später — Urologische Klinik (Ambulant), Untersuchung

Diagnose: Drohende Penetration des Bands
Therapie: Bandspaltung und Explantation

Persistenz der Inkontinenz

Gutachten III-1

Beurteilung

Krankheitsverlauf
Die Patientin kam wegen Symptomen einer Belastungsinkontinenz in urologische Behandlung. Die Untersuchungen mit Anamnese, PAD-Test, Urodynamik und Urethrozystoskopie ergaben eine Belastungsinkontinenz.
Zunächst wurde zur Behandlung Beckenbodengymnastik und medikamentöse Behandlung mit Duloxetin verordnet sowie der Rat zur Gewichtsabnahme erteilt. Die konservative Therapie erbrachte keine Besserung. Der Patientin wurde deshalb zur Operation geraten und zwar unter Anwendung eines spannungsfreien Bandes (TOT) (Abbildung 3-1 a-d, hier TVT).
Sieben Tage nach der Operation war die Patientin kontinent. Eine Woche später bestand jedoch eine erneute Stressinkontinenz und zusätzlich Dysurie. Die urologische Diagnostik stellte eine sensorische Urge fest (d. h. eine Urgeinkontinenz ohne messbaren Druckanstieg des Detrusors). Zur Behandlung erhielt die Patientin zunächst Spasmolytika. Drei Wochen postoperativ war eine Besserung nicht festzustellen. Die Harnröhre der Patientin wurde mehrfach bis Ch. 36 erweitert (bougiert), wodurch es zu einer gewissen Besserung kam. Sie klagte aber weiterhin über Stressinkontinenz, Restharnbildung und Urgeinkontinenz. Drei Monate postoperativ zeigte sich das eingelegte Band kurz vor der Penetration, d. h. kurz vor dem Durchbruch in die Harnröhre bzw. den Harnblasenhals. Es wurde deshalb gespalten und extrahiert.

Gutachterliche Stellungnahme
Die Diagnose Belastungsinkontinenz war urodynamisch belegt und verifiziert worden. Die Diagnostik war korrekt. Die zunächst eingeleitete konservative Behandlung mit Beckenbodengymnastik und Medikamenten (Duloxetin) war konsequent, führte aber nicht zum Erfolg. Die in zweiter Linie durchgeführte Operation entsprach den Regeln der ärztlichen Kunst.
Die nach der Entlassung am 4. postoperativen Tag aufgetretene Inkontinenz wurde korrekt diagnostiziert und therapiert, dieses Vorgehen war sachgerecht. Das Auftreten der genannten postoperativen Komplikationen ist nicht auf ein fehlerhaftes Handeln und eine falsche Indikationsstellung zurückzuführen.

Zusammengefasst bleibt festzuhalten, dass leider trotz sorgfältiger Diagnostik, klarer Indikation und Durchführung der Operation ein Erfolg nicht gesichert ist.
Ein Behandlungsfehler konnte hier **nicht** festgestellt werden. Das Gericht folgte dem Gutachten. Das Verfahren wurde eingestellt.

Gutachten III-1

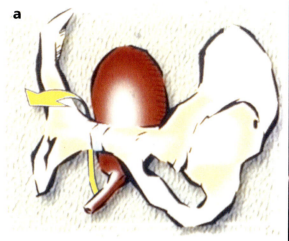
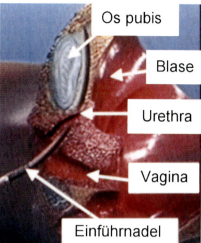
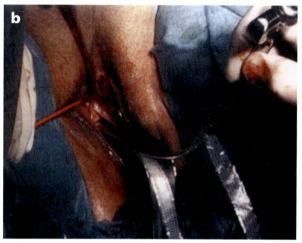
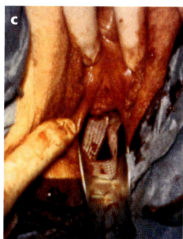
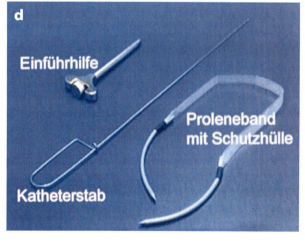

Abbildung 3-1: Operation bei Belastungsinkontinenz mit TVT
a) Methodisch-Schematisch
b) und c) Einführung und spannungsfreie Position des Bandes
d) Instrumentar bzw. Band

2. Komplikationen bei gynäkologischen Operationen und während der Geburt

Im Weiteren spielen intraoperative Komplikationen bei der **vaginalen bzw. abdominalen Hysterektomie** (Gebärmutterentfernung) gutachterlich eine Rolle. Dabei kann es zu **Harnleiterverletzungen** bzw. nahtbedingten Obstruktionen kommen. Sich daraus entwickelnde Harnstauungsnieren werden in 0,5 bis 1% als Operationsfolgen beschrieben. Die Abbildung 3-2 zeigt den Harnleiterverlauf im weiblichen Becken und die am häufigsten von Verletzungen betroffenen Stellen: Die Kreuzung der A. iliaca externa (1), die Kreuzung von A. uternia und Ureter (2) und die uretererovesikale Verbindung (3).

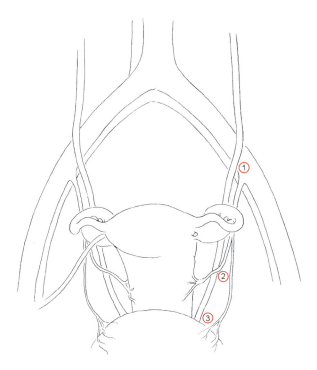

Abbildung 3-2: Harnleiterverlauf im weiblichen Becken

Dazu ein Gutachtenbeispiel. Bei der 41 Jahre alten Frau handelte es sich um einen Zustand nach **vaginaler Hysterektomie** mit Ovarialzystenexstirpation rechts wegen Myohyperplasia Uteri mit Dysmenorrhoen. Postoperativ wurde eine **Harnstauungsniere** rechts bei intraoperativ entstandener prävesikaler Harnleiterstenose festgestellt. Die Harnleiterenge ließ sich durch Bougierung überwinden.

Gutachten III-2

Gutachtenproblematik: Zustand nach vaginaler Hysterektomie mit Ovarialzystenexstirpation rechts wegen Myohyperplasia uteri mit Dysmenorrhoen, postoperative Harnstauungsniere rechts bei prävesikaler Harnleiterstenose. Ursache: intraoperative Ligatur, Hysterektomie.

Partientin: 41 Jahre
Auftraggeber: Landgericht
Vorwurf der Patientin: Behandlungsfehler in Folge intraoperativer Komplikationen mit Ausbildung einer Harnstauungsniere rechts.

Gutachterliche Entscheidung: Es wurde kein Behandlungsfehler festgestellt.
Ergebnis: Keine gerichtliche Entscheidung, außergerichtlicher Vergleich.

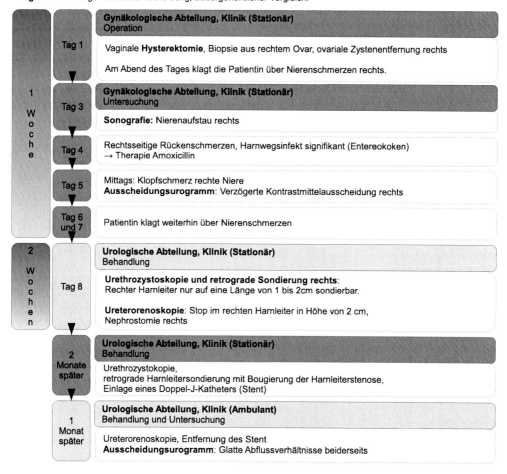

Beurteilung

Krankheitsverlauf

Zum Krankheitsverlauf ist zusammenfassend festzustellen, dass in Folge der durch die Scheide vorgenommenen Gebärmutterentfernung mit Abtragung einer rechtsseitigen Ovarialzyste und Wiederherstellung der Form des rech-

Gutachten III-2

ten Eierstocks postoperativ eine rechtsseitige Harnabflussbehinderung mit Erweiterung des Nierenbeckens und Harnleiters auftrat.

Bei der zunächst durchgeführten Narkoseuntersuchung fand sich ein gut frauenfaustgroßer mobiler Uterus (Gebärmutter) und im rechten Adnexbereich eine kugelige Resistenz. Die transvaginale Gebärmutterentfernung wurde in typischer Weise vorgenommen. Die Abgänge zu den Adnexen (Ovar und Eileiter) bzw. das Aufhängeband der Gebärmutter wurden mit Durchstechungsligaturen versorgt und hier eine zusätzliche Ligatur (Unterbindung) angebracht. Die getastete Ovarialzyste auf der rechten Seite (tischtennisballgroß) wurde entfernt und das verbleibende Ovar in seiner Form rekonstruiert. Die Scheidenwunde wurde in einem zentral gelegenen Schlitz offen gelassen und ein Harnröhrenkatheter zu Ende der Operation eingelegt bzw. die Scheide tamponiert. Die histologische Untersuchung des entfernten Uterus ergab keinen Anhalt für Bösartigkeit. Es fanden sich fernerhin unauffällige Wandstrukturen einer Ovarialzyste, der Gebärmutterhals zeigte ausgeprägte chronisch entzündliche Veränderungen, ein Befund, der die Kontaktblutung erklärt, und auch hier kein Anhalt für Bösartigkeit.

Die Patientin klagte in den Tagen nach der Operation über Rückenschmerzen bzw. Schmerzen im rechten Nierenlager. Sonografische Untersuchungen vor der Operation zeigten keine Aufstauung im Bereich der Nierenbeckenkelchsysteme beiderseits. Eine am 3. Tag durchgeführte Sonografie ergab eine Aufstauung im Bereich des rechten Nierenbeckens (Abbildung 3-3), der durch nachfolgende Röntgenuntersuchungen (Ausscheidungsurogramm und Computertomografie) bestätigt wurde (Abbildung 3-4 a-c).

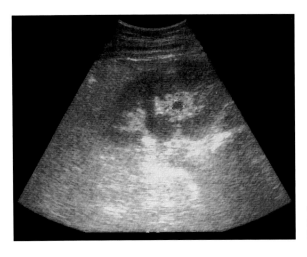

Abbildung 3-3: Sonografie der rechten Niere mit Aufstauung des Hohlraumsystems

Wegen eines mikrobiologisch nachgewiesenen Harnwegsinfekts erhielt die Patientin Amoxicillin. Eine Penicillinallergie war bei der stationären Aufnahme angegeben worden. Wegen der Harnaufstauung im rechten Nierenbeckenkelchsystem wurde nach einem urologischen Konsil die Patientin in

Gutachten III-2

die Urologische Abteilung verlegt. Dort waren harnableitende Maßnahmen (Nierenfistel) rechts erforderlich.

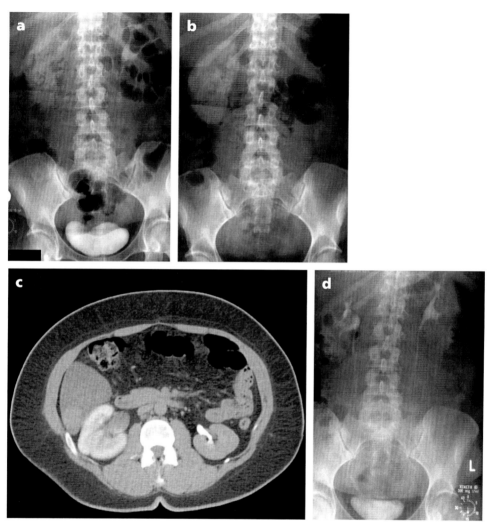

Abbildung 3-4: Ausscheidungsurogramm und Computertomogramm bei Harnabflussbehinderung der rechten Niere:
a) 20 Minuten p.i.: Verzögerte KM-Ausscheidung rechte Niere
b) 5 Stunden p.i.: Flaue KM-Ausscheidung rechte Niere
c) Harnstauung rechte Niere
d) Zeitgerechte KM-Ausscheidung rechte Niere und glatte Abflussverhältnisse zur Harnblase, 4 Monate später

Zur Entlastung der rechten Niere wurden zunächst eine Harnblasenspiegelung und der Versuch der Sondierung des rechten Harnleiters unternommen. Der Katheter konnte nur etwa auf 1-2 cm vorgeschoben werden. Danach

Gutachten III-2

bestand ein totaler Stopp. Auch mit einem an der Spitze gebogenen Spezialkatheter war es nicht möglich, in die höheren Etagen des Harnleiters zu gelangen. Eine Ureterorenoskopie (Harnleiterspiegelung) gelang aus diesem Grund nicht (Abbildung 3-5).

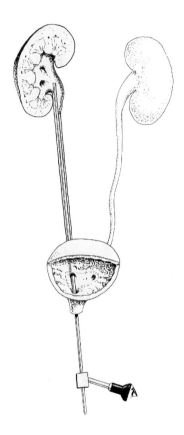

Abbildung 3-5: Ureterorenoskopie zur Inspektion des Harnleiterverlaufs

Es war deshalb erforderlich, eine perkutane Nierenfistel anzulegen. Dieser Eingriff wurde in der gleichen Narkose durchgeführt. Unter sonografischer Kontrolle wurde das rechte Nierenhohlraumsystem anpunktiert und ein entsprechender Katheter zur Ableitung des Urins eingeführt (Abbildung 3-6 a). Nach Applikation des Katheters wurde eine Kontrastmitteldarstellung des Harnleiters vorgenommen. Es kam zur Darstellung des Harnleiterlumens bis kurz vor die Blase (s. Abbildung 3-6 b). Hier findet sich eine filiforme (fadenförmige) Engstellung, die vom Kontrastmittel nicht überwunden werden konnte. Die Nierenfistel wurde bis auf weiteres belassen.

Nach 6 Wochen erfolgte eine erneute stationäre Aufnahme in der Urologischen Abteilung. Der vorgesehene endoskopische Sondierungsversuch wurde durchgeführt. Eine vorher vorgenommene Kontrastmitteldarstellung zeigte wieder den Abbruch der Kontrastmittelsäule kurz vor der Blase. Bei der

Gutachten III-2

Harnblasenspiegelung und Sondierung des rechten Harnleiters gelang es, mit dem Harnleiterkatheter die harnblasennahe Stelle zu überwinden und den Katheter höher in den Harnleiter zu schieben. Es wurde jetzt eine sog. Doppel-J-Schiene (Verweilkatheter) über die Engstelle in den Harnleiter eingelegt und auf diese Weise der Harnabfluss in die Blase gesichert (s. Abbildung 1-18 a-c). Bei der Kontrolle der Laborwerte fand sich ein Serum-Kreatinin-Wert von 1,3 mg/dl. Die Urinuntersuchung ergab Anzeichen für einen Harnwegsinfekt mit weißen und roten Blutkörperchen im Urin. Eine weitere chemotherapeutische Behandlung des Harnwegsinfektes wurde veranlasst.

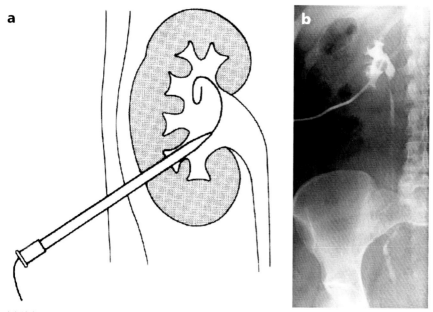

Abbildung 3-6:
a) Perkutane Punktion der Niere zur Anlage einer Nierenfistel (Harnableitung).
b) In die rechte Niere eingelegte Fistel. Kontrastmitteldarstellung des Nierenhohlraumsystems und des Harnleiters. Abbruch der Kontrastmittelstraße vor der Harnblase in Folge einer Harnleiterobstruktion

Einen Monat später erfolgte wie geplant die erneute stationäre Aufnahme in die urologische Abteilung des Krankenhauses. Es wurde am zweiten Tag zunächst der Verweilkatheter entfernt und eine Kontrastmitteldarstellung des rechten Harnleiters durchgeführt. Dabei fand sich eine mäßiggradige Erweiterung des rechten Harnleiters. Ein sicherer Anhalt für ein Harnkonkrement ergab sich nicht. Wohl fand sich eine unklare Kontrastmittelinhomogenität im rechten Nierenbecken. Nach Entfernen des Ureterenkatheters wurde eine Harnleiterspiegelung durchgeführt, dabei fiel eine „ruckartige" Erweiterung im Bereich des distalen Harnleiters auf. Danach hatte sich der Harnleiter

Gutachten III-2

in diesem Bereich deutlich erweitert, die Ausspiegelung des Harnleiters war jetzt möglich. Ein Ausscheidungsurogramm zeigte noch eine mäßiggradige Abflussbehinderung auf der rechten Seite. Auf die erneute Einlage eines Schienungskatheters konnte bei diesem Befund verzichtet werden. Ein Anhalt für ein Harnleiterkonkrement ergab sich bei diesen Untersuchungen jedoch nicht.
Nach 4 Monaten fanden sich glatte Abflussverhältnisse (s. Abbildung 3-4 d).

Zusammenfassung
Im Verlaufe der urologischen Behandlung (3 Monate) waren Kathetereinlagerungen in den rechten Harnleiter sowie Bougierungen (Erweiterungen des Harnleiters) erforderlich. Am 7. Tag gelang es, durch Bougierung die Harnleiterenge ruckartig zu erweitern und damit die Harnabflussverhältnisse maßgeblich zu verbessern.

Gutachterliche Stellungnahme
Gutachterlich ist festzustellen, dass es in Folge der transvaginalen Hysterektomie zur Obstruktion des rechten Harnleiters gekommen ist. Dieser Folgezustand nach Operation wurde von der geburtshilflich-gynäkologischen Abteilung mit geeigneten sonografischen bzw. röntgenologischen Verfahren festgestellt. Daraus wurden die notwendigen Schlussfolgerungen gezogen. Die Patientin wurde in die urologische Abteilung verlegt und dort in sachgerechter Weise behandelt. Die Abflussverhältnisse konnten nach passageren Ableitungsmaßnahmen wiederhergestellt werden (s. Abbildung 3-4 d). Unter Berücksichtigung operativ-urologischer Erfahrung und dem internationalen Schrifttum ist festzuhalten, dass nach vaginaler bzw. abdominaler Hysterektomie Harnleiterverletzungen bzw. durch Naht bedingte Obstruktionen in 0,5 bis 1% der Fälle auch bei sorgfältigstem operativem Vorgehen auftreten können [Bichler, Kern 2004; Loughlin 2001; Neumann et al. 1991; Raz, 1995]. Die Abbildung 3-2 gibt die drei am häufigsten von Verletzungen bzw. Obstruktionen intraoperativ betroffenen Stellen am Harnleiter wieder. Es handelt sich um die Kreuzung der A. iliaca externa, Kreuzung von a. uterina und Ureter und ureterovesikale Verbindung.
Im zu begutachtenden Falle war es 2 cm oberhalb des Ostiums zur Obstruktion gekommen, da wie oben ausgeführt, auch bei größter Sorgfalt derartige Verletzungen vorkommen können, konnte ein Behandlungsfehler nicht festgestellt werden.
Die am 9. Tag aufgetretenen Hautreaktionen sind auf die Chemotherapie zurückzuführen [Mutschler 2001; Simon et al. 1989]. Es kommen zwei Medikamente in Frage, das Amoxicillin bzw. das Cotrimoxazol. Amoxicillin wurde verordnet, obwohl die Patientin eine Penicillinallergie bei der stationären Aufnahme angegeben hat. Einen ausreichend sicheren Bezug für die Ursächlich-

keit des einen oder anderen Medikaments für die allergische Hautreaktion kann der Gutachter jedoch nicht feststellen.

Literatur

Bichler, K.-H.; Kern, B.-R.: „Arztrechtliche Begutachtung von Verletzungen und Erkrankungen der ableitenden Harnwege", in: Bichler, K.-H.: „Das urologische Gutachten", Springer, Heidelberg, 2004

Loughlin, Kr.: „Urological complications of gynaecological surgery", in: Cardozo, L.; Staskin, D. (Hrsg): „Textbook of female urology and urogynaecology", Isis Medical Media, London, 2001

Mutschler, E.: „Arzneimittelwirkungen", Wissenschaftliche Verlagsgesellschaft, Stuttgart, 2001

Neumann, M.; Eidelmann, A.; Langer, R. et al.: „Iatrogenic injuries to the ureter during gynaecologic and obstetric operations", Surg Gynecol Obstet, 173:268-272, 1991

Raz, S.: „Atlas transvaginaler Operationen", Enke, Stuttgart, 1995

Simon, C.,; Stille, W.: „Antibiotika-Therapie", Schattauer, Stuttgart, 1989

Ein ähnliches Gutachtenbeispiel, **Urol. G. 19-2, S. 273**, hat die Ausbildung einer **Harnstauungsniere nach vaginaler Hysterektomie** zum Inhalt. Diagnostisch war postoperativ in der Sonografie eine rechtsseitige Harnstauung aufgefallen. Im Ausscheidungsurogramm fand sich eine rechtsseitige, stumme Niere. Über die zunächst eingelegte Nephrostomie konnte röntgenologisch eine distale Harnleiterobstruktion festgestellt werden (s. Abbildung 3-6 b). Die Obstruktion ließ sich durch Dilatation der Engstelle überwinden.

Ein weiteres Beispiel **Urol. G. 19-3, S. 275** beschreibt die postoperative Situation nach **Hysterektomie** bei einer 35 Jahre alten Frau. Hier erforderte die **operativ bedingte Harnleiterobstruktion** infolge mehrerer Durchstechungsnähte wegen Blutung Nachoperationen zur Korrektur und zwar eine Ureteranastomose und danach die Harnleiterimplantation in Form einer Hörnerblase.

Auch in einem weiteren Beispiel **Urol. G. 19-4, S. 277** war es nach **Hysterektomie** zur **Harnstauungsniere** gekommen. Zur Korrektur war eine Harnleiterreimplantation durchgeführt worden, die aber ihrerseits zu einer Stenosierung des Harnleiters führte. Da sich die Patientin einer weiteren Kontrolle entzog, kam es zu einer erheblichen Funktionseinschränkung der Niere und letztlich zur Nephrektomie.

Auch eine **Gebärmutterentfernung bei Descensus uteri** (Gebärmuttervorfall) ohne schwerwiegende Beschwerden bei der Harnblasenentleerung wie Harnverhalt, Restharnbildung oder Stressinkontinenz führte zu Haftpflichtansprüchen. In diesem Fall hatte der Urologe wegen rezidivierender Zystitiden und Descensus uteri nur eine vordere Scheidenplastik vorgeschlagen. Der gynäkologische Operateur hatte aber nach entsprechender Abklärung zu einer Hysterektomie geraten und die Operation ausgeführt. Postoperativ warf die Patientin dem Gynäkologen unzureichende Aufklärung über die Notwendigkeit der weitergehenden Operation vor. Der Vorwurf war umso schwerwiegender, als noch Kinderwunsch bestand und der Descensus von der Patientin nicht als so gravierend angesehen wurde (**Urol. G. 19-7, S. 282**).

Der Harnleiterverlauf kann auch durch mehr oder weniger starke **postoperative Entzündungen** infolge ausgedehnter Koagulationen in der Nachbarschaft in Mitleidenschaft gezogen werden.

Die Frage, inwieweit bei einem solchen Fall eine **Ureterverletzung** durch den zugezogenen Urologen verursacht wurde oder Folge eines **Douglas-Abszesses** nach gynäkologischer Operation war, beschäftigt das nachfolgende Gutachten.

Gutachten III-3

Gutachtenproblematik: Entzündliche Harnleiterverletzung nach gynäkologischer Operation mit postoperativem Douglas-Abszess. Fragliche Ureterverletzung durch urologischen Konsiliarius.

Patientin: 45 Jahre
Auftraggeber: Versicherungsgutachten
Vorwurf der Patientin: Fehlerhafte Behandlung. Gynäkologe bestreitet ursächlichen Zusammenhang seiner Operation mit der Ureterverletzung und erhebt seinerseits den Vorwurf einer fehlerhaften Intervention durch den mit der nachgeordneten Behandlung betrauten Urologen.

Gutachterliche Entscheidung: Kein Behandlungsfehler des Urologen.
Ergebnis: Einigung der Patientin mit der Haftpflichtversicherung ohne Schuldanerkenntnis.

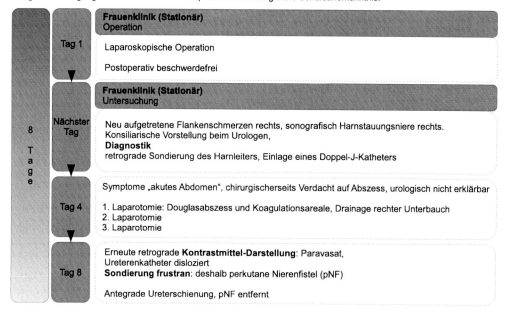

Beurteilung

Krankheitsverlauf

Nach einer gynäkologischen laparoskopischen Operation kam es bei der 45 Jahre alten Frau rund um den Harnleiter zu einer reaktiven Schwellung. Während die Patientin präoperativ beschwerdefrei war und in einer früheren Sonografie die rechte Niere als unauffällig befundet wurde, zeigte sich postoperativ in der i. v. Pyelografie eine Stauungsniere. Wegen dieser Veränderung wurde die Patientin beim Urologen vorgestellt. Durch ihn erfolgte zur Abklärung eine retrograde Sondierung des Harnleiters. Es fand sich ein Kontrastmittelabbruch wohl in Folge einer massiven Verschwellung des Ureters im Bereich der Ileosakralfuge rechts, d. h. in der Region der vorher durchgeführten gynäkologischen Operation. Bei der retrograden Sondierung gelang es, einen Ureterenkatheter ins Nierenbecken hochzuschieben und ihn zunächst als Ableitung zu belassen.

Gutachten III-3

2 Tage später entwickelte die Patientin, nachdem sie am Vortag beschwerdefrei war (die Flankenschmerzen rechts verschwanden nach Harnableitung), Symptome eines akuten Abdomens. Chirurgischerseits wurde der Verdacht auf einen Douglas-Abszess geäußert mit der Notwendigkeit einer Laparatomie und dieser Eingriff auch durchgeführt. Der Operateur beschreibt ausgedehnte Koagulationsareale im Bereich des rechten Unterbauches ebenso wie links. Der im rechten Unterbauch verlaufende Harnleiter konnte durch die Koagulationen beim 1. Eingriff zumindest reaktiv alteriert worden sein. Dagegen war die Harnleitersondierung ohne Verletzung der Wand verlaufen, sodass ein Zusammenhang mit dem später diagnostizierten Douglas-Abszess nicht gegeben war. Der Douglas-Abszess wurde durch die Chirurgen versorgt. Es waren mehrfache Laparotomien dazu notwendig. Am 8. Tag nach der laparoskopischen Operation zeigte eine retrograde Kontrastmitteldarstellung ein Paravasat als Folge des dislozierten Harnleiterkatheters. Eine erneute Sondierung misslang. Es wurde deshalb eine Nierenfistelung notwendig und später eine antegrade Ureterschienung.

Gutachterliche Stellungnahme
Ein Einfluss auf die auftretende reaktive Gewebedestruktion im Harnleiter durch den Douglas-Abszess kann aufgrund der räumlichen Trennung als unwahrscheinlich angesehen werden. Dennoch lässt sich eine Begünstigung der Gewebealteration nicht völlig ausschließen. Eher anzunehmen ist, dass es fortschreitend auf dem Boden der intraoperativ bei der gynäkologischen Operation erfolgten Koagulationen und ihrer Folgen zu einer Gewebedestruktion am Ureter kam. Unglücklicherweise dislozierte genau in dieser Phase auch der zuvor eingebrachte Ureterenkatheter. Über einen erneut eingelegten Ureterenkatheter ergab die retrograde Darstellung ein Paravasat. Dieser Befund zeigte, dass hier eine Gewebedestruktion im Bereich des Harnleiters stattgefunden hatte.
Aufgrund des Urinaustrittes aus dem Harnleiter und der frustranen Sondierung wurde eine perkutane Nierenfistel angelegt. Hierunter kam es zu einer Urinausscheidung und einige Tage später auch parallel über den Harnleiter in den rechten Unterbauch bzw. durch die noch liegende Drainage nach außen. Diese Drainage war von den Chirurgen im Rahmen der Douglas-Abszess-Revision eingelegt worden. Die Urinextravasation über den Harnleiter sistierte im Rahmen der Abheilung des Ureters. Unter Beibehaltung der antegraden Schienung des Harnleiters konnte die perkutane Nephrostomie entfernt werden.

Ein Behandlungsfehler des Urologen konnte **nicht** festgestellt werden. Sein Vorgehen war sachgerecht. Die Ureterläsion war ihm nicht anzulasten.

Harnblasen- bzw. Harnleiterscheidenfisteln nach radikalen gynäkologischen Operationen bzw. in der Geburtshilfe sind schwere Komplikationen. Diese Fistelbildungen stellen eine erhebliche Beeinträchtigung der Lebensqualität infolge des permanenten unkontrollierten Harnabgangs dar. Sie erfordern einen operativen Eingriff, der seinerseits Schwierigkeiten bereiten kann. Harnfistelbildungen geben daher immer wieder Anlass zu arztrechtlichen Auseinandersetzungen. Operativ bedingte Harnfistelbildungen zeigt die Abbildung 3-7.

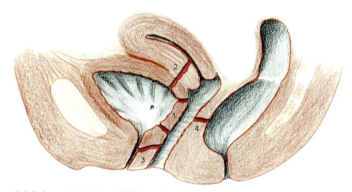

Abbildung 3-7: Fistelbildung im Urogenitalbereich der Frau: Harnblasen-Scheiden-Fistel (1), Harnblasen-Gebärmutter-Fistel (2), Harnröhren-Scheiden-Fistel (3) und Scheiden-Enddarm-Fistel (4)

Verletzungen unter der Geburt können die ableitenden Harnwege betreffen. Während in früheren Zeiten durch die Anwendung von Zangen und anderen Manipulationen unter der Geburt entsprechende Verletzungen der Harnblasenwand auftreten konnten, sind heute eher Gebärmutterrupturen bei Spontangeburten nach vorhergegangener Schnittentbindung bzw. bei wiederholten Schnittgeburten zu beobachten [Bichler, Kern 2004; Landon et al. 2004].

Dabei ist auch festzustellen, dass die Zahl der Schnittentbindungen deutlich zugenommen hat. Nach Angaben des statistischen Bundesamtes hat sich die Zahl der Schnittentbindungen im Zeitraum von 1991 bis 2009 nahezu verdoppelt [DÄB 2009; DÄB 2006].

Die Abbildung 3-8 beschreibt den Geburtsverlauf bei einer 38-jährigen, Mehrfachgebärenden beispielhaft, bei der nach zwei Schnittentbindungen gegen den dringenden Rat des Geburtshelfers eine Spontangeburt gewünscht wurde und es zur Uterusruptur mit tiefen Einrissen in die Harnblase und Harnröhre kam (Beobachtung aus dem eigenen Krankengut).

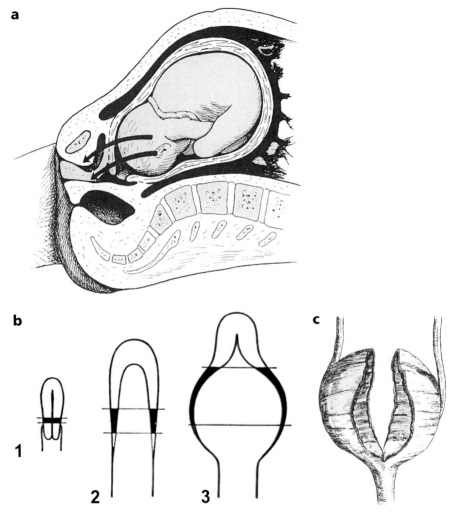

Abbildung 3-8: Uterusruptur mit Verletzung von Nachbarorganen
a) Auf das untere Uterinsegment einwirkende Kräfte unter der Geburt bzw. die Pathogenese der dabei entstehenden Uterusruptur
b) Darstellung der Überdehnung des unteren Uterinsegmentes bei drohender Uterusruptur (1) nicht gravider Uterus, (2) normale Geburt, (3) Überdehnung bei drohender Uterusruptur
c) Zerreißen der Harnblase bis in das Trigonum und die proximale Harnröhre bei Uterusruptur

In dem Gutachtenbeispiel **Urol. G. 19-6, S. 281** war es bei der dritten Schnittentbindung zur Schädigung der Gebärmutterwand gekommen und zu einem um Tage verzögerten Einriss der Harnblase mit Ausbildung einer **Fistel zwischen Gebärmutter und Harnblase** (s. Abbildung 3-7). Postoperativ war die Patientin jeweils mit der Periodenblutung inkontinent. Die Fistel zwischen Gebärmutter und Harnblase konnte unter Erhalt des Uterus verschlossen werden.

In einem weiteren Fall **Urol. G. 19-5, S. 278** war es nach einer Schnittentbindung und zwei vorhergehenden Spontangeburten zu einer in ihrem Ausmaß schwankenden **Inkontinenz** gekommen. In vierwöchentlichem Abstand traten krampfartige Schmerzen im Unterbauch auf und gleichzeitig verschlimmerte sich die Inkontinenz. Der behandelnde Urologe sah das Krankheitsbild zunächst als eine Dranginkontinenz (unwillkürlicher Abgang bei nicht unterdrückbarem Harndrang) an und leitete eine entsprechende medikamentöse Therapie ein. Nachdem diese Behandlung keinen Erfolg zeitigte, führte der behandelnde Urologe aufgrund einer urodynamischen Untersuchung, die Hinweis auf eine Stressinkontinenz gab, eine Elevationsoperation durch. Das Ergebnis war negativ, die Inkontinenz bestand weiterhin. Eine erneute Zystoskopie mit Röntgenflankierung erbrachte die Diagnose einer Gebärmutter-Harnblasenfistel. Zur Behandlung erfolgte eine Hysterektomie und der Verschluss der Harnblasenfistel.

Harnröhrendivertikel können angeboren oder erworben sein (Abbildung 3-9). Gutachterlich spielen sie dann eine Rolle, wenn die Aussackung infolge einer endoskopischen Untersuchung bzw. Operation z. B. mit nachfolgender Obstruktion und Aussackung der Harnröhre endet. Fernerhin kann die operative Sanierung von angeborenen Harnröhrendivertikeln zu Komplikationen, z. B. Fisteln, führen.

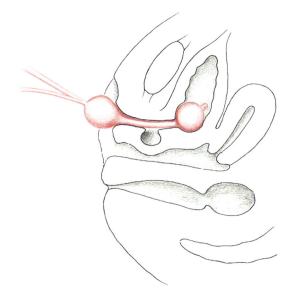

Abbildung 3-9: Harnröhrendivertikel mit einliegendem Doppel-Ballonkatheter zur Röntgendarstellung

In einem Gutachtenbeispiel (**Urol. G. 19-18, S. 294**) war es nach Freilegung und **Abtragung des Divertikels** zur **Harnröhrenscheidenfistel** gekommen. Eine Korrektur in einer urologischen Klinik war erforderlich. Die Patientin warf dem Erstoperateur im Arzthaftpflichtbverfahren ein fehlerhaftes Vorgehen vor.

3. Strahlenschutz bei bildgebenden Verfahren (Röntgen)

Haftpflichtansprüche werden mitunter im Zusammenhang mit Röntgenuntersuchungen der ableitenden Harnwege gestellt. Insbesondere bei jüngeren Frauen bestehen Befürchtungen bei der **Anwendung von Röntgenstrahlen bezüglich der Schädigung der Ovarien bzw. bei Schwangerschaft** [Bichler, Kern 2004]. Grundsätzlich ist dazu festzustellen, dass heutzutage überwiegend sonografische Untersuchungen der ableitenden Harnwege röntgenologischen bildgebenden Verfahren, wenn irgend möglich, vorgezogen werden.

Beispielhaft führte der Vorwurf einer 25-jährigen Frau wegen **mangelnden Strahlenschutzes** bei der Durchführung eines **Ausscheidungsurogramms** durch den behandelnden Urologen zur Begutachtung **Urol. G. 19-8, S. 283**. Im vorliegenden Fall errechnete sich die Strahlenbelastung auf 0,03 mSv pro Aufnahme. Genetische und somatische Schäden sind bei dieser Dosis nicht zu erwarten.

Es ist bekannt, dass Röntgenstrahlen in den Keimzellen Mutationen hervorrufen können und dass es hierfür wahrscheinlich keine Schwellendosis gibt. Bei einer Strahlenbelastung der Ovarien von <0,03 mSv ist eine dauerhafte Schädigung der Ovarien aber nicht zu befürchten. Die für diagnostische Zwecke verwendeten Strahlendosen stellen kein Risiko für die Fruchtbarkeit dar. Die Gefahr der Induktion von Krebs in den Keimdrüsen und die Induktion von Missbildungen der Leibesfrucht ist minimal (Restrisiko).

Literatur

Bichler, K.-H.; Kern B.-R.: „Arztrechtliche Begutachtung von Verletzungen und Erkrankungen der ableitenden Harnwege – Urogynäkologie", in: Bichler, K.-H.: „Das urologische Gutachten", Springer, Berlin, 2004

Landon, M.B. et al.: „Maternal and Perinatal Outcomes Associated with a Trial of Labor after Prior Cesarean Delivery", New England Journal, 351:2581, 2004

Deutsches Ärzteblatt (DÄB) 106, S. 2038, 2009

Deutsches Ärzteblatt (DÄB) 103, S. 1174, 2006

IV. Begutachtungen bei Erkrankungen der Prostata

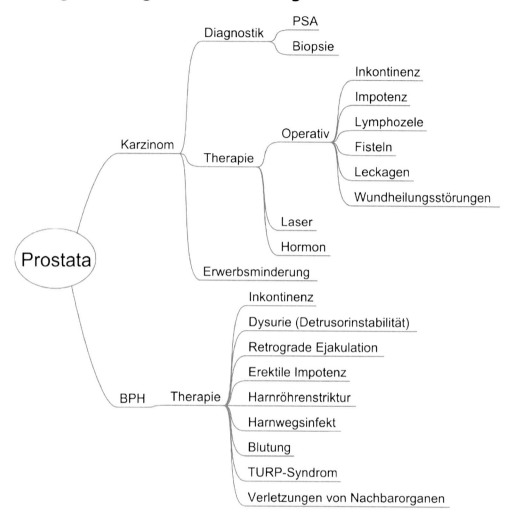

1. Prostatakarzinom

Das Prostatakarzinom (PC) ist der häufigste Tumor beim Mann in unserem Land. Fortschritte in Diagnostik und Therapie machen es möglich, die Tumoren frühzeitig zu erkennen und im Vergleich zu früheren Jahrzehnten eine wesentlich differenziertere, auf die Gegebenheiten des einzelnen Patienten angepasste Therapie durchzuführen.

Die heute mögliche und zu fordernde Diagnostik beim Prostatakarzinom stellt sich wie folgt dar:

B Gutachtensammlung

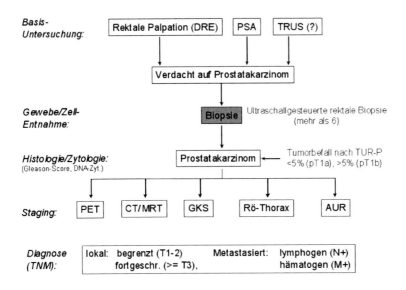

Abbildung 4-1: Diagnostik des Prostatakarzinoms
PET: Positronen-Emissions-Tomografie, GKS: Gesamtkörperszintigrafie, MRT: Magnetresonanztomografie, TRUS: Transrektaler Ultraschall, AUR: Ausscheidungsurogramm, PSA: Prostataspezifisches Antigen

Die Diagnostik bei Verdacht auf ein Karzinom der Prostata wird getragen von der digitalen, rektalen Palpation (DRP) (Abbildung 4-2) mit folgendem Aussagewert:

- Beurteilung: Größe + Konsistenz
- Detektion 70% der PC's (periphere Zone)
- 30% (Transitionalzone) nicht tastbar
- hohe Sensitivität bei Screening
- Erfahrung des Untersuchers

und fernerhin der Bestimmung des Prostata spezifischen Antigens – PSA (seit 1979). Altersabhängige PSA-Refernzwerte zeigt die Tabelle 4-1.

PSA ist ein Protein, welches durch gutartige ebenso wie durch bösartige Prostatazellen gebildet wird. Erhöhte Werte finden sich vor allem bei entzündlichen Veränderungen (Prostatitis), aber auch bei gutartiger Vergrößerung (benigne Prostatahyperplasie). Ein ganz überwiegender Teil der Prostatakarzinome geht mit einer PSA-Erhöhung einher. Bösartige Zellen produzieren im Regelfall mehr PSA als gutartige Zellen. Hieraus resultiert, dass die absolute Höhe des PSA-Wertes letztlich eine statistische Wahrscheinlichkeit für das Vorliegen bösartiger Zellen (Prostatakarzinom) widerspiegelt und es keine sicheren Grenzwerte gibt. Die sog. Grenzwerte wurden eingeführt um zu verdeutlichen, dass unterhalb der Grenzwerte das Abklärungsrisiko im Verhältnis zur Diagnosefindung zu hoch ist. Erst ab einem definierten Grenzwert überwiegt der Nutzen der weitergehenden Abklärung das Risiko basierend auf der statistischen Wahrscheinlichkeit, ein Prostatakarzinom innerhalb des Grenzwertes zu entdecken.

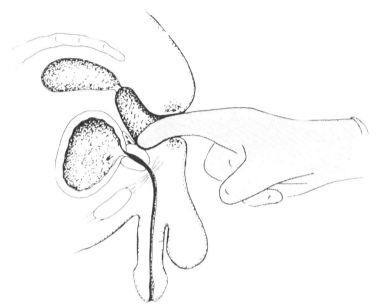

Abbildung 4-2: Rektal-digitale Untersuchung der Prostata

Tabelle 4-1: Prostata-spezifisches Antigen (PSA)

PSA-Werte sind altersabhängig: 2,5 (< 50J.) - 6,5 (< 80J.)	
PSA-Werte nur mit gleichen Test-Kit vergleichbar	
Falsch positiv erhöht bei:	Prostatitis (bis zu 80 ng/ml)
	DRU, Prostatamassage, Ejakulation
	nach Biopsie/TUR-P (2,6- bis 57-fach)
	Halbwertszeit 1,5 Tage

Verschiedene Faktoren beeinflussen den Grenzwert, insbesondere die Größe der Prostata sowie unterschiedliche mögliche Manipulationen. Neben der Größe der Prostata ist die sog. PSA-Velocity (Verlauf des PSA-Wertes) eine zusätzliche Information. Bei einem überproportionalen Anstieg binnen eines definierten Zeitraumes spricht dieses eher für das Vorliegen eines Krebses als ein sehr langsamer Anstieg, der eher mit dem gutartigen und altersbedingten Größenwachstum der Prostata korreliert.

Als weiteres zusätzliches Kriterium kann das sog. freie PSA herangezogen werden. Das Gesamt-PSA liegt in zwei Formen vor: dem komplexierten PSA (gebunden an Antichymotrypsin) und dem freien PSA. Antichymotrypsin wird ganz überwiegend von der Prostatakarzinomzelle gebildet und führt zur Komplexierung des PSA's, sodass die Wahrscheinlichkeit für das Vorliegen eines Prostata-Carcinoms mit zunehmendem Anteil komplexierten PSA respektive abnehmendem Anteils des freien PSA zunimmt. Bei einem hohen Anteil freien PSA (über 25%) ist das Vorliegen eines Prostata-Carcinoms wiederum extrem unwahrscheinlich [Wechsel et al. 1997].

Bei einem auffälligen rektalen Tastbefund oder PSA über dem Referenzwerte ist eine **Prostata-Biopsie** erforderlich (Stanz-, bzw. Saugbiopsie).

Die transrektale, ultraschallgesteuerte Prostatabiopsie ist heute der Standard in der Diagnostik. Der transrektale Ultraschall (TRUS) wird dabei für die Stanze, aber auch für die Saugbiopsie (Franzennadel) verwendet (Abbildung 4-4 a-d, 4-5 a-c). Bei der Sextantenbiopsie werden je 3 Biopsien aus jedem Prostatalappen (peripher, zentral und apikal) zuzüglich einer Biopsie aus dem palpablem Tumor entnommen. Das Biopsat dient zur histologischen bzw. zytologischen Untersuchung, der Bestimmung des Gleason-Scores und der DNA-Zytometrie.

Die Durchführung der Probenentnahme aus der Prostata kann auf zwei Wegen erfolgen und zwar durch:

- Transrektale Biopsie
- Perineale Biopsie

Beiden Verfahren gemeinsam ist die möglichst effiziente Darstellung des Zielorgans Prostata durch transrektalen Ultraschall (Abbildung 4-4). Im Falle einer transrektalen Biopsie wird dann die Biopsienadel durch den Schallkopf oder entlang des Schallkopfes (je nach technischer Ausstattung) geführt und entlang einer projizierten Punktionslinie das eingestellte Organ nach Perforation des Rektums durch die Nadel punktiert. Bei der perinealen Biopsie erfolgt die Durchführung durch paralleles Führen der Biopsienadel zum Schallkopf, ohne dass das Rektum perforiert wird. Hier erfolgt die Perforation der perinealen Cutis sowie des darunter liegenden Gewebes und eines Teils des Beckenbodens. Beide Verfahren sind in ihrer Aussagegenauigkeit gleichzusetzen, nicht jedoch hinsichtlich des technischen Durchführung und der Komplikationsquote.

Die **transrektale Biopsie** selbst wird technisch so durchgeführt, dass die Prostata in einem geeigneten transrektalen Schallgerät, wie im vorliegenden Fall bspw. mit einem 7,5 MHz Schallkopf, eingestellt wird (Abbildung 4-4). Über eine projizierte Punktionslinie kann dann der Schallkopf in seiner Einstellung so bewegt werden, dass die projizierte Punktionslinie im entsprechenden Zielgebiet liegt. Dann wird im Regelfall die Nadel durch die entsprechende Führung vorgeschoben, bis die Nadelspitze im Ultraschallbild sichtbar wird. Über einen sog. Schussapparat oder manuell wird dann die Nadel geöffnet, in einen Einschliff drückt sich das Gewebe hinein und durch ein Vorschieben der Hülse wird das Gewebe so geschnitten, dass es im Einschliff der eigentlichen Nadel liegen bleibt. Dabei kann die Länge des Einschliffs an einem Schussapparat im Regelfalle voreingestellt werden, üblicherweise auf 22 mm (Abbildung 4-3). Die Nadelposition wird direkt im Ultraschall kontrolliert.

IV. Begutachtungen bei Erkrankungen der Prostata

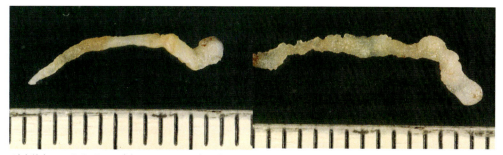

Abbildung 4-3: Stanzbiopsate aus der Prostata

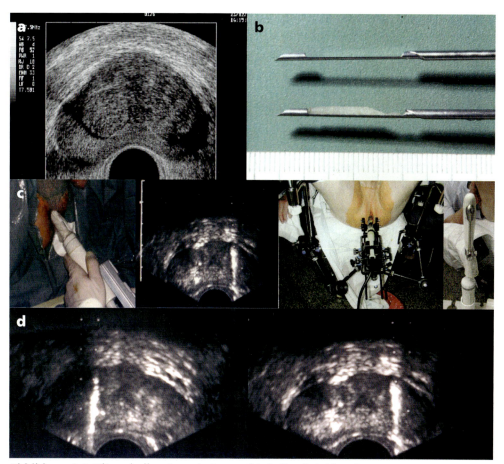

Abbildung 4-4: Ultraschallgesteuerte transrektale Prostatabiopsie
a) Prostata im rektalen Ultraschallbild
b) Stanzbiopsienadel
c) TRUS-gesteuerte Prostatastanzbiopsie aus freier Hand und mit Positionshilfe, Ultraschallkopf
d) Biopsie aus dem linken und rechten Prostata-Seitenlappen

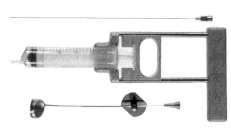
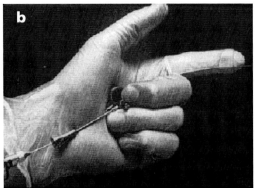
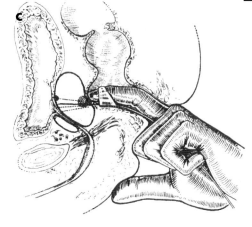

Abbildung 4-5: Prostatasaugbiopsie nach Franzen
a) Instrumentar: Spritzenhalten, Biopsienadel und Vorrichtung zur Nadelführung
b) und c) Positionierung der Nadelführung in der Hand und fächerförmige Entnahme von Saugbiopsien

Die Zahl der Biopsien wurde im Laufe der Jahre in den jeweiligen Standards erhöht. Heute gelten 12 Biopsien als normal, d.h. je Seite 6 Proben aus den Prostataarealen.

Quantifizierung Prostata- Karzinom (Stanzbiopsate, Abbildung 4-3):
- peripher apikal
- peripher medial
- peripher basal
- zentral apikal
- zentral basals

Das **Grading** der Karzinome kann nach verschiedenen Systemen erfolgen (z. B. Helpap la, b; 2a, b; 3 u. a). Weit verbreitet ist das **Grading nach Gleason** (Abbildung 4-6). Dabei wird unabhängig von der Zytologie das Wachstumsmuster beurteilt und in 5 Muster (pattern) eingeteilt. Danach werden die beiden vorherrschenden Wachstumsmuster jeweils unabhängig voneinander einem der Muster (pattern 1-5) zugeordnet und die Zahlen addiert (score 2-10). Eine Zusammenfassung (lumping) zu Score-Gruppen (z. B. Score 2-4 = gut differenziertes Karzinom) ist nicht zu empfehlen. Kein Grading am Stanzzylinder!

IV. Begutachtungen bei Erkrankungen der Prostata

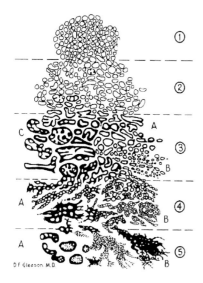

Abbildung 4-6: Adenokarzinom der Prostata, Grading nach Gleason

Eine weitere Methode zur Dignitätsdiagnostik beim PC (Staging und Grading) ist die DNA-Zytometrie.

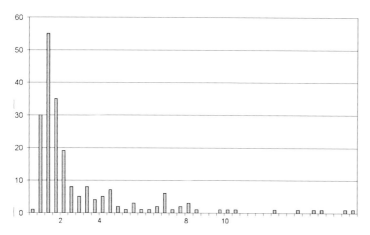

Abbildung 4-7: DNA-Interpretation: Aneuploid

Das Histogramm (Abbildung 4-7) zeigt auf seiner x-Achse den DNA-Gehalt der untersuchten Zellen in der Dimension „c". Da gesunde Zellen einen doppelten Chromosomensatz enthalten, liegt hier der Gipfel bei 2c. Geringe Ausschläge zwischen 2c und 4c sind nicht ungewöhnlich, da sich bis zu fünf Prozent einer Zellgeneration in der Teilungsphase (Mitose) befinden können, während der sich ihr Chromosomensatz erneut verdoppelt. Unter besonderen Bedingungen können gesunde Zellen ihren Chromosomensatz auch mehrfach verdoppeln, sodass Werte bis 8c möglich sind. Liegt jedoch der DNA-Gehalt mindestens zehn Prozent unter- oder oberhalb der üblichen Werte so spricht man von **DNA-**

Aneuploidie, die auf einen Tumor hindeutet. Beschränkt sich bei einem bereits bekannten Tumor die DNA-Verteilung auf 2c, so ist der Krebs meist noch relativ wenig bösartig (peri-diploid). Ein zweiter Gipfel bei 4c deutet auf bösartigeren (peritetraploid), Ausschläge außerhalb von 2 bis 4c auf sehr bösartigen (multiploid) Krebs hin [Bichler 2005].

Eine möglichst große Zahl von Biopsien ist mit Hinsicht auf die Heterogenität des PC von Bedeutung [Djavan et al.]. Der Vorteil der Saugbiopsie ist die fächerförmige Entnahme (s. Abbildung 4-5 c).

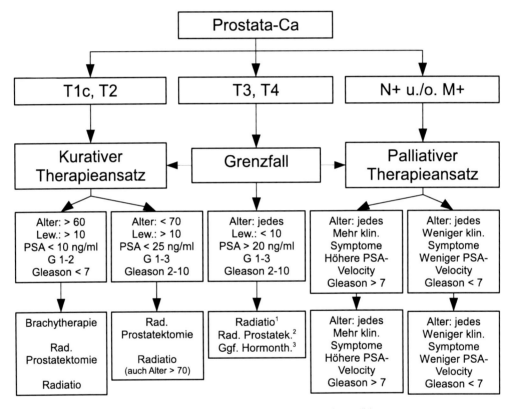

1 aus radio-onkologischer Sicht unter Umständen kurative Intention möglich
2 bei „kleinem" T3, PSA < 20, Lew. > 10
3 Hormonablation in Kombination mit Radiatio oder neoadjuvant vor rad. Prostatektomie

Abbildung 4-8: Therapieschema Prostatakarzinom

Das PC besitzt eine ausgeprägte Heterogenität im Vergleich zu anderen Malignomen, erkennbar an der Expression von molekularen Markern [Brawer 2000; Jenkins 1997]. Hier kommt der Gewebsentnahme eine besondere Bedeutung zu. So kann die Erfassung der Heterogenität durch die Zunahme der Zahl von TRUS-gesteuerten Biopsien verbessert werden.

Mit Rücksicht auf diese Gegebenheit wird heute eine größere Zahl von Stanzen präferiert [Caroll et al. 2003; Djavan et al. 2005; Feil 1996; Jenkins 1997; O'Malley 1993]. Wiederholung der Biopsie ergibt in 10 bis 20% der Fälle Treffer, während eine dritte oder vierte nur noch ca. 5% aufweist.

Zur Erfassung der Metastasierung und der Ausdehnung des lokalen Tumors dienen Knochenszintigrafie (GKS), das Computer- bzw. Magnetresonanz-Tomogramm (CT, MRT) und in neuerer Zeit die Positronen-Emissions-Tomografie – PET (C-11-Cholin). Die heute zur Verfügung stehenden Behandlungsmöglichkeiten des Prostatakarzinoms zeigt die Abbildung 4-8.

Festgehalten werden muss, dass sich die Behandlungsmöglichkeiten deutlich differenziert haben, während vor 30 bis 35 Jahren die Behandlung noch weitgehend von der Hormontherapie dominiert war.

Im Frühstadium des Karzinoms, d.h. bei Begrenzung auf die Drüse, stehen die radikale Operation und die gleichwertige Strahlenbehandlung in verschiedenen Formen zur Verfügung. Dazu gehört auch „wait-and-see" als Option.

Bei den fortgeschrittenen Stadien werden Kombinationen aus Strahlen- und Hormonbehandlung angewandt. Die Behandlung in den verschiedenen Stadien sollte sich an der S3-Leitlinie der DGU orientieren.

Blicken wir auf die Behandlungsmöglichkeiten, so sind deutliche Fortschritte in der **operativen Technik der radikalen Prostatektomie**, zumindest im letzten Jahrzehnt zu verzeichnen. Dieser Eingriff kann heute retropubisch, perineral oder von einem laparoskopischen Zugang aus durchgeführt werden (Abbildung 4-9, 4-10). Die Präparationstechniken haben den Blutverlust gesenkt, sie ermöglichen den Erhalt wichtiger Nervenstrukturen (Erektion) und der Kontinenz.

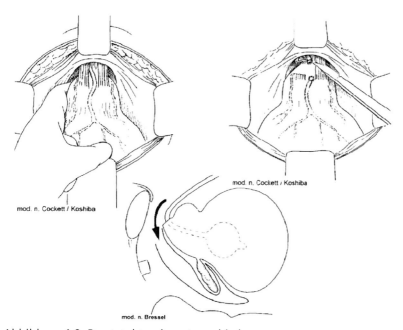

Abbildung 4-9: Prostatektomie, retropubisch

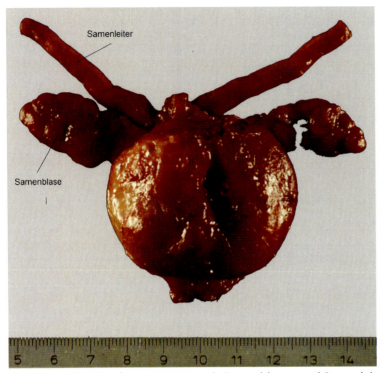

Abbildung 4-10: Entfernte Prostata mit Samenblasen und Samenleiteranteilen

Die **Strahlentherapie** des Prostatakarzinoms verfügt ebenfalls über verbesserte Verfahren (3D conformal radiotherapy - 3DCRT bzw. Intensity-Modulated Radiation Therapy - IMRT) [Bolla 2003]. Die 3-dimensionalen Behandlungssysteme erlauben eine sicherere Zielführung der Einstrahlung und Begrenzung des Strahlenfeldes. Beim lokalfortgeschrittenen Prostatakarzinom hat sich eine Kombination von Hormonbehandlung (GnRH-Analoga) mit externer Bestrahlung bewährt [Bolla 2003].

Hier ist auch die **Brachytherapie** zu erwähnen, die gemeinsam von Urologen und Radiologen durchgeführt wird. Dabei werden von transperineal radioaktive „Seeds", z. B. Iod-125 unter rektaler Sonografie Kontrolle implantiert (Abbildung 4-11). Das Verfahren stellt eine Bereicherung unseres therapeutischen Rüstzeugs dar. Mit diesen radiotherapeutischen Verfahren stehen durchaus konkurrenzfähige Verfahren zu den operativen Methoden zur Verfügung.

Die **Hormontherapie** kann in Form der chirurgischen Kastration bzw. der medikamentösen mit GnRH-Analoga (z. B. Buserelin) (Abbildung 4-12), Antiandrogenen (z. B. Cyproteronacetat) und Oestrogen durchgeführt werden und zwar bei Patienten mit fortgeschrittenen Karzinomen und Beschwerden [Bichler 1996; Becker 1996; Anderson 2003].

IV. Begutachtungen bei Erkrankungen der Prostata

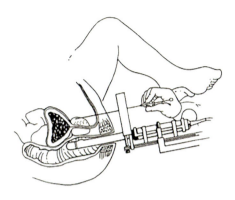

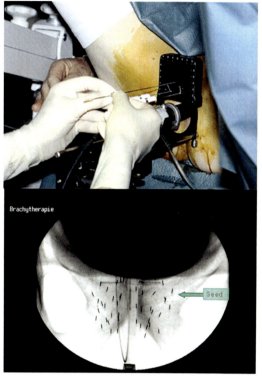

Abbildung 4-11: Brachytherapie bei Prostatakarzinom. Transperineale Seedapplikation (Iod-125) bei T1b-c, T2, Gleason < 6, PSA < 10 ng/ml, Tumorvolumen < 50 cm³

Zu bedenken ist aber bei der Behandlung des Prostatakarzinoms, dass der Erfolg nicht nur von den deutlich verbesserten Methoden der Diagnostik (Stadium, Grading) und Therapie beeinflusst wird, sondern auch von den spezifischen Eigenschaften des Karzinoms. Zu berücksichtigen ist bei der therapeutischen Entscheidung deshalb:

- das maligne Potential des Tumors
- die langsame Progression des Tumors
- das Alter bzw. Allgemeinzustand des Patienten (Begleiterkrankungen, z. B. cardiovaskulär)
- die Lebenserwartung
- die Wünsche des Patienten (Lebensqualität).

B Gutachtensammlung

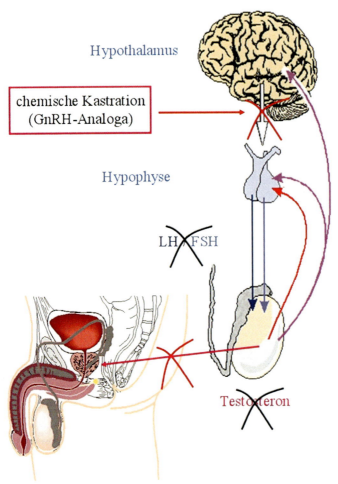

Abbildung 4-12: Hormontherapie mit GnRH-Analoga
GNRH = Hypothalamische Freisetzungshormone für das Gonadotropin-LH
LH = Luteinisierendes Hormon
„Analoga" sind strukturverwandte Stoffe, z. B. vom GNRH, die die Rezeptorpositionen an Enzymen oder an anderen Reaktionspartnern besetzen und so deren Aktivwerden blockieren.

Literatur

Anderson, J.: „Treatment of Prostate Cancer – The Role of Primary Hormonal Therapy", EAU Update Series 1, 32-39, 2003

Becker, H.: „Das fortgeschrittene Prostatakarzinom", in: Bichler, K.-H. et al.: „Prostatakarzinom", 1996

Bichler, K.-H.; Wechsel, H.W.; Mattauch, W.: „Prostatakarzinom", PMI, Frankfurt, 1996

Bichler, K.-H.: „Bedeutung der DNA-Bildzytometrie für die Therapieplanung beim PCa", in: Samsel, W.; Böcking, A.: „Diagnostische und therapeutische Bedeutung der DNA-Zytometrie beim PC", GEK, Schwäbisch Gmünd, 2005

Bolla, M.: „Treatment of Localized or Locally Advanced Prostate Cancer: The Clinical Use of Radiotherapy", EAU Update Series 1, 23-31, 2003

Brawer, M.K. et al.: „Prostate Cancer: Staging and Prognostic Markers", in: Belldegrun, A. et al.: „New Perspectives in Prostate Cancer", ISIS, Oxford (UK), 2000

Carroll, P.R.; Cooperberg, M.R.: „Evolving indications for Active Surveillance in Low-Risk Localised Prostate Cancer" European Urology Supplements 2, 7-13, 2003

Djavan, B. et al.: „Diagnosis of Prostate Cancer: The clinical Use of Transrectal Ultrasound and Biopsy" EAU Update Series 1, 9-15, 2005

Feil, G.; Mittermüller, B.; Nelde, H.J.; Wunderer, A.; Wechsel, H.W.; Bichler, K.-H.: „DNA-Bildzytometrie bei PC", in: Bichler, K.-H. et al.: „Prostatakarzinom", 1996

Gleason, D.F.: „Histologic grading of Prostatic Carcinoma", in: Bostwick, D.G.: „Pathology of the Prostate", Churchill Livingstone, New York, 1990

Jenkins, R.B. et al.: „Detection of c-myc oncogene amplification and chromosomal anomalies in metastatic prostatic carcinoma by fluorescence in situ hybridization", Cancer research 53, 524-531, 1997

O'Malley, F.P. et al.: „DNA heterogenity in prostatic adenocarcinoma", Cancer 71, 2797, 1993

Wechsel, H.W.; Petri, E.; Bichler, K.-H.; Schreiber, M.: „Free PSA in the Detection of Prostatic Carcinoma", Anticancer Res. 17: 3015-3018, 1997

1.1 Diagnostik

Im Zusammenhang mit der Erkennung und Behandlung des Prostatakarzinoms, nicht zuletzt auch in Folge der Zunahme an Komplexität und Differenzierung und den damit verbundenen Schwierigkeiten des Verstehens durch die Laien, sprich die Patienten, kommt es leicht zu **Vorwürfen und Forderungen im Rahmen der Arzthaftpflicht**.

Bei den Gutachtenerstattungen im Arzthaftpflichtverfahren spielen **Probleme der Diagnostik** nicht selten eine Rolle und zwar bei der **Probebiopsie** (Unterlassung bzw. Verzögerung), differentialdiagnostische Fehler (Prostatitis), Komplikationen durch Infektionen oder Blutung, Mitverletzungen und anderes.

Die **Unterlassung entsprechender Diagnostik** (Probebiopsie) bei verdächtigem Rektalbefund führt zu entsprechenden Vorwürfen. Dazu folgt ein Beispiel.

Gutachten IV-1

Gutachtenproblematik: Verzögerte Prostatakarzinomdiagnostik bei auffälligem rektalen Tastbefund und unauffälligem PSA.

Patient: 74 Jahre
Auftraggeber: Rechtsanwalt
Vorwurf des Patienten: Versäumnis der urologischen Praxis eine stringente Karzinomdiagnostik (Biopsie) durchzuführen bei auffälligem Rektalbefund.

Gutachterliche Entscheidung: Behandlungsfehler wurde festgestellt.

Zeit	Ort	Befund
Tag 1	**Urologische Praxis (Ambulant)** Untersuchung	Karzinomverdächtiger Rektalbefund PSA 3-5 ng/ml Biopsie vorgeschlagen, **nicht** erfolgt
dazwischen		Wiederholte Bestimmung des PSA durch Hausarzt PSA im steady state
6 Jahre später	**Radiologische Praxis (Ambulant)** NMR	PC-Verdacht, Biopsie vorgeschlagen
Im selben Jahr	**Urologische Abteilung, Klinik (Stationär)** Untersuchung	Sextantenbiopsie: negativ, Vorschlag Wiederholung in einem Jahr
dazwischen		Wiederholte Bestimmung des PSA durch Hausarzt PSA im steady state: 3-5 ng/ml
9 Jahre später	**Urologische Praxis (Ambulant)** Untersuchung	Prostata-Rektalbefund derb Keine entsprechende Karzinomdiagnostik, insbesondere keine Biopsie Konservative BPH-Behandlung Harnverhalt, suprapubischer Katheter Beratung: wiederholt TURP vorgeschlagen wegen BPH
6 Monate später	**Urologische Klinik** Sextantenbiopsie und TURP	Biopsie und Resektion in einer Sitzung! Histologisch Gleason 9, pT 4, PSA von 3-5 ng/ml Knochenmetastase (GKS) Hormontherapie, Schmerzbestrahlung, weitere palliative Behandlung in Klinik für Tumorbiologie
4 Monate später		Patient stirbt.

Über 16 Jahre

Gutachten IV-1

Beurteilung

Krankheitsverlauf

Bei der Übernahme der Behandlung des Patienten durch den niedergelassenen Urologen fand sich bei der Rektaluntersuchung ein derber karzinomverdächtiger Tastbefund der Prostata. Der PSA-Wert betrug 3,8 ng/ml. Frühere Messungen dieses Parameters durch den Hausarzt über einen Zeitraum von 8 Jahren betrugen 3,8 bis 5,4 ng/ml.
Anamnestisch war das Ergebnis einer ultraschallgesteuerten Sextantenbiopsie der Prostata durch die Urologische Abteilung der Universitätsklinik drei Jahre vorher mit dem Ergebnis: „Kein Tumorgewebe" bekannt. Von der urologischen Abteilung war aber eine neuerliche Punktion in Jahresfrist vorgeschlagen worden. Der niedergelassene Urologe riet dem Patienten aufgrund der Harnblasenentleerungsstörungen eine transrektale Resektion der Prostata vornehmen zu lassen. Aufgrund der Vorgeschichte und dem noch grenzwertigen PSA vermutete er eine benigne Prostatahyperplasie (BPH). Die Durchführung der Operation verzögerte sich, auch wegen des abwartenden Verhaltens des Patienten, um ein dreiviertel Jahr. So erkundigte sich dieser nach einer alternativen Behandlung (Green-Laser). Bei der dann schließlich nach Monaten erfolgten stationären Aufnahme in einer urologischen Abteilung zur Durchführung der TUR wurde der dringende Verdacht auf ein Prostatakarzinom geäußert, eine Biopsie zusammen mit der TUR vorgeschlagen und dann auch ausgeführt. Die histologische Untersuchung ergab ein Prostatakarzinom. Die weitere Diagnostik zeigte ein bereits metastasierendes Karzinom. Eine palliative Hormontherapie bzw. Strahlenbehandlung wurde initiiert.

Gutachterliche Stellungnahme

Bei Übernahme der Behandlung durch den niedergelassenen Urologen bestand bei dem Patienten aufgrund des suspekten rektalen Tastbefundes der dringende Verdacht auf ein Prostatakarzinom. Auch wenn der histologische Befund der ersten Stanzbiopsie drei Jahre vorher keinen Hinweis auf tumoröses Wachstum ergab, war damit der Verdacht auf ein Prostatakarzinom nicht ausgeräumt. Die erste und bisher einzige Biopsie bei dem Patienten lag bei Übernahme der Behandlung immerhin drei Jahre zurück.
In der Fachliteratur gibt es zur Frage der Re-Biopsie keine einheitliche Empfehlung. In Übereinstimmung mit Keetch et al. ist nach Ansicht des Gutachters 6 Monate bis 1 Jahr nach der Biopsie eine Re-Biopsie angezeigt [Bichler 2004]. Fairerweise einzuwenden ist, dass eine histologisch negative Biopsie, wie sie bei dem Patienten vorlag, nicht selten die diagnostischen Konsequenzen inhibiert, zumal in der vorliegenden Situation die PSA-Werte weniger auffällig waren (3,2 bis 5,4 ng/ml) und über Jahre konstant blieben.
Die eingetretene Verzögerung einer Prostata-Re-Biopsie von drei Jahren hat der niedergelassene Urologe nicht zu vertreten. Eine erneute Biopsie erfolgte

dann aber erst ein weiteres halbes Jahr später und zwar nicht auf seine Veranlassung, sondern infolge des auffälligen Befundes durch die Klinik, die auf Vorschlag des niedergelassenen Urologen eine TURP wegen BPH durchführen sollte.

Festzuhalten ist, dass bei dem Patienten eine Re-Biopsie mit mindestens 75%iger Wahrscheinlichkeit das Prostatakarzinom frühzeitiger diagnostiziert hätte. Die Effektivität der Re-Biopsie wird durch entsprechende Literaturzitate gestützt. In der Studie von Keetch et al. wurden 1.136 Männer aufgrund eines erhöhten PSA-Wertes bzw. auffälligem Rektalbefund bzw. Sonografie biopsiert. Bei 391 Männern (34 %) zeigte die initiale Biopsie ein Prostatakarzinom. Es wurden 427 Männer nach 6 Monaten rebiopsiert, dabei fand sich bei 82 Männern ein Karzinom (19 %). Die dritte Biopsie bei 203 Männern erbrachte 16 Karzinome (8 %) und die vierte Biopsie bei 91 Männern nochmals 6 Karzinome (7 %). Die Autoren fassen zusammen, dass damit 96 % der Prostatakarzinome durch die erste und zweite Biopsie entdeckt worden sind. Eine möglichst große Zahl von Biopsien (10 bis 12) sind mittlerweile in Hinsicht auf die Heterogenität des Prostatakarzinoms Standard [Bichler 2006; Djavan 2005].

Zusammengefasst war bei dem Patienten seit Jahren ein auffälliger Rektalbefund bekannt und zur Prostatabiopsie geraten worden. Drei Jahre vor Übernahme der Behandlung war auf Veranlassung eines Radiologen eine Prostatabiopsie mit negativem Ergebnis durchgeführt worden.

Bei dieser Anamnese war bei der Übernahme der Behandlung durch den niedergelassenen Urologen drei Jahre später und dem hier erhobenen Rektalbefund eine stringente Abklärung des Tastbefundes erforderlich, trotz der in gleicher Höhe über Jahre festgestellten PSA-Werten von 3,2 bis 5,4 ng/ml bzw. musste dem Patienten eindeutig die Konsequenzen bei Nichtbefolgung des ärztlichen Rates aufgezeigt werden.

Dabei ist zu bedenken, dass nach Literaturangaben von Keetch et al. und Walsh bei 60 bis 70 % der von ihnen behandelten Prostatakarzinom-Patienten PSA-Werte zwischen 4 und 10 ng/ml gefunden wurden [Keetch et al. 1994; Walsh 1990, 2000]. Das bedeutet, dass die bei dem Patienten über Monate und Jahre festgestellten PSA-Werte in einem zumindest verdächtigen Bereich lagen, aber durch das Verbleiben in einem nahezu gleichen Level zugegebenermaßen irritierend waren. Dabei muss sich aber jeder Urologe darüber im Klaren sein, dass bis zu 15 % PSA-negative Prostatakarzinome auftreten.

Die vom niedergelassenen Urologen mit der Durchführung einer Elektroresektion des BPH beauftragte urologische Abteilung führte gleichzeitig mit der transurethralen Resektion eine Sextantenbiopsie der Vorsteherdrüse durch. Diese ergab histologisch ein Gleason-Grading von 9 (4 und 5). Die histologische Untersuchung, sowohl der Biopsie als auch des in gleicher Sitzung gewonnenen Prostataresektionsmaterials, zeigte im Einzelnen:

Prostatastanzmaterial mit ausgedehnten Anteilen eines pluriformen Prostatakarzinoms, Malignitätsgrad 3a, Gleasongrad 4 und 5 (9), Prostataresektat mit ausgedehnten Karzinominfiltraten pT4. Die geringe Tumordifferenzierung korreliert mit dem klinisch angegebenen PSA-Wert von 3,0 ng/ml.

Gutachten IV-1

Bei diesem histologischen Befund ist festzustellen, dass die Expression von prostataspezifischem Antigen (PSA) bei höhergradigen Tumoren geringer ist, wie bei dem hier betroffendenPatienten mit einem Gleason-Grading von 9, als bei Patienten mit einem niederen Grading [Bostwick, Eble 1997; Kirby et al. 2001].
Es ist deshalb festzustellen, dass der über längere Zeit im so genannten steady state gebliebene PSA-Wert seine mögliche Ursache in dem wenig differenzierten Prostatakarzinom hatte.

Zusammengefasst muss dem Urologen, der die Behandlung übernommen hatte, unterstellt werden, dass er diese Möglichkeit nicht bedacht hat. Die Tatsache, dass ein höhergradiges Prostatakarzinom eine geringgradigere Expression von PSA hat oder ein primär PSA-negatives Karzinom vorliegt, kann zu Irritationen führen, da sie eine Normalsituation vortäuschen können bzw. den Blick in Richtung auf einen PSA-Wert lenken, der in seiner Größenordnung durchaus infolge der bestehenden BPH, die auch bei dem Patienten bestand, erklärt werden kann.
Wenn man die mangelnde Expression an PSA durch einen hochgradigen Tumor bei dem Patienten nicht ins Kalkül nahm, so musste man aber dem karzinomverdächtigen Tastbefund, so wird der Rektalbefund auch von den Urologen des die weiterführende operative Behandlung durchführenden Krankenhauses bei der Aufnahme beschrieben, Beachtung schenken. Das umso mehr, als die erste und letzte Biopsie drei Jahre zurücklag. Hieraus ergab sich eine klare Indikation zu einer Re-Biopsie.
Die Harnblasenentleerungsstörung bei der Übernahme der Behandlung durch den niedergelassenen Urologen stand zwar symptomatisch im Vordergrund, weitergehend war aber eine umgehende Abklärung des karzinomverdächtigen Rektalbefundes notwendig. Der Vorschlag einer TURP durch den niedergelassenen Urologen ohne vorher zumindest den Versuch gemacht zu haben, die karzinomverdächtige Situation durch eine Re-Biopsie abzuklären, ist nach Ansicht des Gutachters falsch. Immerhin hätte ein Tumornachweis bis zu einem Stadium T3, auch T4, aber N0, M0 noch therapeutische Maßnahmen (Hormon- und Strahlentherapie) ermöglicht, eine Therapieform, die besser an der nicht voroperierten Prostata durchgeführt wird.
In diesem Zusammenhang ist auch das Vorgehen der urologischen Abteilung nicht schlüssig. Hier hatte man aufgrund des Tastbefundes richtigerweise den dringenden Verdacht auf ein Prostatakarzinom. Warum man nicht das Ergebnis der histologischen Untersuchung abgewartet hat, dagegen in gleicher Sitzung sofort eine Prostataresektion durchgeführt wurde, ist nicht einsehbar. Immerhin konnte man zu diesem Zeitpunkt hoffen, bei dem Patienten ein Tumorstadium vorzufinden, das eventuell eine kurable Behandlung ermöglichte (kombinierte Hormon- und Strahlenbehandlung), die zumindest von einigen Strahlentherapeuten am nichtoperierten Organ als aussichtsreicher gesehen wird. Die weitergehenden Untersuchungen wie Computertomogramm und Knochenszintigrafie sowie PET ergaben dann den Verdacht auf eine Knochenmetastasierung im Bereich der Iliosakralgelenke beidseits.

Inwieweit eine bereits bei Übernahme der Behandlung durch den niedergelassenen Urologen durchgeführte Re-Biopsie einen noch besser therapierbaren Karzinomstatus T3 ergeben hätte, ist nicht mit ausreichender Sicherheit zu eruieren. Dem zu diesem Zeitpunkt bei Übernahme aber bestehenden dringenden Karzinomverdacht nicht nachgegangen zu sein, muss als fehlerhaft angesehen werden, dies umso mehr, als aus der Anamnese eine bislang wenig stringente Diagnostik, aus welchen Gründen auch immer, stattgefunden hatte.

Festzuhalten ist jedoch, dass eine frühest mögliche Diagnostik bei dem Patienten, insbesondere unter dem Aspekt der Anamnese, die nach der Prostatabiopsie eine dreijährige Diagnostik- und Therapiepause aufwies, in Hinsicht wenigstens auf Palliation, unbedingt zu fordern war. Die vom behandelnden Urologen vertretene Ansicht der Nichtnotwendigkeit einer eingehenden und nachhaltigen Diagnostik im Blick auf den Karzinomverdacht ist nicht zu akzeptieren. Die Empfehlung einer TURP ohne den Versuch einer vorherigen Karzinomdiagnostik ist fehlerhaft, speziell unter Berücksichtigung der hier bestehenden jahrelangen Anamnese.

Die Chancen für eine kurative Behandlung bestanden wahrscheinlich zur Zeit der Übernahme nicht mehr. Da aber die Progression des Prostatakarzinoms nur sehr schwer oder gar nicht abzuschätzen ist, sind hierzu keine ausreichend sicheren Aussagen möglich.

Literatur

Becker, H.: „Das fortgeschrittene Prostatakarzinom, Therapie der Ersten Wahl", in: Bichler, K.-H.; Wechsel, H.W.; Mattauch, W.: „Prostatakarzinom" PMI, Frankfurt/Main, 1996

Bichler, K.-H.; Kern, B.-R.: „Arztrechtliche Begutachtung von Erkrankungen und Verletzungen der Prostata", in: Bichler, K.-H.: „Das Urologische Gutachten", Springer, Berlin, 2004

Bichler, K.-H.: „Früherkennung des Prostatakarzinoms", in: Bichler, K.-H.; Wechsel, H.; Mattauch, W: „Prostatakarzinom" PMI, Frankfurt, 1996

Bichler, K.-H.: „Deutung der DNA-Bildzytometrie für die Therapieplanung beim Prostatakarzinom", in: Samsel, W.; Boecking, A.: „Prognostische und therapeutische Bedeutung der DNA-Zytometrie beim Prostatakarzinom", Schriftenreihe der GEK, Schwäbisch Gmünd, 2006

Bostwick, D.G.; Eble, J.E.: „Urologic surgical pathology", Mosby, St. Louis, 1997

Djavan, B.; Remzi, M.; Ghawidel, K.; Marberger, M.: „Diagnosis of Prostate

Gutachten IV-1

Cancer: The Clinical Use of Transrectal Ultrasound and Biopsy", EAU Update Series 1, 9-15, 2005

Keetch, D.W.; Catalona, W.J.; Smith, D.S.: „Serial prostatic biopsies in men with persistently elevated serum prostate specific antigen values", J. Urol. 151: 1571-1574, 1994

Kirby, R.S.; Chrismas, T.; Brawer, M.K.: „Prostate Cancer", Mosby, London, 2001

Pilepich, M.V.; Krall, J.M.; Al-Sarraff, M. et al.: „Androgen deprivation with radiation therapy compared with radiation therapy alone for locally advanced prostate carcinoma: a randomised trial of the Radiation Therapy Oncology Group", Urology, 45:616-623, 1995

Shah, J.; Thompson, A.: „Uro-Oncology", Eurocommunica Publications, West-Sussex, 2002

Walsh, P.C.; Quinlan, D.M.; Morton, R.A.; Steiner, M.S.: „Radical retropubic prostatectomy. Improved anastomosis and urinary continence", Urol Clin, North Am 17:679-84, 1990

Walsh, P.C.; Marschke, P.; Ricker, D.; Burnett, A.L.: „Patientreported urinary continence and sexual function after radical prostatectomy", Urology 55:58-61, 2000

Unterlassung bzw. **nicht fachgerechte Vorsorgeuntersuchungen** der Prostata bei dann verzögertem Therapieeinsatz kann Ursache eines Arzthaftpflichtverfahrens werden. Dazu das Beispiel **Urol. G. 22-18, S. 370**.

Fehlerbegünstigend kann sich das **Unterlassen von Befunderhebungen** bei der Diagnostik des Prostatakarzinoms auswirken. Im Fallbeispiel wurde bei der Untersuchung eines älteren Patienten mit typischen Prostatabeschwerden, aber unauffälligem rektalem Tastbefund der Prostata aus Kostengründen eine PSA-Untersuchung unterlassen. Wenige Monate später fand sich in einer urologischen Abteilung ein Prostatakarzinom mit hohen PSA-Werten.

Gutachten IV-2

Gutachtenproblematik: Abklärung von „Prostatabeschwerden" durch niedergelassenen Urologen. Bei klinisch unauffälligem rektalen Tastbefund aus Kostengründen keine Bestimmung des PSA. 3 Monate später Diagnose Prostatakarzinom in urologischer Abteilung (PSA ↑).

Patient: 73 Jahre
Auftraggeber: Gutachterkommission der Ärztekammer
Vorwurf des Patienten: Vom Patienten wird dem niedergelassenen Urologen der Vorwurf gemacht trotz starker Prostatabeschwerden nicht entsprechend eines möglichen Tumorverdachts untersucht zu haben, insbesondere in Hinsicht auf den PSA-Wert. Des Weiteren wird vorgeworfen, dass bei einer frühzeitigeren Erkennung des Tumors mit Sicherheit eine Metastasierung vermeidbar gewesen wäre.

Gutachterliche Entscheidung: Behandlungsfehler wegen insuffizienter PC-Vorsorgeuntersuchung (fehlendes PSA!).
Ergebnis: Behandlungsfehler wurde anerkannt.

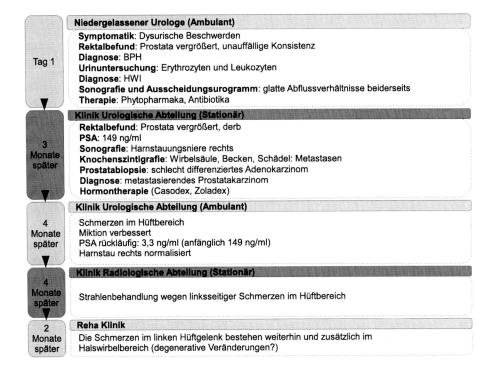

Beurteilung

Krankheitsverlauf

Bei dem 73 Jahre alten Patienten bestanden dysurische Beschwerden. Die ambulante urologische Untersuchung ergab eine vergrößerte Prostata von unauffälliger Konsistenz im Sinne einer benignen Prostatahyperplasie (BPH). Die Sonografie zeigte im Bereich der linken Niere einen fraglichen Tumor. Diesem Verdacht wurde aber nicht nachgegangen. Das Ausscheidungsurogramm ergab glatte Abflussverhältnisse zur Harnblase. Es fand sich ein Harnwegsinfekt mit reichlich Ery. und Leuko. im Urin. Eine PSA-Bestimmung erfolgte nicht, aus finanziellen Gründen. Zur Behandlung erhielt der Patient Phytopharmaka zur Verbesserung der Harnblasenentleerung bei BPH. Der Harnwegsinfekt wurde mit Antibiotika behandelt.

Drei Monate später kam der Patient wegen zunehmender dysurischer Beschwerden auf Überweisung durch den Hausarzt zur stationären Behandlung in eine urologische Klinik. Hier fand sich im Rektalbefund eine vergrößerte derbe Prostata. Der PSA-Wert betrug 149 ng/ml. In der Sonografie fand sich eine Harnstauungsniere rechts. Die weitergehenden Untersuchungen mit Knochenszintigrafie ergaben Metastasen, verdächtige Bezirke in Wirbelsäule, Becken und Schädel. Eine daraufhin durchgeführte Prostatabiopsie erbrachte in der histologischen Untersuchung ein schlecht differenziertes Adenokarzinom. Die Diagnose lautete jetzt metastasierendes Prostatakarzinom. Eine Hormontherapie mit Casodex und Zoladex wurde eingeleitet.

4 Monate später war die Miktion verbessert, der PSA-Wert mit 3,3 ng/ml rückläufig, der rechtsseitige Harnstau war beseitigt. Wegen der Schmerzen im Hüftbereich wurde eine Strahlenbehandlung veranlasst.

Gutachterliche Stellungnahme
Gutachterlich ist festzustellen, dass der behandelnde Urologe bei der Untersuchung des Patienten eine vergrößerte Vorsteherdrüse festgestellt hat. Die rektale Untersuchung ergab nach seinen Angaben keinen Verdacht auf Karzinom. In Anbetracht des Lebensalters des Patienten (73 Jahre) und offenbar vorher nicht durchgeführten Vorsorgeuntersuchungen wäre nach Ansicht des Gutachters eine PSA-Bestimmung erforderlich gewesen. Sollten, wie von der Ehefrau des Patienten vorgegeben wird, finanzielle Gründe hier eine Rolle gespielt haben, so wäre auch das Angebot einer zuzahlenden Untersuchung richtig gewesen, wobei in dieser Situation eine PSA-Untersuchung immer vor der Krankenkasse vertretbar gewesen wäre. Hier ist zu bedenken, dass sich in der Altersgruppe des Patienten und bei bestehenden dysurischen Beschwerden in 10% ein Prostatakarzinom findet. Das Nichterkennen des Malignoms ist zwar bei negativem Tastbefund nachvollziehbar, der Verdacht auf einen linksseitigen Nierentumor war aber auf jeden Fall zu entkräften, d.h. eine Nachuntersuchung mit entsprechenden Maßnahmen wie Computertomografie war dringend erforderlich. Der Verdacht auf eine Raumforderung der linken Niere wird im Brief des Urologen zwar geäußert. Bezüglich des Prostatakarzinoms erhebt sich die Frage, inwieweit sich der Gesundheitszustand des Patienten durch die immerhin knapp dreimonatige Verzögerung entscheidend verschlechtert hat.

Zur Beantwortung der gestellten Frage ist die Wachstumsgeschwindigkeit des Prostatakarzinoms, soweit wir darüber unterrichtet sind, zu betrachten. Bezüglich der Progression des Prostatakarzinoms innerhalb von 3 Monaten ist festzustellen, dass ein metastasierendes Prostatakarzinom bei dem Patienten bereits vor drei Monaten vorlag. Das Prostatakarzinom wird zwar im Allgemeinen als langsam wachsender Tumor angesehen, das gilt aber für

Gutachten IV-2

lokalisierte Karzinome [Stamey et al.1989, 1992]. In den fortgeschrittenen Stadien C, D (wie bei dem Patienten) verläuft die Progression rascher. Inwieweit nun eine bereits im Juli einsetzende palliative (hinhaltende) Therapie die Beschwerden des Patienten gelindert hätte, ist nicht sicher zu beantworten. Ein palliativer Effekt wäre aber zu vermuten. Bei den fortgeschrittenen Prostatakarzinomen, wie es hier der Fall ist, beschränkt sich leider die Behandlung auf einen hinhaltenden Effekt und Linderung der Schmerzen. Diese Therapie zeigt aber durchaus befriedigende Ergebnisse. Eine kausale Behandlung, d.h. die Entfernung des Tumors durch Operation oder Zerstörung durch Bestrahlung, ist aber durch das Nichterkennen des Karzinoms durch den Urologen nicht versäumt worden.

Zusammenfassend liegt eine Fehldiagnose durch den niedergelassenen Urologen vor. Das Unterlassen der PSA-Untersuchung bei einem 73 Jahre alten Patienten mit dysurischen Beschwerden und die Außerachtlassung des Nierenbefundes sind als Behandlungsfehler, allerdings leichteren Grades, anzusehen.

Die **Entscheidung der Gutachterkommission der Ärztekammer**: Behandlungsfehler ist anerkannt.

Literatur

Stamey, T.A.: „Diagnostics of prostatecancer: a personal view", J. Urol. 147:830, 1992

Stamey, T.A.; Kabalin, J.N.: „Prostate specific antigen in the diagnosis and treatment of adenocarcinoma of the prostate: I. untreated patients", J. Urol. 141:197, 1989

IV. Begutachtungen bei Erkrankungen der Prostata

Eine **durch Leitlinien eingeengte Prostatadiagnostik** führte zur **mangelnden Erhebung medizinisch gebotener Befunde** (BGH-Urteil von 4/2004) und wurde Anlass eines Arzthaftpflichtverfahrens. So führte die nicht ausgedehnte Diagnostik (Differentialdiagnostik) bei der notwendigen Abklärung zwischen Prostatakarzinom und Prostatitis zur Nichterkennung eines Ductuskarzinoms der Prostata. Bei wiederholten negativen Prostatabiopsien und einem stark erhöhten PSA wurde ohne weitere Untersuchung eine Prostatitis unterstellt. Gezielte Untersuchungen auf Prostatitis wie 4-Gläserprobe (mit Prostatexprimaturin) wurden nicht durchgeführt und dadurch die Chance, das sich im Collicus-Bereich entwickelnde Karzinom zu entdecken, verspielt.

Gutachten IV-3

Gutachtenproblematik: Verzögerte Diagnostik des Prostatakarzinom (Ductus-Karzinom?), wiederholte negative Biopsien PSA > 20 ng/ml, Differentialdiagnose: Prostatitis, dazu keine entsprechende Abklärung. Exitus in Folge des fortschreitenden Karzinoms.

Patient: 59 Jahre
Auftraggeber: Ärztekommission
Vorwurf der Angehörigen (Ehefrau): Mangelnde Diagnostik zur Feststellung des Prostatakarzinoms.

Gutachterliche Entscheidung: Ein Behandlungsfehler wurde festgestellt.
Ergebnis: Behandlungsfehler anerkannt.

Anamnese

Seit 3 Jahren ambulante urologische Behandlung, **erhöhte PSA-Werte**, anfänglich 16,2 ng/ml, in den folgenden Jahren bis 33 ng/ml.
Bei **Erstuntersuchung**: Prostatatastbefund derb, suspekt.
Exprimaturin: reichlich Leuko
Zunächst **Behandlung** wegen hämorrhagischer Zystitis/Prostatitis, antibiotische Therapie.
In diesem Zeitraum **zweimalige** ambulante **Prostatastanzbiopsie** durch niedergelassene Urologen.

Tag 1
Urologische Universitätsklinik (Ambulant)
Abklärung der deutlich erhöhten PSA-Werte (25 bis 33 ng/ml)
Erneute **Prostatabiopsie** bei anamnestisch erhöhtem PSA (leitliniengerecht).
Aufgrund des negativen Histologiebefunds wird eine **Prostatitis** unterstellt.
Vorschlag einer erneuten Kontrolle in 6 Monaten.

7 Monate später
Niedergelassener Urologe (Ambulant)
Untersuchung wegen Makrohämaturie, Miktionsstörungen u.a. Nykturie

Sonografie: vergrößerte Prostata und der Drüse aufsitzend blasenwärts ausgedehnt ein Tumor
Urinstatus: reichlich Ery und Leuko
Urethrozystoskopie (UC, Harnröhren/Harnblasenspiegelung): Vom Colliculus seminalis ausgehender, gestielter blasenwärts wachsender, exophytischer Tumor
Diagnose: Verdacht auf Harnblasenkarzinom

4 Tage später
Urologische Klinik (Stationär)
Harnblasenspiegelung und Elektroresektion des Harnröhren- /Harnblasentumors sowie der Prostataseitenlappen
Histologisch: Prostatakarzinom mit Infiltration in die Harnblase (pT 4).

5 Wochen später
Urologische Klinik
Radikale **Zysto-Prostata-Vesikulektomie**, **Lymphadenektomie** und **Illeumneoblase**, maximale **Androgenblockade**

7 Monate später
Urologische Klinik (Ambulante Untersuchung)
Verdacht auf multiple Metastasen
Verdacht auf multiple paraaortale **Metastasen** (mediastinal, illiacal) und ossär LWK 1, 4 und 5.
Chemotherapie mit Docetaxel sowie Fortecortin

Wegen erheblicher Schmerzen bei polytoper Skelettmetastasierung **Palliativbestrahlung**

9 Monate später
Laufende Verschlechterung mit Tumoranämie und Panzytopenie bei hormonrefraktärem, ossär metastasierendem Prostatakarzinom.

4 Monate später
Exitus bei nicht beherrschbarem Prostatakarzinom

(2 Jahre 9 Monate)

Beurteilung

Krankheitsverlauf
Bei dem Patienten war über Jahre ein hoher PSA-Wert (16 bis 33 ng/ml) gemessen worden. Zwei Prostatabiopsien konnten keinen Tumor nachweisen. Anfänglich wurde die Differentialdiagnose hämorrhagische Zystitis/Prostatitis gestellt und mit Antibiotika behandelt. Eine weitere, in einer urologischen Universitätsklinik durchgeführte ultraschallgesteuerte Prostatabiopsie ergab ebenfalls keinen Anhalt für einen Tumor (s. Abbildung 4-4).
7 Monate nach dieser zuletzt ausgeführten Prostatabiopsie kam der Patient wegen Makrohämaturie und Miktionsstörung in fachurologische Behandlung. Endoskopisch wurde der Verdacht auf ein Blasenkarzinom geäußert und es fand sich ein vom Colliculus seminalis ausgehender, gestielter blasenwärts wachsender exophytischer Tumor. Daraufhin wurde der Patient zur Behandlung des Harnblasenkarzinoms in eine urologische Klinik verlegt.
Die dort durchgeführte transurethrale Resektion bestätigte den endoskopischen Befund des niedergelassenen Urologen. Die histologische Untersuchung des Tumorresektates ergab aber ein Prostatakarzinom, das ausging von der prostatischen Harnröhre bzw. dem Colliculus seminalis, und in die Blase vorwuchs. Dem Patienten wurde daraufhin eine radikale Operation mit Entfernung der Prostata bzw. Harnblase sowie Anlage einer Dünndarmblase vorgeschlagen und diese Operation auch durchgeführt. Im weiteren Verlauf kam es zu einer multiplen Tumoraussaat in Lymphknoten und Knochen. 2 Jahre später verstarb der Patient am fortgeschrittenen Tumor.

Gutachterliche Stellungnahme
Die bei dem Patienten über Jahre bestehenden, hohen PSA-Werte sowie der suspekte Tastbefund der Vorsteherdrüse hatten insgesamt zu dreimaliger Prostatabiopsie geführt. Von der Ehefrau des Patienten wurde jetzt der Universitätsklinik der Vorwurf gemacht, nicht ausreichend nach der Ursache der PSA-Erhöhung geforscht zu haben. Schließlich habe ihr Mann die Universitätsklinik mit der Absicht aufgesucht, diagnostische Klarheit zu erhalten. Nach Ansicht der Universitätsklinik war aber die von ihr durchgeführte Diagnostik mit Rektaluntersuchung und Prostatabiopsie bei tumorverdächtigem Prostatabefund leitliniengerecht. Nachdem die Histologie auch nach dieser 3. Prostatabiopsie (innerhalb von 3 Jahren dreimalige Gewebsentnahme) keinen Anhalt für Bösartigkeit ergab, unterstellte die Klinik eine Prostatitis aufgrund entsprechender anamnestischer Angabe und zwischenzeitlich rückläufiger PSA-Werte, schlug aber eine Kontrolle in 6 Monaten vor. Nach Recherche des Gutachters fanden sich wohl schwankende PSA-Werte in dem in Frage kommenden Zeitabschnitt von ca. 1 bis 1,5 Jahren, die aber nicht unter 20 ng/ml lagen.
Zu bedenken ist im Zusammenhang mit den PSA-Schwankungen, speziell dem Abfall des Wertes, dass trotz Anstieg des Gleason-Scores, bei dem Pa-

Gutachten IV-3

tienten zuletzt 9, das PSA sinkt, weil die Prostatakarzinomzellen so entdifferenziert waren, dass sie die Fähigkeit zur PSA-Produktion verloren hatten bzw. sie eingeschränkt war.

Festzuhalten ist, dass eine PSA-Erhöhung Folge eines Prostatakarzinoms, einer gutartigen Vergrößerung der Vorsteherdrüse, aber auch einer Prostatitis sein kann.

Da nun ein Prostatakarzinom nach wiederholten Biopsien, zuletzt in der Uniklinik nicht verifiziert werden konnte, man andererseits aber eine Prostatitis unterstellte, ist es nicht zu verstehen, warum jetzt keine entsprechende Untersuchung zur Bestätigung der Prostatitis als möglicher Ursache des hohen PSA-Spiegels durchgeführt wurde, wie beispielsweise die Erhebung des Urinstatus, Exprimaturin und der standardisierten mikroskopischen und bakteriologischen Analyse in Form der 4-Gläser-Probe mit Ersturin, Mittelstrahlurin, Prostataexprimat und Prostataexprimaturin bzw. letztlich bei dabei auffällig erhobenen Befunden eine Urethrozystoskopie [Bichler 2004; Nickel 2003] (Abbildung 4-13).

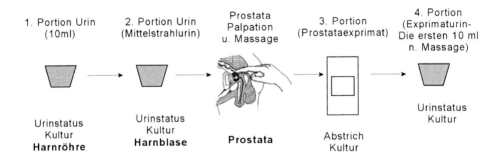

Abbildung 4-13: Schema der 4-Gläser-Probe
Der Patient entleert wenig Urin in das 1. Glas (Harnröhrenbeteiligung?). Die weitere Portion, 2.Glas, die man als Mittelstrahlurin bezeichnet (Harnblase), wird ohne die Harnblase komplett zu entleeren, gewonnen. Nach rectal digitaler Prostata Massage wird ein Tropfen des Prostatasekrets aufgefangen oder ein Harnröhrenabstrich entnommen (3. Glas). Anschließendentleert der Patient die Blase vollständig in ein 4. Glas (Experimaturin). Alle Proben werden mikroskopisch wie bakteriologisch untersucht.

Die dem Gutachter vorliegenden Unterlagen der Klinik lassen keinerlei Untersuchungen in die Richtung eines entzündlichen Prostata-Harnblasen-Harnröhren-Prozesses erkennen. Auch wurde dem Patienten nicht empfohlen, die oben genannte Diagnostik andernorts durchführen zu lassen.

Nachdem etwa sieben Monate nach der Untersuchung mit Prostatabiopsie eine Makrohämaturie den Patienten zum Urologen führte, ist mit einiger Wahrscheinlichkeit anzunehmen, dass bereits zum Zeitpunkt der Untersuchung in der Klinik mit den oben skizzierten Untersuchungen eine Blutbeimengung zu den verschiedenen Urinportionen erfasst worden wäre.

Von der Uniklinik wird geltend gemacht, dass andere Untersuchungen als die von den Leitlinien vorgeschriebenen zur Diagnostik des Prostatakarzinoms nicht erforderlich waren. Aus dem Vorgehen der niedergelassenen Urologen und der Universitätsklinik im zu begutachtenden Fall muss festgestellt werden, dass unter dem Zwang der Leitlinien nur eng umschriebene diagnostische Möglichkeiten verwendet wurden. Im Begutachtungsfalle war es aber unabdingbar, das gesamte dem Urologen zur Verfügung stehende Armentarium einzusetzen, um bei einem über Jahre hochsignifikant veränderten PSA eine Diagnose zu erzwingen.

Es ging hier nicht um die Frage der Übereinstimmung mit Leitlinien, die sowieso niemals Richtlinien sind, sondern eher Empfehlungen. Erforderlich war ohne Einengung durch Leitlinien diagnostische Klarheit zu schaffen. Es muss festgehalten werden, dass im hier zu begutachtenden Falle über Jahre unzureichende Abklärungsmaßnahmen der PSA-Erhöhung durchgeführt wurden. Jedenfalls liegen dem Gutachter keine anderen entsprechenden Unterlagen vor, wenn man von der bei der Erstuntersuchung durchgeführten Exprimatanalyse (reichlich Leukozyten) absieht.

Nach Durchsicht der Unterlagen gewinnt man den Eindruck, dass im vorliegenden Falle von allen beteiligten Urologen, nicht zuletzt der Uniklinik, fast zwanghaft versucht wurde, die PSA-Erhöhung nur durch Prostatabiopsie abzuklären. In etwa jährlichem Abstand wurde ansonsten biopsiert und eine PSA-Messung durchgeführt bzw. empfohlen. Die eingetretene Hämaturie führte dann zur Erweiterung der Diagnostik mit der längst notwendigen Endoskopie. Hierbei wurde ein Tumor im Bereich der prostatischen Harnröhre festgestellt.

Aufgrund der endoskopischen Untersuchung mit der Feststellung eines vom Colliculus seminalis ausgehenden Tumors ist ein sogenanntes Ductuskarzinom anzunehmen. Es handelt sich hierbei um eine Variante des Adenokarzinoms der Prostata. Der Tumor entwickelt sich polypös oder papillomartig in der prostatischen Harnröhre, zum Teil auch in großen periurethralen prostatischen Gängen. Er liegt bei ca. 0,2 bis 0,8 % der Prostatakarzinome vor. Diese Variante des Prostatakarzinoms kann sich in die Prostata und/oder weiter in die Harnröhre ausbreiten bzw. weiter in den Harnblasenhals. In der Zystoskopie erkennt man, dass der Tumor vom Utriculus prostaticus bzw. Verumontanum ausgeht und sich in diesem Areal ausbreitet. Man kann zwei Typen des Tumors unterscheiden: Papillär bzw. cribriform. Das Ductuskarzinom zeigt ein exophytisches Wachstum in die großen Ausführungsgänge der Prostata bzw. die Harnröhre. Der Tumor findet sich vornehmlich bei älteren Männern. Zur Symptomatik gehört die Hämaturie, Harndrang, erhöhte Miktionsfrequenz und selten ein akuter Harnverhalt, Symptome, die auch bei dem zu begutachtenden Patienten bestanden.

Zur Prognose der Tumoren ist festzuhalten, dass sie grundsätzlich denen eines Adenokarzinoms entsprechen. 25 bis 36 % der Patienten haben Metastasen zur Zeit der Erstdiagnose, sind jedenfalls fortgeschritten. Die 5-Jahres-Überlebensrate schwankt zwischen 15 und 43 Prozent, die Verteilung der Metastasen entspricht dem Adenokarzinom der Prostata.

Gutachten IV-3

Im Gutachten muss nun die Frage gestellt werden, warum dieser Tumor trotz wiederholter Biopsien, die sicher lege artis ausgeführt wurden, durch diese nicht festgestellt werden konnte. Es muss angenommen werden, dass der Tumor sich, wie es für das Ductuskarzinom üblich ist, in Richtung Harnröhrenlumen bzw. in den Harnblasenboden ausgedehnt hat und dadurch bei den mehrfachen Biopsien nicht erfasst werden konnte.

Die morphologische Besonderheit des Prostatakarzinoms bei dem Patienten hat die Diagnosefindung im speziellen mit Hilfe der Biopsie sicherlich erschwert.

Fasst man zusammen, so ist in der zu begutachtenden Situation des Patienten anzunehmen, dass sich bei ihm über die Jahre ein Ductuskarzinom entwickelt hat und sich der Tumor, wie auch in der Literatur beschrieben [Bostwick 1997], zur Zeit der endoskopischen Diagnostik bereits in fortgeschrittenem Zustand befand. Die histologische Untersuchung des Resektats ergab: pT4 pNx pMx, Malignitätsgrad IIIb, Gleasson Score 9 (4+5).

In Beantwortung der von der Gutachterkommission gestellten Fragen:

1. *Ob ein ärztliches Fehlverhalten (Behandlungsfehler) der Universitätsklinik vorliegt?*

Hier ist festzustellen, dass gegen das Vorgehen der Universitätsklinik einzuwenden ist, dass sie „leitliniengerecht" sich nur auf die Entnahme einer Prostatabiopsie beschränkt hat, statt eine abklärende Diagnostik bei dem Patienten durchzuführen. Wie oben aufgezeigt, wäre eine Fahndung in Richtung Prostatitis erforderlich gewesen, wobei man hoffen konnte, Aufklärung über den Prozess zu erhalten bzw. sich im Falle der Prostatitis einer entsprechenden Therapie zuzuwenden.

2. *Ob dieses gegebenenfalls zu einem Gesundheitsschaden geführt hat?*

Aufgrund der eigenen klinischen Erfahrung und der Literatur ist anzunehmen, dass bereits 7 Monate vorher das Ductuskarzinom der Prostata bestand. Inwieweit eine um 7 bis 8 Monate nach vorn verlagerte Diagnostik größere Aussicht auf Überleben erbracht hätte, ist schwer abschätzbar. Das sehr eingeschränkte diagnostische Vorgehen der behandelnden Urologen und damit auch der Universitätsklinik hat aber andererseits dem Patienten eine frühere bessere Chance nicht ermöglicht.

Literatur

Bichler, K.-H.: „Das urologische Gutachten", Springer, Berlin, 2004, S. 170/171

Bostwick, D.G.: „Urologic Surgical Pathology", Mosby 1997

Nickel, J.C.: „Clinical evaluation of the patient presenting with prostatitis", European Urology Supplements 2003

Auch der **nicht sachgerechte Zeitpunkt von Re-Biopsien** bei auffälligem Tastbefund der Prostata gibt Anlass zur Einleitung von Haftpflichtverfahren (**Urol. G. 22-15, S. 365**).

Fehler bei der histologischen Untersuchung des Prostatabiopsats können Anlass zu prozessualen Auseinandersetzungen sein (**Urol. G. 22-17, S. 370**).

Nach wiederholten Biopsien bei auffälligem Rektalbefund kam es bei **erneuter Probenentnahme zu einem Prostataabszess und einer Sepsis mit tödlichem Ausgang**. Der Verlauf veranlasste die Staatsanwaltschaft ein entsprechendes Zusammenhangsgutachten anzufordern (**Urol. G. 22-16, S. 368**).

Nach Prostatabiopsien kann es zu **Rektumverletzungen** kommen und erheblichem Blutverlust, wie das nachfolgende Gutachtenbeispiel zeigt.

Gutachten IV-4

Gutachtenproblematik: Prostatabiopsie wegen Karzinomverdacht mit Rektumverletzung.

Patient: 72 Jahre
Auftraggeber: Gutachterkommission der Ärztekammer
Vorwurf des Patienten: Fehlerhafte Biopsie und mangelhafte zugehörige Aufklärung.

Gutacherliche Entscheidung: Kein Behandlungsfehler festgestellt.
Ergebnis: Kein Behandlungsfehler anerkannt.

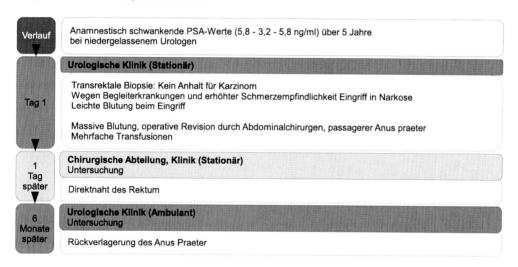

Beurteilung

Krankheitsverlauf

Der Patient befand sich seit Jahren in Kontrolle bezüglich seiner PSA-Werte. Diese schwankten (s. spätere Diskussion) und wurden zuletzt mit 5,8 ng/ml bestimmt. Aufgrund dieses Wertes folgte die stationäre Einweisung durch einen Arzt für Urologie zu einer Prostatabiopsie. Weiterhin bestanden verschiedene Begleiterkrankungen, z. B. Diabetes mellitus Typ II, Schwindelattacken, arterielle Hypertonie, Hypertriglyceridämie.

Wegen einer „erhöhten Schmerzempfindlichkeit" erfolgte die stationäre Aufnahme zur Probeentnahme. Gemäß OP-Bericht kam es während der Biopsie zu einer „leichten rektalen Blutung", die Probeentnahmen wurden aber zu Ende geführt. Gemäß Zusatzbericht erfolgte aufgrund einer dann profusen Blutung noch am gleichen Tag eine operative Revision durch Abdominalchirurgen. Dabei wurde ein Anus praeter angelegt.

Einen Tag später wurde der Patient in die Klinik für Allgemein- und Viszeralchirurgie verlegt und am darauf folgenden Tag eine diagnostische Rektoskopie sowie eine Direktnaht am Rektum durchgeführt.

Der weitere Verlauf gestaltete sich dann im Wesentlichen unkompliziert.

Gutachten IV-4

Gutachterliche Stellungnahme

Das Gutachten sollte zu folgenden Fragen bzw. Problemen Stellung nehmen:

1. Indikationsstellung zur Biopsie
2. Aufklärung
3. Durchführung der Biopsie und
4. Komplikationen, speziell Rektumverletzung.

1. Indikationsstellung
Für die Diagnostik von Prostatakarzinomen sind heute PSA-Bestimmungen von Bedeutung. Bei Feststellung einer deutlichen Erhöhung über einen definierten Grenzwert hinaus wird zur weiteren Abklärung eine Prostatabiopsie durchgeführt. Andere Gründe für eine PSA-Erhöhung, z. B. entzündlicher Natur (Prostatitis) sollten im Vorfeld ausgeschlossen werden. Weiterhin sollte die PSA-Erhöhung mehrfach nachgewiesen sein, um einen wenn auch unwahrscheinlichen Laborfehler auszuschließen.
Im vorliegenden Fall zeigten die PSA-Werte in einem Zeitraum von 5 Jahren erhebliche Schwankungen: 3,2 bis 5,8 ng/ml (zum PSA-Wert und seiner Bedeutung für die Klinik siehe im Vorspann des Kapitels).
Auffällig ist bei dem Patienten, dass er bereits ca. 5 Jahre vor der urologischen Kontrolle einen PSA-Wert von 5,8 ng/ml hatte, es nachfolgend zu einem Absinken gekommen ist und dann in rund 1 Jahr wieder zu einem Anstieg auf 5,3 ng/ml gekommen ist. Eine Indikation zur Biopsie wurde aber erst bei einem PSA-Wert von 5,8 ng/ml gestellt.
Für den Gutachter stellt sich nun einerseits die Frage, warum nicht bereits bei der anfänglichen PSA-Erhöhung eine Biopsie durchgeführt wurde bzw. warum der PSA-Wert von 5,8 ng/ml erst 7 Jahre später kontrolliert wurde. Aus den gesamten PSA-Werten lässt sich eine relativ starke Schwankung herleiten und, im Verlauf von über 7 Jahren, nur ein sehr geringer bzw. kein Anstieg.
Hier war nach Meinung des Gutachters durchaus die Indikation für eine Biopsie Jahre früher gegeben, allerdings musste der Patient besonders sorgfältig und umfassend über die Aspekte der Einwilligung aufgeklärt werden. Ebenfalls hätte der Patient an den nachfolgenden Überlegungen beteiligt werden müssen.
Da bei einem erhöhten PSA-Wert eine erhöhte statistische Wahrscheinlichkeit für das Vorliegen eines Prostatakarzinoms besteht, musste im Vorfeld überlegt werden, welche Konsequenz die Biopsie letztlich für den Patienten in ihrer Aussagewertigkeit hat.
Im Falle des Nachweises eines Prostatakarzinoms stehen prinzipiell verschiedene Therapieoptionen zur Verfügung. Aufgrund der gesamten Konstellation einschließlich des Alters des Patienten hätte hier ggf. eine radikal-chirurgische Maßnahme durchgeführt werden können. Hieraus hätte einerseits wahrscheinlich eine Lebensverlängerung, zumindest jedoch eine Verbesserung der Lebensqualität resultiert. Alternativ hätte auch eine strahlenthera-

peutische Intervention durchgeführt werden können, ebenfalls mit den Zielvorgaben einer Lebensverlängerung und Lebensqualitätsverbesserung.
Im Falle des negativen Ausganges des Biopsie (kein Karzinomnachweis) hätte dieses erhebliche psychische Konsequenzen für den Patienten (Krebsfreiheit!) gehabt. Er wäre dann allerdings aufgrund der „Fehlbiopsierate" in ein entsprechendes engmaschiges „watchful waiting" überführt worden. Das Ergebnis der Biopsie hätte also nicht unerhebliche Auswirkungen für das weitere Leben des Patienten gehabt.

2. Aufklärung

Die Aufklärung soll einerseits umfassend sein, andererseits jedoch den Patienten von erforderlichen Eingriffen nicht abschrecken. Somit muss über die typischen Risiken aufgeklärt werden, ebenfalls über besondere personengebundene Risiken und es müssen, so vorhanden, Alternativen zur Diagnostik/Therapie dargestellt werden. Über die wesentlichen Risiken der Biopsie wurde der Patient erkennbar auch aus den handschriftlichen Notizen in der Aufklärung informiert. Zur Blutung wurde der Patient allgemein aufgeklärt, nicht jedoch dezidiert über mögliche Folgen.

Als wesentliche Komplikationen werden in der Literatur folgende dargestellt:
- Blutung (Hämaturie 50%, Hämospermie 30%),
- Infektion (Bakteriurie und Bakteriämie: Antibiotikaprophylaxe unerlässlich),
- Harnverhalt (10% Dysurie und erschwerte Miktion, akuter Harnverhalt in bis zu 1-2%),
- Vasovagale Reaktion (in bis zu 8%).

Die bei einer Stanzbiopsie auftretende Blutung sistiert im Regelfall von alleine. Starke Blutungen mit der Notwendigkeit einer transrektalen Kompression oder weitergehenden chirurgischen Eingriffen sind extrem selten. Die Notwendigkeit einer chirurgischen Intervention liegt unter 0,5%. In einer Serie von 1051 Patienten wurde eine rektale Blutung mit einer erforderlichen Intervention mit 0,1% angegeben [Djavan et al.]. In einer anderen großen Serie von 5957 nachbeobachteten Biopsien wurde die Rate einer über 2 Tage andauernden Blutung oder der Notwendigkeit einer chirurgischen Intervention mit 0,6% angegeben [Berger et al.]. Damit dürfte die tatsächliche Komplikationsrate einer Blutung mit nachfolgender chirurgischer Interventionsnotwendigkeit in einer Größenordnung von ca. 0,2 bis 0,3% liegen. Im Krankengut des Gutachters kam es beispielsweise unter ca. 5000 Biopsien viermal zu Blutungen, die zu Interventionen führten.

Wie auch durch den Gutachter wird über die Konsequenzen einer massiven Blutung nach Biopsie lediglich in sog. Case reports berichtet. Dabei scheint das Management bezüglich der Blutungen nicht klar zu sein. Nach eigenen klinischen Erfahrungen kann ein Teil dieser Blutungen durch eine verlängerte rektale Ballonkompression zum Stillstand gebracht werden. In der Literatur werden zusätzlich Möglichkeiten der Übernähung oder endoskopischen Unterspritzung mit bspw. Epinephrin beschrieben [Strate et al.]. Auch bei

Gutachten IV-4

anderen Autoren scheint die endoskopische Unterspritzung die Therapie der Wahl zu sein [Brullet et al.].

Zusammengefasst ist die massive Darmblutung im Gefolge einer transrektalen Stanzbiopsie eine sehr seltene Komplikation (ca. 0,2 % der Fälle), über deren Therapie letztlich die Ärzte der Allgemein- und Viszeralchirurgie entscheiden. Die Case reports der letzten Jahre berichten nahezu übereinstimmend von der endoskopischen Unterspritzung selbst bei transfusionspflichtigen Blutungen. Die Notwendigkeit noch weitergehender Maßnahmen wie im vorliegenden Falle mit passagerer Anlage eines künstlichen Darmausganges ist somit eine Rarität weit unter der Häufigkeit von 0,1%.

Nach Meinung des Gutachters ist aufgrund der Seltenheit der Komplikation und der Tatsache, dass zur Folgetherapie in den letzten Jahren lediglich Fallbeispiele existieren die Notwendigkeit einer Aufklärung hierüber im Detail nicht erforderlich. Eine allgemeine Aufklärung über das Risiko der Blutung ist hingegen notwendig und in diesem Falle erfolgt.

Die Zahl der Biopsien spielt für die Blutungshäufigkeit eine untergeordnete Rolle, zwar steigt die allgemeine Komplikationsrate einer leichten postoperativen Blutung an, nicht jedoch die Häufigkeit einer massiven Blutung mit nachfolgender Interventionspflicht [Ghani et al.].

3. Durchführung der Biopsie

Aus den Vorerkrankungen sowie der Biopsie in Narkose resultiert die Frage, welches **Biopsieverfahren** für diesen Patienten das Beste gewesen wäre, denn die Durchführung der Probenentnahme aus der Prostata kann auf zwei Wegen erfolgen und zwar durch

- transrektale Biopsie (wie im Gutachtenfalle) oder
- perineale Biopsie.

Bei der transrektalen Biopsie besteht prinzipiell das **Risiko einer Keimverschleppung** aus dem Enddarm in den Biopsiekanal, deshalb erfolgt die transrektale Biopsie im Regelfalle unter einer entsprechenden antibiotischen Abschirmung. Bei der perinealen Biopsie ist eine solche Abschirmung nicht erforderlich, da hier für den Zugang das Darmlumen nicht in Betracht kommt und durch eine adäquate Desinfektion und Abdeckung im Perinealbereich das Infektionsrisiko wesentlich geringer ist.

Die transrektale Biopsie ist für den Patienten in der Regel unangenehm, jedoch nicht schmerzhaft. Durch die Verwendung von sog. Schussapparaten und dem sehr kurzen Einstichweg vom Rektallumen zur Prostata tolerieren nahezu alle Patienten diese Form der Biopsie ohne eine entsprechende Lokalanästhesie oder Narkose. Bei der perinealen Biopsie muss die Nadel über einen wesentlich längeren Weg bis zur Prostata geführt werden, speziell im Bereich des Beckenbodens findet sich ein gut entwickeltes sensorisches Nervengeflecht, welches im Falle der perinealen Biopsie entweder durch eine gut gemachte Lokalanästhesie ausgeschaltet werden muss oder durch eine Narkose. Speziell diese Einschränkung hat dazu geführt, dass die transrektale Biopsie die wesentlich häufiger durchgeführte Biopsiemethode ist.

Da der Patient den Gesamteingriff in einer Narkose wünschte, wäre aber das perineale Vorgehen zumindest eine Überlegung wert gewesen. Aus den vorliegenden Unterlagen ist nicht zu entnehmen, ob Überlegungen dieser Art stattgefunden haben oder in der Aufklärung eine Rolle spielten.
Bezüglich aller anderen Komplikationsmöglichkeiten (Blutung, Dysurie, Harnverhalt, vasovagale Reaktion) sind beide Verfahren gleichwertig.
Die Zahl der Prostatabiopsien, die entnommen werden, schwankt zwischen üblicherweise 8 bis 12 und mehr [Bichler 2006]. Bei einer sog. Saturationsbiopsie werden bis zu 60 Zylinder entnommen. Diese sog. Sättigungsbiopsie (60 und mehr Biopsiezylinder) lässt sich jedoch transrektal nicht durchführen, sondern ausschließlich perineal.
Wie viele Zylinder im Rahmen einer normalen Biopsie entnommen werden, hängt von der Größe der Prostata ab, da hier eine repräsentative Zahl aus den einzelnen Arealen entnommen werden sollte. Während noch vor 15 Jahren 6 Stanzen der Standard waren, hat sich die Zahl der Biopsien im Laufe der letzten Jahre in den Empfehlungen erhöht. Als Grundprinzip kann festgehalten werden, dass mit steigender Zahl der Biopsien auch die Trefferrate zum Nachweis des Prostatakarzinoms größer wird. Neben der Zahl der Biopsien spielt vor allem der Entnahmeort für die Trefferrate eine Rolle. Prinzipiell kann der Faustformel gefolgt werden, dass Prostatakarzinome in der Regel peripher sitzen, selten zentral. Hieraus folgt, dass die Präzision und Häufung der Stanzen vor allem im peripheren Bereich der Prostata erfolgen sollte.
Erschwerend kommt hinzu, dass mit Volumenzunahme der gutartigen Drüse die sog. Prostatakapsel, in welcher der ganz überwiegende Teil der Karzinome sitzt, komprimiert wird und damit nach außen rückt und gleichzeitig schmäler wird. Damit steigt bei zunehmender Größe zusammen mit der insgesamt vorhandenen Volumenvermehrung das Risiko, dass evtl. vorhandene Prostatakarzinom nicht zu treffen. Somit wird jeder Urologe die Zahl der Biopsien bei großen Prostatae (bei diesem Fall 60 g gegenüber ca. 20 – 25 g im Normalfall) heraufsetzen. Im Gutachtenfall wurden insgesamt 12 Biopsien entnommen (siehe Einleitung des Kapitels).
Wichtig ist, dass eine Korrektur der Ultraschallkopfsonde nur erfolgt, wenn die Nadel herausgezogen ist, da diese bei einem Überstand sonst bei Bewegung des Schallkopfes wie ein Messer die Rektalwand aufschneidet.
Nach Entnahme der Biopsien werden diese in einem Versandgefäß eingebettet, gemäß Klinik internen Richtlinien beschriftet und der Pathologie zur Beurteilung überstellt. Die Pathologen wiederum übernehmen die Beschriftung und führen zuerst eine makroskopische Deskription des Gewebes durch, anschließend erfolgt die mikroskopische Begutachtung ggf. nach Einfärbung.
Zur Probeentnahme im zu begutachtenden Falle kann auf Grund des OP-Berichtes festgehalten werden, dass der Eingriff korrekt durchgeführt wurde. Eine zwischenzeitliche leichte rektale Blutung ist kein Grund, die Biopsie zu unterbrechen. Auffällig ist in diesem Fall allerdings, dass die überwiegende Zahl der Stanzzylinder sehr kurz beschrieben wird. Eine 1 bis 2 mm messende Stanzgröße deutet am ehesten darauf hin, dass hier die Prostata

nicht getroffen wurde. Dieses ist auch für den Operateur u. U. erkennbar. In der Histologie bestätigt sich, dass vor allem die längeren Stanzen als einzige Prostatagewebe beinhalteten, welches als tumorfrei mit fokaler mittelgradiger chronischer Entzündung befundet wurde.

Insgesamt spricht nach dem OP-Bericht nichts gegen die korrekte Durchführung der Stanzbiopsie, die Qualität der Stanzzylinder und damit letztlich die Repräsentanz der Aussagegenauigkeit muss jedoch bemängelt werden. Dieser Qualitätsmangel kann jedoch dem Biopsierenden nicht als Fehler unterstellt werden, da diese qualitativ schlechten Biopsien auch langjährig erfahrenen Diagnostikern passieren. Weiterhin gibt es Patienten, bei denen Teile der Prostata schalltechnisch nur sehr schwer einstellbar sind. In diesen Bereichen kommt es dann gehäuft zu einer qualitativ minderwertigen Entnahme. Im OP-Bericht wird durch die zusätzliche Anmerkung des Oberarztes auch auf diese Problematik mit dem Satz „Die Prostata war vergleichsweise schwer im transrektalen Ultraschall einstellbar" hingewiesen. Repräsentative Stanzzylinder finden sich in Abbildung 4-3.

4. Komplikationen, speziell Rektumverletzung

Es kann bei der **Prostatabiopsie** durch **mehrere Mechanismen zu einer Rektumverletzung** kommen. Durch die Perforation der Rektumschleimhaut mit der Nadel können Blutgefäße verletzt werden, die oberhalb der Rektalschleimhaut liegen. Wenn es hier zu einer Einblutung oberhalb der Rektalschleimhaut kommt, kann eine solche Spannung aufgetreten sein, dass die Rektalschleimhaut im Bereich der primären Perforation durch die Nadel einreißt. Damit entlastet sich die Unterblutung, insofern sind diese Einrisse im Regelfalle kurz. Kommt es zu einer Unterblutung bei benachbarten Perforationen durch die Nadel, kann natürlich ein solcher Einriss auch länger (mehrere cm lang) sein.

Ein zweiter denkbarer Pathomechanismus ist die Verletzung der Rektalschleimhaut durch ein scharfgratiges Ultraschallgerät. Dieses wird diesbezüglich vom Operateur und instrumentierenden Pflegekraft durch Augenschein beurteilt. Ein solcher Mechanismus ist daher eigentlich auszuschließen.

Möglich ist aber auch, wie im Rahmen der Biopsiebeschreibung mitgeteilt, die Verletzung der Schleimhaut durch Bewegung des Ultraschallkopfes mit vorgeschobener, ausgefahrener Nadel. Eine solche Verletzung wird durch die Erfahrung des Operateurs (Facharzt) oder die entsprechende Beaufsichtigung des Ausbildungsassistenten durch einen erfahrenen Operateur vermieden.

Hinweise auf diesbezügliche Probleme finden sich im OP-Bericht nicht. Somit muss als Pathomechanismus im vorliegenden Falle tatsächlich die Unterblutung des Rektums angenommen werden. Diese Annahme wird durch den Zusatzbericht der chirurgischen Oberärztin bestätigt, die schreibt, „das ein massives Hämatom zum Einriss des Rektums ventralseitig bei 11 Uhr Steinschnittlage in etwa 6 cm Höhe geführt hat".

Nach vorübergehender Einlage eines Descensus Stomas und entsprechender Blutstillung wurde die Ausheilung der Hämatomfolgen abgewartet. Dieses ist in der Regel 3 bis 6 Monate nach der Verletzung des Rektums der Fall. Zur

Sicherheit sollte dann vor Rückverlagerung des Stomas nochmals proktoskopisch gesichert werden, dass sich die Schleimhaut vollständig geschlossen und regeneriert hat, da sonst potentiell das Risiko einer Fistelbildung zwischen dem Harntrakt und dem Rektum besteht. Falls eine Ausheilung besteht, kann die Rückverlagerung erfolgen.

Die angegeben Vorerkrankungen, d. h. Zustand nach Operation einer Analfistel, spielen für diese Beurteilung bei dem diagnostischen Eingriff keine richtunggebende Rolle.

Zusammengefasst ist gutachterlich festzustellen:

1. Die Prostatabiopsie war auf Grund des jahrelangen Verlaufs mit immer wieder auftretenden Erhöhungen des PSA indiziert.
2. Technisch ist die Prostatabiopsie nach den Regeln der Kunst durchgeführt worden. Eine Darmblutung dieses Ausmaßes ist extrem selten, kann aber auftreten, ist dann aber nicht als fehlerhaft anzusehen.
3. Die Aufklärung umfasste die wesentlichen Punkte. Eine derartig profuse Blutung wie im Begutachtungsfalle ist sehr selten und damit ein weit außerhalb des Normalfalles liegendes Ereignis, über das nicht im speziellen aufgeklärt werden muss.
4. Die operativen Maßnahmen zur Korrektur der Komplikation waren unumgänglich. Mit einer Ausheilung kann bei allerdings zeitaufwendiger Behandlung (Vermeidung einer Fistelbildung zwischen Harntrakt und Rektum) gerechnet werden.

Dieser hier zu begutachtende Krankheitsverlauf muss als äußerst bedauerlich, aber **schicksalhaft** gewertet werden. Hinweise für fehlerhaftes ärztliches Handeln lassen sich **nicht** erkennen.

Literatur

Berger, A.P.; Gozzi, C.; Steiner, H.; Frauscher, F.; Varkarakis, J.; Rogatsch, H.; Bartsch, G.; Horinger, W.: „Complication Rate Of Transrectal Ultrasound Guided Prostate Biopsy: A Comparison Among 3 Protocols With 6, 10 And 15 Cores" J. Urol. 171(4):1478-1481, 2004

Bichler, K.-H.: „Bedeutung der DNA-Bildzytometrie für die Therapieplanung beim Prostatakarzinom", in: Samsel, W.; Böcking, A.: „Bedeutung der DNA-Zytometrie beim PC", GEK, Schwäbisch Gmünd, 2006

Brullet, E.; Guevara, M.C.; Campo, R.; Falcó, J.; Puig, J.; Prera, A.; Prats, J.; Del Rosario, J.: „Massive rectal bleeding following transrectal ultrasound-guided prostate biopsy", Endoscopy, 32(10):792-5, 2000

Gutachten IV-4

Djavan, B.; Waldert, M.; Zlotta, A.; Dobronski, P.; Seitz, C.; Remzi, M.; Borkowski, A.; Schulman, C.; Marberger, M.: „Safety and morbidity of first and repeat transrectal ultrasound guided prostate needle biopsies: results of a prospective European prostate cancer detection study", J. Urol. 166:856-860, 2001

Ghani, K.R.; Dundas, D.; Patel, U.: „Bleeding after transrectal ultrasonography-guided prostate biopsy: a study of 7-day morbidity after a six-, eight- and 12-core biopsy protocol", BJU International, 94(7):1014-1020, 2004

Strate, L.L.; O'Leary, M.P.; Carr-Locke, D.L.: „Endoscopic Treatment of Massive Rectal Bleeding Following Prostate Needle Biopsy", Endoscopy, 33(11):981-984, 2001

IV. Begutachtungen bei Erkrankungen der Prostata

Im Zusammenhang mit einer ambulant durchgeführten **Prostatabiopsie** wurden Vorwürfe gegen den Operateur wegen **mangelnder Rücksichtnahme auf den körperlichen Zustand des Patienten** erhoben (**Urol. G. 22-19, S. 372**).

Bei dieser Begutachtung stand der Patient wegen „psychovegetativer" Erschöpfung in internistischer Behandlung. Wegen eines suspekten Prostatatastbefundes und erhöhten PSA-Werten wurde er einem niedergelassenen Urologen vorgestellt. Von diesem wurde wegen Karzinomverdacht in Lokalanästhesie eine Prostatabiopsie durchgeführt. Nach dem Eingriff kollabierte der Patient in der Toilette. Er erhob Schadenersatzanspruch gegen den Urologen, da dieser mehrere Stanzungen vornehmen musste und der Patient nach dem Eingriff keine Zeit zur Erholung hatte.

Insuffiziente Diagnostik, d. h. rektale Untersuchung mit der Feststellung eines **derben Prostatatastbefundes und nachfolgende Probebiopsie mit negativem Ergebnis** sowie daraufhin trotzdem eingeleitete **Hormonbehandlung** bei nicht nachgewiesenem Prostatakarzinom, die jahrelang durchgeführt wurde, war Ursache prozessualer Auseinandersetzungen (**Urol. G. 22-26, S. 380**).

1.2 Therapie

Streitpunkte bei der **Behandlung** von Patienten mit Prostatakarzinom sind Komplikationen nach radikaler Operation und hier vor allem Inkontinenz bzw. Impotenz. Fernerhin treten operationsbedingte Fisteln bzw. Leckagen der Harnblasen-Harnröhren-Anastomose, Lymphozelenbildung, postoperativer paralytischer Ileus, Blutungen, Wundheilungsstörungen sowie Fehler bei der Hormontherapie auf.

Der Wechsel von Behandlungsmodalitäten wie z. B. von einer primären Hormonbehandlung (Orchidektomie) in eine später erfolgte radikale Prostatektomie kann zu Haftpflichtforderungen führen (**Urol. G. 22-25, S. 379**).

Auch Fragen nach der Kompetenz des Operateurs bzw. Vorwürfe im Zusammenhang mit der Aufklärung, insbesondere Unterlassung der Nennung alternativer Methoden (Operation, Abwarten, Strahlen- bzw. Hormonbehandlung) sind Gründe für Haftpflichtverfahren.

Vorwürfe gegen den Operateur können erhoben werden, wenn intraoperativ das **Gefäß-Nervenbündel bei der radikalen Prostatektomie durchtrennt** wurde, im Gegensatz zu der präoperativen Aussage, diese Struktur erhalten zu wollen (**Urol. G. 22-20, S. 373**).

Als Folge der pelvinen Lymphonodulektomie im Zusammenhang mit der radikalen Prostatektomie kann es zum Auftreten einer **Lymphozele** kommen, die dann mitunter zur Begutachtung im Haftpflichtprozess führt (**Urol. G. 22-22, S. 376**).

Die Entstehung eines paralytischen Ileus und ein daraus folgendes Multiorganversagen mit tödlichem Ausgang kann Anlass zu entsprechenden Vorwürfen sein (**Urol. G. 22-21, S. 375**).

Die nicht sachgerechte Versorgung einer postoperativ aufgetretenen **Leckage der Harnblasen-Harnröhrenanastomose** kann zu Haftpflichtansprüchen führen, wie das nachfolgende Beispiel zeigt.

Gutachten IV-5

Gutachtenproblematik: Anastomoseninsuffizienz nach radikaler Prostatovesikulektomie mit Inkontinenz, Harnröhrenstrikturen, Restharnbildung und rezidivierenden Infekten.

Patient: 65 Jahre
Auftraggeber: Privatgutachten vor Einleitung einer Schadenersatzklage
Vorwurf des Patienten: Fehlerhafte Behandlung insbesondere im postoperativen Verlauf.

Gutachterliche Entscheidung: Behandlungsfehler wurde festgestellt.
Ergebnis: Außergerichtliche Einigung mit Versicherung.

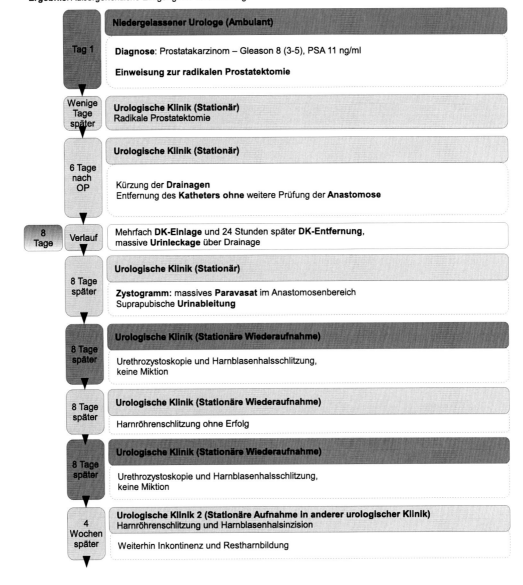

Gutachten IV-5

8 Monate später — Urologische Klinik 3 (Stationäre Aufnahme in anderer urologischer Klinik)
Restharnbildung und Inkontinenz
Vorschlag: offene Revision mit Reanastomosierung

Beurteilung

Krankheitsverlauf
Nach radikaler Prostatovesikulektomie mit Einengung des Harnblasenhalses wurde am 6. postoperativen Tag die Drainage angezogen und der transurethrale Katheter entfernt und zwar ohne begleitendes Zystogramm. Daraufhin stieg die Drainagemenge an, die Restharnmenge betrug 240 ml. Ein transurethraler Katheter wurde daraufhin erneut eingelegt. In den folgenden Tagen erfolgten mehrfach Katheterentfernungen und Wiedereinführungen. Wobei es jeweils nach der Katheterentfernung zu Urinaustritten kam. Am 14. Tag wurde ein Zystogramm durchgeführt mit Darstellung des Paravasats (Urinaustritt). Der Harnröhrenkatheter wurde entfernt und dafür eine suprapubische Urinableitung gelegt und der Patient aus der stationären Behandlung entlassen.
8 Tage später erfolgte eine stationäre Wiederaufnahme und Vornahme einer Harnblasenhalsinzision. Eine Miktion konnte damit nicht erreicht werden. Der Patient wurde mit einem suprapubischen Katheter entlassen.
2,5 Monate später erfolgte eine Harnröhrenschlitzung ohne Erfolg, d. h. der Patient konnte weiterhin die Blase nur unzureichend entleeren. 4 Wochen darauf erfolgte in einem anderen Krankenhaus eine erneute Harnröhrenschlitzung und Harnblasenhalsinzision. Der suprapubische Katheter wurde belassen.
In der Folgezeit bestand sowohl Restharnbildung als auch Inkontinenz.
Bei einer erneuten Untersuchung 8 Monate später, diesmal in einer dritten Klinik fanden sich später Restharnbildung und eine „milde" Inkontinenz (1 Vorlage/die). Letztlich war hier der Versuch einer offenen Revision mit Reanastomosierung vorzuschlagen.

Gutachterliche Stellungnahme
Zu verschiedenen Punkten ist Stellung zu nehmen:

1. **OP**: Aus dem vorliegenden OP-Bericht lässt sich herleiten, dass die Operation gemäß den Standards der radikalen Prostatovesikulektomie durchgeführt wurde. Dabei fehlen leider einige Details, z. B. die Art der Blasenhalsrekonstruktion. Ebenfalls nicht aufgelistet ist die Art des verwendeten Nahtmaterials im Anastomosenbereich.
2. **Katheter**: Am 6. postoperativen Tag wurde der Katheter entfernt bei noch liegenden Drainagen. Aus den Unterlagen geht nicht hervor, ob vor Katheterentfernung eine Anastomosenprüfung durchgeführt wurde. Eine sol-

Gutachten IV-5

che Prüfung der Dichtigkeit der Anastomose lässt sich entweder über ein Urethrogramm neben dem liegenden Katheter oder über ein entsprechendes Zystogramm bei abgeblocktem Katheter durchführen. Beide Untersuchungen sind Standard im postoperativen Verlauf. Erst nach Prüfung der Anastomosendichtigkeit kann über die Entfernung des transurethralen Katheters entschieden werden. So wird in der Regel zwischen dem 4. und dem 8. postoperativen Tag ein Zystogramm zur Beurteilung der Dichtigkeit der Anastomose bei entblocktem Katheter gefordert. Die Katheterentfernung erfolgt erst bei ausreichender Dichtigkeit der Anastomose.

Im vorliegenden Falle wurde anscheinend ohne Dichtigkeitsprüfung der transurethrale Katheter entfernt. In der Folge kam es zu einer vermehrten Extravasation von Urin über die noch liegende Drainage. Diese Extravasation ist nur durch eine Undichtigkeit im Bereich der Anastomose erklärlich. Nachfolgend wurde erneut ein transurethraler Katheter eingelegt. Diese Aktion wurde jedoch nicht weitergehend beschrieben, ist aber grundsätzlich sehr problematisch. Bei einer stärkeren Leckage besteht die Möglichkeit, dass der transurethrale Katheter nicht in die Harnblase gleitet, sondern den gewünschten Weg durch eben diese Leckage verlässt und damit die Undichtigkeit weiter aufreißt bzw. sogar offen hält. Festzuhalten ist, dass ein Katheterwechsel immer Gefahren mit sich bringt.

In Übereinstimmung mit Hinman kann zunächst vorsichtig ein gerader 18 Ch. Katheter in die Blase eingelegt werden. Diesem folgen die Größen 20 und 22 Ch. gerade [Hinman 2007].

Nach eigener Erfahrung kann ein solcher transurethraler Katheter am besten unter endoskopischer Kontrolle oder unter radiologischer Kontrolle eingelegt werden, sodass damit die Sicherheit gegeben ist, dass dieser Katheter innerhalb der Harnblase zu liegen kommt. Dieses Vorgehen oder ein ähnliches ist im Gutachtenfall nicht dokumentiert. Mehrfache Katheterauslassversuche führten dann jeweils zu einer erneuten Urinparavasation. Erst am 14. Tag erfolgte ein Zystogramm mit Nachweis des Paravasates.

Hier stellt sich die Frage, warum eine solche Untersuchung oder ein Urethrogramm nicht zu einem früheren Zeitpunkt durchgeführt wurde.

Wenn das Zystogramm ein Paravasat zeigt, sollte der transurethrale Katheter als Schiene belassen werden. In der Regel verheilt innerhalb von 2 Wochen dieses Paravasat, dann kann der transurethrale Katheter gefahrlos entfernt werden. Die im vorliegenden Fall vorgenommenen mehrfachen Katheterentfernungen führten zu einer Belastung des Gewebes mit Urin und damit zu entsprechenden Wundheilungsstörungen und Narbenbildungen. Diese Veränderungen wiederum lösen in der Folge entweder Verengungen (Strikturen) aus oder behindern die Muskulatur und verstärken somit die Inkontinenz.

In Abhängigkeit von der Größe der Leckage sollte dann eine operative Revision mit erneuter Vernähung der Anastomose im Leckagebereich überlegt werden. Ausreichend lange Katheterschienung bzw. operative Revision sind anerkannt. Die Entfernung des Katheters bei bestehender größerer Leckage ist allerdings fehlerhaft.

3. Konsekutiv kam es dann zu einer **Blasenhalsstenose**. Dabei kann letztlich nicht gesagt werden, ob dieses aus einer fehlerhaften Blasenhalsrekonstruktion resultierte oder eine Folge der Urinparavasation mit entsprechender Narbenbildung bei rezidivierenden Katheterauslassversuchen war.
   In der Folge wurde eine Blasenhalsinzision durchgeführt (s. Abbildung 4-27, 4-29). Nach Meinung der Gutachter ist dieses Vorgehen verfrüht, da 4 Wochen nach einer Operation noch keine ausreichend stabilen Verhältnisse zu erwarten sind. In der Regel sind entsprechende Bedingungen 6 bis 8 Wochen postoperativ zu erwarten. Dann wäre auch eine Blasenhalsinzision möglich.
   Warum jedoch der Patient bis zu diesem Zeitpunkt nicht über eine transurethrale Ableitung verfügte, vermögen die Gutachter nicht zu erkennen. Nach eigener Erfahrung sollte eine Leckage bis zum Nachweis der vollständigen Abheilung transurethral geschient werden. Vergleichbar dem Harnröhrentrauma wird eine inkomplette Harnröhrenverletzung am besten behandelt durch Ableitung mittels eines transurethralen Katheters [Mcaninch, Santucci 2002].
4. **Weiterer Krankheitsverlauf**: Der Verlauf, insbesondere mit der dann doch stattgehabten Urodynamik, der Blasenhalsinzision (Turner-Warwick) und Urethrotomie entspricht im Wesentlichen fachgerechtem Vorgehen. Die Strikturierung und Inkontinenz muss dann zusammenfassend als Folge des überschießenden Vernarbungsprozesses im Bereich der Anastomose gesehen werden. Letztlich kann hier, wenn auch nur mit einer eingeschränkten Wahrscheinlichkeit eine erneute, offene Revision zu einem vernünftigen Ergebnis führen.

Zusammenfassend ist gutachterlich auszuführen: Nach radikaler Prostatektomie kommt nicht immer ein befriedigendes Ergebnis zustande, auch bei sachgerechter operativer Ausführung. Auftretende Komplikationen sind daher grundsätzlich keine Behandlungsfehler, aber die insuffiziente Handhabung der postoperativen Störungen im zu begutachtenden Falle: Mehrfache Entfernung und Wiedereinführung des transurethralen Katheters und fehlende Darstellung der Anastomoseninsuffizienz durch Zystogramm sowie die zu frühen Schlitzungen des Harnblasenhalses entsprechen nicht den sachgerechten Operationsregeln und sind **fehlerhaft**.

Literatur

Hinman, F.: „Atlas Urologische Operationen im Kindes- und Erwachsenenalter", Springer Berlin, 2007, S. 323

Mcaninch, J.W.; Santucci, R.A.: „Genitourinary trauma", in: Walsh, P.C. et al.: „Campbell's Urology", 8. Auflage, Saunders, Philadelphia, 2002, S. 3727

Zu den Komplikationen nach radikaler Prostatektomie gehören auch **Wundheilungsstörungen**. Einen besonders tragischen Krankheitsverlauf mit Ausbildung einer Sepsis beschreibt die nachstehende Kasuistik.

Gutachten IV-6

Gutachtenproblematik: Radikale Operation wegen Prostatakarzinom, Entwicklung einer schweren, gangränösen Wundheilungsstörung, inadäquate postoperative Behandlung, Entwicklung einer Allgemeininfektion, Exitus im Multiorganversagen.

Patient: 70 Jahre
Auftraggeber: Gericht
Vorwurf der Angehörigen: Nicht sachgerechte und nicht sorgfältige postoperative Behandlung mit Todesfolge.

Gutachterliche Entscheidung: Schwerer Behandlungsfehler liegt vor.
Ergebnis: Gericht erkannte leichten Behandlungsfehler an.

Anamnese

Vor 6 Jahren transurethrale Resektion der Prostata wegen BPH.
Der Patient leidet fernerhin an folgenden Erkrankungen: Hypertonie, Herzinsuffizienz, koronare Herzerkrankungen, Sigmadivertikulitis und Schlafapnoesyndrom.
Es liegt eine ausgeprägte Adipositas vor.

Tag 1

Urologische Belegklinik (Stationär)
Untersuchung und Operation

Nachweis eines Prostatakarzinoms und stationäre Aufnahme in urologischer Belegabteilung zur Operation.
Entsprechende präoperative Untersuchungen lagen vor.
Der Patient war eingehend über die vorgesehene Operation aufgeklärt worden.

Tag 2: Radikale Prostatektomie, unkomplizierter Verlauf des Eingriffs

Tag 3: Verlegung auf Normalstation

Tag 4

Normalstation, Klinik (Stationär)
Untersuchung

Wundverband durchnässt, übelriechende Drainageflüssigkeit
Labor: Leukozytenanstieg auf 20.000,
C-Reaktives Protein 354 mg/l (Normbereich: 0,07 bis 8,2 mg/l).
Fieber: 38°C
→ Antibiotische Behandlung: Ciprobay®

Tag 5: Entfernung der Wunddrainage, übelriechendes Sekret entleert sich aus der geröteten Wundhöhle

Tag 6: Wundspülung mit Rivanol® (Ethacridinlactat, ein Wundantiseptikum)
Weiterer Anstieg der Entzündungsparameter

2 Tage später: Entfernung eines Teils der Wundklammern.
Zur Wunddesinfektion Verband mit Braunol® (10% Iod-haltiger Komplex mit Polyvidon).

Nächster Tag:
Leichte subjektive Besserung
Änderung des Antibiotikums (jetzt: Unacid®)

Die Wunde in einem Bereich von 8x3 cm nekrotisch
Laborkontrolle: Serumkreatinin 1,6 mg%
Beginnende Niereninsuffizienz?

Vom Pflegepersonal wurde der behandelnde Urologe gerufen. Dieser kam aber nicht zu Visite.
Auch ein chirurgischer Assistent wurde stellvertretend benachrichtigt, dieser erschien aber nicht.
Die notwendige intravenöse Antibiotika-Verabreichung erfolgte nicht.

1 Tag später: Anstieg der Leukos auf 40.000 und weiterer Kreatininanstieg,
Wundrevision durch den Urologen (Belegarzt)

Selber Tag

Krankenhaus der Regelversorgung (Stationär)
Untersuchung und Operation

Verlegung des Patienten in ein Krankenhaus der Regelversorgung zur „Nachbeatmung"
bei fehlenden Beatmungsplätzen in der Belegklinik
Aufnahmeuntersuchung im Krankenhaus
Labor: Leuko 42.000, Hb (Hämoglobin) 8 mg%, Kreatinin 2 mg%, Natrium 126 mmol/l
Entnahme eines Wundabstrichs

Gutachten IV-6

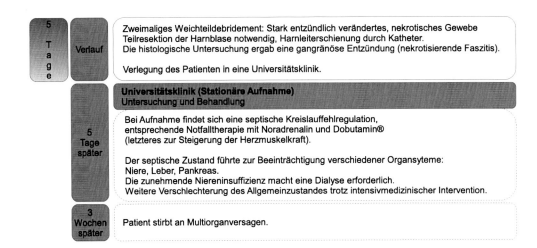

Beurteilung

Krankheitsverlauf

6 Jahre vor der Diagnosestellung eines Prostatakarzinoms war der Patient wegen gutartiger Prostatavergrößerung transurethral operiert worden. Er litt an einer Reihe von Erkrankungen und war in entsprechender Behandlung wegen: Hypertonie, Herzinsuffizienz, Coronare Herzerkrankungen, Sigmadivertikulitis und Schlafapnoesyndrom. Es lag eine ausgeprägte Adipositas vor. Nach Diagnose eines Prostatakarzinoms wurde er in eine urologische Belegabteilung zur radikalen Prostatektomie eingewiesen. Entsprechende präoperative Untersuchungen waren ambulant durchgeführt worden. Der Patient war eingehend über den Eingriff aufgeklärt worden.
Der operative Eingriff verlief komplikationslos. Er konnte am darauffolgenden Tag auf die Normalstation verlegt werden. Einen Tag später fand sich der Wundverband durchnässt von einer übelriechenden Flüssigkeit. Eine Kontrolle der Laborwerte ergab einen deutlichen Anstieg der Leukozyten auf 20.000. Das C-Reaktive Protein betrug 354 mg/l. Es bestand Fieber mit 38°C. Eine antibiotische Behandlung mit Ciprobay wurde begonnen.
In den darauffolgenden Tagen wurde die Wunddrainage entfernt. Es bestand auch weiterhin die Sekretion der übelriechenden Flüssigkeit aus der mittlerweile stark geröteten Wundhöhle. In den nächsten Tagen wurde diese Wundheilungsstörung mit Rivanol-Lösung® behandelt (Spülung). Die Entzündungsparameter wie Leukozyten, C-Reaktives Protein stiegen weiter. Im weiteren Verlauf wurden die Wundklammern entfernt und eine lokale Behandlung der gestörten Wundheilung mit Braunol® durchgeführt. Es kam zwischenzeitlich zu einer leichten subjektiven Besserung, eine Änderung der antiobiotischen Therapie wurde vorgenommen (Unacid®). Der Wundbereich hatte sich mittlerweile in einem 8x3 cm großen Bezirk nekrotisch umgewandelt, d.h. in diesem Bereich fand sich abgestorbenes Gewebe. Bei der Kont-

rolle der Laborwerte wurde jetzt ein Kreatininanstieg auf 1,6 mg% (Normwert: 1,0 mg%) festgestellt, möglicherweise als Ausdruck einer beginnenden Niereninsuffizienz.

Am 7. postoperativen Tag wurde der behandelnde Urologe bzw. der ihn vertretende chirurgische Assistent zur Visite gerufen, beide erschienen aber nicht, sodass die notwendige intravenöse Verabreichung des Antibiotikums nicht stattfand, auch keine Inspektion der Wundverhältnisse.

Da in den darauffolgenden Tagen die Entzündungsparameter weiterhin anstiegen (Leuko. 42.000!), erfolgte eine Wundrevision und die Verlegung des Patienten in ein Krankenhaus der Regelversorgung mit der Begründung, dass die Belegabteilung die erforderliche Nachbeatmung wegen fehlender Intensivplätze nicht durchführen könnte.

Bei der Aufnahmeuntersuchung im Krankenhaus fanden sich weiterhin ansteigende Entzündungsparameter. Das Kreatinin betrug jetzt 2 mg%, Natrium 126 mmol/l.

Ein Wundabstrich wurde entnommen.

Es erfolgten jetzt zweimalige Weichteilrevisionen mit Gewebsabtragungen (Debridement). Es fand sich stark entzündlich verändertes, abgestorbenes Gewebe. Auch war bei der dritten Revision eine Teilresektion der Harnblase notwendig. Die Harnleiter wurden mit Kathetern geschient. Die histologische Untersuchung des abgetragenen Gewebes ergab eine gangränöse Entzündung (nekrotisierende Fasziitis). In Anbetracht des nicht beeinflussbaren Verlaufs wurde der Patient in eine urologische Universitätsklinik verlegt.

Bei der Aufnahme befand sich der Patient in einer bedrohlichen, septischen Kreislauffehlregulation. Eine entsprechende Therapie mit Noradrenalin und Dobutamin® konnte zwar zunächst eine gewisse Regularisierung erreichen, der weitere Verlauf war aber gekennzeichnet von einer Beeinträchtigung verschiedener Organsysteme durch die Sepsis und zwar der Nieren, Leber und Pankreas (s. Abbildung 1-17).

Die Niereninsuffizienz machte eine Dialyse erforderlich. Trotz intensivmedizinischer Intervention kam es zu einer weiteren Verschlechterung des Allgemeinzustandes.

Drei Wochen nach der stationären Aufnahme in der Universitätsklinik verstarb der Patient im Multiorganversagen.

Gutachterliche Stellungnahme

Gutachterlich ist festzustellen, dass bis zum unmittelbaren postoperativen Verlauf der radikalen Prostatovesikulektomie die Behandlung gemäß den medizinischen Standards erfolgte.

Ab dem 2. postoperativen Tag kam es jedoch zu erheblichen organisatorischen Problemen: Operateur im Urlaub, Vertreterregelung unklar, parallel zu medizinischen Komplikationen in Form einer nekrotisierenden Fasziitis. Es ist bezüglich des postoperativen Wundverlaufs durch den behandelnden Arzt anscheinend zu einer völligen Fehleinschätzung der Wundsituation ge-

Gutachten IV-6

kommen. Wesentliche diagnostische Schritte unterblieben, erforderliche therapeutische Maßnahmen wurden versäumt. Damit ist ein schwerwiegender Verstoß gegen die Regeln der ärztlichen Kunst festzuhalten. Die Kenntnis solcher Problematik gehört zum grundlegenden Wissen eines jeden operativ tätigen Arztes.

Der Belegarzt hat die erforderliche Sorgfalt nicht beachtet. Er hat einerseits durch das Ignorieren einer Visitenaufforderung und die fehlende Organisation einer Vertretungsregelung organisatorische Fehler zugelassen, andererseits durch die verzögert einsetzende Diagnostik und Therapie bei einer offensichtlichen massiven Wundheilungsstörung gegen grundlegende Regeln der ärztlichen Kunst verstoßen. Weiterhin ist zu vermerken, dass die ärztliche Dokumentation durch den Urologen in der Belegklinik quasi inexistent war.

Der Sorgfaltsmangel durch den Belegarzt stellt sich in fehlender Diagnostik und therapeutischer Konsequenz, d. h. grundlegenden urologisch-chirurgischen Wissens um die Probleme einer sekundären Wundheilung sowie Organisationsmängel wie folgt dar:

- Ignorieren einer massiv entzündlich veränderten Wundsekretion ab dem 2. postoperativen Tag,
- Entfernung einer Drainage aus einem massiv sezernierenden Wundgebiet,
- zu späte Indikationsstellung einer weitergehenden Diagnostik,
- zu späte Wundrevision,
- Wundrevision dann ohne entsprechende Konsequenzen,
- fehlende Vertreterregelung.

Nach Verlegung des Patienten in das Krankenhaus der Regelversorgung ist nach Meinung des Gutachters der Minimalstandard medizinischen Handelns eingehalten worden. Die fehlende Hinzuziehung eines fachurologischen Kollegen bei den operativen Revisionen durch den Allgemeinchirurgen bzw. alternativ die frühe Verlegung des Patienten in ein entsprechendes Versorgungszentrum, z. B. eine Universitätsklinik, ist zwar bedauerlich, sicher jedoch kein schwerwiegender Verstoß gegen die Regeln der ärztlichen Kunst. Nachdem sich nach der dritten Revisionsoperation eine Beteiligung der Harnblase zeigte, ist hier zumindest der Versuch einer fachurologischen Hinzuziehung unternommen worden. Nachdem diese nicht möglich war, erfolgte die zügige Verlegung des Patienten in ein entsprechendes Krankenhaus der Maximalversorgung.

Insgesamt sieht der Gutachter in der dann folgenden Klinikbehandlung keine Verstöße gegen die Regeln der ärztlichen Kunst.

Die Behandlung des Patienten an der Universitätsklinik erfolgte nicht nur gemäß den Minimalstandards, sondern folgte einer Maximaltherapie. Außer alternativmedizinischen Verfahren wurden dem Patienten alle situativ angemessenen Therapien zuteil. Alle Reaktionen erfolgten zeitgerecht und zielgerichtet. Bedaulicher Weise ist der Patient erst in einem weit fortgeschrittenen Stadium der Komplikationen verlegt worden, sodass hier von vorn herein eine insgesamt sehr schlechte Prognose bestand.

Gutachten IV-6

Für die Universitätsklinik sieht der Gutachter eine sachgerechte Umsetzung des Begriffes Therapia maxima, auch wenn diese sicher unverschuldet nicht mehr zu dem gewünschten Erfolg führte. Das ärztliche Verhalten des Belegarztes in der postoperativen Phase dagegen ist wie oben aufgezeigt ein schwerer Behandlungsfehler bzw. Verstoß gegen die Sorgfaltspflicht

In diesem Gutachtenbeispiel war es bei **fortgeschrittenem Prostatakarzinom** und daraus entstandener Harnwegsobstruktion nach **Laserbehandlung zur Inkontinenz** gekommen. Vorwürfe wurden hier bezüglich der **Kompetenz des die Laserbehandlung durchführenden Chirurgen** erhoben.

Gutachten IV-7

Gutachtenproblematik: Fortgeschrittenes Prostatakarzinom, ca. 5 Jahre in internistischer Behandlung. Wegen Harnwegsobstruktion suprapubischer Katheter durch Urologen. Weitere Behandlung in Krebsklinik – Laserapplikation ohne Erfolg. Anschließend TUR durch Urologen, Harninkontinenz.

Patient: 82 Jahre
Auftraggeber: Oberlandesgericht
Vorwurf des Patienten: Fehlerhafte Laserbehandlung durch nicht urologisch qualifizierten Operateur.

Gutachterliche Entscheidung: Behandlungsfehler festgestellt.
Ergebnis: Das Verfahren wurde durch einen Vergleich beendet.

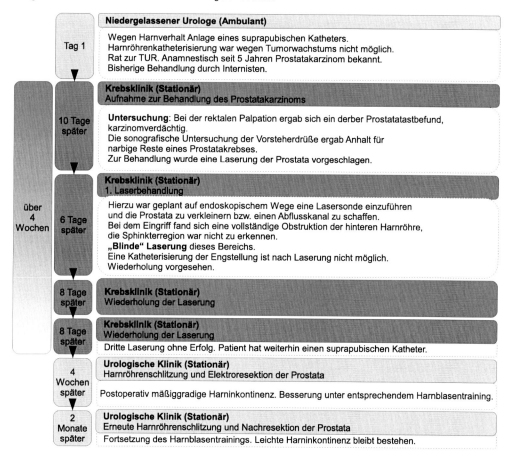

Beurteilung

Krankheitsverlauf

Bei dem Patienten war seit etwa 5 Jahren ein Prostatakarzinom bekannt. Die Behandlung erfolgte durch einen internistischen Onkologen. Wegen der Harnwegsobstruktion kam er in urologische Betreuung. Nach vorübergehender Urinableitung durch einen suprapubischen Katheter (s. Abbildung 2-11)

Gutachten IV-7

war eine transurethrale Resektion vorgesehen. Der Patient suchte aber zur weiteren Behandlung des obstruierenden Prostatakarzinoms eine Krebsklinik auf.

Zur Behandlung der durch das Prostatakarzinom hervorgerufenen Harnwegsobstruktion wurde dort eine Laseranwendung initiiert. Dabei gelangte der Operateur (Chirurg) mit dem Endoskop nur bis an den Bereich des äußeren Schließmuskels. Zur Beseitigung der Obstruktion wurde die Lasersonde in den obstruierten Bereich blind vorgeführt. Ein Ansprechen der verschiedenen Gewebsanteile im Operationsbereich war bei diesem Vorgehen nicht möglich, d. h. die Strukturen der hinteren Harnröhre, speziell des Schließmuskelbereichs, waren für den Operateur nicht identifizierbar. Die Harnröhrenenge konnte nicht überwunden werden. Die Laser-Prozedur wurde im Abstand jeweils einer Woche noch zweimal wiederholt. Insgesamt wurden somit drei derartige Sitzungen vorgenommen. Aufgrund der frustranen Therapieversuche wurde der Patient zur weiteren Behandlung, d. h. zu einer Schlitzung der Harnröhre bzw. Elektroresektion der Prostata, in eine urologische Klinik überwiesen. Der behandelnde Urologe fand bei der Endoskopie eine blind endende Harnröhre im hinteren Abschnitt, vermutlich in Sphinkternähe. Das Gewebe in diesem Bereich zeigte Veränderungen nach thermischen Einflüssen. Es fand sich ein mangelhaft durchblutetes, blasses Gewebe, zum Teil nekrotisch. Nach Abschieben der Nekrosen mit der „kalten" Resektionsschlinge gelangte der Operateur an den Colliculus seminalis (Samenhügel) und konnte jetzt die vergrößerte Vorsteherdrüße resezieren (Abbildung 4-20, 4-21). Postoperativ war der Patient zunächst inkontinent. Durch entsprechendes Training besserte sich die Schließmuskelfunktion. Wegen erneuter Striktur war eine weitere Schlitzung und Resektion notwendig. Eine leichte Inkontinenz blieb bestehen

Gutachterliche Stellungnahme

Die **Begutachtung** der bei dem Patienten festzustellenden Harninkontinenz bei lokal fortgeschrittenem Prostatakarzinom als Zustand nach dreimaliger „blinder" Laserkoagulation und nachfolgender Harnröhrenschlitzung bzw. Prostataresektion muss folgende Faktoren bzw. pathogenetische und therapeutische Einflüsse bedenken:

1. Das lokale fortgeschrittene Prostatakarzinomwachstum kann die Sphinkterregion (Verschlussmuskel der Harnblase) infiltrieren. Diese Tumorausbreitung führt im Allgemeinen zum Harnverhalt, eventuell auch zur Inkontinenz.
2. Die transurethrale Resektion dieses Tumorgebietes kann wegen des tumorbedingten Fehlens der eigentlichen Organgrenzen Sphinkterverletzungen zur Folge haben, d. h. der Operateur kann bei der Resektion trotz ausreichender Sichtverhältnisse die einzelnen Strukturen nicht mehr erkennen. Eine Verletzung des Schließmuskels kann dadurch eintreten. In

Gutachten IV-7

der Literatur werden in 0,5 bis 10% der Fälle Inkontinenz bei derartigen Eingriffen beschrieben [Bartsch; Kirby; Mazur].
3. Die „blinde" Laserung dieses Bereiches (distale Harnröhre/Prostataloge) führt mit hoher Wahrscheinlichkeit zur Sphinkterläsion, da hier keinerlei Möglichkeit der Gewebserkennung besteht.

Während die Faktoren 1 und 2 durch urologischen Wissensbestand bzw. fachurologischen Standard anerkannt sind, ist der 3. Punkt gutachterlich im Mittelpunkt der Kritik. Die Laserung der Prostata gehört zu den alternativen Behandlungsverfahren, die sich am Goldstandard der transurethralen Resektion messen lassen müssen. Verschiedene Anwendungsmethoden sind bekannt (Abbildung 4-14) [McNicholas]:
- Transurethrale (über die Harnröhre) endoskopisch geführte Laserstrahl-Anwendung mit einer „blanken" Sonde,
- interstitielle (Einstich ins Gewebe) Anwendung der Laserenergie (endoskopisch, perkutan – durch die Haut) und
- transurethral endoskopisch mit Strahlabweichung („side fire").

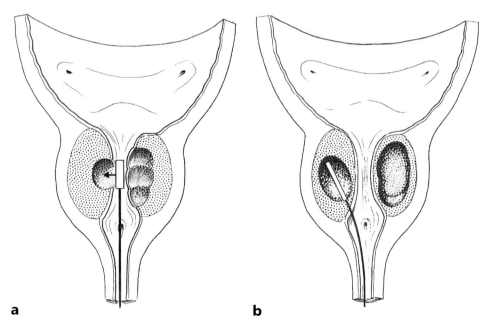

Abbildung 4-14: Möglichkeiten der Laserbehandlung der Prostata:
a) Laserstrahl mit Seitablenkung
b) Interstitielle Laserkoagulation

Die endoskopisch geführten Verfahren ermöglichen eine Orientierung in der Harnröhre mit Erkennung des wichtigen Markerpunktes, dem Colliculus

(Abbildung 4-15). Insbesondere den Schließmuskel betreffend ist der Colliculus (Samenhügel) zu nennen. Fernerhin sind die Region des äußeren Schließmuskels (Sphinkter externus), die Prostataloge bzw. der Übergang in die Harnblase (Harnblasenhals) und hier die Trigonalleiste mit den Einmündungsstellen der Harnleiter zu beachten.

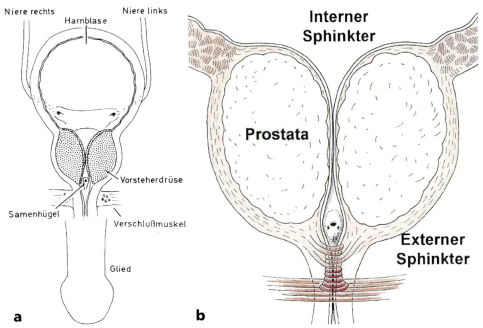

Abbildung 4-15: Schematische Darstellung der prostatischen Harnröhre mit a) Colliculus seminalis (Samenhügel) und b) der Region des äußeren Verschlussmuskels

Jede Art von Energieeinwirkung (Hochfrequenz z. B. bei der Resektion der Prostata oder Laser) darf, insbesondere im hinteren Harnröhrenbereich (Region des Schließmuskels, Prostataloge, Harnblasenhals), nur unter Sicht nach Ansprechen der jeweiligen morphologischen Struktur, z. B. dem Samenhügel, geschehen (s. Abbildung 4-15). Dieses Vorgehen erfordert vom urologisch-endoskopischen Operateur eingehende topografische Kenntnisse dieser Region und der Wirkung der verwendeten Energieformen.
Dazu ist eine systematische urologische Ausbildung des Operateurs dringend erforderlich, mindestens Facharzt und darüber hinaus praktische Operationserfahrung. Es bleibt festzuhalten, dass eine Laserung der Prostata wegen der nur endoskopisch zu kontrollierenden Lage des Organs (mit den o. g. kritischen Punkten) eine gediegene urologisch-endoskopisch Erfahrung benötigt. Ohne entsprechende Fachkenntnisse ist eine endoskopische Kontrolle, insbesondere der Sphinkterregion nicht möglich. Andernfalls besteht die Gefahr von Komplikationen (z. B. Läsion des Schließmuskels). Auch ist es ohne

entsprechende Kenntnisse nicht möglich, eventuelle Behinderungen im Verlauf der Harnröhre (speziell im hinteren Anteil) zu erkennen und nötigenfalls zu beseitigen. Hier ist an die nicht selten bestehende Harnröhrenstriktur zu denken, zu deren Überwindung besondere Schnittverfahren (Urethrotomia interna) notwendig sind (Abbildung 4-16).

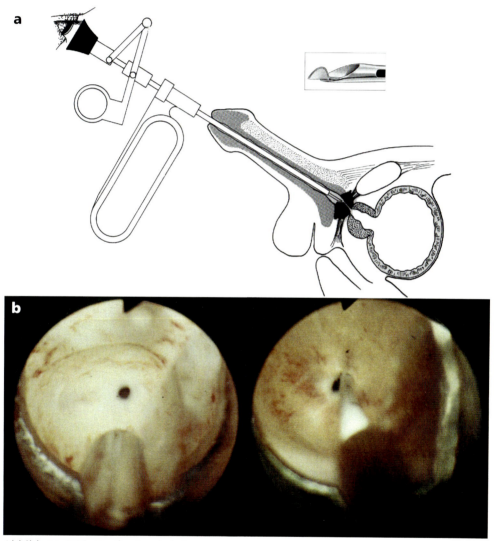

Abbildung 4-16: Urethrotomia interna:
a) In die Harnröhre eingeführtes Urethrotom zur Schnittführung unter Sicht. Im kleinen Bildausschnitt (oben) das Skalpel
b) Schlitzung einer Harnröhrenobstruktion (endoskopisches Bild)

Gutachten IV-7

Im speziellen erfordert das operative Vorgehen bei lokal fortgeschrittenen Prostatakarzinomen (wie beim Patienten) eine große endoskopische Erfahrung in der Anwendung adäquater Verfahren, da hier wegen der Tumorinfiltration immer mit Komplikationen gerechnet werden muss, deren Minimierung nur durch Anwendung adäquater Mittel möglich ist. Das beinhaltet neben der Prostataresektion vor allem auch das Verfahren der Sicht-Urethrotomie (Schlitzung der Harnröhre unter Sicht) (s. Abbildung 4-16). Letztere ist notwendig, um überhaupt das Behandlungsfeld beurteilen zu können.

Es ist für den Gutachter nicht ersichtlich, dass der Operateur der Krebsklinik, der die dreimalige „blinde Laserung" ausgeführt hat, über dieses persönliche und apparative Rüstzeug verfügte. Urologische Facharztqualifikation ist als Mindestforderung anzusehen. Die Tatsache, dass der Patient mit der bestehenden tumorbedingten Harnröhrenenge in eine urologische Abteilung nach auswärts verlegt werden musste, spricht dafür, dass die Ärzte in der Krebsklinik nicht über die erforderlichen operativ-endoskopischen Kenntnisse verfügten.

Bei der vom behandelnden Arzt (Chirurg) der Krebsklinik angetroffenen Situation war eine „blinde" Laserung der distalen Prostataloge bzw. im Colliculus/Schließmuskelbereich fehlerhaft. Die einzig mögliche fachgerechte Behandlung war die vom Urologen durchgeführte „kalte" Schlitzung des Bereiches unter Sicht und danach Resektion oder eventuelle Laserung.

Durch die Schnittmethode mit dem Urethrotom können gewebeschonend Einschnitte bei unübersichtlicher Morphologie, wie beim fortgeschrittenen Prostatakarzinom bestehend, annähernd präzise ausgeführt werden, im Gegensatz zum Laserstrahl, der andererseits zur großflächigen Gewebeabtragung der Prostata durchaus geeignet ist.

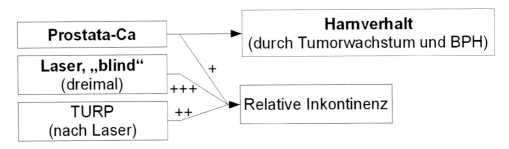

Abbildung 4-17: Grad des Einflusses: hoch +++ bis gering +

Wie oben ausgeführt, kann auch dieses Vorgehen wegen der häufig nicht mehr ausreichend scharfen Begrenzung der einzelnen Strukturen infolge der Tumorinfiltration zu Inkontinenzen führen (ca. 0,5 bis 10%). Eine blinde Energieeinwirkung in diesem für die Kontinenz entscheidenden Harnröhrenbereich muss aber zu unkontrolliertem Gewebsuntergang führen. Die Lase-

ranwendung bei dem Patienten führte wie beschrieben zu thermisch lädiertem, z. T. nekrotisch umgewandeltem Gewebe.
Für die nach der Resektion aufgetretene Inkontinenz muss der „blinden" Laserung ein hoher Anteil (über 50 %) zugewiesen werden.
Der Einfluss der spezifischen Tumorinfiltration bzw. auch der Resektion ist dagegen geringer einzuschätzen.
Fasst man die Pathogenese der bei dem Patienten aufgetretenen Inkontinenz zusammen, so ergibt sich folgendes Bild (Abbildung 4-17).
Die Wahrscheinlichkeit, dass die blinde Laserung bei dem Patienten zu einer Schädigung des Sphinkters geführt hat, ist hoch. Eine eingehende Behandlungsaufklärung war mit Rücksicht auf diese zu erwartende Komplikation dringend erforderlich.

Im Nachstehenden die vom Oberlandesgericht gestellten Fragen:

1. *War der Beklagte als Chirurg für die selbständige Durchführung der Eingriffe qualifiziert?*

Der behandelnde Arzt der Krebsklinik war Chirurg. Die Ausbildung zum Facharzt für Chirurgie beinhaltet keine fachurologisch-endoskopischen Operationsverfahren. Die Tatsache, dass er Erfahrung im Zystoskopieren und in der von der Krebsklinik verwendeten „blinden" Laserung hat, genügt nicht, um eine so komplizierte Situation wie bei dem Patienten zu beherrschen. Bei dem Patienten lag ein lokal fortgeschrittenes Prostatakarzinom vor, das durch infiltrierendes Wachstum die Organgrenzen verschieben kann. Das einzig mögliche Vorgehen ist die vorsichtige Schnitteröffnung (Urethrotomie) des Operationsfeldes unter Sicht, um dann nach Erkennen der verschiedenen Markerpunkte (s. Abbildung 4-15) eine Laserung durchzuführen. Der Chirurg hat bei dem Eingriff den zu fordernden urologischen Standard nicht eingehalten, da er nicht über diese Kenntnisse und das notwendige Instrumentar verfügte. Sein Vorgehen ist daher als fehlerhaft anzusehen. Er musste dabei in Kauf nehmen, dass durch die unkontrollierte Laser-Anwendung Teile des Verschlussapparates geschädigt werden.

2. *War das Vorgehen („blindes Verlasern") fehlerhaft?*

Wie oben ausgeführt (1. Frage) war das Vorgehen des Operateurs der Krebsklinik fehlerhaft.
Synoptisch zur Begründung: In der für die Schließfunktion der Harnblase wichtigen Region – distale Begrenzung der Prostataloge/Samenhügel und ca. 1 bis 2 cm distal davon – ist eine unkontrollierte Energieanwendung zu vermeiden. Adäquate Maßnahmen zur Sichtorientierung müssen vor hochenergetischer Einwirkung ergriffen werden. Das ist bei der dreimaligen „blinden" Laserbehandlung des Patienten nicht erfolgt.
Mit Erkennen der völligen Striktur in der hinteren Harnröhre musste zunächst der Versuch unternommen werden, Übersicht zu bekommen z. B.

Gutachten IV-7

durch vorsichtige Urethrotomie (Schlitzung). Jeder „blinde" Versuch war gefährlich.

Festzuhalten ist, dass die bei dem Patienten nach der auswärts durchgeführten Elektroresektion aufgetretene Inkontinenz in hohem Maße durch die dreimalige „blinde" Lasereinwirkung mit verursacht wurde, wobei die Resektion bzw. die alleinige Tumorinfiltration des Schließmuskelareals mitbestimmend sein können, aber deutlich geringer als die „blinde" Laserung (s. Ablaufschema). Dass jede Art von Manipulation beim lokalfortgeschrittenen Prostatakarzinom im Harnblasenverschlussbereich komplikationsträchtig sein kann, wurde bereits oben ausgeführt.

3. *Kann die Inkontinenz auch durch das Wachstum des Tumors entstanden sein?*

Eine Irritation des äußeren Schließmuskels mit Inkontinenz kann beim lokalprogredienten Prostatakarzinom durch die Infiltration von Tumorgewebe in diese Region auftreten. Häufiger ist eine Verengung (Striktur) Folge des lokalfortschreitenden Prostatakarzinoms.

4. *Lassen sich, wenn mehrere Entstehungsursachen für die Inkontinenz denkbar sind, Wahrscheinlichkeitswerte für die einzelnen Möglichkeiten angeben?*

Wie in der schematischen Darstellung (Ablaufschema) zur Pathogenese der bei dem Patienten aufgetretenen Irritationen des Schließmuskelbereichs mit Inkontinenz aufgezeigt, kommen drei Einflussfaktoren in Frage (s. Abbildung 4-17). Wertet man die verschiedenen Faktoren, so kommt der dreimaligen „blinden" Laserung der wesentliche Einfluss zu (über 50%). Inkontinenz nach operativer endoskopischer Manipulation (Schlitzung unter Sicht und Elektroresektion) der tumorinfiltrierten Schließmuskelregion wird in der Literatur zwischen 0,5 und 10% angegeben [Bartsch; Kirby; Mazur]. Es kommt demnach auch dieser Einwirkung ein Einfluss zu, der gutachterlich aber deutlich geringer angesehen werden muss als der der Laserungen.

Zum möglichen Einfluss der Tumorinfiltration der Schließmuskelregion, der sich auch ohne artifiziellen Einfluss auswirken kann siehe unter 3. Frage.

5. *Falls der Sachverständige einen Behandlungsfehler bejaht, möge er jeweils angeben, ob es sich um einen Fehler gehandelt hat, der aus objektiver ärztlicher Sicht nicht mehr verständlich ist, weil er einem Arzt schlechterdings nicht unterlaufen darf. Wurde (gegebenenfalls wodurch?) gegen elementare Erkenntnisse der Medizin und elementare Behandlungsregeln verstoßen?*

Bei dem Krankheitsbild des lokal fortgeschrittenen Prostatakarzinoms mit Infiltration der Sphinkterregion, erkennbar an dem bei dem Patienten bestehenden Harnverhalt, ist eine Anwendung der Laserenergie ohne ausreichende Identifikation der verschiedenen Strukturen wie Samenhügel und Verschlussmuskelbereich fehlerhaft. Die bei dem Patienten vorgenommene, im wahrsten Sinne des Wortes „blinde" Laserung verstößt gegen den urologischen Standard. Wie oben ausgeführt, wären hier andere, adäquate Methoden angezeigt gewesen. Nach meiner Ansicht erfordert die operative Behandlung des lokal fortgeschrittenen Prostatakarzinoms mit Infiltration der Verschlussregion gediegene fachurologische Kenntnisse, die sogar über die eines weniger erfahrenen Facharztes für Urologie hinausgehen. Insbesondere wegen der Unübersichtlichkeit und der daraus resultierenden Gefahr der Verletzung des Schließmuskels sind hier hohe Anforderungen an den urologischen Operateur zu stellen. Über diese Qualifikation verfügte der behandelnde Chirurg der Krebsklinik nicht.

Die dreimal hintereinander ausgeführten Laserbehandlungen sind daher aus ärztlicher Sicht fehlerhaft und gutachterlich als leichter Fehler zu klassifizieren.

Literatur

Bartsch, G.; Hohlbrugger, G.; Mikuz, G. et al.: „Die Transurethrale Elektroresektion beim Prostatakarzinom", in: Faul, P.; Altwein, J.: „Aktuelle Diagnostik und Therapie des Prostata-Karzinoms", Erasmusdruck, Mainz, 1983, S. 204-207

Bichler, K.-H.; Wechsel, H.W.; Mattauch, W.: „Prostatakarzinom", PMI, Frankfurt, 1996

Kirby, R.S. et al.: „Prostate Cancer", Mosby, London, 2001

Mazur, A.W.; Thompson, I.M.: „Efficacy and Morbidity of ☐channel' TURP", Urology 38:526-8, 1991

McNicholas, Th.A.: „Laser Physics and Application of Lasers to the Treatment of BPH", in: Miller, P.D. et al.: „Benign Prostatic Hyperplasia", Dunitz, London, 2001

Jahrelange **inkonsequente Behandlung** des **Prostatakarzinoms** unter anderem mit **Greenlight-Laser** ohne konsequente Führung des Patienten in Diagnostik und Therapie durch die ursprünglich beauftragte Klinik, führte zu rechtsanwaltlich formulierten Vorwürfen des Patienten.

Gutachten IV-8

Gutachtenproblematik: Prostatakarzinom, Laserbehandlung der Abflussbehinderung durch Prostatavergrößerung, vernachlässigte Behandlung der Karzinomerkrankung.

Patient: 81 Jahre
Auftraggeber: Rechtsanwalt
Vorwurf des Patienten: Verzögerung der Behandlung des Prostatakarzinoms bzw. die Vernachlässigung einer stringenten Diagnostik (Metastasierung?) und der konsekutiven Therapie des Karzinoms.

Gutachterliche Entscheidung: Behandlungsfehler festgestellt.

Urologische Universitätsklinik (Ambulant) — Tag 1

Anamnese und derzeitige Beschwerden: Harnblasenentleerungsstörungen, Prostatakarzinom (seit 10 Jahren bekannt), bisherige Behandlung mit Prostasol®
Untersuchung: Rektal digital, linker Seitenlappen derb, PSA 10-11 ng/ml
Diagnose: Prostatakarzinom und BPH

Klinik schlägt Prostatabiopsie und Laserkoakulation („Greenlightlaser") vor.

Urologische Universitätsklinik (Stationär) — 5 Monate später
Greenlightlaser-Behandlung

In gleicher Sitzung **Prostatabiopsie** (nach der Laserung),
Abtragen von BPH-Gewebe mit KTP-Laser (Kalium-Titanyl-Phosphat-Laser),
danach sonografiegesteuerte **Stanzbiopsie** aus dem restlichen Prostatagewebe,
DK-Einlage
Histologisch: pluriformes, infiltriertes Prostatakarzinom

Urologische Universitätsklinik (Mehrfach Ambulant) — Über 9 Monate

PSA-Bestimmungen
Behandlung der postoperativen Harnentleerungsstörung

Urologische Universitätsklinik (Ambulant) — Nach 9 Monaten

Gespräch über Behandlung des Prostatakarzinoms (Strahlentherapie, Hormonbehandlung), konkrete Schritte zur weitergehenden Diagnostik des Karzinoms
als Grundlage einer wie auch immer gearteten Therapie erfolgen nicht.

Verlauf über 2 Jahre

Diese Untersuchungen bzw. Behandlungen erfolgen auf Rat weiterer Ärzte bzw. Eigeninitiative des Patienten in anderen Kliniken.

Radiologische Untersuchung (Ambulant):
Szintigrafie des Skelettsystems,
Kernspintomografie: Es finden sich kleinfleckige Knochenmetastasen
sowie eine Prostatavergrößerung mit kapselüberschreitendem Wachstum,
Vorschlag des Radiologen zur integrierten onkologischen Behandlung des Prostatakarzinoms.

Onkologische Behandlung (Stationär):
Bei einem PSA von 30-40 ng/ml, Knochenmetastasen,
vergrößerte Vorsteherdrüse, Behandlung mit Prostasol® (Phytotherapie)

Urologische Behandlung (Stationär):
Beschwerden: Schmerzen im kleinen Becken,
Abschwächung des Harnstrahls, Pollakisurie (Miktion alle 10 Minuten)
Untersuchung: Rektale Palpation → 40 g große Prostata bei suspektem Tastbefund (PC?),
Sonografische Untersuchung → Prostata inhomogen suspekt,
Skelettszintigrafie → Knochenmetastasen (Rippen, Beckenkamm und an anderen Stellen),
PSA jetzt 1,3 ng/ml (unter Prostasol®!), Behandlung TURP
Histologisch: Prostatagewebe, kein Karzinomnachweis

Die weitere Betreuung geschieht durch einen Onkologen und den Hausarzt.

Gutachten IV-8

Beurteilung

Krankheitsverlauf

Der 81 Jahre alte Patient kam in die ambulante Behandlung einer urologischen Universitätsklinik. Er litt zu dieser Zeit bereits an einem Prostatakarzinom, das Jahre vorher festgestellt worden war, aber bislang nicht behandelt wurde. Im Vordergrund seiner Beschwerden standen Harnblasenentleerungsstörungen. Aufgrund der ambulanten Untersuchungen wurde dem Patienten in der urologischen Klinik eine Prostatabiopsie vorgeschlagen und zur Verbesserung der Harnabflussstörungen, wahrscheinlich mit verursacht durch die gleichzeitig bestehende gutartige Prostatavergrößerung, eine endoskopische Laserkoagulation (s. Abbildung 4-14). Wegen Terminschwierigkeiten der Klinik kam er erst 5 Monate später zur Aufnahme in der Klinik zur Laserbehandlung und Prostatabiopsie. Eine Wiedervorstellung in 6 Wochen wurde vereinbart, um dann das Procedere bezüglich des Prostatakarzinoms festzulegen. Der Patient war dann postoperativ wegen anhaltender dysurischer Beschwerden über einen Zeitraum von 9 Monaten mehrfach zu ambulanten Untersuchungen in der urologischen Klinik. Bezüglich des Prostatakarzinoms wurden dabei PSA-Bestimmungen veranlasst, sonst gab es keine weiteren diagnostischen Maßnahmen. Danach hat ein Gespräch über Behandlungsmaßnahmen des Prostatakarzinoms stattgefunden (Strahlenbehandlung, Hormone?). Konkrete Schritte bzgl. Diagnostik oder Therapie des Prostatakarzinoms wurden nicht veranlasst.

Urologische, radiologische und onkologische Untersuchungen bzw. Behandlungen wurden dagegen in den darauf folgenden Jahren an verschiedenen Orten durch mehrere Ärzte durchgeführt. Eine sachgerechte radiologische Abklärung mit Skelettszintigrafie und Kernspintomografie des Beckens sowie der Knochen ergab Hinweise für kleinfleckige Knochenmetastasierung und eine deutlich vergrößerte Prostata mit Kapselüberschreitung. Der Radiologe schlug folgerichtig eine integrierte onkologische Behandlung des metastasierenden Prostatakarzinoms vor. Diese suchte der Patient in einer Klinik für Tumorbiologie. Hier wurde dem Patienten als Phytotherapie ProstaSol® (medpro Holland B.V.) verordnet. Die weitere onkologische Betreuung erfolgte durch diese Klinik.

Wegen weiterhin bestehender Miktionsbeschwerden erfolgte eine transurethrale Elektroresektion der Vorsteherdrüse in der urologischen Abteilung eines anderen Klinikums.

Der Patient war im weiteren Verlauf in Betreuung des Onkologen und des Hausarztes. Eine Behandlung des Prostatakarzinoms wurde in dem gesamten Zeitraum von 3 Jahren durch die urologische Universitätsklinik nicht veranlasst, obwohl der Patient in zumeist brieflichem Kontakt mit der Klinik stand.

Gutachterliche Stellungnahme

Die bei dem Patienten durchgeführte endoskopische Laserbehandlung (Green-Light-Laser) infolge Vergrößerung des Organs (gutartige Vergrößerung und Karzinom) war aufgrund der Symptomatik indiziert. Sie wurde entsprechend dem vorliegenden Operationsbericht korrekt ausgeführt. Eine behandlungsbezogene Aufklärung hat stattgefunden. Diese ist ablesbar an dem vorliegenden speziellen Aufklärungsschreiben und dem weitergehenden Aufklärungsbogen. Inwieweit die Schriftstücke notwendigerweise mit dem Patienten besprochen wurden, ist aus den Unterlagen nicht eruierbar.

Ob über alternative Behandlungsverfahren wie transurethrale Elektroresektion bzw. Hormonbehandlung, letztere z. B. passager für einige Monate um die Prostata zu verkleinern und zur Verbesserung der Abflussverhältnisse, aufgeklärt wurde, ist nicht erkennbar. Gleichzeitig wäre durch letztere Methode bereits eine Behandlung des Grundleidens (Prostatakarzinom) initiiert worden.

Bezüglich der **Kalium-Titanyl-Phosphat-Laserung (KTP)** ist auszuführen: Hierbei handelt es sich um eine Methode auf endoskopischem Wege Prostatagewebe abzutragen [Cabelin et al.; Malek et al. 1998; O'Boyle; Shingleton]. Das Verfahren ist seit den 90er-Jahren bekannt, wurde aber zunächst nur von wenigen Kliniken angewandt. Eine der ersten Kliniken bzw. Arbeitsgruppen waren Kuntzman et al. 1997. Auch Arbeiten, die die KTP-Laserung mit der transurethralen Hochfrequenzresektion (TURP) der Vorsteherdrüse vergleichen, stellen fest, dass beide Verfahren, die Laserung und die so genannte TURP, gleich gute Ergebnisse aufweisen [Bouchier-Hayes et al.]. Von Malek, Barrett und Kuntzman wird 2006 über Langzeitbeobachtungen der KTP-Laserung berichtet [Malek et al. 2005]. Auch hierbei finden sich signifikante Verbesserungen der Symptomatik bzw. der Urodynamik, d.h. Harnblasenentleerung. In einer Gemeinschaftsveröffentlichung deutscher und schweizerischer Urologen wird über mit der TURP vergleichbare Ergebnisse mit dem KTP-Laser berichtet [Ruszat et al. 2006]. Die Frage, inwieweit der KTP-Laser bei Patienten mit Prostatakarzinom eingesetzt werden kann, ist dahingehend zu beantworten, dass die Vaporisierung von Prostatagewebe bzw. karzinomatösem Gewebe nach derzeitigem Wissen nicht zu einer Exazerbation (Ausbreitung) eines vorbestehenden Tumors führt. Erfahrungsberichte liegen aus dem Nord-West-Krankenhaus Frankfurt vor. Hier wurde bei mehreren Patienten das Prostatakarzinom mit einem KTP-Laser behandelt (Kongressmitteilung). Es gibt keine Informationen darüber, dass dadurch eine Verschlimmerung des Tumors auftritt. Diese Feststellung entspricht dem jetzigen Wissensstand, Langzeitbeobachtungen der Methode beim Karzinom stehen allerdings noch aus. Ausreichende Erfahrungen, auch eigene des Gutachters, zum Verhalten des Prostatakarzinomgewebes nach TURP (Hochfrequenz) liegen vor. Hiernach sind Verschlimmerungen nicht bekannt.

Inwieweit die Prostatakapsel durch die Laserung bei dem Patienten perforiert wurde, kann anhand der vorliegenden Untersuchungen nicht festgestellt werden. Zu konstatieren ist, dass die Prostata in der Untersuchung durch die Radiologie kein kapselüberschreitendes Wachstum zeigte. Ein Jahr später wurde durch die erneuten radiologischen Untersuchungen ein Durchbruch der Pro-

Gutachten IV-8

statakapsel festgestellt. Hierbei dürfte es sich wahrscheinlich um das perforierende Wachstum des Prostatakarzinoms innerhalb eines Jahres handeln.

Zusammengefasst ist festzustellen, dass die bei dem Patienten angewandte KTP-Laserbehandlung zur Verbesserung der Abflussverhältnisse nicht als fehlerhaft anzusehen ist. Soweit erscheint die anfängliche Behandlung durch die urologische Universitätsklinik mit der palliativen Laserkoagulation der vergrößerten Prostata und der gleichzeitig durchgeführten Prostatastanzbiopsie, letztere als Ausgangsbasis für eine noch festzulegende Krebstherapie, folgerichtig und nicht fehlerhaft.

Was dann aber auffällt, ist das Fehlen einer notwendigen Fokussierung der urologischen Universitätsklinik auf die eigentlich bedrohliche Erkrankung, das Prostatakarzinom bei dem Patienten. Primär wurde die Diagnostik des bösartigen Tumors um ca. 6 Monate aus organisatorischen Gründen der Klinik verzögert. Entscheidende klärende Untersuchungen wie Knochenszintigramm, Computertomografie bzw. Kernspintomografie erfolgten bei ihm auf Anordnung anderer Ärzte. Mag sein, dass der Patient in verständlichem Bemühen die beste Behandlung zu erhalten, viele Ratschläge unterschiedlicher Ärzte einholte, was durchaus zu Problemen geführt haben kann. Die aber zunächst in der klinischen Verantwortung stehende Einrichtung war die urologische Universitätsklinik. Von hier aus mussten klare Aussagen bzw. Richtlinien zur Diagnostik und eventuellen Behandlung des Prostatakarzinoms und zwar zeitnah erfolgen.

Eine Behandlung durch diese Klinik wurde durch den Patienten erstmalig gesucht und zwar eine umfassende. Immerhin wusste man zum Zeitpunkt der Behandlungsübernahme von einem wenigstens seit 10 Jahre bestehenden Prostatakarzinom, dessen reale Existenz und histologischer Status durch eigene histologische Untersuchungen erst fast ein halbes Jahr später gesichert wurde, wenn auch keine DNA-Untersuchungen zur Feststellung der malignen Potenz (diploid oder aneuploid) erfolgten.

Allerdings wurde angekündigt, dass man das weitere Vorgehen in 6 Wochen beraten wollte. Allein anlässlich mehrerer postoperativer ambulanter Untersuchungen in der Universitätsklinik sind für den Gutachter keine Anstöße zur sachgerechten Diagnostik bzw. Behandlung des Prostatakarzinoms zu erkennen. Weder wurde eine effiziente Statuserfassung mit Skelettszintigramm, Kernspintomogramm oder Computertomogramm bzw. eventuelle DNA-Untersuchungen der Biopsie zur Festlegung des Grades der Malignität - diploid/aneuploid veranlasst, noch eine klare Aussage zum Behandlungsregime gemacht [Bichler 2006].

Hier ist festzustellen, dass in einem solchen Fall festgelegt werden muss, wer diagnostiziert, therapiert bzw. entsprechende Kontrollen durchführt. Entweder war mit dem Patienten zu besprechen, dass die Betreuung ausschließlich durch die Klinik stattfindet oder anderweitig, dann aber unter Ablehnung der weiteren Verantwortung. Nichts dergleichen findet sich in dem 2 Jahre dauernden Kontakt mit lokalen Terminen, Briefverkehr bzw. Telefonaten zwischen dem Patienten und der Klinik. Hierin liegt ein organisatorisches und fachliches Fehlverhalten der Urologischen Klinik.

Während einerseits die Anwendung des KTP-Lasers zur Vaporisation des Prostatagewebes auch bei bestehendem Prostatakarzinom nicht als fehlerhaft angesehen werden kann, durfte andererseits das Grundleiden nicht außer Acht geraten.

Allerdings ist zu betonen, dass bei vorliegendem Prostatakarzinom eine transurethrale Elektroresektion der Laserung vorzuziehen gewesen wäre, vor allem um auf diese Weise zumindest erneut den Versuch zu machen, Prostatagewebe für die histologische Abklärung zu erhalten. Ganz davon abgesehen, dass eine TURP in dieser Situation wegen möglicherweise besser zu glättender Schnittränder eher toleriert wird. Vergleiche hierzu die in der anderen zwischenzeitlich aufgesuchten urologischen Abteilung erfolgte transurethrale Elektroresektion der Vorsteherdrüse.

Eine weitere alternative und zwar konservative Lösung wäre gewesen bei dem Patienten zunächst eine Androgen-Blockade einzuleiten, unter abwartender Haltung gegenüber den dysurischen Symptomen. Unter einer derartigen Behandlung kommt es häufig zur Verkleinerung des Organs. Da keine erhöhten Restharnmengen vorlagen, konnte man die Wirkung der Hormonblockade abwarten. Damit war eventuell auch eine Laserbehandlung nicht erforderlich. Anschließend wäre eine Strahlenbehandlung möglich gewesen, vorausgesetzt es lag eine Statuserfassung des Prostatakarzinoms wenigstens mit Skelettsszintigrafie vor (Metastasen?).

Inwieweit mit dem Patienten die hier aufgezeigten Alternativen besprochen wurden, ist aus den Unterlagen nicht ersichtlich.

Aufgabe der verantwortlichen Klinik wäre es gewesen dem Patienten vom Anfang an ein klares Diagnostik- und Behandlungskonzept aufzuzeigen und die Akzeptanz des Patienten dafür zu gewinnen oder die weitere Betreuung bzw. Verantwortung strikt abzulehnen. Dazu war bei den vielen postoperativen ambulanten Besuchen genügend Zeit. Ein derartiges wünschenswertes Vorgehen der urologischen Universitätsklinik ist nicht zu erkennen, was als fehlerhaft konstatiert werden muss.

Inwieweit aus der nicht sachgerechten Handhabung des Grundleidens bei dem Patienten Nachteile für ihn entstanden sind, ist für den Gutachter nicht mit ausreichender Sicherheit erkennbar. Zwar ist festzustellen, dass das Tumorgeschehen bei dem über 80 Jahre alten Patienten einen langsamen Verlauf genommen hat. Immerhin war aber der weitere Fortgang des Tumorgeschehens nicht berechenbar. Mit einem Qualitätsumschlag ins Negative musste gerechnet werden. Im zu begutachtenden Falle ist jedoch zu bemerken, dass die Behandlung verzögert war und schließlich das Grundleiden nicht mehr beachtet wurde.

Eine Statuserfassung des Karzinoms war jedoch umgehend erforderlich um einmal bei eventuell noch nicht bestehender Metastasierung eine Strahlenbehandlung zu bedenken. Immerhin ergab eine andernorts durchgeführte Kernspintomografie ein halbes Jahr vor der ersten Untersuchung der urologischen Universitätsklinik keinen Anhalt für Metastasierung. Zum anderen

Gutachten IV-8

waren nach dem Bekanntwerden der Metastasierung urologische Kontrollen zwingend erforderlich bzw. bestand ein Behandlungsbedarf.

Dem Vorschlag des Radiologen ist in vollem Umfang zu folgen: Der Patient sollte sich in eine integrierte onkologische Behandlung begeben, die die Option einer antihormonellen Therapie in Kombination mit einer möglicherweise notwendigen Strahlentherapie einschließt. Auch wenn in dieser Situation bei bestehender Metastasierung eine Strahlentherapie nicht mehr indiziert war, kann man der Grundaussage des Radiologen nur folgen. Das Tumorleiden bei dem Patienten bedurfte zumindest einer aufmerksamen Kontrolle um rechtzeitig geeignete Schritte zur gezielten Behandlung (z. B. hormonell) ergreifen zu können. Auch wenn man sich dazu entschloss, abzuwarten („wait-and-see"), war doch eine straffe Führung und Kontrolle erforderlich. Nicht zuletzt auch aus psychologischen Gründen um dem Patienten die Sicherheit zu vermitteln, dass er in fortwährender ärztlicher Betreuung steht.

Beantwortung der von der Rechtsanwaltschaft gestellten Fragen:

1. *War bei bekanntem Prostatakarzinom die Behandlung (KTP-Laserung) fehlerhaft in dem Sinne, dass sie nicht ärztlichem Standard entsprach, war die Operation derartig kontraindiziert, dass es unverständlich erscheint, dass sie durchgeführt wurde? (Befand sich die Operationsmethode im Versuchsstadium?)*

Die KTP-Laserung entsprach dem fachurologischen Standard, d. h. bei den bestehenden Beschwerden beim Wasserlassen war eine Verkleinerung der durch gutartiges bzw. bösartiges Gewebe vergrößerten Prostata angezeigt. Möglichkeiten waren Laserung oder TURP bzw. Hormonbehandlung.

Bei der KTP-Laserung handelt es sich im Vergleich zu der seit Jahrzehnten durchgeführten transurethralen Hochfrequenzresektion der Prostata um ein neueres Verfahren, zu dem aber zum Operationszeitpunkt ausreichende klinische Erfahrungen vorlagen.

Mit Rücksicht auf das Prostatakarzinom wären andererseits eine Androgen-Blockade und zunächst abwartende Haltung zur Verkleinerung der Prostata sinnvoll gewesen. Auch konnte man bei fehlender Metastasierung eine Strahlenbehandlung bedenken. Diese zunächst konservativen Verfahren hätten den Vorteil gehabt, sofort in die Karzinombehandlung einzutreten.

2. *Wäre ein anderes konservatives Vorgehen angezeigt bzw. vorzuziehen gewesen?*

Als alternatives konservatives Verfahren wäre die oben erwähnte Androgen-Blockade mit eventuell nachfolgender Bestrahlung möglich gewesen bzw. eine transurethrale Resektion (TURP), d.h. Abtragung des Prostatagewebes durch die Harnröhre mit Hochfrequenzstrom geeigneter gewesen. Dieses Verfahren wurde dann auch später in einer anderen urologischen Abteilung bei dem Patienten angewandt.

Die primäre Hormonbehandlung hatte den Vorzug eine Verkleinerung der Prostata zu erreichen, damit den Harnabfluss zu verbessern und sofort wirksam gegen das Karzinom vorzugehen.
Die Wahl der KTP-Laserung ist bezüglich der Harnabflussstörung bei dem Patienten, wie bereits ausgeführt, nicht als fehlerhaft anzusehen.

3. *War die Aufklärung vollständig und damit die Einwilligung des Patienten in den Eingriff vorhanden? Die in der Akte befindliche Aufklärung bezog sich nur auf die Folgen bei der Operation bei gutartiger Prostatavergrößerung. Der Patient wünschte eigentlich nur, die Miktionsbeschwerden zu verbessern. Die Klinik versicherte ihm, dies sei bei dem vorliegenden Befund bei der angewendeten Operationsmethode unproblematisch. Der Patient hätte mehrere Behandlungsalternativen, auch in anderen Kliniken, gehabt und bei Kenntnis der jetzt eingetretenen Folgen sich nicht der Laserung unterzogen.*

Erforderlich waren spezielle Ausführungen zu KTP-Laser und allgemein zu endoskopischen Eingriffen an der Prostata. Dieses Vorgehen entspricht dem üblichen Aufklärungsverfahren für das gewählte Vorgehen. Die Aufklärung bezog sich auf die Abtragung des krankhaft vergrößerten Prostatagewebes (Kombination von gut- und bösartigem Gewebe) und damit zur Harnabflussverbesserung.
Das durchgeführte operative Vorgehen ist bzgl. der Harnentleerung vertretbar, da man nicht von einer Verschlimmerung des Tumors bei Anwendung des Lasers auszugehen hatte.
Das oben aufgezeigte Verfahren der Androgen-Blockade, evtl. mit Strahlenbehandlung, wurde soweit für mich erkennbar nicht angeboten. Die bei dem Patienten vorliegende Situation mit gut- und vor allem bösartigem Gewebe der Prostata wäre aber auch wegen des konservativen Charakters dieses Verfahrens die weitergehende Behandlung gewesen und zwar im Blick auf das Karzinom.

4. *Hätte nach der Operation sofort gegen das bestehende histologisch nachgewiesene Karzinom etwas unternommen werden müssen und gegen die mögliche Verbreitung Maßnahmen ergriffen werden müssen? Welche?*

Spätestens nach der palliativen Behandlung, d. h. Verkleinerung der Prostata und damit Verbesserung der Harnabflussverhältnisse wäre eine konsequente weitergehende Diagnostik des Prostatakarzinoms erforderlich gewesen [Becker; Bichler et al. 1996; Bichler 2006], besser noch vorher um Informationen über den Tumorstatus zu erhalten. Bei lokaler Ausbreitung des Tumors ohne Metastasierung war eine externe Strahlenbehandlung zeitnah zu überlegen. Ausgehend von der Diagnostik war die Entscheidung über eine eventuelle Therapie zwingend notwendig. Ob man sich dann für ein abwartendes Verhalten („wait-and-see") und das auch mit Rücksicht auf den histologisch-zytologischen Befund (diploid/aneuploid) oder bei bereits bestehender Me-

Gutachten IV-8

tastasierung und Schmerzen für eine Hormonbehandlung entschied, sei dahingestellt.

Entscheidend war in jedem Falle zeitnah die klare Führung zu übernehmen, d. h. umgehend einen Diagnostik- bzw. Therapieplan aufzustellen und umzusetzen, oder konsequent und unmissverständlich die Behandlung abzulehnen.

5. *Hätte bei sofortiger Behandlung des Karzinoms die gesamte Situation des Patienten und dessen Lebensqualität verbessert werden können?*

Diese Frage kann nicht mit ausreichender Sicherheit in die eine oder andere Richtung beantwortet werden. Beim Prostatakarzinom im hohen Lebensalter, der Patient war im entsprechenden Zeitraum in den 80ern(!), ist der Tumorverlauf nicht selten prolongiert, auch ohne jede Therapie.

Ausgehend von den vorliegenden Bedingungen, der Tatsache, dass der Tumor schon seit Jahren bestand, ist es für den Gutachter nicht möglich eine eindeutige Antwort auf diese Frage zu geben.

Da der Verlauf des Prostatakarzinoms aber letztlich nicht berechenbar ist, musste eine sorgfältige Kontrolle des Patienten sichergestellt werden. In palliativer Hinsicht wäre beispielsweise eine hormonelle Behandlung durchaus angezeigt gewesen [Becker]. Dadurch hätten die von dem Patienten geklagten Schmerzen unterdrückt werden können.

Im Falle eines auf die Prostata begrenzten Tumors wäre eine lokale Strahlenbehandlung, auch in Kombination mit hormoneller Therapie, sinnvoll gewesen.

Insgesamt ist festzuhalten, dass heute eine auf das Karzinom, seine Ausbreitung (Metastasierung), das Lebensalter des Patienten und dessen Wünsche z. B. Erektionsfähigkeit zu berücksichtigende individuell anzupassende Therapie des Prostatakarzinoms zur Verfügung steht [Bichler et al. 1996]. Diese Möglichkeiten wurden dem Patienten von der Klinik nicht erkennbar angeboten.

Eine Führung, insbesondere frühzeitige Diagnostik und Kontrolle des Patienten durch die verantwortliche urologische Universitätsklinik wäre aber unbedingt angezeigt gewesen. Abhängig davon war das Karzinomgeschehen von Anfang an zu betreuen um jederzeit eine Änderung des therapeutischen Vorgehens vornehmen zu können. Zum Anderen war es auch aus psychologischen Gründen erforderlich, dem Patienten die Sicherheit einer stringenten und nachhaltigen Betreuung zu vermitteln.

Insgesamt gesehen muss die Führung bzw. Behandlung des Patienten sowohl medizinisch als auch organisatorisch als fehlerhaft angesehen werden.

Literatur

Becker, H.: „Das fortgeschrittene Prostatakarzinom – Therapie der ersten Wahl", in: Bichler, K.-H. et al.: „Prostatakarzinom", PMI, Frankfurt, 1996

Bichler, K.-H.; Wechsel H.W.; Mattauch W.: „Prostatakarzinom", PMI, Frankfurt, 1996

Bichler, K.-H.: „Bedeutung der DNA-Bildzytometrie für die Therapieplanung beim Prostatakarzinom", in: Samsel, W.; Böcking, A.: „Prognostische und therapeutische Bedeutung der DNA-Zytometrie bei Prostatakarzinom", GEK, Schwäbisch Gmünd, 2006

Bouchier-Hayes, D.M.; Anderson, P.; van Appeldorn, S.; Bugeja, P.; Costello, A.J.: „KTP Laser versus Transurethral Resection. Early Results of a Randomized Trial", J. of Endourol., Aug. 2006

Cabelin, M.A.; Kaplan, S.A.: „BPH. Update on new technology", Contemporary Urol. 5:46-72, 2001

Kuntzman, R.S.; Malek, R.S.; Barrett D.M. et al.: „High-power (60-Watt) Potassium-Titanyl-Phosphate laser vaporization prostatectomy in living canines and in human and canine cadavers", Urology 49:703-8, 1997

Malek, R.S.; Barrett, D.M.; Kuntzman, R.S.: „Highpower potassium-titanyl-phosphate (KTP/532) laser vaporization prostatectomy: 24 hours later", Urology 51(2):254-256, 1998

Malek, R.S.; Kuntzmann, R.S.; Barrett, D.M.: „Photoselective Potassium-Titanyl-Phosphate Laser Vaporization of the benign obstructive prostate: Observation on long-term outcomes", J. Urol. 1344-1348, Okt. 2005

O'Boyle, P.J.; Carter, A.: „KTP Lasers", in: Miller, P.D. et al.: „Benign Prostatic Hyperplasia. Laser and Heat Therapy", Dunitz, London, 2001

Ruszat, R.; Wyler, S.; Seifert, H.H.; Reich, O.; Forster, T.; Stief, C.; Sulser, T.; Bachmann, A.: „Photoselektive Vaporisation der Prostata: Erfahrungen mit Prostataadenomen über 80 ccm", Urologe A. 45(7):858-864, Jul. 2006

Ruszat, R.; Wyler, S.; Seifert, H.H.; Reich, O.; Forster, T.; Sulser, T.; Bachmann, A.: „Photoselective Vaporization of the Prostate: Subgroup Analysis of Men with Refractory Urinary Retention", Eur. Urol. 50(5):1040-9, Nov. 2006

Shingleton, W.B.; Terrell, F.; Renfroe, L. et al.: „Lowpower vs highpower KTP laser. Improved method of laser ablation of prostate", J. Endourol. 13(1):49-52, 1999

Intraoperativ **bei der radikalen Prostatektomie zurückgelassene Gegenstände**, wie Instrumente, Tupfer o. ä., führen zu Arzthaftpflichtprozessen. In dem Gutachtenbeispiel **Urol. G. 22-23, S. 377** war intraoperativ ein Tupfer zurückgelassen worden. Entsprechende postoperative Beschwerden führten zur Reoperation, die auch noch durch eine Harnröhrenobstruktion kompliziert wurde.

Das Zurücklassen größerer Gegenstände wie Instrumente, Bauchtücher oder Gazestreifen kann zu unterschiedlichen Komplikationen führen und wird gutachterlich im Allgemeinen strenger beurteilt werden müssen, da hier auch die Kontrolle während bzw. am Ende der Operation einfacher ist als bei wesentlich kleineren Präpariertupfern [Bichler 2004].

Die Abbildung 4-18 zeigt die linksseitige Harnabflussbehinderung infolge eines bei einer Laparatomie zurückgelassenen Gazestreifens.

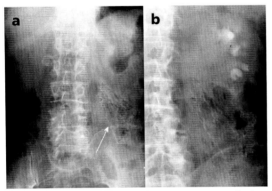

Abbildung 4-18: Ausscheidungsurogramm bei zurückgelassenem Tuchstreifen
a) Leeraufnahme: zurückgelassener Gazestreifen links (s. Pfeil)
b) Ausscheidungsurogramm: Abflussbehinderung der linken Niere durch den zurückgelassenen Gazestreifen

Wundheilungsstörungen nach radikaler Prostatektomie mit Abszessbildung und fraglicher Fremdkörperentleerung aus der Wundhöhle waren Anlass für Vorwürfe gegen den Operateur (**Urol. G. 22-24, S. 378**).

Die Therapieoptionen bei einem Prostatakarzinom und ihre Mitauswahl durch den Patienten können arztrechtliche Streitigkeiten verursachen. Im Gutachtenbeispiel **Urol. G. 22-25, S. 379** entschied sich der Patient für eine vom behandelnden Urologen vorgeschlagene Hormonbehandlung, die später jedoch in eine radikale Prostatektomie umgewandelt und daher Gegenstand der Auseinandersetzung wurde.

Für die Gewährung von Renten bei Erwerbsminderung durch die Folgen einer radikalen Prostatektomie wegen Karzinom sind fachurologische Begutachtungen für die Rentenversicherung erforderlich.

Das folgende Gutachtenbeispiel hat die Bewertung einer postoperativen Stressinkontinenz nach radikaler Prostatektomie für eine Rentenversicherungsanstalt zum Inhalt.

Gutachten IV-9

Gutachtenproblematik: Zustand nach radikaler Prostatektomie, Belastungsinkontinenz, Einschränkung des Leistungsvermögens, postoperative erektile Dysfunktion.

Patient: 60 Jahre
Auftraggeber: Rentenversicherung

Rente wegen Erwerbsminderung.

Gutachterliche Entscheidung: Im Begutachtungsfall beträgt das Leistungsvermögen 5 Stunden/Tag.

Radikale Prostatektomie komplikationsfreier Verlauf, aber

- seit Katheterentfernung Belastungsinkontinenz II-III°
- seit 1 Jahr stabil II°

- seit OP erektile Dysfunktion

Beurteilung

Im Rahmen der Begutachtung für die Rentenversicherung war bei einem 60 Jahre alten Patienten mit einem Prostatakarzinom (T2N0M0) aufgrund des Zustands nach einer radikalen Operation mit nachfolgender Stressinkontinenz die Erwerbsminderung festzustellen.

„Renten wegen Erwerbsminderung (früher Berufs- oder Erwerbsunfähigkeit) haben die Aufgabe Einkommen zu ersetzen, wenn die Erwerbsfähigkeit des Versicherten in einem bestimmten Maße eingeschränkt oder ganz weggefallen ist". Für diese seit 2001 eingeführte Rente ist das gesundheitliche Leistungsvermögen auf dem allgemeinen Arbeitsmarkt maßgebend.
Die Rente wegen teilweiser Erwerbsminderung wird gewährt, wenn ein Leistungsvermögen des zu Begutachtenden von 3 bis unter 6 Stunden/Tag vorliegt [Seiter, Bichler, Naumann 2004].

Krankheitsverlauf
Vorgeschichte: Keine Vorerkrankungen oder Operationen. Bei dem Patienten wurde wegen Prostatakarzinom (T2C, N0) 2004 eine radikale Prostatovesikulektomie durchgeführt. Der postoperative Verlauf war komplikationslos. Nach Durchführung eines retrograden Urethrogramms, ca. 14 Tage nach der OP, wurde der Dauerkatheter entfernt. Zum Zeitpunkt der Entlassung bestand eine zweit- bis drittgradige Stressinkontinenz. Zur Verbesserung der Kontinenzsituation erfolgte Beckenbodengymnastik unmittelbar nach DK-Entfernung sowie in den darauf folgenden Monaten durch den Patienten selbst, jedoch ohne weitere Anleitung. Nach anfänglicher Besserung stabili-

Gutachten IV-9

sierte sich dann eine Stressinkontinenz II. Grades. Es bestand tagsüber eine ca. eineinhalbstündige Miktionsfrequenz sowie eine zweimalige Nykturie. Der Patient gab an, er würde nachts eine Windel tragen sowie insgesamt tagsüber 4 Vorlagen benötigen. Präoperativ bestand eine vollständige Kontinenz.

Des Weiteren besteht seit der radikalen Prostatovesikulektomie eine erektile Dysfunktion. Trotz mehrfach wiederholter Applikation von Sildenafil (Viagra®) sowie Vardenafil (Cialis®) ist keine geschlechtsverkehrsfähige Erektion möglich. Der Patient empfindet dies allerdings subjektiv als nur geringfügig belastend.

Gutachterliche Stellungnahme
Als Folge der Prostataoperation war es bei dem Patienten zu einer Stressinkontinenz (Belastungs-) gekommen.

Als wichtigste Ursache einer Blasenentleerungsstörung im Sinne einer Stressinkontinenz neben neurologischen Erkrankungen, bzw. neurologischen Blasenentleerungsstörungen gelten beim Mann operative Eingriffe an der Prostata, zu denen auch die radikale Prostatovesiculektomie gehört. Das Komplikationsrisiko einer erektilen Dysfunktion schwankt zwischen 30% und 80% im Falle einer nerverhaltenden Operation in Abhängigkeit vom Alter und dem ein- oder beidseitigen Erhalt des neurovaskulären Bündels. Die Rate der erektilen Dysfunktion nach radikalchirurgischer Operation der Prostata ohne nervschonende Variante beträgt 100%. Behandlungsbedürftige Harninkontinenz wird heute mit 1-2 % angegeben [Bichler 2004].

Zur **Diagnostik** der Stressinkontinenz erfolgt neben einer Anamneseerhebung, die auch neurologische Vorerkrankungen ausschließt, da diese ebenso ursächlich sein können, zusätzlich eine klinische Untersuchung, Restharn-Sonografie, Urinanalyse, Uroflowmetrie sowie die Durchführung eines PAD-Testes (Vorlagenwiege-Test). Der Vorlagenwiege-Test dient der objektiven Quantifizierung des Harnverlustes pro Stunde und ist der sonst üblichen anamnestischen Erhebung der Anzahl der pro Tag verwendeten Vorlagen klar überlegen. Entsprechend dem Testergebnis können verschiedene Schweregrade unterschieden werden.

Die bei dem Patienten im PAD-Test gemessene Urinverlustmenge betrug 40 ml pro Stunde. Entsprechend der Anamnese und dem Untersuchungsergebnis lag eine Stressinkontinenz 2. Grades vor (Urinverlust beim Gehen, Bewegen sowie beim Aufstehen).

Der Patient ist freiberuflich als selbständiger Handelsvertreter tätig. Er gibt an, einen überwiegend großen Teil seiner Arbeitszeit auf Baustellen zu verbringen, wo keinerlei Toilettenanlagen vorhanden sind und somit die Inkontinenzsituation einen erheblichen Leidensdruck ausübt.

Zusammenfassend bedeutet dies: Bei dieser Tätigkeit des zu Begutachtenden in dem besonderen Umfeld (Baustellen) und einer Stressinkontinenz II. Grades, d. h. mit Urinverlust beim Gehen und Aufstehen und der im PAD-

Test gemessenen Urinmenge ist das **Leistungsvermögen mit 5 Stunden pro Tag** einzuschätzen. Hierbei ist auch die Besonderheit des Arbeitsumfeldes berücksichtigt – Toilettenanlagen, die entweder fehlen oder die er weit entfernt aufsuchen muss, um sich zu reinigen und neue Vorlagen anzulegen.

Da der Verlust der Erektion vom den Patienten als psychisch nicht belastend empfunden wird, besteht von dieser Seite keine Beeinflussung des Leistungsvermögens.

Literatur

Seiter, H.; Bichler, K.-H.; Naumann, V.: „Das urologische Gutachten in der Rentenversicherung", in: Bichler, K.-H.: „Das Urologische Gutachten", Springer, Berlin, 2004

2. Benigne Prostatahyperplasie (BPH)

Die Benigne Prostatahyperplasie ist eine Erkrankung, an der nahezu alle älter werdenden Männer erkranken.

Die **Diagnostik** der Harnabflussstörungen infolge Benigner Prostatahyperplasie hat in erster Linie die Bewertung der Symptomatik des unteren Harnwegstraktes (LUTS – Lower Urinary Tract Symptoms) zum Ziel. Zur Erfassung der Symptome dient der internationale Prostata-Symptomscore IPSS (s. Teil D: Anhang). Des Weiteren sind rektale Untersuchungen, Uroflow und Laboruntersuchungen sowie differentialdiagnostische Abklärung des Prostatakarzinoms, entzündliche Erkrankungen der Harnwege und Harnröhrenstrikturen erforderlich.

Wenn nicht prostatabedingte Ursachen der Harnblasenentleerungsstörungen ausgeschlossen sind und der Zusammenhang des LUTS mit der BPH hergestellt ist, liegt ein BPH-Syndrom vor.

Es gibt eine Reihe unterschiedlicher Begriffe für dieses Syndrom, u. a. Benigne Prostatic Hyperplasia Enlargement und Bladder Outlet Obstruction.

Die Abbildung 4-19 zeigt die entsprechenden diagnostischen Schritte bei der Bewertung der Symptomatik des unteren Harnwegstraktes.

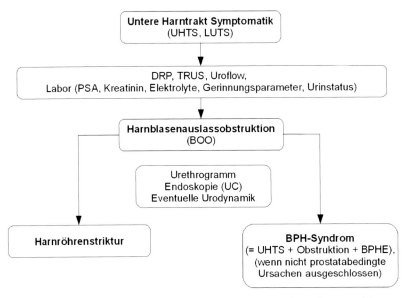

Abbildung 4-19: Diagnostik prostatabedingter Ursachen der Harnblasenentleerung. BOO: „Bladder Outlet Obstruction", BPHE: „Benigne Prostatic Hyperplasia Enlargement", BPS: BP-Syndrom, LUTS: „Lower Urinary Tract Symptoms"

Hieraus lässt sich nach Ausschluss der Differentialdiagnosen die Diagnose der obstruktiven BPH sowie die Stärke dieser Behinderung darstellen. Zur Gradierung dient die Einteilung nach Alken [Flüchter et al. 2004].

Die Stadien sind:

I. Reizstadium:
Dysurie, Nykturie, Abschwächung des Harnstrahls und andere Symptome
II. Restharnstadium:
Symptome und Restharn über 100 ml
III. Dekompensationsstadium:
Symptome + Restharn + Stauungsnieren oder akuter Harnverhalt

Letztlich können sogenannte subjektive Symptome, gemessen mit dem internationalen Prostata-Symptomscore, und objektive Befunde wie Restharn, Harnverhalt und Niereninsuffizienz unterschieden werden.

Der **IPSS ist ein standardisierter Fragebogen**, der die Schweregrade der Symptome einteilt. Dabei wird zwischen Patienten mit milden (0-7), mittelschweren (8-19) und schweren Symptomen (20-35) unterschieden (s. Teil D: Anhang IPSS). Vergleichbare Scores sind der Boyarsky-Score, der Madsen-Score, der American Urological Association Score und der Danish Prostate Symptom Score. Eine Verknüpfung von Symptomen und Hyperplasie stellt die SOP Klassifikation dar (Symptom, Obstruktion, Prostatavergrößerung).

Die **Therapie** bevorzugt ein konservatives Vorgehen bei subjektiven Symptomen und fehlenden Objektiven. Bei Vorliegen objektiver Symptome ist eher an ein invasives Management zu denken.

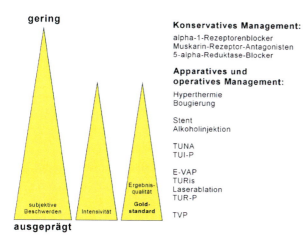

Abbildung 4-20: Gesamtkonzept der Behandlung der Benignen Prostatahyperplasie

Eine Schwierigkeit in der Bewertung international vorgelegter Studien zur Wirksamkeit alternativer Therapieverfahren ergibt sich aus einem prinzipiellen Unterschied in der zentral-europäischen Resektionstechnik und der überwiegend in den Vereinigten Staaten von Amerika gepflegten Resektionsmethodik. Die europäische Technik orientiert sich bei der transurethralen Resektion an den Ergebnissen der offenen Operation, d. h. das Ziel ist die möglichst vollständige Entfernung des gutartigen hyperplastischen Gewebes. Hieraus resultiert im Regelfalle eine definitive Sanierung für die nachfolgenden Lebensjahre des Patienten. Im amerikanischen Sprachraum wird vorwiegend nur ein kleinerer Teil der Hyperplasie entfernt, die den Patienten für einen mittelfristigen Zeitraum von einigen Jahren von den Symptomen befreit. Durch das Nachwachsen des nicht vollständig entfernten Gewebes ist hier jedoch das Risiko von Rezidiveingriffen sehr hoch.

Die verschiedenen stadienadaptierten therapeutischen Möglichkeiten sind ohne Anspruch auf Vollständigkeit in Abhängigkeit von ihrer Invasivität in der Grafik dargestellt (Abbildung 4-20). Der Goldstandard bis heute ist die transurethrale Resektion (TURP) oder die transkapsuläre Enukleation (Millin) bzw. häufiger die transvesikale Enukleation (TVP) (Harris-Hryntschak).

Die operative Behandlung der gutartigen Prostatavergrößerung (BPH) durch transurethrale Elektroresektion bzw. Laserkoagulation, Hyperthermie und die transvesikale Prostatektomie (TVP) ist mit verschiedenen Komplikationen behaftet.

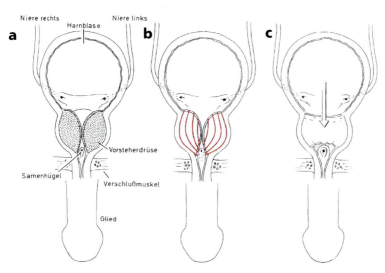

Abbildung 4-21
a) Schematische Darstellung der benignen Prostatahyperplasie
b) Schnittführung bei der TUR
c) Ausresizierte Prostataloge

Mögliche postoperative Komplikationen bei Prostataoperationen sind:
- Harnröhrenstriktur
- Inkontinenz
- Infekt (Katheter-Keimverschleppung, Nebenhodenentzündung)
- Blutung, Thromboembolie
- TURP-Syndrom (Hyponatriämie)
- persistierender Restharn (Detrusor)

IV. Begutachtungen bei Erkrankungen der Prostata

- retrograde Ejakulation
- erektile Dysfunktion (fraglich)
- Verletzung der Harnblase oder anderer benachbarter Organe, z. B. Rektum (Fistelbildung)

Die intra- bzw. postoperativen Komplikationen nach Resektion der Benignen Prostatahyperplasie stellen häufig die Ursache von Streitfällen in der Arzthaftpflicht dar.

Für das Verständnis und die Einschätzung einer eventuellen Schädigung sind die anatomischen Verhältnisse am Blasenhals und der Harnröhre sowie die Operationstechnik bei den heute zumeist verwendeten Verfahren von Bedeutung: **Transurethrale Resektion** (TURP) bzw. **Laseranwendung** (TULK). Abbildung 4-15 zeigt die Strukturen im Bereich des Harnblasenhalses mit dem inneren und äußeren Verschlussmuskel in Beziehung zur Prostata bzw. dem deutlich vergrößerten Organ bei BPH. Die Abbildungen 4-21 und 4-22 erläutern die Resektion der vergrößerten Vorsteherdrüse.

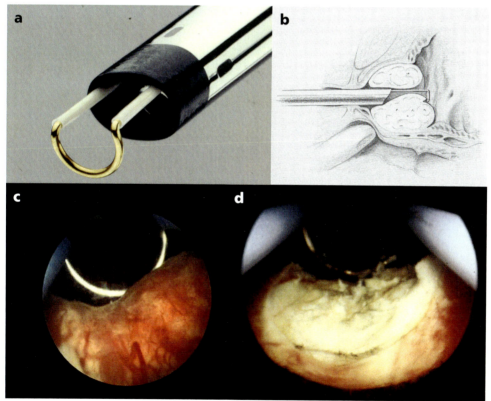

Abbildung 4-22: Transurethrale Resektion der Prostatahyperplasie (TURP)
a) Resektionsschlinge
b) Resektionsschlinge in situ (Schema)
c) und d) In situ-Aufnahmen der Resektion der vergrößerten Prostatalappen

Auch die Laserbehandlung der Benignen Prostatahyperplasie findet klinische Anwendung, wobei verschiedene Applikationsformen bzw. unterschiedliche Lasertypen verwendet werden. Die Abbildungen 4-14 und 4-23 zeigen die verschiedenen Formen bei der Laseranwendung. In den letzten Jahren wird der sogenannten Green-Light-Laser (Kalium-Titanyl-Phosphat-Laser) eingesetzt (s. Gutachtenbeispiel IV-8).

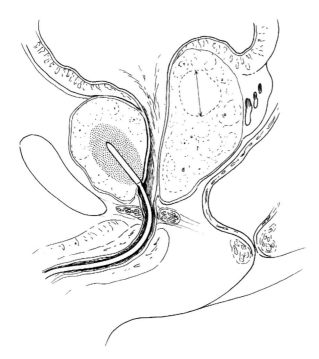

Abbildung 4-23: Interstitielle Laserkoagulation. Die Lasersonde liegt im BPH-Gewebe, umgeben von einem Koagulationssaum

Im Vergleich zu den instrumentellen Operationsverfahren wie der TURP kommt die transvesikale, offene Operationsmethode (TVP) heute seltener zur Anwendung. Die Abbildung 4-33 zeigt die Technik des operativen Eingriffs.

Die postoperative **Harninkontinenz** gehört zu den die Lebensqualität des Patienten besonders stark beeinträchtigenden Komplikationen und führt deshalb verständlicherweise im Eintrittsfall häufig zu Schadenersatzforderungen. Zu unterscheiden sind bei der Inkontinenz nach TURP passager postoperativ auftretender Harnverlust, der sich nach etwa 3 bis 12 Monaten zurückbildet, und eine persistierende Inkontinenz [Bichler et al.]. Gutachterlich handelt es sich zumeist um Auseinandersetzungen bei dauerhaft bestehendem, unfreiwilligem Harnabgang.

Die Häufigkeit der persistierenden Inkontinenz nach TURP lässt sich zwischen 0,1 bis 1,8% beziffern [Bichler 2004]. Die postoperative Inkontinenz kann als typisches Operationsrisiko nach TURP angesehen werden [Bichler 2004]. Zu bedenken ist, dass bei der persistierenden Inkontinenz nur etwa in 25% die Sphinkterverletzung allein ursächlich ist.

Ein Teil der Patienten mit subvesikaler Obstruktion infolge BPH weist bereits präoperativ neurogene Harnblasenentleerungsstörungen im Sinne einer **Detrusorinstabilität** auf bzw. es liegt eine Kombination aus beiden Ursachen vor. Vorbestehende Harnblasenentleerungsstörungen wie Detrusorinstabilität können postoperativ auch ohne Sphinkterverletzung zur Inkontinenz führen. Sie können entsprechende Vorwürfe gegen den Operateur hervorrufen.

Im Fallbeispiel bestanden bei dem Patienten präoperativ erhebliche Miktionsstörungen mit häufigem imperativem Harndrang (Urgeinkontinenz). Nach der Operation waren die Beschwerden weiterhin vorhanden. Zusätzlich lag jetzt eine zunehmende Inkontinenz vor (**Urol. G. 22-2, S. 340**).

In einem weiteren Gutachtenbeispiel war es bei dem Patienten wegen Harnverhalt zur Elektroresektion der Vorsteherdrüse gekommen. Die Prostataseitenlappen waren deutlich vergrößert und überragten beidseits den Colliculus. Der Operateur war gezwungen, die Resektion über den Colliculus hinaus zu führen und kam damit in den Bereich des Verschlussmuskels. Postoperativ trat **Inkontinenz** auf und zwar im Sinne einer Stressinkontinenz. Konservative Behandlung brachte keinen Erfolg. Eine nach Monaten durchgeführte urodynamische Untersuchung ergab eine Detrusorinstabilität. Kollagenunterfütterungen waren ohne Erfolg. Schließlich wurde ein künstlicher Sphinkter implantiert. Hier lag offenbar eine Kombination aus beiden Inkontinenz hervorrufenden Faktoren, Sphinkterverletzung und Detrusorinstabilität, vor. Der Patient erhob Vorwürfe wegen Fehlbehandlung gegen den Operateur (**Urol. G. 22-4, S. 347**).

Zusammengefasst ist festzuhalten: Postoperativ auftretende Blasenfunktionsstörungen, insbesondere auch die Inkontinenz, müssen nicht zwangsläufig auf einer Sphinkterverletzung beruhen, sie können auch eine neurogene Ursache haben.

Hinter einer geltend gemachten postoperativen Harninkontinenz kann sich eine nicht erkannte neurogene Blasenentleerungsstörung verbergen, die bei entsprechender Diagnostik bereits präoperativ aufgefallen wäre. Oftmals tritt das Ausmaß der Blasenentleerungsstörung erst nach Beseitigung eines Miktionshindernisses wie der BPH klinisch in Erscheinung [Bichler 2004].

In dieser Begutachtung fand sich bei dem Patienten nach TUR der Prostata wegen **Harnblasenentleerungsstörungen** eine **erhebliche Restharnbildung**. Eine mechanische Abflussbehinderung bestand nicht. Die urodynamische Untersuchung ergab eine Harnblasendekompensation, die bereits präoperativ bestand (**Urol. G. 20-8, S. 355**).

Medikamentös verursachte Harnblasenentleerungsstörungen (Harnverhalt) können zu operativen Maßnahmen, d. h. TURP und entsprechenden Komplikationen führen.

In einem Gutachtenfall erhielt ein 60 Jahre alter Patient während stationärer neurologischer Behandlung ein trizyklisches Antidepressivum und zwar Amitriptylin (Saroten®) (**Urol. G. 22-3, S. 341**). Zu den Nebenwirkungen dieser Substanz gehört eine anticholinerge Wirkung (Parasympathikolyse), die sich an der Harnblase in einer Senkung des Tonus des Harnblasenaustreibmuskels (Detrusor) auswirkte [Mutschler 2001]. Wegen der Harnblasenentleerungsstörung bei mäßig großer Prostata wurde der Patient beim Urologen vorgestellt, der eine TURP durchführte. Auch nach der Resektion bestand eine Harnblasenentleerungsstörung. Die daraufhin durchgeführte Nachresektion führte zu bleibender Inkontinenz. In letzter Konsequenz musste ein artifizieller Sphinkter eingesetzt werden. Der Patient verklagte den Operateur auf Schadenersatz.

Literatur

Bichler, K.-H.; Mattauch, W.; Wechsel, H. W.; Bressel, M.; Schulz, T.; Kern, B.-R.: „Inkontinenz nach TUR-P und ihre arztrechtliche Bewertung", Akt. Urol. 32: 414-422, 2001

Eine **persistierende Dysurie nach TURP** auch ohne organisches Korrelat wie beispielsweise eine Harnröhrenstriktur kann zu unterschiedlichen Auffassungen über eine erfolgreiche Behandlung führen. Die Unzufriedenheit des Patienten steigt noch dazu an, wenn außer der Persistenz der Beschwerden nach der Operation weitere, zuvor nicht bestehende Probleme hinzukommen, wie im folgenden Beispiel eine erektile Dysfunktion, die vor der TURP nicht bestand.

Gutachten IV-10

Gutachtenproblematik: Persistierende Dysurie und erektile Dysfunktion nach TURP.

Patient: 62 Jahre
Auftraggeber: Gutachterkommission der Ärztekammer
Vorwurf des Patienten: Fehlerhafte Behandlung der benignen Prostatahyperplasie: Auch nach der Operation. weiterhin bestehende Dysurie und postoperativ aufgetretene erektile Impotenz.

Gutachterliche Entscheidung: Kein Behandlungsfehler festgestellt.
Entscheidung der Gutachterkommission: Kein Behandlungsfehler anerkannt.

Anamnese

Vor 15 Jahren wegen **Blasenentleerungsstörungen** mit Restharnbildung bei Prostatahyperplasie in urologischer Behandlung. Länger dauernde Therapie mit alpha-1-Rezeptorenblockern, danach Phytotherapie.

Nach Jahren erneute Vorstellung beim niedergelassenen Urologen.
Diagnose: Blasenentleerungsstörungen bei BPH Stadium I-II. Restharn 50ml, Nykturie 4x.
Urodynamik: Detrusorhyperreflexie, Blasenkapazität 125ml.

Nach erfolgloser konservativer Therapie (Spasmolyse): Urethrozystoskopie und evtl. TURP bei subvesikaler Obstruktion wurden empfohlen. Ausführliche Aufklärung des Patienten.
3 Monate Später **Urethrozystoskopie**: Obstruktiv wirkende Seitenlappen der Prostata, deutliche Detrusor-Trabekulierung.

Klinikseinweisung zur TURP.

Tag 1 — Urologische Abteilung (Stationär)
Untersuchungen und Aufklärung

Entsprechende Untersuchung u. a. Uroflow 9 ml bei 86 ml Volumen.
Aufschub des operativen Eingriffes wegen Herpesinfektion.
Nochmalige Aufklärung zur geplanten TURP.

6 Wochen später — Urologische Abteilung (Stationär)
Untersuchungen und Aufklärung

6 Wochen später erneute stationäre Aufnahme zur TURP.
Die Aufnahmeuntersuchungen ergaben keine Befundänderungen.
Im transrektalen Ultraschall Prostatagröße von ca. 25 g.
Wiederholte Aufklärung.

Selber Tag — TURP
Resektionsgewicht 18 g, komplikationsloser Verlauf.

1 Tag später
Entfernung des transurethralen Dauerkatheter,
Uroflow 20 ml/sec, Volumen 160 ml

1 Tag später
Entlassung

3 Monate später — Urologische Abteilung (Ambulant)
Untersuchungen

Wiedervorstellung des Patienten mit Pollakisurie und Dranginkontinenz. Therapeutisch Spasmolyse.

6 Monate später — Urologische Abteilung (Ambulant)
Untersuchungen

Wiedervorstellung des Patienten wegen erektiler Dysfunktion. Therapie Levitra® (Vardenafil)

Anamnese

Behandlung der Blasendysfunktion mit Spasmolytika erforderlich.
Uroflow: Maximaler Fluss über 30 ml/s, Miktionsvolumen 250 ml.

Der Patient war auch danach regelmäßig wegen dysurischer Beschwerden in urologischer Behandlung. Ein pathomorphologisches Korrelat wurde nicht gefunden.

Gutachten IV-10

Beurteilung

Krankheitsverlauf

Bereits vor 15 Jahren wurde bei dem 62 Jahre alten Patienten eine Blasenentleerungsstörung mit Restharnbildung bei Prostatavergrößerung diagnostiziert. Es erfolgte eine länger dauernde Therapie mit Alpha-1-Rezeptorenblockern, die aber aufgrund kardialer Nebenwirkungen abgesetzt werden mussten (s. Gutachten IV-11). Es schloss sich eine Phytotherapie an.
Eine erneute Vorstellung beim Urologen erbrachte die Diagnose Blasentleerungsstörung bei Benigner Prostatahyperplasie Stadium I – II mit drei- bis viermaliger Nykturie, restharnarme Blasenentleerung. Eine Spasmolyse blieb ohne Erfolg, daraufhin erfolgte eine stationäre Zuweisung zur urodynamischen Untersuchung. Diese ergab eine Detrusorhyperreflexie mit etwa 50 ml Restharn und eine eingeschränkte Blasenkapazität mit 125 ml. Bei fehlender Besserung nach konservativer Therapie wurde eine Wiedervorstellung zur Zystoskopie und ggf. TUR Prostata bei subvesikaler Obstruktion empfohlen. Dieses Vorgehen wurde aufgrund der vorliegenden Aufzeichnungen ausführlich mit dem Patienten besprochen.
3 Monate später wurde eine Urethrozystoskopie durchgeführt, das Ergebnis war eine obstruktiv wirkende Seitenlappenhyperplasie der Prostata mit dem Nebenbefund einer deutlichen Detrusortrabekulierung. Es folgte eine Klinikseinweisung zur TURP.
Bei stationärer Aufnahme lag der Restharn bei 76 ml, im Uroflow war ein deutlich vermindertes Volumen von 86 ml mit einem Maximalfluss von 9 ml zu sehen. Der geplante Eingriff musste aufgrund einer Herpesinfektion verschoben werden. Im Vorfeld wurde jedoch zur geplanten TURP aufgeklärt.
6 Wochen später erfolgte dann eine erneute stationäre Aufnahme zur TURP, die am Folgetag durchgeführt wurde. Am Aufnahmetag wurde erneut aufgeklärt, wiederum auf einem standardisierten Aufklärungsbogen mit multiplen handschriftlichen Vermerken. Die Aufnahmeuntersuchungen wiederholten sich, eine Veränderung des Befundes fand sich nicht. Im transrektalen Ultraschall wurde eine Prostatagröße von ca. 25 g gemessen.
Bei der TURP wurden die obstruierend wirkenden Hyperplasieanteile reseziert, insgesamt 18 g. Besonderheiten wurden im Operationsprotokoll nicht beschrieben. Am 2. postoperativen Tag wurde der transurethrale Dauerkatheter bei ansonsten unauffälligem Verlauf entfernt. Nachfolgend zeigte sich der Uroflow auf 20 ml/s bei einem Volumen von 160 ml gebessert. Am 4. postoperativen Tag wurde der Patient aus der stationären Behandlung entlassen.
3 Monate später stellte sich der Patient wiederholt mit einer Pollakisurie (2x Nykturie) und den Symptomen einer Dranginkontinenz vor. Kurzfristige Spasmolyse.
6 Monate später erfolgte die Vorstellung aufgrund einer postoperativen erektilen Dysfunktion. Die Therapie erfolgte mit Levitra 20 mg.
In der Folgezeit kam es zu weiteren Behandlungen der Harnblasendysfunktion mit Spasmolytika. Der Uroflow zeigte einen maximalen Fluss von über

Gutachten IV-10

30 ml/s bei einem Miktionsvolumen von 250 ml. Nachfolgend stellte sich der Patient regelmäßig mit den geklagten Beschwerden vor. Ein pathomorphologisches Korrelat wurde nicht gefunden.

Gutachterliche Stellungnahme
Die **Indikation zur Durchführung einer TURP** war im vorliegenden Falle gegeben. Erhebliche subjektive Symptome, zusätzlich objektive Veränderungen wie ein reduzierter Flow und die Restharnwerte lagen vor. Dabei ist zu bedenken, dass auch ohne die objektiven Parameter bei einem Versagen der konservativen Therapie eine Operation erfolgen kann.
Die ergänzend durchgeführte Urethrozystoskopie zeigte im Begutachtungsfalle eine obstruierend wirkende Prostata, sodass auch von diesem Aspekt her eine Indikation zur TURP bestand.
Die Abbildungen 4-21 und 4-24 zeigen die hintere Harnröhre (Stenosen, Divertikel?) sowie die Prostataloge mit den vergrößerten Seiten- und Mittellappen der Prostata, den Utriculus seminalis (Samenhügel), den Harnblasenhals sowie das Harnblasendreieck mit den Harnleitermündungen (Ostien).

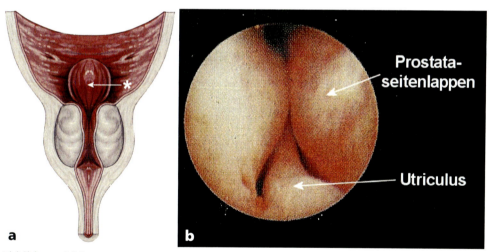

Abbildung 4-24:
a) Hintere Harnröhre, Utrikulus seminalis (Samenhügel), Prostataseiten- und Mittellappen (*), Harnleiterostien
b) Endoskopisches Bild mit Utrikulus und vergrößerten Prostataseitenlappen

Operationsverlauf: Der OP-Bericht beschreibt im Gutachtenfalle eine Resektion der obstruierend wirkenden Seitenlappen (s. zur Technik Abbildungen 4-21 und 4-22). Das Resektatgewicht wird mit 18 g angegeben. Das Gewicht korreliert gut mit den im Vorfeld sonografisch gemessenen 25 g. Anhand des

Gutachten IV-10

vorliegenden OP-Berichts lassen sich keine Auffälligkeiten im Verlauf des Eingriffes erkennen.
Der postoperative Verlauf gestaltete sich anhand der vorliegenden Krankenakte ebenfalls problemlos. Die nach der Operation durchgeführten Kontrollen zeigten eine zunehmende Besserung der präoperativ eingeschränkten Komponenten wie Restharn und Uroflow. Auch der weitere Verlauf war komplikationsfrei und entsprach in allen Punkten einem regelrecht durchgeführten Eingriff.
Das Wiederauftreten der dysurischen Symptomatik bei dem Patienten, wenn auch auf deutlich geringerem Niveau als vor der Operation, ist keine Operationsfolge, sondern hat seine Ursache in einer fehlenden Wiederherstellung der Funktion der Blasenmuskulatur nach dem operativen Eingriff.

Es ist davon auszugehen, dass nach Beseitigung der subvesikalen Obstruktion das muskelwachstumbegünstigende Element entfällt und sich der Detrusor vesicae allmählich regeneriert und eine weniger hypertrophe Form annimmt als zu Zeiten der bestehenden Obstruktion. Hieraus sollte einerseits eine Vergrößerung der Blasenkapazität und damit eine Reduktion der Pollakisurie (Drang zu häufigem Wasserlassen) folgen, sowie imperativer Harndrang und ähnliches deutlich abnehmen. Dieses hatte bei dem Patienten in den ersten Monaten auch eingesetzt. Der Regenerationsprozess hat sich dann nicht mehr fortgesetzt, sodass der Patient lediglich zu einer Besserung, nicht zu einer vollständigen Ausheilung seiner Beschwerden gelangte. Dieser Verlauf ist trotz erfolgreicher Operation in etwa 8 % der Fälle zu verzeichnen. Häufig greifen jedoch in dieser Situation die Spasmolytika besser und ihr Folgerisiko (Harnverhalt) ist nicht mehr gegeben. Auch über diese mögliche Entwicklung wurde der Patient im Rahmen der zweimaligen Aufklärung informiert.

Die **Aufklärung des Patienten** erfolgte schriftlich und mündlich und sogar mehrfach. Aufgrund der handschriftlichen Eintragungen kann ein entsprechendes mündliches Aufklärungsgespräch unterstellt werden. Verwendet wurde ein standardisierter Aufklärungsbogen zur Durchführung der TURP (proCompliance Verlag GmbH, Dokumentierte Patientenaufklärung). Dieser Aufklärungsbogen wurde von dem Patienten unterschrieben, der Patient habe sich ausreichend aufgeklärt gefühlt und eine ausreichende Bedenkzeit gehabt.
Der Patient wurde speziell über mögliche Folgen wie Inkontinenz (Schließmuskelverletzungen), Nachblutungen, Infektionen, Harnröhrenstrikturen, retrograde Ejakulation sowie erektile Dysfunktion und über evt. erforderliche Folgeeingriffe aufgeklärt.
Damit erfolgte eine sehr gründliche und vollständige Aufklärung, die noch dazu zweimalig mit einer längeren Pause zwischen den beiden Informationsgesprächen stattfand. Insofern hätte der Patient nicht nur genügend Zeit für evtl. Rückfragen gehabt, er hätte in den Wochen zwischen den zwei Aufklärungen auch problemlos von einer Operation zurücktreten können.
Bezüglich der vom Patienten beklagten erektilen Dysfunktion als Folge der transurethralen Prostataoperation ist wie folgt auszuführen:

Berücksichtigt man die Literatur zu verschiedenen Studien (s. ausführliche Darstellung in Gutachten IV-12), so ist festzuhalten, dass die operative Behandlung der BPH, wenn überhaupt, dann nur einen geringen Einfluss auf die sexuelle Funktion und im speziellen die erektile Potenz hat. Aufgrund der Erkenntnislage ist gutachterlich im vorliegenden Falle eine operationsbedingte erektile Dysfunktion ablehnend zu beurteilen. Eine Verletzung des entsprechenden Gefäßnervenbündels ist definitiv auszuschließen, wie es eventuell bei einer tiefgreifenden Perforation des Prostatalagers oder bei einer perinealen Operationstechnik denkbar wäre.

Die **Erektion des Penis** kommt durch Füllung der Schwellkörper bei sexueller Erregung zustande. Durch die Stimulation parasympathischer Nervenfasern, vermittelt durch Stickstoffmonoxid NO und cGMF (s. S. 246), erweitern sich die Arterien des Penis, die sinusiodalen glatten Muskelfasern der Schwellkörper erschlaffen und die intrakavernösen Venen kontrahieren sich (Abbildung 4-25).

Bei der **erektilen Dysfunktion** liegt ein verminderter arterieller Einstrom oder ein verstärkter venöser Abstrom vor. Fernerhin können hormonale Insuffizienz bzw. neurogene Faktoren (Verletzungen) und anderes eine Rolle spielen.

Der Patient wurde mit Vardenafil (Levitra®), einem Medikament, das die Erektionsfähigkeit steigert, behandelt.

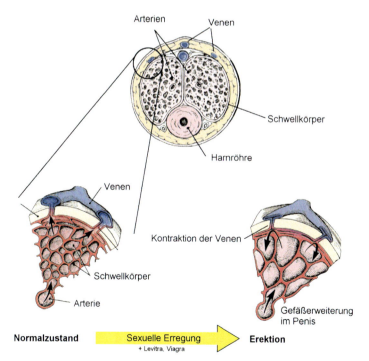

Abbildung 4-25: Vasodilatation an den Schwellkörpern des Penis durch Vardenafil (Levitra®) bzw. Sildenafil (Viagra®).

Gutachten IV-10

Medikamente wie Levitra bzw. Viagra wirken als Hemmstoffe der Phosphodiesterase 5 (PDE5), die vor allem in den Arteriolen der Schwellkörper vorkommt. Sie blockieren den Abbau von zyklischen Guanosinmonopsphat (cGMP) und verstärken dadurch dessen Wirkung auf die Gefäße des Penis (verstärkter arterieller Zustrom und Kontraktion der intrakavernösen Venen).

Neben dieser Medikation ist auch die Selbstinjektion von vasoaktiven Substanzen (z. B. Alprostadil) in die Schwellkörper zur Behandlung der erektilen Impotenz möglich (Abbildung 4-26).

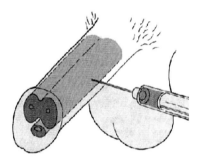

Abbildung 4-26: Schwellkörper-Autoinjektionstherapie (SKAT) bei erektiler Impotenz

Zusammengefasst ist der gesamte Verlauf zwar für den Patienten nicht befriedigend, jedoch nicht auf einen ärztlichen Fehler zurückzuführen.

Sexuelle Dysfunktionen nach operativen Eingriffen führen zu einem hohen Unzufriedenheitsfaktor der Patienten mit der Folge von Auseinandersetzungen, wie im vorhergehenden Gutachtenbeispiel aufgezeigt.

Die **retrograde Ejakulation** ist neben der **erektilen Dysfunktion** ein Paradebeispiel für eine vermeintliche Fehlbehandlung. Dabei äußert der Patient häufig in seiner Beschwerde vordringlich andere, womöglich sogar zu Recht beklagte perioperative Fehler und erst später oder in einem Nebensatz sein Hauptproblem. Häufig finden sich mehrere Komplikationen, die bei dem Patienten einen Behandlungsfehlervorwurf erzeugen. Im folgenden Gutachtenbeispiel führte letztlich die Kombination aus wiederholter TURP, Harnröhrenstriktur, persistierender Urge-Symptomatik und retrograder Ejakulation zur Klage.

Gutachten IV-11

Gutachtenproblematik: Postoperativ fortbestehende Komplikationen mit Dysurie, Nachträufeln, Harnwegsinfekt und retrograder Ejakulation nach zweimaliger TURP, Meatotomie und Urethrotomie.

Patient: 60 Jahre
Auftraggeber: Schlichtungsstelle der Ärztekammer
Vorwurf des Patienten: Der Patient beklagte postoperative Komplikationen wie Harnwegsinfekte, Dysurie, Urgeinkontinenz, postoperativ fortbestehendes Harnträufeln. Besonders monierte er die retrograde Ejakulation nach TURP, außerdem die im Gefolge notwendige Meatotomie und Urethrotomie.

Gutachterliche Entscheidung: Kein Behandlungsfehler festgestellt.
Ergebnis: Kein Behandlungsfehler anerkannt.

Anamnese

Behandlung wegen **Pollakisurie**, **Nachträufeln** und **wechselnder Harnstrahlqualität** bei niedergelassenen Urologen. Zunächst medikamentöse Therapie.
Multiple Vorerkrankungen des Patienten: u.a. Spinalkanalstenose, erhöhter Blutdruck, Diabetes mellitus, Zustand nach Bandscheibenoperation.

Nachdem die konservative Therapie keine Besserung erbrachte, Überweisung des Patienten in urologische Abteilung einer Klinik zur stationären Abklärung bzw. Prostataoperation.

Tag 1 — Klinik, Urologische Abteilung (Stationär)
Eingehende Untersuchungen

Rektale Palpation, Sonografie der Niere und der Prostata, Prostatasymptom-Score
Diagnose: Vergrößerte Vorsteherdrüse mit Symptom-Score schweren Grades

Tag 2 — Klinik, Urologische Abteilung (Stationär)
Operation

Nach Aufklärung, Urethrozystoskopie
Resektion der Prostata

Endoskopische Untersuchung: Meatusstenose, Meatotomie

Tag 7 — Klinik, Urologische Abteilung (Stationär)
Entlassung

Entlassung mit noch liegendem suprapubischen Katheter

Tag 8 — Klinik, Urologische Abteilung (Stationäre Wiederaufnahme)
Antibiotikaasoziierte Diarrhoe und Makrohämaturie

Restharnmenge 200 ml
Konservative Therapie: Verbesserung der Symptomatik

2 Wochen später — Klinik, Urologische Abteilung (Stationär)
Entlassung

2 Wochen später — Klinik, Urologische Abteilung (Ambulant)
Vorstellung wegen akutem Harnwegsinfekt

Antibiotische Therapie
In der Folgezeit erneut rezidivierende Harnwegsinfekte

3 Wochen später — Klinik, Urologische Abteilung (Stationäre Wiederaufnahme)
Rezidivierende Harnwegsinfekte und zunehmende Urge-Symptomatik

Prostatanachresektion, suprapubische Katheter,
Harnblasenhalsschlitzung nach Turner-Warwick

Gutachten IV-11

10 Tage später	**Klinik, Urologische Abteilung (Stationär)** Entlassung
14 Tage später	**Urologische Klinik 2 (Stationär)** Harnwegsinfekt, Urge-Symptomatik Restharnmenge 60 ml Antibiotische Behandlung: Befundverbesserung Im weiteren Verlauf ambulante Vorstellung wegen Harnwegsinfekt
8 Wochen später	**Urologische Klinik 2 (Stationär)** Harnwegsinfekt, Urge-Symptomatik Kein Restharn, kein Anhalt für Inkontinenz Nachträufeln besteht weiterhin
6 Monate später	**Urologische Klinik 2 (Stationär)** Retrograde Ejakulation Harnblasenentleerung unbehindert, kräftiger Urinstrahl, Dysurie 3-4x täglich, weiterhin Nachträufeln

Beurteilung

Krankheitsverlauf

Der Patient stand wegen Pollakisurie, Nachträufeln nach Miktion und wechselnder Harnstrahlqualität in ambulanter Behandlung bei einem niedergelassenen Urologen. Die Symptome wurden mit Vesikur® und Alfunar® behandelt, d.h. mit Muskarin- und Alpha-1-Rezeptorantagonisten.

Vesikur® (Solifenazin) wirkt als Muskarinrezeptorantagonist (M3-Rezeptor der glatten Muskulatur) erschlaffend auf die glatte Muskulatur der Harnblase (Detrusor).
Der **Alpha-1-Rezeptor-Blocker Alfuzosin** verhindert die Wirksamkeit von Noradrenalin in den postgangionären Neuronen des Sympathikus und führt zur Erschlaffung der glatten Muskulatur. Es wird angenommen, dass ca. 40 % der Harnblasenauslassverengung auf der Kontraktion der glatten Muskulatur des Sphinkter internus des Harnblasenhalses beruht. Mit Hilfe der Alpha-1-Rezeptoren-Blocker kann die Relaxation der glatten Muskulatur des Harnblasenhalses erreicht und auf diese Weise das Symptom des imperativen Harndranges bekämpft werden (Abbildung 4-28) [Schöttle et al. 2000].

Da die Symptomatik unter dieser Medikation nicht zu bessern war, folgte die stationäre Einweisung des Patienten in eine urologische Abteilung zur Urethrozystokopie und evtl. TURP.
Hier wurde eine entsprechende eingehende Diagnostik der unteren Harnwegssymptomatik mit körperlicher Untersuchung und digitaler rektaler Palpation der Prostata durchgeführt. Es fand sich eine mittelgroße nicht suspekte Vorsteherdrüse. Die sonografische Untersuchung der Nieren und Harnblase waren unauffällig, insbesondere kein Harnstau. Sonografisch wurde die Prostatagröße mit 25 g bestimmt. Der internationale Prostata-Symptomscore

Gutachten IV-11

(IPSS) ergab 28 Punkte und damit einen schweren Symptomgrad. Von den Blutwerten waren der PSA-Wert von 2,13 ng/ml, das Blutbild, Gerinnungsstatus und Kreatinin sowie Elektrolyte und Urinstatus im Normbereich. Die Urinflussmessung ergab eine deutliche Einschränkung.

Dem Patienten wurde vorgeschlagen die Urethrozystoskopie unter Umständen nicht als alleinigen Eingriff durchzuführen, sondern bei entsprechendem Befund eine Resektion des vergrößerten Prostatagewebes durchzuführen. Bei der Ausführung des instrumentellen Eingriffes fand sich eine Meatusstenose, die eine Schlitzung notwendig machte. Die Harnröhren- und Harnblaseninspektion ergaben keinen Anhalt für einen Tumor. Zur Bewertung der BPH-Erkrankung wurde der IPSS zur Symptom-Erfassung (LUTS) verwendet.

Das Ablaufschema in Abbildung 4-18 zeigt den diagnostischen Gang bei der gutartigen Prostatavergrößerung.

Mit dem Patienten war besprochen worden, dass die Urethrozystoskopie kombiniert mit einer eventuellen TURP in einer Sitzung in Narkose durchgeführt werden soll. Bei dem Eingriff fand sich eine Meatusenge, die geschlitzt werden musste. Außerdem war eine Harnröhrenschlitzung einer bulbären Enge, die erst intraoperativ sichtbar war, erforderlich (s. Abbildung 4-16). Die am Beginn des Eingriffes durchgeführte Harnblasenspiegelung ergab eine trabekulierte Blase mit einzelnen Pseudodivertikeln als Zeichen einer bestehenden subvesikalen Obstruktion (s. Abb. 4-33). Ein Anhalt für tumoröse Veränderungen fand sich nicht.

Danach wurde aufgrund des Prostatabefundes eine TURP der obstruktiven hyperplastischen Drüse durchgeführt. Das Gewicht des Prostataresektats betrug 10 g.

Nach Abschluss der Resektion fand sich im Sphinktertest ein intakter Harnblasenschließmuskel. Ein suprapubischer Blasenkatheter wurde angelegt.

Der unmittelbar postoperative Verlauf war unkompliziert, sodass der transurethrale Dauerkatheter am 1. postoperativen Tag entfernt werden konnte. Da der Patient noch signifikante Restharnmengen aufwies, wurde er am 7. postoperativen Tag mit noch liegendem suprapubischen Katheter entlassen. Am 8. postoperativen Tag erfolgte aufgrund einer antibiotikaassoziierten Diarrhoe sowie wegen einer bestehenden Makrohämaturie eine erneute stationäre Aufnahme. Die Restharnmenge betrug über 200 ml. Während des stationären Aufenthaltes kam es unter konservativen Maßnahmen zu einer deutlichen Verbesserung der Symptomatik, sodass der Patient 14 Tage später aus der stationären Behandlung entlassen werden konnte. Bei Entlassung fand sich ein guter Harnstrahl. Die Restharnmenge betrug 30 ml.

5 Wochen postoperativ war der Patient nochmals wegen eines akuten Harnweginfekts in ambulanter Behandlung. Eine antibiotische Therapie war notwendig.

In der Folgezeit kam es erneut zu rezidivierenden Harnwegsinfekten. Zur Behandlung dieser Entzündungen war 2 Monate später ein erneuter stationärer Aufenthalt erforderlich. Außer den Infekten bestand eine deutliche Urgesymptomatik. Aufgrund dieses Verlaufes und des Befundes wurde Nachresektion der Prostata durchgeführt sowie erneut ein suprapubischer Katheter gelegt. Bei der Nachresektion wurden 8 g Gewebe entfernt. Die histologische Untersuchung ergab eine chronisch rezidivierende granulierende Prostatitis. Außerdem war eine Harnblasenhalsschlitzung (Turner-Warwick) wegen Kontraktion im Harnblasenhalsbereich notwendig (Abbildung 4-27).

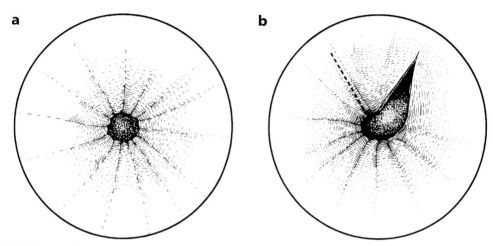

Abbildung 4-27:
a) Kontraktion des Harnblasenhalses: Zystoskopisches Bild (schematisch)
b) Inzision des Harnblasenhalses bei 1 Uhr und 11 Uhr (schematisch).

Der postoperative Verlauf war verkompliziert durch eine erneute antibiotikaassoziierte Diarrhoe. Der Dauerkatheter konnte am 6. postoperativen Tag entfernt werden und am 10. Tag wurde der Patient in deutlich gebessertem Zustand bei restharnfreier Miktion entlassen.
14 Tage später erfolgte eine erneute stationäre Behandlung des Patienten in einem anderen Krankhaus wegen rezidivierenden Harnwegsinfekte und Urgesymptomatik.
Die Restharnmenge betrug jetzt 60 ml.
Unter konservativer antibiotischer Therapie kam es zur Befundbesserung.
In der Folgezeit war der Patient noch zweimal in ambulanter Behandlung wegen Harnwegsinfekten.
Zwei Monate nach der letzten stationären Behandlung klagte der Patient wieder über Harnwegsinfekt- und Urgesymptomatik. Ein Restharn fand sich nicht. Die Miktionsfrequenz betrug zehnmal pro Tag, die nächtliche zwei- bis dreimal. Eine urodynamische Untersuchung ergab keinen Anhalt für Inkontinenz. Ein bereits präoperativ vom Patienten beklagtes Nachträufeln bestand weiterhin.
6 Monate später stellte sich der Patient wegen der nach der TURP aufgetretenen, retrograden Ejakulation vor. Dysurische Beschwerden, Erschwernisse bei der Blaseentleerung oder Inkontinenz bestanden nicht, jedoch Harnträufeln.

Gutachten IV-11

Gutachterliche Stellungnahme
Die Klagen des Patienten bezogen sich auf die verschiedenen postoperativen Komplikationen wie Harnwegsinfekt, Dysurie und Urgesymptomatik, die sich über Monate hinzogen. Fernerhin bemängelte er, dass die präoperative Urethrozystoskopie nicht wie geplant separat erfolgte. Letztlich monierte er die postoperativ entstandene retrograde Ejakulation.

Bei dem Patienten lagen präoperativ sowohl erhebliche obstruktive als auch irritative Symptome wie Nachträufeln, Pollakisurie, wechselnde Harnstrahlqualität bzw. imperativer Harndrang vor. Der Wert für den IPSS lag mit 28 Punkten sehr hoch. Dies entsprach einer schweren Belastung durch die vorhandenen Symptome. Die Prostatagröße wurde sonografisch mit 25 g bestimmt.

Eine ambulante konservative Behandlung wurde bei dem Patienten zunächst mit Alfunar® (Alfuzosin) und Vesikur® (Solifenazin) durchgeführt.

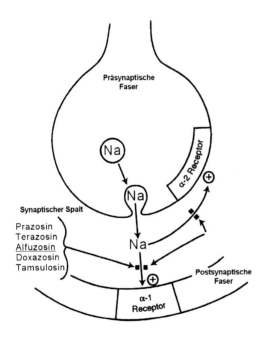

Abbildung 4-28: Wirkung der Alpha-1-Rezeptorblocker an der Synapse (Na = Noradrenalin)

Da dieser konservative Therapieversuch nicht erfolgreich war, wurde bei dem Patienten die Indikation zu einer transurethralen Elektroresektion der Prostata gestellt.

Um dem Patienten eine zweimalige Narkose zu ersparen, hatte man mit ihm abgesprochen, die Urethrozystoskopie eventuell zusammen mit einer notwendig werdenden TUR in einer Narkose durchzuführen.

Bei der Einführung des Instruments in die Harnröhre zeigte sich eine Enge, die geschlitzt werden musste. Ebenfalls war es notwendig eine Harnröhrenstriktur durch Urethrotomie zu erweitern. Die Ausspiegelung der Harnblase war unauffällig. Die Vorsteherdrüse war entsprechend den vorhergehenden Untersuchungen deutlich vergrößert.

Die **Indikation zur Durchführung der TURP** war im Begutachtungsfall gegeben, da erhebliche subjektive Symptome und zusätzlich objektive Veränderungen wie ein reduzierter Flow und erhöhte Restharnmengen vorlagen. Eine weitere Indikation lag im Versagen der konservativen Therapie mit den oben angeführten Rezeptorenblockern bzw. Muskarinrezeptorantagonisten.

Die **Aufklärung des Patienten** erfolgte schriftlich und mündlich, denn aufgrund der handschriftlichen ergänzenden Eintragungen auf dem Aufklärungsbogen kann ein mündliches Aufklärungsgespräch unterstellt werden. Zur Aufklärung wurde ein standardisierter Aufklärungsbogen für die TURP verwendet (proCompliance Verlag GmbH, Dokumentierte Patientenaufklärung). Die Aufklärung zur Nachresektion erfolgte am OP-Tag. Darin war auf ein bereits zuvor stattgefundenes Aufklärungsgespräch zwischen dem Patienten und dem Chefarzt der Abteilung handschriftlich hingewiesen worden. Der Aufklärungsbogen wurde vom Patienten unterschrieben. Er habe sich ausreichend aufgeklärt gefühlt und eine entsprechende Bedenkzeit gehabt.

Im Einzelnen wurde der Patient dabei über mögliche Folgen wie die retrograde Ejakulation, postoperative, persistierende Miktionsbeschwerden, Blutung, Nachblutung, Inkontinenz, erektile Impotenz, retrograde Ejakulation sowie über evtl. Erweitungen oder Folgeeingriffe aufgeklärt.

Insgesamt kann hier eine gründliche und vollständige Aufklärung unterstellt werden, die für den Ersteingriff mehrere Tage vor der eigentlichen OP erfolgte. Insofern war zum einen eine ausreichende Zeit für evtl. Rückfragen gegeben sowie zum anderen genügend Zeit vorhanden, bei Bedenken den operativen Eingriff nicht durchführen zu lassen.

Zur **Beurteilung der beiden operativen Eingriff**e wurden die vorliegenden Operationsprotokolle herangezogen. Diese beschreiben für den ersten Eingriff zunächst eine Meatotomie bei Meatusstenose sowie die Durchführung einer Harnröhrenschlitzung nach Sachse bei einer hochgradigen Harnröhrenstriktur im hinteren Anteil (s. Abbildung 4-16).

Die anschließende Zystoskopie zeigte eine trabekulierte Harnblase sowie einzelne Pseudodivertikel als Korrelat der subvesikalen Obstruktion. Es erfolgte gemäß der präoperativen Absprache eine TURP in Form einer zirkulären Resektion der obstruierend wirkenden Seitenlappen, wobei das Resektatgewicht mit 10 g angegeben wird. Anhand des OP-Protokolls lassen sich keine Auffälligkeiten im OP-Verlauf erkennen.

Der OP-Bericht der Nachresektion nennt als Indikation eine Beschwerdepersistenz sowie rezidivierende Harnwegsinfekte. Die Zystoskopie zeigte eine bullöse Trigonumzystitis. Es erfolgte eine sparsame Nachresektion sowie eine Harnblasenhalseinkerbung nach Turner-Warwick (s. Abbildung 4-27) und eine Blasenlavage aufgrund des bestehenden Harnwegsinfekts. Das Resektatgewicht lag bei 8 g. Beide Resektionen wurden unter Einlage eines suprapubischen Blasenkatheters durchgeführt.

Der postoperative Verlauf lässt sich anhand der vorliegenden Krankenakten zunächst als unkompliziert beschreiben. Aufgrund einer leicht erschwerten

Gutachten IV-11

postoperativen Miktion wurde der Patient mit liegendem suprapubischen Blasenkatheter entlassen. Aufgrund einer am ehesten antibiotikaassoziierten Diarrhoe erfolgte eine erneute Aufnahme am Folgetag. Unter konservativen Maßnahmen kam es zu einer Verbesserung der Symptomatik, sodass der Patient die Klink mit geringen Restharnwerten verlassen konnte. Auch der postoperative Verlauf des zweiten Eingriffs verlief bis auf einen erneuten, wahrscheinlich wieder durch Antibiotika verursachten Durchfall komplikationslos.

Im weiteren Verlauf erfolgte aufgrund der vom Patienten geschilderten fortbestehenden Urgesymptomatik sowie des bereits präoperativ bekannten Nachträufelns eine urodynamische Untersuchung. Hierbei konnte eine Inkontinenz ausgeschlossen werden. Es wurden weder Zeichen einer Urgeinkontinenz noch einer Belastungsinkontinenz gefunden. Lediglich das bereits präoperativ bestehende Nachträufeln war zu bestätigen. Es bestanden größere Diskrepanzen zwischen den erhobenen Befunden und der patientenseits geschilderten Symptomatik, die der Gutachter nicht werten konnte.

Bezüglich der vom Patienten beklagten **retrograden Ejakulation** ist auszuführen, dass es nach Resektion der Prostata zu einer Veränderung des Samenausstoßes, d.

h. blasenwärts, kommen kann. Die retrograde Ejakulation tritt nach Durchtrennung des Sphinkter internus (innerer Schließmuskel) auf. Diese Veränderung am Harnblasenhals ist nach Resektion der Prostata in mehr als 50 % der Fälle zu beobachten. Die Abbildung 4-30 zeigt die Morphologie im Bereich des Harnblasenhalses mit dem Sphinkter internus, der zwangsweise bei der Prostataresektion, d. h. Abtragung von hyperplastischem Gewebe, zerstört wird. Das Auftreten der Umkehr des Samenflusses nach der transurethralen Elektroresektion der Vorsteherdrüse ist aufgrund der morphologischen Verhältnisse und nicht durch einen Fehler des Operateurs verursacht.

Zusammengefasst ist festzustellen, dass der postoperative Verlauf nach den endoskopischen Eingriffen: Meatotomie, Urethrotomie, Harnblasenhalsschlitzung und zweimaliger TURP komplikationsträchtig und langwierig war. Die operativen Eingriffe wurden aber sachgerecht durchgeführt. Der Patient war im Rahmen der Aufklärung auf die möglichen Probleme eingehend hingewiesen worden, auch bezüglich der postoperativen retrograden Ejakulation.

Behandlungsfehler waren aber in dem sicherlich sehr verzögerten und für den Patienten belastenden Verlauf **nicht** festzustellen.

Literatur

Schöttle, Th. et al.: „Konservative Therapie der BPH", Urologische Nachrichten, 2000, S. 10-11

In diesem Gutachtenbeispiel war es wegen der **angewandten Operationstechnik TURP statt Inzision des Harnblasenhalses bzw. der Prostata (TUIP)** und den in Folge aufgetretenen Komplikationen (retrograde Ejakulation bzw. erektile Impotenz) zu Streitigkeiten gekommen.

Gutachten IV-12

Gutachtenproblematik: Chronische Prostatitis, Harnentleerungsstörungen bei Harnblasenhalsenge, TURP mit Nachblutung und passagerer Inkontinenz, postoperative retrograde Ejakulation und Erektionsschwäche.

Patient: 35 Jahre
Auftraggeber: Landgericht
Vorwurf des Patienten: Bei Durchführung einer Harnblasenhalsinzision wie geplant statt einer Resektion wäre es nicht zu einer unnötigen Gewebsentfernung mit den eingetretenen Komplikationen Blutung, retrograde Ejakulation bzw. Erektionsschwäche gekommen.

Gutachterliche Entscheidung: Kein Behandlungsfehler.
Ergebnis: Die Klage wurde abgewiesen.

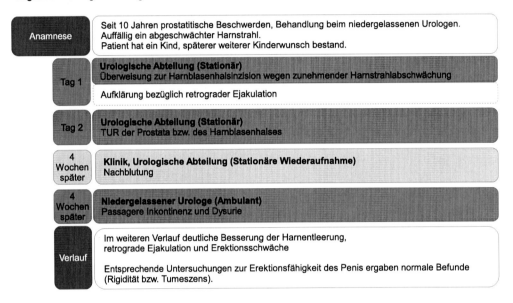

Beurteilung

Krankheitsverlauf

Der 35 Jahre alte Patient befand sich seit 10 Jahren wegen einer chronischen Prostatitis in urologischer Behandlung. Die Harnblasenentleerung war eingeschränkt, es bestand eine Strahlabschwächung. Der Patient hat ein Kind, späterer weiterer Kinderwunsch besteht.

Wegen zunehmender Harnblasenentleerungstörungen führte der behandelnde Urologe eine Urethrozystoskopie durch und stellte eine Harnblasenhalsstenose fest. Dem Patienten wurde eine Harnblasenhalsinzision (TUIP) vorgeschlagen, für die er in eine urologische Abteilung eingewiesen wurde. Hier wurde eine jedoch Elektroresektion des Harnblasenhalses (TURP) durchgeführt. Der Patient war auf eine mögliche postoperative retrograde Ejakulation im Rahmen der Aufklärung hingewiesen worden. Die Operation und die unmittelbare postoperative Phase waren unkompliziert. 4 Wochen postoperativ trat eine Nachblutung auf. Eine erneute stationäre Aufnahme und ambulante Nachbehandlung waren notwendig. Im weiteren Verlauf zeigte sich eine weitgehende Besserung der Harnblasenentleerung (Flussrate 37 ml). Es bestand aber eine retrograde Ejakulation („trockener Orgasmus") (s. Abbildung 4-30) sowie eine Erektionsschwäche. Der Patient gab an, dass er vier Monate nach der Operation keinen Geschlechtsverkehr mehr gehabt habe.

Gutachterliche Stellungnahme

Das Gutachten soll zu der Frage Stellung nehmen, ob bei der Elektroresektion des Harnblasenhalses im Gegensatz zu der avisierten Harnblasenhalsinzision zu viel Gewebe entfernt wurde und dadurch Komplikationen wie Nachblutung, Inkontinenz, retrograde Ejakulation und Erektionsschwäche entstanden sind.

Aufgrund der zunehmenden Harnblasenentleerungsstörungen war hier vom Urologen eine operative Behandlung der Harnblasenhalsstenose vorgeschlagen worden. Primär war eine Inzision (Transurethrale Inzision der Prostata, TUIP) des stenosierten Bereichs am Harnblasenhals vorgesehen. Intraoperativ entschied sich der behandelnde Urologe aufgrund des Befundes jedoch zu einer sparsamen Resektion (TURP). Hierzu heißt es im Operationsbericht:

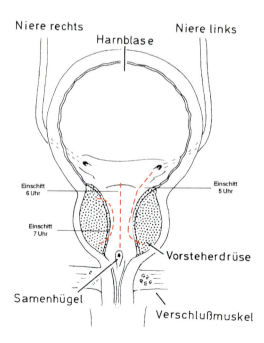

Abbildung 4-29: Schematische Darstellung des hinteren Teiles der prostatischen Harnröhre: Prostata und Harnblasenhals. Verschiedene Inzisionslinien (rot markiert) bei 5, 6 und 7 Uhr bei TUIP in der Methode nach Turner-Warwick.

„Es fand sich eine deutliche Enge im Bereich des Blasenhalses: irisblendenartige Blasenhalsstenose und eine leichte Seitenlappenhyperplasie". Der Operateur hat diese Enge mit der elektrischen Hochfrequenzschlinge wegge-

Gutachten IV-12

nommen und dadurch eine glatte Urinpassage bis zur prostatischen Harnröhre hergestellt. Die angegebene Resektionmenge von 8 Gramm spricht für eine ausgesprochen „sparsame" Resektion.

Aufgrund des intraoperativen Befundes hatte sich der Operateur zu dem weitergehenden Eingriff, der Resektion, entschlossen. Die Entfernung der Harnblasenhalsenge kann durch Inzision (Legen von Schnitten) oder durch Resektion (Gewebeentfernung) oder durch Kombination aus beiden Methoden erfolgen.

Bei der transurethralen Inzision (TUIP) wird bei fibrösen Engen im Harnblasenhalsbereich bzw. geringer Prostatavergrößerung mit dem Elektrotom oder Laser ein Schnitt zwischen dem Harnblasendreieck (Trigonum) und dem Samenhügel (Colliculus seminalis) z. B. in der Position bei 7 Uhr. gelegt (Abbildung 4-29).

Dieser Eingriff erfordert einen kürzeren Klinikaufenthalt als die TURP und weist gewöhnlich einen geringeren Blutverlust auf. Eine retrograde Ejakulation tritt bei etwa 25% der Patienten im Gegensatz zu mehr als 50% bei der Resektion auf [AHCPR].

Im zu begutachtenden Fall war die morphologische Situation so, dass der Operateur sich für die Resektion entschied, da er der Auffassung war, dass eine Inzision allein nicht ausreicht.

Bei beiden Verfahren kann es zur sogenannten retrograden Ejakulation kommen, bei der Inzision allerdings weniger als bei der Resektion.

Der Patient war über das mögliche Auftreten einer Veränderung des Samenausstoßes infolge der Operation am Harnblasenhals aufgeklärt worden.

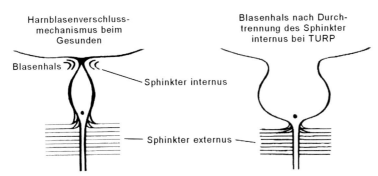

Abbildung 4-30: Kontinenzmechanismus beim Gesunden im Vergleich zum Patienten nach BPH-Entfernung bzw. Inzision und Durchtrennung des inneren Schließmuskels

Eine derartige Umkehr des Samenaustoßes tritt nach Durchtrennung des Sphinkter internus (innerer Schließmuskel) auf. Bei den Methoden der Harnblasenhalsinzision bzw. der Resektion der Vorsteherdrüse (bzw. Resektion der Harnblasenhalsstenose) wird der innere Schließmuskel zerstört bzw. wesentlich beschädigt, was zu einer Samenentleerung in die Harnblase führt (Abbildung 4-30).

Gutachten IV-12

Im Begutachtungsfalle wurde vom Patienten über eine **postoperative Erektionsstörung** geklagt und zwar ein verzögerter Erektionsbeginn sowie eine verkürzte Erektion im Vergleich zu den Gliedversteifung vor der Operation (zur Definition s. Gutachten V-10).

Während ausreichend sichere Zahlen zur retrograden Ejakulation vorliegen [AHCPR] bleibt der Einfluss der Prostataoperation auf die Erektion unklar. In großen, insbesondere amerikanischen Studien bestehen kontroverse Aussagen, die zusammengefasst nicht dazu dienen können einen Zusammenhang zwischen den operativen Eingriffen und einer postoperativen erektilen Dysfunktion sicher herzustellen. Insbesondere fehlen statistisch gesicherte Studien mit entsprechenden Befragungsmethoden. Es ist deshalb herrschende Begutachtungspraxis, Zusammenhänge zwischen der Resektion der Prostata (Inzision oder Resektion) mit der erektilen Dysfunktion nicht anzuerkennen. Ausnahme hiervon sind perineale Operationsverfahren bzw. schwere Mitverletzungen des Prostatalagers und dem begleitenden Gefäßnervenbündel. Eine eingehende sorgfältige präoperative Aufklärung ist jedoch unverzichtbar.

Grundsätzlich ist festzuhalten, dass die erektile Dysfunktion beim älteren Mann auch ohne Operation häufig und vor allem mit zunehmendem Alter zu beobachten ist. Immerhin findet sich bei 29 bis 68% der Männer, die an Harnblasenentleerungsstörung leiden, eine Beeinträchtigung der erektilen Funktion [Leliefeld 2002].

Die Clinical Practical (BPH) Guideline der AHCPR[*] berichtet über die Ergebnisse von 5 Studien zum Einfluss der BPH auf die sexuelle Dysfunktion. Hierbei wurden Kollektive von Männern der Altersgruppe von 45 bis 80 Jahren verglichen mit gleichaltrigen Männern mit BPH-Symptomatik. Im Ergebnis findet sich dabei kein wesentlicher Einfluss der Benignen Prostatahyperplasie auf die Prävalenz der sexuellen Dysfunktion.

Die Auswertung zahlreicher Studien, die über die erektile Impotenz vor und nach der BPH-Operation berichten, geben als Wahrscheinlichkeit für eine erektile Dysfunktion infolge der Operation 13,6 bis 17,7 % an, für die perineale Operation 32,3 %, wobei letztere Zahl aufgrund der Operationsmethode verständlich ist. Patienten, die andere operative Eingriffe (nicht im urologischen Fachgebiet) in Allgemeinnarkose hatten, wiesen eine Quote der erektilen Dysfunktion von 4,3 % auf.

Dagegen kommen andere Untersuchungsserien zu kontroversen Angaben. So vergleicht eine Studie der Veterans Affairs Cooperative Study Group die Angaben vor und nach TURP bezüglich der Impotenz und konnte zeigen, dass bei Männern mit vor der Operation erhaltener Potenz auch nach der Operation keine Störung der sexuellen Funktion, mit Ausnahme der retrograden Ejakulation, bestand [AHCPR, 1994].

Auch Untersuchungen von Libman et al. zeigen einen geringen Einfluss auf die sexuelle Funktion durch die operativen Maßnahmen bei BPH. Diese Untersuchungen konnten feststellen, dass die Mehrzahl der Paare keine Einschränkung ihres Sexuallebens durch die Operation angaben [AHCPR 1994].

---

[*] Agency for Health Care Policy and Research

Gutachten IV-12

Wenn auch insgesamt die Studienergebnisse durch verschiedene Designstrukturen zum Teil schwer zu vergleichen sind, bleibt doch festzuhalten, dass die operative Behandlung der BPH, wenn überhaupt, dann nur einen geringgradigen Einfluss auf die sexuelle Funktion zeigt. Auch Kirby ist der Ansicht, dass nur in einem sehr geringen Teil der operierten Patienten die erektile Impotenz eine Folge der TURP bzw. der TUIP ist [Kirby 1994]. Von Interesse sind in diesem Zusammenhang auch die Untersuchungen von Hauri und Sager. Sie führten bei 103 Patienten, die eine TURP, bzw. 92 Patienten, die eine offene Operation wegen BPH durchgemacht hatten, Nachuntersuchungen zur Libido und erektilen Dysfunktion durch. Dabei zeigte sich, dass 90 % der Patienten zufrieden bis sehr zufrieden mit dem Ergebnis der Operation waren und für 80 % postoperativ keine oder eher eine positive Änderung ihrer Lebensfreuden eintrat. Für 16 % bedeutete die Prostatektomie in irgendeiner Form einen Knick in ihrer Lebenslinie. Ohne Ausnahme befanden sich in dieser Gruppe Patienten mit Problemen bei ihrer Sexualität. Die Autoren kommen aufgrund ihrer Untersuchungen zu dem Schluss, dass bei dem überwiegenden Anteil ihrer Patienten keine gravierenden Eingriffe in das sexuelle Leben durch die Operation eingetreten seien. Auf eine sorgfältige Aufklärung legen sie dabei allerdings größten Wert [Hauri 1982].

Zusammengefasst ist aufgrund der hier aufgezeigten Erkenntnislage im zu begutachtenden Falle, ausgehend von einer sorgfältigen Recherche bzw. Diagnostik, eine operationsbedingte erektile Dysfunktion nicht festzustellen. Die im Begutachtungsfall vorliegenden Messdaten zur Erektionsfähigkeit beschreiben eine Rigidität des Penis von 70 % und eine Tumeszenz von 100 %. Die grobe Sensibilitätsprüfung des Penis war unauffällig. Die Ultraschalluntersuchung des Penis zeigte beiderseits unauffällige Corpora cavernosa und das Corpus spongiosum. In der Angiodynografie des Penis war die Arteria dorsalis Penis linksseitig gut darstellbar. Der Hormonstatus mit der Bestimmung von Testosteron und LH (lutheinisierendes Hormon) war im Normbereich.
Dabei ist einschränkend festzuhalten, dass Testosteronspiegel und Erektionsfähigkeit nicht miteinander korrelieren [Krause].
Aufgrund der Untersuchungsbefunde, den vorliegenden Berichten zur Operation und der Literaturrecherche zur Frage der **erektilen Impotenz** nach operativen Eingriffen TUIP bzw. TURP kann gutachterlich im vorliegenden Falle kein Zusammenhang zwischen der sparsamen Elektroresektion am Harnblasenhals und der beklagten Erektionsschwäche festgestellt werden.
Die beim Patienten bestehende **retrograde Ejakulation** tritt bei Operationen am Harnblasenhals mit Durchtrennung des Sphinkter internus auf. Aufgrund des morphologischen Befundes war im Begutachtungsfall eine Resektion angezeigt, die auch zur Besserung der Harnblasenentleerung führte. Über die mögliche retrograde Ejakulation war der Patient aufgeklärt worden. Bei eindeutiger Indikation zur Resektion ist daher ein fehlerhaftes Verhalten des Operateurs am Zustandekommen der retrograden Ejakulation nicht festzustellen.

Literatur

Agency for Healthcare Policy and Research (AHCPR): „Clinical practice guidelines: Benigne prostatic hyperplasia. Diagnosis and treatment", Rockville, 1994

Hauri, D.; Sager, M.: „Das Leben nach der Prostatektomie", in: Schmied, E. et al.: „Klinische und experimentelle Urologie", Zuckschwerdt, München, 1982

Kirby, R.S.: „Benign prostatic hyperplasia", in: Withfield, H.N. et al.: „Textbook of genitourinary surgery", Blackwell, London, 1998

Krause, W.: „Die endokrine Basis von sexuellen Funktionsstörungen im Alter", Urologe A, 2000, S. 411-413

Leliefeld, H.H.J.; Stoevelaar, H.J.; McDonnell, J.: „Sexual function before and after various treatments for symptomatic benign prostatic hyperplasia", BJU Int 89:208-213, 2002

Libman, E. et al.: „Prostatectomy and sexual function", Urology 29, 1987

Komplikationen nach operativer Behandlung der BPH können **Strikturen** mit Harnblasenentleerungsstörungen (Harnverhalt) sein.

Harnröhrenengen nach Operationen der BPH können zu Vorwürfen gegen den Operateur führen. Im Gutachtenbeispiel war es notwendig zur Durchführung der TUR bei BPH eine Harnröhrenschlitzung vorzunehmen (**Urol. G. 22-1, S. 336**). Nach der Operation waren Bougierungen (Erweiterung mittels Katheter) der Harnröhre wegen Entleerungsstörungen notwendig. Der unzufriedene Patient wechselte daraufhin zu einem anderen Urologen. Von diesem wurde in dem noch nicht abgeheilten hinteren Harnröhren-Prostatabereich eine Schlitzung vorgenommen. Daraus entwickelte sich ein entzündlicher Prozess mit Abszessbildung. Eine Harnröhrenrekonstruktion war notwendig. Dem Erstoperateur wurde insbesondere bezüglich der Harnröhrenerweiterungen (Bougierungen) ein Behandlungsfehler vorgeworfen.

Speziell bei fortbestehenden subjektiven Symptomen sind Auseinandersetzungen vorprogrammiert. Diese **Symptompersistenz** findet sich vor allen dann, wenn erst eine TURP wegen dysurischer Beschwerden durchgeführt wurde und später vergleichbare Beschwerden auf dem Boden einer **durch die TURP entstandenen Striktur** verursacht werden. Im folgenden Beispiel führte genau dieser Mechanismus zu einem Fehlervorwurf gegen den behandelnden Arzt.

Gutachten IV-13

Gutachtenproblematik: Untere Harnwegssymptomatik: BPH-Syndrom, TURP, Harnröhrenstriktur, postoperativ persistierende Dysurie, rezidivierende Harnwegsinfekte.

Patient: 67 Jahre
Auftraggeber: Schlichtungsstelle der Ärztekammer
Vorwurf des Patienten: Fehlerhafte Durchführung der Operation mit Harnröhrenstriktur als Folge. Anhaltende postoperative Dysurien und Harnwegsinfekte.

Gutachterliche Entscheidung: Kein Behandlungsfehler festgestellt.
Ergebnis: Kein Behandlungsfehler anerkannt.

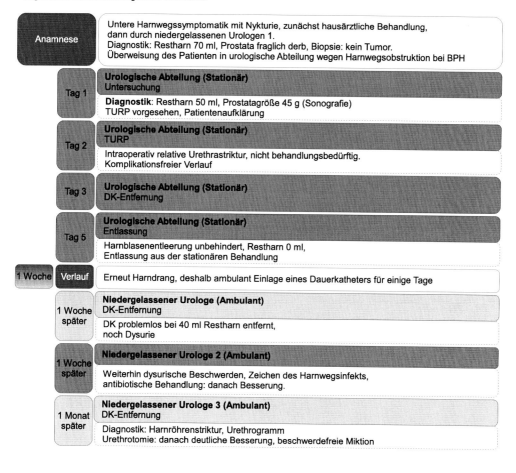

Beurteilung

Krankheitsverlauf

Der Patient wurde wegen Beschwerden im Sinne der unteren Harnwegssymptomatik mit Nykturie und mit dem Gefühl, die Harnblase nicht völlig entleeren zu können, vom Hausarzt zum niedergelassenen Urologen überwiesen.

Gutachten IV-13

Die Untersuchung ergab dort einen Restharn von 70 ml. Eine fraglich derbe Vorsteherdrüse und ein PSA von 4,8 ng/ml. Die daraufhin durchgeführte Prostatabiopsie zeigte kein Tumorgewebe. Aufgrund der Obstruktion durch die Prostata (BPH-Syndrom) wurde der Patient zur TURP in eine urologische Abteilung überwiesen. Die Klinik bestätigte den Befund einer obstruierenden BPH (sonografisch gemessene Prostatagröße 45 g) und sah die Indikation zur Operation gegeben.
Anhand des Vordrucks der Patientenaufklärung (proCompliance Verlag GmbH) für TURP und auch durch zusätzlich handgeschriebene Ergänzungen wurde der Patient über mögliche Komplikationen aufgeklärt (s. S. 236). Aufgrund der handschriftlichen Einträge ist die Information ordnungsgemäß erfolgt. Dabei wurde insbesondere auf die Komplikation einer Harnröhrenenge hingewiesen. Die Urethrastriktur ist eine typische Komplikation nach einer TUR-Operation [Bichler, Kern 2004].
Laut OP-Bericht fand sich intraoperativ eine nicht behandlungsbedürftige Striktur im mittleren Harnröhrenbereich. Die TURP wurde komplikationslos ausgeführt.
Der postoperative Verlauf gestaltete sich im Wesentlichen komplikationslos. Nach Katheter-Entfernung miktionierte der Patient beschwerdefrei und restharnarm. Er wurde am 5. Tag beschwerdefrei entlassen.
Nach Entlassung hatte der Patient noch Harndrang. Ambulant wurde deshalb nochmals einige Tage ein Dauerkatheter eingelegt.
Auch zwei Wochen nach der Operation bestanden weiterhin dysurische Beschwerden. Der Patient suchte daraufhin einen zweiten Urologen auf. Da sich Zeichen eines Harnwegsinfekts fanden, wurde antibiotisch behandelt. Danach trat Besserung ein. Nachdem trotz mehrfacher und lang dauernder antibiotischer Behandlung kein Erfolg zu erkennen war, konsultierte der Patient einen dritten Urologen. Von ihm wurde eine röntgenologische Untersuchung der Harnröhre und Harnblase (Urethrogramm) mit dem Nachweis einer Harnröhrenstriktur durchgeführt. Die Engstelle wurde durch eine Urethrotomie beseitigt. Danach war der Patient beschwerdefrei.

Gutachterliche Stellungnahme
Bei Persistenz der dysurischen Beschwerden nach TURP kamen differentialdiagnostisch zum einen die Möglichkeit einer Urethrastriktur und zum anderen die Möglichkeit eines Harnwegsinfekts in Betracht. Da ein Infekt sehr viel häufiger ist, wurde zunächst eine Urinuntersuchung veranlasst und bei pathologischem Befunde eine antibiotische Therapie begonnen. Da der Patient auf die antibiotische Behandlung zunächst mit einer Besserung der Beschwerden reagierte, konnte auf eine weitergehende diagnostische Abklärung der Harnröhre zu diesem Zeitpunkt verzichtet werden, in der Annahme, dass diese die Hauptursache der persistierenden Beschwerden war.
Erst nachdem es trotz mehrfacher und lange andauernder antibiotischer Behandlung nicht zu einer Beschwerdebesserung kam, wurde eine Urethrogra-

fie mit dem Nachweis einer deutlichen Urethrastriktur durchgeführt (Abbildung 4-31).

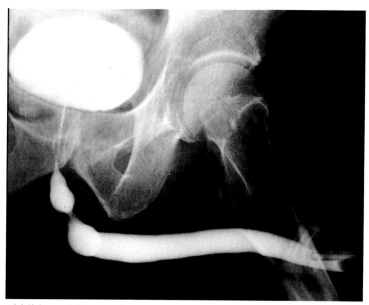

Abbildung 4-31: Urethrogramm zur Darstellung des Harnröhrenverlaufes. Harnröhrenstenose im hinteren Anteil

Diese Striktur wurde dann durch Urethrotomie therapiert. Danach war der Patient beschwerdefrei.
Also müssen damit sowohl das Aufklärungs- als auch das intraoperative Verhalten als sachgerecht gewertet werden. Die Entstehung einer Urethrastriktur nach TURP wird mit einer Häufigkeit von 1 bis 11 % in der Literatur angegeben [Strohmaier et al. 2004]. Über diese Komplikation war der Patient ausreichend aufgeklärt worden.
Zu bemerken ist, dass sich intraoperativ bereits eine relative Harnröhrenstriktur (nicht behandlungsbedürftig) fand, die sich dann wahrscheinlich als Folge der operativen Manipulation durch das Instrument oder infolge des postoperativen Katheterismus stärker ausprägte und klinisch relevant wurde.
Eine Harnröhrenverengung ist immer dann zu therapieren, wenn diese eine klinische Symptomatik und/oder eine Blasenfunktionsstörung verursacht.
Darüber hinaus kann davon ausgegangen werden, dass eine Stenosierung immer dann keine Beachtung verdient, wenn sie so weit ist, dass mit einem normalen Spiegelinstrument von 24 Ch. oder größer glatt hindurchgegangen werden kann.
Sowohl das Einführen des Instrumentes, unabhängig von einer vorbestehenden relativen Harnröhrenenge, als auch der im Gefolge einer transurethra-

Gutachten IV-13

len Prostataresektion für einige Tage eingelegte transurethrale Dauerkatheter führten zu Minimalverletzungen im Bereich der Harnröhrenschleimhaut. Durch Abheilung kann es dann folgenlos zu einer Überhäutung mittels Schleimhaut kommen. Mit einer geringen Wahrscheinlichkeit kommt es jedoch zu einer Narbenbildung und der nachfolgenden Tendenz zur Stenosierung (Harnröhrenenge). Diese kann klinisch relevant werden und ist eine typische Komplikation der transurethralen Prostataresektion bzw. der nachfolgenden Katheterbehandlung [Strohmaier 2004].

Aufgrund des zusätzlichen Nachweises von Infektzeichen ist es verständlich, dass der Urologe zunächst einen Infekt therapierte und bis zu diesem Zeitpunkt auf eine weitergehende Untersuchung der Harnröhre verzichtet hat, zumal diese bei einem floriden Harnwegsinfekt relativ kontraindiziert ist.

Zusammengefasst fand sich kein Behandlungs- oder Aufklärungsfehler.

Literatur

Bichler, K.-H.; Kern, B.-R.: „Arztrechtliche Begutachtung von Erkrankungen und Verletzungen der Prostata", in: Bichler, K.-H.: „Das Urologische Gutachten", Springer, Berlin, 2004

Strohmaier, W. L.; Bichler, K.-H.; Lahme, S.: „Erkrankungen und Verletzungen der Harnröhre", in: Bichler, K.-H.: „Das urologische Gutachten", Springer, Berlin, 2004

Analysiert man die Gutachtenbeispiele IV-10, IV-11, IV-12 und IV-13, so zeigt sich, dass hier drei Symptome bzw. Symptomgruppen Ursachen von Klagen der Patienten nach der operativen Behandlung der Benignen Prostatahyperplasie waren.

1. *Detrusorinstabilität mit Inkontinenz, zumeist Urgeinkontinenz bzw. Dysurie*: Hier zeigt sich, dass die präoperativen Symptome nach der Operation zwar gebessert bzw. medikamentös additiv leichter zu behandeln sind, aber häufig postoperativ kurzzeitig oder andauernd weiterhin die Patienten belasten (persistierende Symptomatik). Diese auch nach dem Eingriff fortbestehenden Symptome können ihre Ursache in einer Harnröhrenstriktur nach der TURP haben (s. Gutachten IV-13).

2. *Retrograde Ejakulation*: Sie ist die Folge der systemimmanenten, operativen Beseitigung des Sphinkter internus am Harnblasenhals (s. dazu im Einzelnen die Gutachten IV-11 und IV-12).

3. *Erektile Impotenz*: Diese Symptomatik macht gutachterlich die größten Schwierigkeiten, da hier Zusammenhänge nur in seltenen Fällen aufgezeigt werden können und letztlich ist der Gutachter auf die subjektiven Angaben der Patienten angewiesen. Hier sei nur auf die Frage hingewiesen: Wie war es um die erektile Potenz bzw. das Sexualleben der Patienten vor der Operation bestellt? Unterschiedliche Aussagen verschiedener Studien zu dieser Problematik schränken die Entscheidungsmöglichkeiten des Gutachters ein. Nach unserer Ansicht sollte daher aufgrund der nicht vorhandenen objektivierbaren Angaben ein Zusammenhang zwischen der operativen Behandlung der BPH und deren Einfluss auf die erektile Impotenz abgelehnt werden (s. dazu im Einzelnen die Ausführungen in den Gutachten IV-10 und IV-12).

Harnwegsinfekte und **Urosepsis** nach Prostataoperationen sind weitere postoperative Komplikationen.

Eine **postoperative Septikopyämie und akute Endokarditis nach TURP** führte bei einem 55 Jahre alten Patienten zum Tode. Die infolge der operativen Manipulationen an der Harnröhre bzw. Prostata aufgetretene Bakteriämie hatte eine akute Endokarditis mit tödlichem Ausgang verursacht (**Urol. G. 22-6, S. 352**).

Katheterisierungen im postoperativen Verlauf können zu fieberhaften Infekten und weitergehend zu Allgemeininfektionen führen.

Als postoperative Komplikation trat bei einem Patienten ein septisches Krankheitsbild auf. Der nach der Operation bestehende Harnverhalt machte eine Katheterisierung notwendig. Ein sich entwickelnder Harnwegsinfekt führte zur Sepsis, wobei eine präoperativ bestehende Abwehrschwäche durch einen Morbus Waldenström mitursächlich war (**Urol. G. 22-5, S. 352**).

Nach **wiederholten Katheterisierungsversuchen bei Harnverhalt** aufgrund einer BPH kam es zu einem schweren **bakteriellen Harnwegsinfekt** und Übergang in eine Urosepsis (**Urol. G. 22-7, S. 353**).

Bei dem älteren Patienten waren wegen Harnverhalts zunächst vom Hausarzt Katheterisierungsversuche unternommen worden. Nach Ergebnislosigkeit wurde der Patient in eine urologische Belegklinik eingewiesen. Dort war kein Arzt verfügbar. Die Erstbehandlung erfolgte durch einen Pfleger, der zwar den Patienten mit einem Katheter versorgte, aber nicht die notwendigen therapeutischen Maßnahmen (Antibiotika) zur Beherrschung der beginnenden Urosepsis anordnen konnte. Spätere ärztliche Bemühungen die Sepsis zu beherrschen, waren erfolglos.

Die Angehörigen des verstorbenen Patienten leiteten ein Haftpflichtverfahren bei der Ärztekammer ein.

Blutungen verschiedenen Stärkegrades können die operative Behandlung der BPH verkomplizieren. Das nachfolgende Gutachten zeigt beispielhaft die sich in der postoperativen Phase entwickelnde Problematik einer stärkeren Nachblutung.

Gutachten IV-14

Gutachtenproblematik: Blutungen während und nach transurethraler Operation einer benignen Prostatahyperplasie.

Patient: 70 Jahre
Auftraggeber: Gericht
Vorwurf des Patienten: Mangelhafte postoperative Versorgung bei Nachblutung, nicht zeitgerechte Verlegung in ein Krankenhaus der Maximalversorgung.

Gutachterliche Entscheidung: Kein Behandlungsfehler.
Ergebnis: Einstellung des Verfahrens.

Vorgeschichte	**Niedergelassener Urologe (Ambulant)** Untersuchung	Zunächst Verdacht auf Prostatakarzinom wegen PSA-Erhöhung (7,8 ng/ml), zweimalige Prostatastanze ohne pathologischen Befund. Rat zur TUR wegen BPH.
Tag 1	**Urologische Belegklinik (Stationäre Aufnahme)** Erneute Abklärung und Aufklärung	Erneute Abklärung (u.a. Hb 15,3 g/dl) und präoperative Aufklärung
Tag 2	**Urologische Belegklinik (Stationär)** Operation	
	10.00 Uhr	TURP 40 g (histologisch benignes Gewebe) 22 Ch Dauerkatheter + suprapub. Zystostomie, Spülung nahezu klar Verlegung auf Normalstation
	19.00 Uhr	Hb 12,2 g/dl, stärkere Blutung **Anordnung**: Hb-Kontrolle
	20.00 Uhr	Hb 7,8 g/dl, forcierte Spülung + 2 Erythrozytenkonzentrate
	23.00 Uhr	Hb 7,0 g/dl forcierte Spülung + 2 Erythrozytenkonzentrate,
Tag 3	**Urologische Belegklinik (Stationär)** Untersuchungen	
	2.00 Uhr	Hb 9,3 g/dl Spülung wird klar, keine Revision
	5.00 Uhr	Blutdruck fällt auf 100/65 → 500 ml Plasmaexpander (HAES) restlichen Tag keine Hb-Kontrolle, RR stabil 110/70
Tag 4	**Urologische Belegklinik (Stationär)** Untersuchungen	
	9.00 Uhr	Hb 8,9 g/dl, Natrium 137 mmol/l
	9.30 Uhr	Schocksymptome, Tachyarrhythmie 500 HAES + Isoptin: keine Änderung des Zustands
	9.45 Uhr	Entwicklung eines akuten Abdomens, Verlegung des Patienten notfallmäßig in ein anderes, größeres Krankenhaus mit Intensivstation
Selber Tag	**Krankenhaus der Maximalversorgung (Stationär)** Intensivbehandlung	
	11.00 Uhr	Laparotomie unter der Indikation einer akuten Peritonitis: vermehrt Flüssigkeit im unteren Bauchraum, sonst keine Auffälligkeiten. Fortführung der Intensivtherapie
4 Tage später	**Krankenhaus der Maximalversorgung (Stationär)** Untersuchung	CT des Bauchraums
2 Tage später	Extubation, nachfolgend Durchgangssyndrom	

Gutachten IV-14

> **3 Wochen später** — **Krankenhaus der Maximalversorgung (Stationär)**
> Entlassung
> Miktion unverändert, histologisch: Keine Malignität

Beurteilung

Krankheitsverlauf
Bei der Behandlung durch den niedergelassenen Urologen finden sich PSA-Werte von 5,2 bis 7,8 ng/ml. Die rektale Palpation und Sonografie der Prostata ergab ein Gewicht von 50 g. Mit Rücksicht auf die PSA-Erhöhung wurden im Abstand von einem viertel Jahr zwei Biopsien der Prostata durchgeführt ohne Nachweis von Malignität. Da bei einer weiteren Kontrolluntersuchung ein PSA-Anstieg auf 6,3 bzw. 7,8 ng/ml festgestellt wurde, empfahl der Urologe eine diagnostische TUR der Prostata und Überweisung in die urologische Belegabteilung eines Krankenhauses der Minimalversorgung (ohne Intensivstation). Postoperativ kam es zu einer transfusionspflichtigen Blutung, die eine Verlegung in ein Krankenhaus der Maximalversorgung notwendig machte.

Gutachterliche Stellungnahme
Eine **Indikation** zur transurethralen Resektion ist gegeben bei subjektiven Beschwerden (nicht vorliegend), obstruktiven Komponenten (Restharnbildung: nicht gegeben) oder in der weitergehenden Diagnostik einer Erhöhung des Tumormarkers prostataspezifisches Antigen (PSA). Aufgrund dieser PSA-Erhöhung wurde dem Patienten in erster Linie zu einer transurethralen Prostataresektion geraten. Die Indikation ist zulässig und korrekt.
Eine **Aufklärung** erfolgte prästationär in der Praxis des Belegarztes, der später die TURP durchführte. In der Kopie der Aufklärung fehlen handschriftliche Einträge, benutzt wurde ein Merkblatt zum Aufklärungsgespräch (Standard) mit einigen handschriftlichen schematischen Strichzeichnungen in Ergänzung der schematischen Darstellung. Hieraus kann die mündliche Aufklärung des Patienten hinreichend gefolgert werden. Der Aufklärungspflicht ist nach Meinung des Gutachters ausreichend nachgekommen worden.
Gemäß OP-Bericht erfolgte die **transurethrale Resektion der Prostata** lege artis. Es wurde eine „sehr blutreiche Drüse" beschrieben, die vollständig reseziert wurde. Am Ende der Operation wurde ein transurethraler Katheter (22 Ch.) sowie eine suprapubische Zystostomie eingelegt. Die Spülung am Ende der Operation sei „nahezu klar" gewesen. Damit ist von operativer Seite her kein erkennbarer Fehler aufgetreten.

Bei der endoskopischen Resektion der benignen Prostatahyperplasie werden arterielle bzw. venöse Blutgefäße eröffnet. Die intraoperativen Bilder zeigen bei der TURP auftretende Blutungen in der Prostataloge bzw. die großen dabei eröffneten venösen Gefäße (Abbildung 4-32).

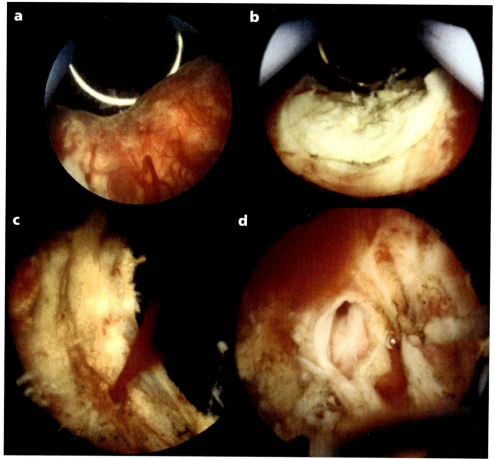

Abbildung 4-32: Transurethrale Resektion der BPH.
a) und b) Resektoskopschlinge in der Prostataloge
c) Blutende Arterielle
d) Große, eröffnete venöse Gefäße

Die Blutstillung kann dabei problematisch sein. Die intraoperativ durchgeführten Koagulationen lösen sich mitunter in der postoperativen Phase und führen zu Nachblutungen.

Prüfung des **unmittelbaren postoperativen Verlaufes**: Am Abend des OP-Tages kam es zu einer Nachblutungmit deutlichem Hämoglobinabfall. Das Hämoglobin fiel von präop. 15,3 auf postop. 7,8 g/dl. Es wurde forciert gespült, zusätzlich wurden vier Erythrozyten-Konzentrate transfundiert. Aufgrund der Erythrozyten-Konzentrate kam es zu einem Hb-Anstieg von 7,8 auf 9,3 g/dl. Wegen der massiven Blutung wurde eine operative Revision geplant, letztlich dann aber wegen Sistieren (spontanem Aufhören) der massiven Blutung darauf verzichtet. Im weiteren Verlauf des 1. postoperativen Tages entwickelte der Patient Schocksymptome sowie eine Veränderung des Herzrhythmus, es wurden Isoptin gegeben sowie zur Stabilisierung des Kreislaufes 500 ml Volumenersatz (Plasmaexpander – HAES). Als Folge dieser Maßnahmen kam es nur zu einer geringgradigen Besserung. Der Patient wurde deshalb notfallmäßig in eine benachbarte Klinik mit Intensivstation verlegt.

Zusammengefasst ist nach Meinung des Gutachters hier keine fehlerhafte Behandlung erkennbar. Nach einer transurethralen Resektion mit Einlage eines Spülsystems (entweder transurethraler Katheter mit Zulauf und Ablauf oder transurethraler Katheter mit Ablauf und ein suprapubischer Katheter als Zulauf) sollte die Spülung rosé-farben oder klarer sein. Gemäß OP-Bericht lag dieser Zustand vor.

Ursächlich für eine Nachblutung kann eine vorzeitige Koagelablösung sein. Während der Operation wird elektrisch verschorft, diese Gewebsteile können sich bei hohen Blutdrücken im Rahmen der Aufwachphase eines Patienten oder durch eine mechanische Alteration bei Bewegung des transurethralen Katheters lösen. Es kann dann dadurch zu einer forcierten Nachblutung kommen. Anhand der Färbung ist manchmal eine Unterscheidung in arterielle und venöse Nachblutung möglich. Im Falle einer stärkeren arteriellen Nachblutung empfiehlt sich eine frühzeitige operative Revision. Bei einer venösen Blutung kann eher auf ein konservatives Management gesetzt werden. Laut den vorliegenden Unterlagen konnte hier nicht unterschieden werden, sondern es musste wie in den meisten Fällen die Entscheidung zwischen einer operativen Revision und einem konservativen Vorgehen getroffen werden. Die Koagulation ist als Sekundäreingriff mit gewissen Risiken und Schwierigkeiten behaftet, insbesondere mit einer eingeschränkten Erfolgsrate. Aus diesem Grunde setzt auch der erfahrene Operateur schwerpunktmäßig auf das konservative Management mit Applikation ggf. von Gerinnungsfaktoren, forcierter Spülung und anderem mehr. Für den Gutachter erkennbar sind nahezu alle üblichen konservativen Optionen ausgeschöpft worden, ohne dass es zu einem Sistieren der Blutung kam.

Einem Hb-Verlust wurde durch die Gabe von vier Erythrozyten-Konzentraten begegnet, der Hb-Antieg nach Applikation der Ery-Konzentrate war nicht adäquat. Ausgehend von einem Hb um 7,8 mg% sollte bei 4 Ery-Konzentraten der Hb rechnerisch auf einen Wert zwischen 10,3 und 11,8 ansteigen, hier 9,3. Damit bestand zu diesem Zeitpunkt die Indikation zur operativen Revision, in erster Linie mit dem Versuch einer endoskopischen Blutstillung.

Der Patient wurde in den OP gebracht, jedoch sistierte anscheinend die Blutung vor Einleitung entsprechender Maßnahmen. Diese überraschende Situation kann verschiedene Ursachen haben, entweder bahnt sich das Blut „neue Wege", durch Veränderung der Katheterlage kommt es zufällig zu einem Verschluss oder zu einer glücklichen Koagulation des blutenden Gefäßes. In diesem Falle empfiehlt sich nicht die Durchführung oder Einleitung der Endoskopie, da dann möglicherweise das blutende Gefäß wieder aufgerissen wird mit der Schwierigkeit, es in der unübersichtlichen Prostataloge zu finden. Besser ist „alles so zu belassen wie es ist" und zu warten. Genau dies ist geschehen. Später jedoch entwickelte der Patient nach einem ansonsten nicht mehr problematischen Verlauf Schocksymptome. Zu der Ausbildung einer solchen Symptomatik kann es einerseits aufgrund des Blutverlusts mit verringerten

Erythrozyten und damit Sauerstoffträgern gekommen sein, andererseits aufgrund einer peritonealen Reizung.
Bei jeder Spülung besteht das Risiko, dass durch kleinere Verletzungen Spülwasser in die Umgebung der OP-Höhle eindringt oder durch das Blutgefäßsystem aufgenommen wird. Hierdurch kann es zum sogenannten **TUR-Syndrom** kommen.

Bei etwa 2 % der Patienten, die sich einer transurethralen Elektroresektion (TUR) der Prostata wegen BPH unterziehen, kommt es zu dieser Komplikation. Dabei tritt eine Hyperhydratation und Hyponatriämie mit typischer Symptomatik (Verwirrtheit, Übelkeit und Erbrechen, Hypertension sowie Bradykardie) auf. Die Ursache ist die Absorption der hypotonen Spülflüssigkeit während der Resektion. Die Gefahr der Ausbildung des Syndroms steigt mit der Größe des resezierten hyperplastischen Prostatagewebes (>50 g) und der Resektionszeit (>60 min).
Der Gutachter muss die hier aufgezeigten pathogenetischen Faktoren beachten: Größe der Hyperplasie, Operationszeit und Zusammensetzung der verwendeten Spülflüssigkeit sowie das intraoperative Anästhesieprotokoll (Blutdruck, Puls und Atmung mit eventuellen Laborkontrollen) [Bichler 2004].

Zum Ausschluss eines solchen TUR-Syndroms erfolgen verschiedene Laborkontrollen, insbesondere die des Natriums. Dieses zeigte jedoch im Begutachtungsfall keine wesentliche Änderung, ein TUR-Syndrom war damit sehr unwahrscheinlich. Somit bleibt als Ursache der Übertritt von Flüssigkeit in den perioperativen, retroperitonealen Raum, d. h. in die Nähe des Bauchfells, welches dadurch gereizt wurde. Durch diese Bauchfellreizung kam es zum Bild eines „akuten Abdomens". Die Flüssigkeitsbilanz des Patienten wurde ausreichend kontrolliert.

Es gibt zwar Möglichkeiten, während der Operation und der späteren Spülung eine präzise Ein- und Ausfuhrkontrolle durch Beimischung von Alkohol und spätere Alkotestung sowohl qualitativ als auch quantitativ zu prüfen, dieses Verfahren hat jedoch auch erhebliche Nachteile und wird deshalb in der Regel nicht mehr angewendet. Eine nicht invasive, unproblematische Methode zur Messung der Einschwemmung von Spülflüssigkeit auf das pulmonale und kardiovaskuläre System stellt die Impedanzkardiografie dar [van Deyk et al. 1981].

Durch den behandelnden Urologen wurde korrekt gehandelt, indem er einerseits Medikamente zur Herzrhythmusnormalisierung und andererseits Medikamente, die dem Schock entgegen wirken (Plasmanexpander, HAES), verabreichte. Ebenfalls sachgerecht war dann die notfallmäßige Verlegung. Ein Transport des Patienten zu einem früheren Zeitpunkt, allenfalls um 1 oder 2 Stunden, kann diskutiert werden. Eine Auswirkung auf das weitere Geschehen hätte aber auch eine frühere Verlegung nicht gehabt.

Abschließend ist gutachterlich festzuhalten, dass die Behandlung, d. h. Operation und unmittelbare Nachsorge, fachlich korrekt waren. Das betrifft auch

Gutachten IV-14

das Vorgehen des urologischen Operateurs bei der Nachblutung bzw. den Zeitpunkt der Verlegung des Patienten in eine Klinik der Maximalversorgung. Die beklagte, angeblich zu späte Reaktion auf die Nachblutung sowohl im direkten postoperativen Management als auch hinsichtlich der erforderlichen Verlegung in eine Klinik mit Intensivstation ist nicht feststellbar.

Die Dokumentation erfolgte nach Meinung des Gutachters gemäß dem üblichen Standard. Dabei ist jedoch zu vermerken, dass eine exakte Tageszuordnung aufgrund der Fotokopien nicht möglich war, anscheinend auch auf den Originalen nicht mit letzter Sicherheit. Eine ausreichend sichere Zuordnung gelang aber letztlich. Diese gestörte Dokumentation hat jedoch für den Patienten keinen Behandlungsnachteil bewirkt.

Insgesamt konnte somit **kein** Behandlungsfehler festgestellt werden.

Literatur

Bichler, K.-H.: „Das urologische Gutachten", Springer, Berlin, 2004

van Deyk, K. et al.: „Einschwemmung von Spülflüssigkeit bei transurethraler Prostataresektion", Anaesthesist 30:549-554, 1981

Intraoperative Harnblasenhalsperforation und verlängerte Operationszeit bei TURP können zu kritischen Situationen mit erhöhter Spülwassereinschwemmung und Ausbildung eines TUR-Syndroms führen, wie das folgende Gutachtenbeispiel zeigt.

Gutachten IV-15

Gutachtenproblematik: Unterer Harnwegssymptomkomplex, Transurethrale Resektion der Prostata (TURP) mit Vasoresektion, Blasenhalsperforation – verlängerte OP-Zeit, Katheterdislokation, Entwicklung eines akuten Abdomens, Harnblasentamponade, TUR-Syndrom, Prostatanachresektion, Blasenhalssklerose, Harnröhrenstriktur.

Patient: 64 Jahre
Auftraggeber: Gutachterkommission der Ärztekammer
Vorwurf des Patienten: Komplikationsreicher Verlauf der Prostataoperation durch Perforation und lange Operationszeit. Harnblasenhalssklerose und Harnröhrenstriktur als Operationsfolgen.

Gutachterliche Entscheidung: Kein Behandlungsfehler.
Ergebnis: Kein Behandlungsfehler.

Vorgeschichte

Niedergelassener Urologe (Ambulant)
Behandlung wegen Dysurie

Eingeschränkte Urinflussrate
Diagnose: Prostatahyperplasie und Harnröhrenstriktur,
konservative, medikamentöse Behandlung ohne Erfolg.
Überweisung in urologische Abteilung zur weitere Diagnostik und eventuell TURP.

Tag 1

Urologische Abteilung (Stationär)
Abklärung und ausführliche Aufklärung zur TURP

Tag 2

Urologische Abteilung (Stationär)
Operation

Elektroresektion der Prostata und bilaterale Vasoresektion.
Deutlich verlängerte Operationszeit (ca. 2,5 Stunden).
Die TURP blieb inkomplett.
Als Komplikation trat eine Perforation und Unterminierung des Harnblasenhalses auf.

Tag 3

Urologische Abteilung (Stationär)
Untersuchungen

Abdominelle Symptomatik: Gespannte Bauchdecke, massiver Meteorismus (Abdomenübersicht), intraoperativ eingelegte Dauerspülung sehr blutig, Hämoglobinabfall auf 9,7 g%.
Im Laufe der Nacht kaffeesatzartiges Erbrechen.
Wegen des daraus folgernden Verdachts auf ein TUR-Syndrom **Bestimmung des Natriumspiegels** im **Serum**: Hyponatriämie.
Sonografische Kontrolle der **Nieren**: Kein Aufstau.
Im weiteren Verlauf wird die Spülung über den eingelegten Katheter klar.
Kreislaufverhältnisse weitgehend stabil.
Kontrollzystoskopie: Harnblasentamponade. Ausräumung. Koagulation noch blutender Gefäße.
Einlegen eines **Hämaturiekatheters** unter Sicht mit Hilfe eines Führungsdrahts.
Die **Sonografie** des **Abdomen** ergibt freie Flüssigkeit im unteren Peritonealraum.

Tag 4

Wegen der gasteroenteralen Symptome wird eine **Gastroskopie** durchgeführt.
Eine Blutung findet sich dabei nicht, aber eine Hiatushernie.

Verlauf

Der weitere Verlauf bleibt komplikationsfrei bis zur Entfernung des Katheters am 20. Tag.
Danach besteht Dysurie und Abschwächung des Harnstrahls.

Tag 26

Urologische Abteilung (Stationär)
Gastroskopie

Erneuter endoskopischer Eingriff mit **Urethrotomie** und **TUR-Nachresektion** sowie **Blasenhalsschlitzung** in der Methode nach Turner-Warwick.
Die Prostatanachresektion betrifft im Wesentlichen das Gewebe im linken Seitenlappen.

Nach Katheterentfernung **Entlassung** aus der Klinik.
Die Harnblasenentleerung ist unbehindert.
Im weiteren Verlauf Entwicklung einer Harnblasenhalssklerose und Harnröhrenstriktur.

Beurteilung

Krankheitsverlauf

Der Patient stand wegen unterer Harnwegssymptomatik mit dysurischen Beschwerden (Pollakisurie und Brennen bei der Miktion) in Behandlung eines niedergelassenen Urologen. Der Uroflow war mit 11 ml/sec eingeschränkt. Die Restharnmengen betrugen 30 ml. Der Patient wurde zur weitergehenden Diagnostik und eventueller TURP in eine urologische Abteilung überwiesen. Dort wurde nach entsprechender Diagnostik die Indikation zur Operation gestellt und eine Aufklärung mittels Perimed-Bögen zusammen mit handschriftlichen Aufzeichnungen durchgeführt.

Einen Tag später erfolgte die TURP und bilaterale Vasoresektion Die Resektion der Prostata und die Vasoresektion zogen sich über 2,5 Stunden hin. Als Komplikation der TUR trat eine Unterminierung des Blasenhalses auf. Der operative Eingriff wurde von einem Assistenten mit Facharztanerkennung durchgeführt. Postoperativ trat in der Nacht eine abdominelle Symptomatik auf. Das Abdomen war gespannt. Die Röntgenübersicht zeigte einen massiven Meteorismus. Die Dauerspülung war sehr blutig. Der Hämoglobinwert im Serum fiel als Symptom einer Blutung auf 9,7 g% ab. Im weiteren Verlauf trat kaffeesatzartiges Erbrechen auf. Offenbar bestand eine Spülflüssigkeitsdifferenz von rund 7 Litern. Die Bestimmung des Natriumwerts im Serum ergab einen Wert von 120 mmol/l. Es bestand damit ein Verdacht auf ein TUR-Syndrom. Im weiteren Verlauf wurde die Spülung klar.

Am 3. postoperativen Tag waren die Kreislaufverhältnisse stabil. Am Abend wurde eine Kontrollzystoskopie durchgeführt und eine Harnblasentamponade ausgeräumt sowie eine Nachkoagulation vorgenommen. Ein Hämaturiekatheter (Ch. 24) wurde mit Hilfe eines Führungsdrahtes eingelegt. Eine sonografische Kontrolle ergab freie Flüssigkeit im unteren Peritonealraum.

Am 4. postoperativen Tag wurde wegen der abdominellen Beschwerden eine Gastroskopie durchgeführt. Es fand sich keine Blutung, aber eine Zwerchfellhernie (Hiatushernie).

Der weitere Verlauf gestaltete sich zunächst komplikationslos. Nach der Katheterentfernung am 20. postoperativen Tag trat erneut Dysurie und eine Abschwächung des Harnstrahls auf.

Am 25. postoperativen Tag entschloss man sich zu einem erneuten endoskopischen Eingriff u. z. zur Urethrotomie und einer Prostatanachresektion mit Blasenhalsschlitzung (Turner-Warwick). Dabei wurde zunächst eine hochgradige penile und bulbäre Harnröhrenenge geschlitzt und im Bereich des linken Seitenlappens ein deutlicher Prostatarest abgetragen, im Harnblasenhals fand sich eine deutliche Unterminierung.

Abschließend wurde ein Hämaturiekatheter eingelegt. Nach Entfernung des Katheters bestand eine ausreichende Harnblasenentleerung.

Im weiteren Verlauf waren Behandlungen wegen Harnblasenhalssklerose und Harnröhrenstriktur erforderlich.

Gutachten IV-15

Gutachterliche Stellungnahme

1. Indikationsstellung
Die Indikation zur operativen Therapie der Prostata war bei dem bestehenden **BPH-Syndrom** gegeben, d. h. es bestand eine untere Harnwegssymptomatik mit einer Harnblasenhalsobstruktion durch eine Benigne Prostatahyperplasie.
Die Indikationsstellung zur TURP erfordert neben der rektaldigitalen Palpation eine sonografische Untersuchung der Nieren (Harnstau?) und Vorsteherdrüse (Größenbestimmung), Laboruntersuchungen (PSA, Kreatinin und Blutbild, Gerinnungsparameter, Urinstatus sowie einen Symptomenscore, z. B. IPSS, s. Gutachten IV-11).
Im Begutachtungsfall waren die aufgeführten Indikationskriterien größtenteils gegeben. Ein konservativer Therapieversuch war gemacht worden, sodass die Indikation zu einem operativen Vorgehen im Begutachtungsfall auch daher bestand.

2. Durchführung der Operation
Zur Durchführung der Operation ist festzuhalten, dass präoperativ eine Bestimmung der Prostatagröße durch eine transrektale Schalluntersuchung nicht durchgeführt und die Größe des Organs offenbar aufgrund der rektalen Palpation geschätzt wurde u. z. auf 30 bis 40 g. Die Operationszeit für den Gesamteingriff TURP und Vasoresektion betrug 150 Minuten. Zieht man die Zeit für die Vasoresektion mit 20 bis 30 Minuten (ausreichend bemessen) ab, so betrug die Operationszeit für die Resektion der angenommenen 30 bis 40 g ungefähr 120 Minuten. Eine so ausgedehnte Operationszeit ist unüblich. Der Eingriff sollte zur Vermeidung von Komplikationen (TUR-Syndrom!) im Allgemeinen eine Stunde nicht überschreiten, da die Gefahr der Einspülung in das Blutgefäßsystem mit der Zeit zunimmt.
Hier stellt sich die Frage, ob der urologische Operateur ausreichende Übung in der Ausführung einer TURP hatte oder das eigene handwerkliche Können überschätzte.
Detailkenntnisse über den Ausbildungsstand des Operateurs liegen dem Gutachter nicht vor. Festzuhalten bleibt aber, dass die Anerkennung als Facharzt allein nicht immer zur Bewältigung endoskopischer Operationen und zur Verhinderung von Komplikationen, wie im Begutachtungsfall, genügt.
In diesem Zusammenhang ist auch zu diskutieren, ob organisatorische Gründe die Hinzuziehung eines erfahrenen Operateurs (Oberarzt oder Chefarzt) verhinderten.
Offenbar wurde der Eingriff trotz der langen Operationszeit nicht vollständig ausgeführt, da am 25.Tag bei einer Nachresektion ein Restadenom des linken Seitenlappens noch entfernt werden musste.

3. Intraoperativ aufgetretene Komplikationen
Zu den intraoperativ aufgetretenen Komplikationen im Begutachtungsfall ist auszuführen, dass es dabei zur Perforation und Abhebung des Harnblasen-

halses gekommen ist. Diese Komplikation tritt bei zu tiefer bzw. weitreichender Resektion im Bereich des Übergangs von der Prostata zum Harnblasenboden auf. Die Therapie dieser Komplikation besteht in einem verlängerten Belassen des korrekt in die Harnblase platzierten Hämaturiekatheters. Im Allgemeinen führt eine derartige Perforation nicht zu einer späteren Benachteiligung des Operationsergebnisses. Entscheidend ist die korrekte Platzierung des Katheters nach einer Unterminierung. Die Kathetereinführung erfordert entweder die endoskopisch sichere Einlage über einen Führungsdraht oder die Kathetereinlage unter Röntgenanwendung mithilfe von Kontrastmittel (Zystogramm). Eine Folge der Blasenabhebung bei nicht korrekter Lage des Katheters ist die Einschwemmung von Spülflüssigkeit intraabdominell und in das Gefäßsystem. Daraus resultiert die Symptomatik eines akuten Abdomens. Weiterhin kann dadurch mitbedingt ein TUR-Syndrom entstehen. Im Begutachtungsfall sind diese Komplikationen aufgetreten. Es kam zum Übertritt von Spülflüssigkeit in den Bauchraum sowie zu einer Einschwemmung in den Blutkreislauf. Die Folge davon war das Auftreten einer abdominellen Symptomatik (gespannte Bauchdecken, Meteorismus) sowie die Entwicklung eines TUR-Syndroms. Letzteres war erkennbar am Erbrechen und der Hyponatriämie (120 mmol/l!). Es war offenbar eine hypervolämische Hyponatriämie entstanden.

Der Normalwert von Natrium im Serum beträgt 135 -144 mmol/l. Klinisch bedeutsam sind Hyponatriämien unter 130 mmol/l.

Als Gründe für eine Entstehung des bedrohlichen TUR-Syndroms sind eine verstärkte Einschwemmung von Spülflüssigkeit in Folge Eröffnung größerer Venen bei einer deutlich verlängerten OP-Zeit zu nennen. (Hyperhydratation) [Bichler 2004]. Im Begutachtungsfall war es zur Wandperforation und damit verbunden zur Eröffnung größerer Venen gekommen. Fernerhin war die OP-Zeit, wie oben aufgezeigt, mit 120 Minuten deutlich verlängert. Die Folge davon sind Hyperhydradation und Hyponatriämie mit der typischen Symptomatik (Übelkeit, Erbrechen, eventuell Hypertension und Bradykardie). Ursächlich ist die Absorption der hypotonen Spülflüssigkeit, die während der endoskopischen Operation verwendet werden muss. Die Gefahr der Ausbildung des Syndroms steigt mit der Größe der resezierten Hyperplasie bzw. der Resektionszeit (mehr als 60 Minuten) (s. dazu Gutachten IV-14). Die weitere Behandlung der abdominellen Situation bzw. des TUR-Syndrom besteht in konservativen Maßnahmen, insbesondere der forcierten Diurese.

Gutachterlich muss im vorliegenden Falle **hinterfragt werden**, ob die überlange Operationszeit erforderlich und ob der transurethrale Katheter nach der ersten Operation korrekt platziert war. Gegen die sachgerechte Einlage spricht auf der einen Seite die erhebliche Spülwasser-Differenz und die Ausbildung eines akuten Abdomens mit Nachweis freier Flüssigkeit im unteren Bauchraum (Douglas). Die Therapie besteht in dieser Situation in erster Linie aus der korrekten Platzierung des Katheters um den Abfluss von Spülwasser,

Gutachten IV-15

Blut und Urin zu garantieren. Die Lage des transurethralen Katheters muss daher überprüft werden. Dies ist gemäß der vorliegenden Unterlagen verspätet erfolgt.

Als weitere Komplikation der TURP war es im Begutachtungsfall zu einer erheblichen **Blutung und Ausbildung einer Harnblasentamponade** gekommen. Am Folgetag war deshalb eine Kontrollzystoskopie mit Ausräumung der Tamponade bzw. Nachkoagulation erforderlich. Dieses ist sachgerecht, da nach einer Resektion der Prostata eine solche Blutung auftreten kann. Kontrollen zur Erfassung eines Hämoglobinabfalles sind erforderlich um bei entsprechender Symptomatik sachgerechte Gegenmaßnahmen zu ergreifen. Zu kritisieren ist im Begutachtungsfall, dass nicht zu einem früheren Zeitpunkt mit Hilfe eines Zystogramms die Harnblasentamponade erkannt und eine Korrektur der Katheterposition vorgenommen wurde.

Die später bei dem Patienten aufgetretenen Komplikationen wie Harnblasenhalssklerose bzw. Harnröhrenstriktur sind Spätfolgen der Operation. Sie können operationsbedingt auftreten und sind nicht als fehlerhaft anzusehen.

Zusammengefasst ist zur operativen Behandlung gutachterlich festzustellen, dass es infolge der überlangen Operationszeit und der Perforation zu einer Einschwemmungssymptomatik mit akutem Abdomen bei intraabdomineller Spülflüssigkeit sowie zu einem TUR-Syndrom gekommen ist. Die nicht korrekte Platzierung des bei der ersten Operation eingelegten Hämaturiekatheters war fehlerhaft, da sie die aufgetretenen Komplikationen mit verursacht hat. Die Korrekturmaßnahmen zur Tamponadenausräumung bzw. die Nachkoagulation und spätere Nachresektion waren sachgerecht. Die Spätkomplikationen, Harnblasenhalssklerose und Harnröhrenstriktur, sind Operationsfolgen, die auch bei sachgerechter Operationsausführung auftreten können.

Insgesamt kann trotz verschiedener Kritikpunkte fehlerhaftes ärztliches Verhalten in der Gutachtensache **nicht** festgestellt werden.

Literatur

Bichler, K.-H.: „Das urologische Gutachten", Springer, Berlin, 2004

Komplikationen nach Laserkoagulation der BPH sind Inkontinenz, Strikturen, Harnwegsinfekte bzw. Nebenhodenentzündungen.

Hierzu das Gutachtenbeispiel **Urol. G. 22-10, S. 358**: Bei dem Patienten war wegen BPH die Indikation zu einer interstitiellen Laserkoagulation gegeben und auch durchgeführt worden (s. Abbildung 4-14, 4-22).

In mehreren Sitzungen wurde das BPH-Gewebe der Seitenlappen koaguliert. Während einer Behandlung kam es durch stärkere Bewegungen des Patienten zum Verrutschen der Lasersonde. Diese gelangte in die prostatische Harnröhre und führte hier zu oberflächlichen Koagulationen. Nach Korrektur der Sonde wurde die Behandlung fortgesetzt. Postoperativ bestand eine **Stressinkontinenz**. Des Weiteren bildete sich eine **Harnröhrenstriktur** im Bereich der prostatischen Harnröhre, die eine Nachresektion und mehrfache Schlitzungen notwendig machte. Der Patient führte Klage wegen der rezidivierenden Harnröhrenstriktur bzw. der bleibenden Inkontinenz.

Intraoperativ kann es zu **Verletzungen von Nachbarorganen bzw. Geweben** kommen. So trat in diesem Begutachtungsfall bei einer transvesikalen Prostatektomie eine Perforation am Harnblasenhals mit Ausbildung einer Blasen-Rektum-Fistel auf. Diese Perforationen bereiten erhebliche Schwierigkeiten bei der Korrektur und erfordern die Mithilfe der Abdominalchirurgen [Wilbert, Buess, Bichler 1996]. Wiederholte Operationen waren zum Verschluss der Fistel erforderlich (**Urol. G. 19-10, S. 286**).

Die nachfolgenden Abbildungen zeigen wesentliche Schritte bei der **transvesikalen Operation** der BPH mit Enukleation der infolge BPH vergrößerten Prostatalappen (Abbildung 4-33).

Beschwerden im Sinne einer akuten Prostatitis mit Dysurie, Algurie (schmerzhafte Miktion), Schmerzen im Unterleib, im Dammbereich und bei der Defekation, können primär eine differentialdiagnostisch in Frage kommende **Sigma-Divertikulitis** kaschieren, wie es im folgenden Gutachten der Fall war.

Mit der Symptomatik im Sinne einer **Prostatitis-Zystitis** mit krampfartigen Unterbauchschmerzen, Blasenkrämpfen, nur tröpfchenweiser Harnentleerung und Fieber kam der Patient zur stationären Aufnahme in eine urologische Abteilung (**Urol. G. 19-11, S. 287**). Die Untersuchung, unter anderem mit rektaler Palpation, Labor: Urin und Serum, war unauffällig. Die Diagnose lautete: Akute Prostatitis-Zystitis. Wegen der erheblichen Miktionsbeschwerden wurde der Patient zunächst mit einem DK und antibiotischer Therapie versorgt. Nach anfänglicher Besserung traten aber tags darauf erneute abdominelle Beschwerden mit Abwehrspannung sowie ein Fieberanstieg auf. Die entsprechende Diagnostik (Computertomografie) ergab Zeichen einer Darmperforation: Freie Luft und Flüssigkeit im Abdomen sowie Verdacht auf entzündliche Infiltration des perisigmoidalen Gewebes. Ursache des hochakuten Prozesses war eine Sigma-Divertikulitis (Abbildung 4-34).

Eine Überstellung des Patienten zur abdominalchirurgischen Therapie erfolgte umgehend.

Dabei handelt es sich um die Entzündung von Divertikeln, bzw. Komplikationen mit Peridivertikulitis, Abszedierung, Fistelbildung, bzw. Stenosierung (Abbildung 4-35). Diese Prozesse führen zur Peritonitis, symptomatisch zum „akuten Abdomen" mit Abwehrspannung und Zeichen der Allgemeininfektion.

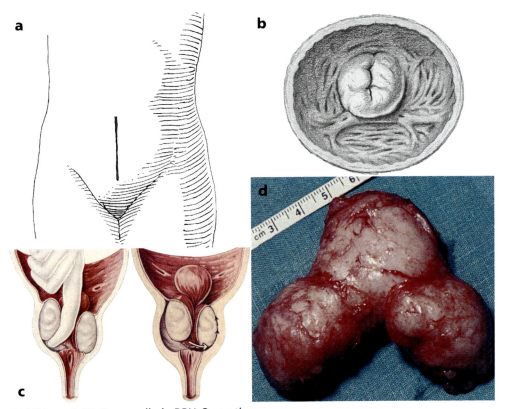

Abbildung 4-33: Transvesikale BPH-Operation
a) Hautschnitt zur offenen Operation bei BPH
b) Blick auf den endovesikalen BPH-Anteil, das Trigonum, die Harnleiterostien sowie die deutliche Trabekulierung der Harnblasenwand
c) Enukleation der infolge BPH vergrößerten Prostatalappen
d) Entferntes BPH-Gewebe (Seiten- und Mittellappen)

Der Patient warf den Urologen als Behandlungsfehler vor, dass sie zunächst von einer Prostatitis ausgegangen waren. Im Verfahren vor der Ärztekammer wurde ein Behandlungsfehler nicht festgestellt. Die anfängliche Diagnose wurde im Verlauf des Krankheitsprozesses zeitgerecht korrigiert.

Dieses Beispiel erläutert die **Notwendigkeit der Überprüfung der Diagnose im weiteren Krankheitsverlauf** um eine anfänglich falsche Diagnose zu korrigieren: Hier Prostatitis bzw. Divertikulitis. Siehe hierzu auch die Ausführungen Kerns zum Diagnosefehler [Kern 2004].

IV. Begutachtungen bei Erkrankungen der Prostata

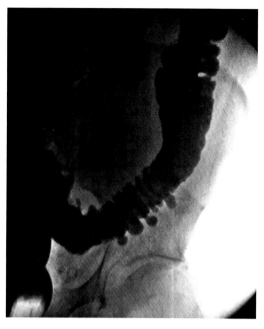

Abbildung 4-34: Divertikulose des Colon descendens und Sigmoidium (Röntgenkontrastaufnahme)

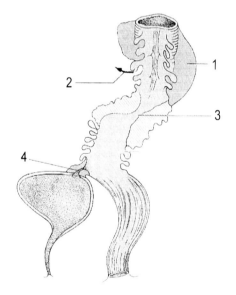

Abbildung 4-35: Komplikationen der Sigma-Divertikulitis: 1. Gedeckte Perforation, 2. Freie Perforation, 3. Stenose, 4. Harnblasendarmfistel [mod. n. Karavias 1995]

Arztrechtliche Auseinandersetzungen treten bei Komplikationen im Zusammenhang mit der Steinschnittlagerung eines Patienten und der zeitlichen Dauer der Operation in dieser Position auf. Bei dieser Lagerung kann es zur Entwicklung eines **Kompartmentsyndroms** kommen. Operationen in Steinschnittlagerung sind transurethrale Resektionen der Prostata, der Harnblase bzw. Harnröhre, Eingriffe an Scheide und Gebärmutter sowie zur Harnsteinentfernung [Lahme, Rigos, Bichler 1998].

Bei der Steinschnittlagerung befindet sich der Patient in Rückenlage, Beugung beider Beine in den Hüft- und Kniegelenken. Die Unterschenkel und Füße liegen in speziellen Halterungen über Körperniveau (Abbildung 4-36).

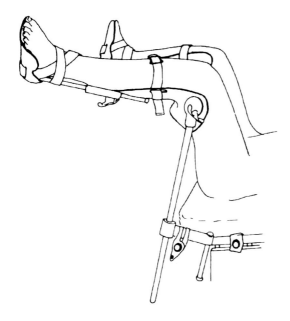

Abbildung 4-36: Steinschnittlagerung z. B. bei endoskopischen urologischen Operationen bzw. gynäkologischen Eingriffen

In dem Gutachtenbeispiel **Urol. G. 22-14, S. 364** war bei einem jungen Mann nach **wiederholten Harnröhrenschlitzungen** und immer wieder aufgetretenen Strikturrezidiven eine offene Rekonstruktionsoperation vorgesehen. Die **insgesamt siebenstündige Operation** erfolgte in Steinschnittlagerung. Am Abend des Operationstages klagte der Patient über linksseitige Wadenschmerzen und Anschwellung beider Beine. Chirurgischerseits wurde eine Druckmessung an den Unterschenkeln vorgenommen. Sie ergab 20 mmHg, ein Wert, der nicht für ein manifestes Kompartmentsyndrom sprach. Im weiteren Verlauf bestand nur noch eine gewisse Berührungsempfindlichkeit der Fußsohlen.

Der Patient verklagte den Operateur wegen fehlerhafter Behandlung auf Schadenersatz. Außerdem wurde beklagt, dass er nicht auf die mögliche Gefahr eines Kompartmentsyndroms hingewiesen worden war [Schlund 1995, 1988].

Festzuhalten ist, dass zur **Verhinderung eines Kompartmentsyndroms** große Sorgfalt auf die Lagerung des Patienten auf dem Operationstisch, insbesondere der Beine zu verwenden ist. Bei lang andauernden Operationen kann eventuell eine Umlagerung bzw. Kontrolle der Position angezeigt sein. Darüber hinaus sollte der Patient bei voraussichtlich langer Operationszeit auf die Gefahr eines Kompartmentsyndroms hingewiesen werden. In der postoperativen Phase ist auf die Leitsymptome des Syndroms wie Schmerzen und Schwellung der Beine zu achten.

Literatur

Karavias, Th.: „Erkrankungen von Kolon, Rektum und Anus", in: Häring, R. et al.: „Diagnose und Differentialdiagnose in der Chirurgie und benachbarten Fachgebieten", Chapman & Hall, London, 1995

Kern, B.-R.; Bichler, K.-H.: „Das urologische Fachgutachten im Arztrecht – Juristische Aspekte", in: Bichler, K.-H.: „Das urologische Gutachten", Springer, Berlin, 2004

Lahme, S.; Rigos, D.; Bichler, K.-H.: „Kompartmentsyndrom nach urologischen Operationen", Der Unfallchirurg 267:403-407, Springer, Heidelberg, 1998

Schlund, G.H.: „Langandauernde Steinschnittlagerung – Kompartment-Syndrom – Arzthaftung" Urologe [B] 35:349-362, Springer. Heidelberg, 1995

Schlund, G.H.: „Das Kompartmentsyndrom aus medizinisch-juristischer Sicht", Der Chirurg, 59:728-733, Springer, Heidelberg, 1988

Wilbert, D.M., Buess, G. Bichler, K.-H.: „Combined endoscopic closure of rectourethral fistula", J. Urol. 155, 5 (1996): 256-258

V. Begutachtungen bei Erkrankungen der Hoden und Nebenhoden

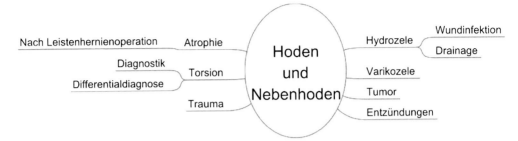

Komplikationen am Hoden können die Folge von Operationen am Organ selbst sein oder auch von Eingriffen am Leistenkanal bzw. dem Skrotum. Zu erwähnen sind auch Folgeerscheinungen nach Lymphknotenausräumungen bei Hodentumoren. Die Verteilung von Schäden am Hoden, die bei 38 Fällen, die von uns bearbeitet wurden, zu verzeichnen waren, zeigt die Abbildung 5-1.

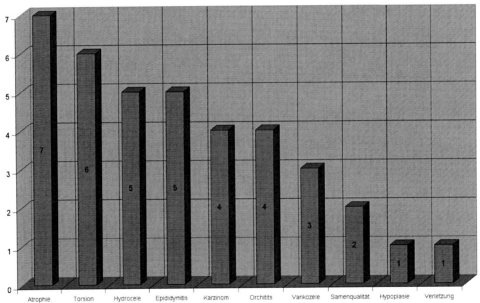

Abbildung 5-1: Begutachtungen bei Erkrankungen des Hodens (n=38)

Am häufigsten waren dabei Atrophien als Folge von Einengungen des Samenstrangs, Torsionen des Samenstrangs sowie Komplikationen bei der operativen Versorgung von Hydrozelen [Bichler 2004].

V. Begutachtungen bei Erkrankungen der Hoden und Nebenhoden

1. Postherniotomiesyndrom

Hodenatrophien können nach Leistenhernienoperationen auftreten und zwar infolge von Hämatombildungen bzw. operationsbedingter Strangulation des Samenstrangs. Das Postherniotomiesyndrom ist gekennzeichnet durch Schmerzen, Fieber und Schwellung des Skrotums [Schumpelik 1996]. Die Problematik ist vergleichbar der Hodentorsion. Auch hier besteht nur ein schmales Zeitfenster. Diagnostisch steht nur die Angiodynografie zur Verfügung um die Hodendurchblutung zu überprüfen, ansonsten eine Reoperation bzw. wie am Beispiel der Torsion eine Freilegung.

Literatur

Bichler, K.-H.: „Das urologische Gutachten", Springer, Berlin, 2004

Schumpelik, V.: „Hernien", Enke, Stuttgart, 1996

Im Gutachtenbeispiel führte die Operation einer Leistenhernie (direkte und indirekte) zur Hodenatrophie.

Gutachten V-1

Gutachtenproblematik: Nach Leistenhernienoperation links Schmerzen und Hämatombildung im Skrotum sowie Hodenschwellung. Nach konservativer Behandlung kam es zu einer Hodenatrophie links.

Patient: 56 Jahre
Auftraggeber: Gutachterkommission der Ärztekammer
Vorwurf des Patienten: Herniotomie war fehlerhaft und hat zu den postoperativen Schmerzzuständen und der Hodenatrophie geführt.

Gutachterliche Entscheidung: Behandlungsfehler festgestellt.
Ergebnis: Behandlungsfehler anerkannt.

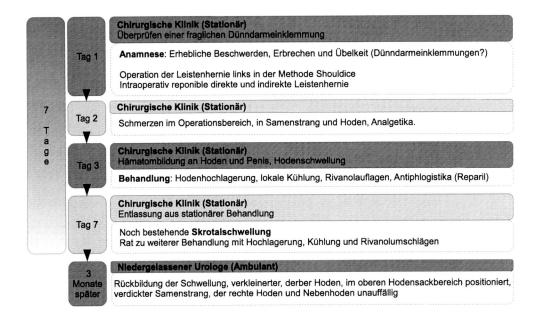

Beurteilung

Krankheitsverlauf

Bei dem Patienten wurde wegen einer direkten und indirekten Leistenhernie auf der linken Seite eine Operation in der Methode nach Shouldice durchgeführt. Der stationären Aufnahme und operativen Maßnahme gingen nach Angaben des Patienten erhebliche Beschwerden (Erbrechen und Übelkeit) infolge wiederholter Dünndarmeinklemmungen in die Bruchpforte voraus. Intraoperativ fand sich eine gut reponibele direkte und indirekte Leistenhernie links. Es wurde ein 4 cm im Durchmesser betragender Samenstrang beschrieben, ein pflaumengroßer direkter Bruchsack sachgerecht versorgt sowie ein weiterer ca. walnussgroßer indirekter Bruchsack (in einem präperitonealem Lipom). Des Weiteren erfolgte eine Versorgung der Leistenhernie nach Shouldice (Abbildung 5-2) [Shouldice].

Gutachten V-1

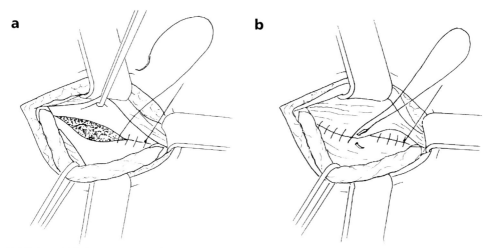

Abbildung 5-2: Versorgung einer Leistenhernie mit Fasziendopplung nach Shouldice. Dargestellt ist die erste Nahtreihe der Fascia transversalis (a) sowie die zweite Fasziennahtreihe von lateral nach medial mit Anheftung der kranialen Lefze der fascia transversalis auf die kaudale Lefze

Im postoperativen Verlauf wurden vom Operationstag bis zur Entlassung am 8. postoperativen Tag starke Schmerzen im Operationsbereich sowie im Samenstrang und Hoden der linken Seite angegeben. Schmerzmittel waren erforderlich. Darüber hinaus wurde erstmalig am 3. postoperativen Tag eine Hämatombildung an Hoden und Penis beschrieben und eine Hodenschwellung ab dem 4. postoperativen Tag bis zum Entlassungstag festgestellt. Die Schmerzen, das Hämatom und die Schwellung wurden entsprechend behandelt: Hodenhochlagerung, Kühlung, Rivanol-Auflagen und Antiphlogistika (Reparil®).

Am 8. postoperativen Tag wurde der Patient entlassen. Nach der Entlassung aus der stationären Behandlung wurde der Patient von seinem Hausarzt betreut. Unter der von der Klinik angegebenen Therapie (Hochlagerung des Hodens, Suspensorium, Kühlung, Antiphlogistika) bildete sich die Schwellung allmählich zurück. Wegen des auffälligen Tastbefundes eines verkleinerten derben Hoden, der im oberen Hodensackbereich lag und eines verdickten Samenstrangs wurde der Patient vom Hausarzt 3 Monate später beim Urologen vorgestellt. Hier fanden sich ein deutlich verdickter Samenstrang und ein derber linker, hochskrotal fixierter Hoden. Der rechte Hoden und der Nebenhoden waren unauffällig. Diagnose: Hodenatrophie nach Durchführung einer Leistenhernien-Operation.

Gutachterliche Stellungnahme

Gutachterlich ist festzustellen, dass nach der Operation der Leistenhernie und zwar beginnend in der unmittelbaren postoperativen Phase und

Gutachten V-1

im weiteren Verlauf über 8 Tage, Schmerzen z. T. erheblichen Ausmaßes, Schwellung und Hämatombildung im Operationsgebiet bzw. im Skrotalbereich links und Penis bestanden. Entsprechende Behandlungsmaßnahmen wie Hodenhochlagerung, Kühlung und Rivanolumschläge sowie Antiphlogistika (abschwellende Medikamente) wurden veranlasst. Aus diesen Angaben geht hervor, dass es in der Nachoperationsphase zur Hämatombildung, Schwellung und starken Schmerzen kam. Diese Veränderungen sind Ausdruck intraoperativ gesetzter Abflussbehinderungen bzw. Durchblutungsstörungen im Bereich des Samenstrangs. Derartige Alterationen können verursacht sein durch größere Hämatome oder Einengungen, die bei der Rekonstruktion des Leistenkanals nach Herniotomie auftreten. Die Leistenhernie wurde in der Methode nach Shouldice operiert. Es handelt sich hierbei um ein Operationsverfahren, das von einem Inguinalschnitt ausgeht und nach entsprechender Freilegung des Samenstrangs und Entfernung des Bruchsacks die Leistenregion wieder rekonstruiert. Dabei kann es, auch bei sorgfältigem Operieren, zu Durchblutungsstörungen, sowohl der arteriellen als auch venösen Gefäße bzw. beider kommen. Auch größere Hämatome (lokale Blutansammlungen) können zu Gefäßobstruktionen führen. Als Folgeerscheinungen treten Beschwerden im Sinne einer „Orchitis" auf (Schmerzen, Schwellung, Spannungsgefühl). Diese Symptomatik tritt im allgemeinen 1 bis 3 Tage nach der Operation auf.

Solche Veränderungen werden in 4 bis 5% der Fälle bei Patienten nach Leistenhernienoperationen beobachtet. Die dabei auftretenden Durchblutungsstörungen führen zur Atrophie des Hodens. Man kann davon ausgehen, dass bei einem relativ hohen Prozentsatz von „Orchitiden" nach Leistenhernienoperationen eine Hodenatrophie entsteht. Bei dieser Gefahrensituation ist es unabdingbar die Patienten in der postoperativen Phase dahingehend zu überwachen und bei Auftreten der oben geschilderten Symptomatik diagnostische Konsequenzen zu ziehen. Es gibt diagnostisch nur die Möglichkeit der sogenannten Angiodynografie (spezielle doppler-sonografische Methode) um die Durchblutungssituation des Hodens zu erfassen (Abbildung 5-3).

Andernfalls ist eine operative Freilegung und Wiederherstellung der uneingeschränkten Durchblutung erforderlich. Geschieht das nicht in angemessener Zeit wie bei dem hier zu begutachtenden Patienten, endet die Durchblutungsstörung in einer Hodenatrophie. Die Verhältnisse sind in etwa mit der bei einer Hodentorsion vergleichbar. Auch hier besteht nur ein sehr schmales Zeitfenster.

Aufgrund der sich bei dem Patienten entwickelnden postoperativen Situation muss gutachterlich eine mangelnde Sorgfaltspflicht und damit ein Behandlungsfehler des Operateurs festgestellt werden. Da im Allgemeinen die Möglichkeit zur angiodynografischen Untersuchung (teures Gerät!) nicht in jeder chirurgischen Abteilung vorhanden sein kann, muss bei Bedarf eine derartige Untersuchung auswärts ermöglicht oder eine operative Freilegung durchgeführt werden. Beides wurde bei dem Patienten nicht unternommen.

Gutachten V-1

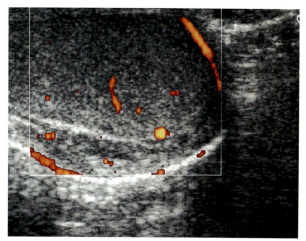

Abbildung 5-3: Angiodynografie des Hodens. Die Farbpixel innerhalb des Hodenparenchyms bzw. der Hüllen zeigen die Durchblutung des Organs

Entscheidung: Die Gutachterkommission der Ärztekammer hat sich dem Gutachtenvorschlag angeschlossen und einen Behandlungsfehler anerkannt.

Von dem Operateur wurde die Entscheidung der Ärztekammer nicht akzeptiert. Daraufhin wurde vom Rechtsanwalt des Patienten eine entsprechende Klage beim Landgericht erhoben. Vom Gericht wurde ein chirurgischer Gutachter bestellt, der bezüglich der entstandenen Hodenatrophie nach Leistenhernienoperation zu einer von unserer Entscheidung abweichenden Ansicht kam.

Stellungnahme zu diesem chirurgischen Gutachten
In dem Gutachten wird die bekannte chirurgische Ansicht wiedergegeben, dass die Postherniotomie-Orchitis als schicksalhaft anzusehen ist und jede Art von Abhilfe wenig Aussicht auf Erfolg hat.
Diese Einstellung ist nicht zeitgemäß. Von den Chirurgen selbst und zwar von Schumpelick ist der Begriff der Postherniotomie-Orchitis eingeführt und auf die kritische Phase des 1. bis 3. postoperativen Tages hingewiesen worden [Schumpelik 1996]. Urologischerseits ist festzustellen, dass diese Situation der Hodentorsion vergleichbar ist. Festzuhalten ist, dass bei diesen Samenstrang-/Hodenalterationen ein sehr schmales Zeitfenster besteht und sich das Schicksal der betreffenden Keimdrüse in Stunden bzw. unter Umständen innerhalb ein bis zwei Tagen (evtl. partielle Strangulation) entscheidet. Die Achtsamkeit in der frühen postoperativen Phase nach Herniotomie, beginnend unmittelbar nach der Operation, ist zur Verhinderung derartiger Komplikationen von Bedeutung [Bichler 2004]. So zwingen Schwellung und

Gutachten V-1

Schmerzhaftigkeit im Hodensackbereich (Skrotum) zur Überprüfung der Situation. Es gibt nur zwei Möglichkeiten der Lage gerecht zu werden: Angiodynografie zur Erfassung der Durchblutung des Hodens bzw. Freilegung zur Sicherstellung der Passagefreiheit im Samenstrang. Die Einschätzung des chirurgischen Gutachters bezüglich der Aussagekraft der Angiodynografie erweckt den Eindruck der mangelnden persönlichen Erfahrungen mit dieser Methode.

Die immer noch üblicherweise ergriffenen Abhilfemaßnahmen (Umschläge zur Kühlung, Antiphlogistika u. a.), die auch von dem chirurgischen Gutachter angeführt werden, sind nutzlos.

Sicherlich ist der Entschluss zur Freilegung in der postoperativen Phase nicht leicht, es führt aber vernünftigerweise kein Weg daran vorbei. Eine Strangulation der Blutversorgung durch Kompression infolge Blutung oder zu enger Naht muss binnen kürzester Zeit beseitigt werden. Die postoperative Freilegung birgt ihrerseits Gefahren, aber ohne Entlastung der Samenstrangkompression besteht überhaupt keine Chance den Hoden zu erhalten.

Der Hinweis des chirurgischen Gutachters auf die immerhin bestehende Bilateralität des Hodens die Fertilität betreffend und der so gegebenen Kompensation bei einseitigem Verlust, ist wenig hilfreich bzw. nicht zu akzeptieren.

Zusammengefasst ist die Nichtbeachtung der postoperativen Situation, also die Unterlassung wirksamer Schritte (wie oben aufgezeigt), mit der Folge des Hodenverlusts als fehlerhaft anzusehen.

Literatur

Bichler, K.-H.: „Das Urologische Gutachten", Springer, 2004, Seite 298 ff.

Schumpelik, V.: „Hernien", Enke Stuttgart, 1996

Shouldice, E.E.: „The treatment of hernia", Ontario med. Rev. 20: 670-648, 1953

V. Begutachtungen bei Erkrankungen der Hoden und Nebenhoden

Drei weitere Gutachtenbeispiele zum **Postherniotomiesyndrom** finden sich in „**Das urologische Gutachten**" unter den Nummern **20-1, S. 300, 20-2, S. 302, 20-3, S. 303**.

Hier kam es jeweils in den ersten postoperativen Tagen (1 bis 3) zu Schmerzen, Fieber bzw. Schwellungen im Skrotalbereich. Im Beispiel **Urol. G. 20-3, S. 303** war die postoperative Hodenatrophie besonders gravierend, da der Funktionsverlust einen Resthoden betraf.

Nach **Leistenhernienoperationen** kann es auch nach einwandfreier Operation zu **anhaltenden Schmerzen im Leistenbereich** kommen, die zu Vorwürfen des Patienten führen. Im Gutachtenbeispiel traten derartige Beschwerden nach laparoskopischer total extraperitonealer Plastik (TEP) der Leistenhernie auf.

Gutachten V-2

Gutachtenproblematik: Leistenhernie links, laparoskopische Leistenhernienoperation: totale extraperitoneale Plastik. Postoperativ anhaltenden Schmerzen im Leistenbereich und Hoden sowie Druckschmerz im OP-Bereich beim Bücken und beim Geschlechtsverkehr.

Patient: 55 Jahre
Auftraggeber: Gutachterkommission der Ärztekammer
Vorwurf des Patienten: Ständige Schmerzen in der linken Leiste, dem linken Hoden, Druckschmerz im linken Unterbauch bzw. Schmerzen beim Bücken und Geschlechtsverkehr werden dem Operateur als Folge der fehlerhaften Leistenhernienoperation vorgeworfen.

Gutachterliche Entscheidung: Kein Behandlungsfehler festgestellt.
Ergebnis: Kein Behandlungsfehler anerkannt.

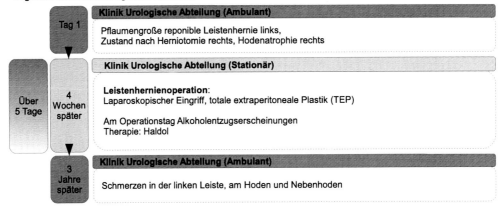

Beurteilung

Krankheitsverlauf

Der Patient kam wegen Schmerzen in der linken Leiste in die urologische Ambulanz. Zur Anamnese wurde bekannt, dass ein Zustand nach rechtsseitiger Herniotomie bestand. Die Untersuchung ergab eine pflaumengroße reponible Leistenhernie links. Ein stationärer Aufnahmetermin zur Operation der Leistenhernie wurde vereinbart. Der Eingriff erfolgte in laparoskopischer Technik: Totale extraperitoneale Plastik (TEP). Die Operation verlief ohne Komplikationen. Postoperativ klagte der Patient monatelang über Schmerzen in der linken Leiste, dem Hoden, auch beim Bücken bzw. Geschlechtsverkehr.

Gutachterliche Stellungnahme

Aufgrund des Befunds einer linksseitigen Leistenhernie wurde der Patient mit laparoskopischer Technik operiert (TEP). Die Abbildung 5-4 a, b zeigt den Blick auf das Operationsgebiet im Laparoskop bei der intraperitonealen Methode (TAPP = transabdominale, präperitoneale Plastik). Bei der TEP wird nach Präparation des Bruchsackes die Bruchpforte mit einem Netzstück

Gutachten V-2

(Prolene®) verschlossen. Zur Befestigung des Netzes sind keine Nähte oder Klammern erforderlich. Das Kunststoffgeflecht lagert sich durch den Druck des Peritonealsacks (Bauchfell) der Bruchpforte an (s. Abbildung 5-4 c). Während bei den offenoperativen Leistenbruchoperationen Komplikationen, wie der „chronische Leistenschmerz" bekannt sind und zumeist aufgrund von Alteration vor allem des N. ilioinguinalis entstehen [Zenker], werden nach laparoskopischen Operationen derartige Beschwerden seltener beobachtet. So werden nach Runkel [Runkel] postoperative chronische Leistenschmerzen in bis zu 5 % nach offenen Operationen (per Schnitt) der Leistenhernien angegeben. Verlaufsstudien zu TEP-Operationen, wie bei dem Patienten angewandt, zeigen dagegen deutlich weniger Neuralgien (Nervenschmerzen, < 2 %) im Vergleich zu offenen Operationen (5%) und intraperitonealen laparoskopischen Leistenbruchoperationen mit 2 % [Germer].

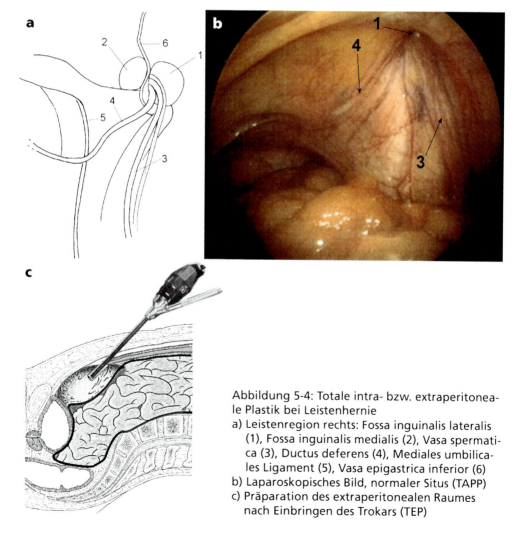

Abbildung 5-4: Totale intra- bzw. extraperitoneale Plastik bei Leistenhernie
a) Leistenregion rechts: Fossa inguinalis lateralis (1), Fossa inguinalis medialis (2), Vasa spermatica (3), Ductus deferens (4), Mediales umbilicales Ligament (5), Vasa epigastrica inferior (6)
b) Laparoskopisches Bild, normaler Situs (TAPP)
c) Präparation des extraperitonealen Raumes nach Einbringen des Trokars (TEP)

Gutachten V-2

Der Grund liegt in dem Fehlen von Nähten oder Klammersetzungen bei der TEP-Methode im Vergleich zu den offenen oder intraperitonealen laparoskopischen Operationen (TAPP). Zu erwähnen ist aber, dass vereinzelt Nervenirritationen auch nach der TEP auftreten können und zwar ist anzunehmen, dass das eingelegte Netz auf Nerven (bzw. Anteilen davon) Druck ausübt oder „scheuert". Auch können Netzkanten bzw. Verhärtungen zu Irritationen benachbarter Gewebsstrukturen führen [Gianom]. Inwieweit sich jedoch hierüber postoperativ Klarheit gewinnen lässt ist fraglich. Vorgeschlagen wurde, dass sich der Patient zu einer Nachuntersuchung bei dem Operateur vorstellt um durch eine lokale Untersuchung Anhalt für derartige Ursachen zu gewinnen. Unter Umständen ist eine Revisionsoperation mit Konversion, d. h. Hernienverschluss z. B. durch offene Operation mit Netzentfernung notwendig.
Der operative Eingriff wurde sachgerecht durchgeführt. Die Komplikationsrate dieses Operationsverfahrens ist, wie oben dargestellt, zwar gering, Alterationen mit Nervenreizung (Neuralgien) durch das Kunststoffnetz sind aber nicht gänzlich auszuschließen (systemimmanent). Abhilfe könnte durch eine Nachuntersuchung und evtl. Revision geschaffen werden.
Ein Behandlungsfehler bei der durchgeführten TEP als Ursache der postoperativen Schmerzsensationen kann vom Gutachter aber nicht festgestellt werden.

Literatur

Germer, C.-T.;Isbert, C: „Die totale extraperitoneale Hernioplastik (TEP)", in: Buhr, H.J. et al. (Hrsg): „Operationskurs Hernienchirurgie", Barth, Heidelberg, 1998

Gianom, D. et al.: „Leistenhernienchirurgie 1998 – eine Standortbestimmung", Schweiz. Med. Wschr., 128,1857, 1998

Runkel, N.: „Tips und Tricks zur Vermeidung von Komplikationen und Rezidiven bei der konventionellen Hernioplastik", in: Buhr, H.J. et al. (Hrsg): „Operationskurs Hernienchirurgie", Barth, Heidelberg, 1998

Zenker, R.: „Die Eingriffe bei den Bauchbrüchen", Springer, Berlin,1957

2. Torsionen des Samenstrangs

Eine häufige Ursache von Hodenverlust sind Torsionen des Samenstrangs. Zumeist kommt es zu Fehlentscheidungen bei der Diagnostik. So wird die Torsion mit einer Nebenhodenentzündung bzw. einem Hodentrauma verwechselt. Wegen der fehlenden diagnostischen Möglichkeiten wie der Angiodynografie bzw. dem mangelnden Entschluss zur operativen Freilegung verstreicht wertvolle Zeit. Die Strangulationsphase darf aber 4 bis 8 Stunden nicht überschreiten.

Die Hodentorsion ist eine plötzlich einsetzende Erkrankung, für die es ätiopathogenetisch keine sichere Ursache gibt. Es werden verschiedene klinische, insgesamt jedoch sehr unsichere Zeichen angegeben. Entscheidend ist, dass eine Hodentorsion über den betroffenen Samenstrang in den Unterbauch reflektieren kann. In diesem Falle werden die Symptome eines akuten Abdomens imitiert. Damit ist prinzipiell bei jedem akuten Abdomen und bei jeder geäußerten Symptomatik, die auf ein akutes Abdomen hindeuten könnte, die Inspektion und weitere klinische Untersuchung des äußeren Genitales zwingend erforderlich. Im Falle einer Verdachtsdiagnose Hodentorsion steht als wichtigstes differenzialdiagnostisches Kriterium die Epididymitis im Raum. Hier besteht, so eine Hodentorsion nicht mit Sicherheit durch eine intratestikuläre Durchblutung ausgeschlossen werden kann (Angiodynografie), die Notwendigkeit einer umgehenden operativen Freilegung [Strohmaier et al. 2004]. Die sofortige operative Freilegung bei der Verdachtsdiagnose einer Hodentorsion beinhaltet einen Eingriff innerhalb von weniger als 6 Stunden. Nach dieser beginnt eine ödematöse Schwellung, die die Reperfusionsrate bei Detorquierung vermindert und damit einer Erholungssituation nicht zuträglich ist. Nach weiteren 12 Stunden beginnt das Risiko einer Nekrose. In Abhängigkeit von der Zeit bis zur operativen Freilegung können bei weniger als 6 Stunden 90 bis 100 % der torquierten und intraoperativ detorquierten Hoden erhalten werden. Zwischen 6 und 12 Stunden können noch ca. 20 % der Hoden erhalten werden. Dabei wird die Rate der erhaltenswerten Hoden erhöht, wenn sich intraoperativ lediglich eine inkomplette Torsion herausstellt [Wechsel et al.].

Literatur

Strohmaier, W.L. et al.: „Erkrankungen und Verletzungen des äußeren männlichen Genitale", in: Bichler, K.-H.: „Das urologische Gutachten", Springer, Berlin, 2004

Wechsel, H.W. et al.: Hodentorsion unter http://www.viamed.de

Typische Beispiele zu dieser Problematik werden in den Gutachten V-3, V-4, V-5, V-6 und **Urol. G. 20-7, S. 307** beschrieben.

Gutachten V-3

Gutachtenproblematik: Akutes Skrotum, Differentialdiagnose: Hodentorsion, Nebenhodenentzündung. Von Allgemeinarzt (Notfallmediziner!) wird Diagnose Nebenhodenentzündung aufgrund eines negativen Prehnschen Zeichens erhoben, nach 9 Tagen wird von einem Urologen die Diagnose Zustand nach Hodentorsion und atrophischem Hoden gestellt.

Patient: 18 Jahre
Auftraggeber: Gutachterkommission der Ärztekammer
Vorwurf des Patienten: Behandlungsfehler, da Hodentorsion nicht erkannt wurde.

Gutacherliche Entscheidung: Behandlungsfehler festgestellt
Ergebnis: Behandlungsfehler anerkannt.

Tag 1 – Früher Morgen

Anamnese

Schmerzen im rechten Skrotum und im Unterleib rechts, mit Schwellung des Hodens

Tag 1

Allgemeinärztliche Praxis (Ambulant)

Untersuchungsbefund:
Rechter Hoden schmerzhaft, geschwollen, Bereich der Fossa iliaca rechts schmerzhaft, das Prehnsche Zeichen ist negativ
Urinuntersuchung ohne pathologischen Befund, CRP negativ, Leuko 7550
Aufgrund des negativen Prehnschen Zeichens lautet die **Diagnose**:
Nebenhodenentzündung rechts bei Verdacht auf Hodentorsion rechts
Therapie: Antibiotika (Tavanik) Ibuprofen

2 Tage später

Allgemeinärztliche Praxis (Ambulant)
Kontrolluntersuchung

Schmerz im Skrotalbereich weniger, Hoden vergrößert, Rötung des Skrotums
Dem Patienten wird geraten, urologische Behandlung aufzusuchen

Der Patient sucht selbst einen Urologen.

Der **Urologische Befund** lautet:
rechter Hoden übereigroß, derb, prallelastisch, Nebenhoden rechts gut abgrenzbar, unauffällig, Samenstränge o. B., der linke Hoden etwas kleiner, atroph, kirschgroß
Sonografische Untersuchung:
Hoden rechts mit pflaumengroßem Nebenhodenschwanz, nicht sicher von einer Infiltration zu unterscheiden

Diagnose: Verdacht auf hoch akute Nebenhodenentzündung
Therapie: Antibiotika (Toxizyklin)

Im Arztbrief des Urologen wird erwähnt, wenn es sich um eine Hodentorsion handeln sollte, komme eine Behandlung sowieso zu spät. Falls die Diagnose Nebenhodenentzündung stimmt, ist die antibiotische Behandlung weiter fortzusetzen.
Der Facharzt für Urologie rät dem Patienten sich bei einem anderen Urologen vorzustellen, da er über die Feiertage nicht erreichbar sei.
Da der Patient vom zweiten Urologen keinen Termin bekommt, wendet er sich an den dritten Urologen.
Dort bekommt er 7 Tage später einen Untersuchungstermin, da dieser im Urlaub ist

7 Tage später

Urologische Praxis III (Ambulant)

Befund: Derber Hoden, angiodynographisch keine Durchblutung
Operation: Der Urologe führt noch am selben Tag eine skrotale Hodenfreilegung und semicastratio rechts durch.
Es fand sich ein blutig imbibierter schwarzer Hoden und Nebenhoden.
Eine Retorquierung zeigte keine Organerholung
Histologie: Fortgeschrittene hämorrhagische Infarzierung mit kompletter Nekrose des Hoden- und Nebenhodenparenchyms (siehe dazu den pathologischen Befundbericht)

1 Jahr 3 Monate später

Einfügen einer **Hodenprothese**:
In Lokalanästhesie Inzision der Haut, stumpfe Vorpräparation in das Skrotum und Erweiterung der Höhle, sodass die Hodenprothese problemlos im tiefsten Skrotalpunkt eingelegt und fixiert werden kann.
Schichtweiser Wundverschluss durch Subkutan- und Hautnaht.

Beurteilung

Krankheitsverlauf

Bei dem 18jährigen traten in der Nacht bzw. den Morgenstunden Schmerzen rechtsseitig im Skrotum und der Leistengegend auf. Lokal fand sich eine Schwellung des Skrotums. Der Patient stellte sich am Morgen beim Hausarzt vor. Die Untersuchung ergab eine Schwellung im Bereich des rechten Hoden und Nebenhoden sowie eine Druckschmerzhaftigkeit im Bereich der Fossa iliaca. Das Prehnsche Zeichen war negativ. Die Entzündungsparameter wie CRP und Leukozytenzahl waren unauffällig. Aufgrund des negativen Prehnschen Zeichens stellte der Hausarzt die Diagnose Nebenhodenentzündung, allerdings bei Verdacht auf Hodentorsion. Der Patient erhielt zur Behandlung Antibiotika und ein Antiphlogistikum (Ibuprofen).

Prehnsches Zeichen: Ein Anheben des Hodens gegen den Inguinalkanal verstärkt bei Hodentorsion die Schmerzsymptomatik, bei der Epididymitis nimmt die Schmerzsymptomatik ab: Prehn negativ.
Dieses insbesondere von Chirurgen immer wieder angeführte so genannte Prehn-Zeichen kann als Diagnostikum bei Verdacht auf eine Hodentorsion **nicht** verwendet werden, da seine Aussagekraft zu gering und daher gutachterlich abzulehnen ist.

Zwei Tage später kam der Patient erneut in die Praxis. Die Nachuntersuchung ergab eine weiterhin bestehende Rötung und Schwellung im Skrotalbereich. Dem Patienten wurde geraten einen Urologen „seiner Wahl" aufzusuchen. Die Untersuchung beim Urologen ergab einen hühnereigroßen rechten Hoden von derber, prallelastischer Konsistenz. Die Sonografie zeigte einen vergrößerten Nebenhoden mit fraglicher Infiltration. Die Diagnose lautete Nebenhodenentzündung. Die antibiotische Behandlung wurde fortgesetzt. Da der Urologe die nächsten Tage im Urlaub war, kam der Patient erst 9 Tage später in Behandlung eines weiteren Urologen. Hier ergab die Untersuchung mit Angiodynografie des derben rechten Hodens und Nebenhodens keine Durchblutung. Wegen des Verdachtes auf eine Hodentorsion führte der Urologe noch am gleichen Tag eine Freilegung durch. Der atrophische Hoden musste abgesetzt werden (Abbildung 5-5).

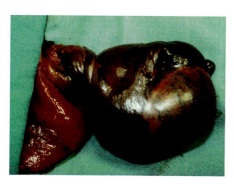

Abbildung 5-5: Blutig imbibierter Hoden und Nebenhoden bei Hodentorsion. Auch bei Retorquierung keine Durchblutung

Gutachten V-3

Gutachterliche Stellungnahme
Der Patient kam mit einem Befund in die Gemeinschaftspraxis, der sowohl zu einer Nebenhodenentzündung rechts als auch zu einer Hodentorsion passt. Es fanden sich entzündliche Veränderungen wie ein gerötetes und geschwollenes Skrotum und Druckschmerzhaftigkeit, die Beschwerden waren Stunden vorher aufgetreten. Das „Prehn-Zeichen" war negativ. Dieses immer wieder angeführte Zeichen kann als Diagnostikum bei Verdacht auf eine Hodentorsion nicht verwendet werden, da seine Aussagekraft zu gering und daher gutachterlich abzulehnen ist: „Ein Anheben des Hodens gegen den Inguinalkanal verstärkt bei der Hodentorsion die Schmerzsymptomatik, bei der Epididymitis nimmt die Schmerzsymptomatik ab: Prehn negativ" [Bichler 2004].
Wenn auch eine gewisse Wahrscheinlichkeit bestand, dass eine Nebenhodenentzündung vorlag, so musste doch ebenso an eine Hodentorsion gedacht werden. Immerhin ist die Drehung des Samenstrangs gerade im jugendlichen Alter eine nicht seltene Komplikation. Es ist festzuhalten, dass die Differentialdiagnose zwischen Nebenhodenentzündung und akuter Hodentorsion außerordentlich schwierig ist.
Zwei Möglichkeiten zur Diagnose bestehen: Angiodynografie (Farbdoppler) oder Hodenfreilegung, wobei festzuhalten ist, dass ein teures Farbdopplergerät nicht jeder Praxis bzw. Klinik zur Verfügung steht. Alternativ ist dann aber die operative Hodenfreilegung erforderlich [Bichler 2004, Bichler/Nelde 1995, Wechsel]. Wie mehrfach in Publikationen dargestellt, steht heute nur eine diagnostische Methode zur Verfügung, um einen Durchblutungsnachweis des Hodens zu führen, und zwar die Angiodynografie [Bichler 2004] (Abbildung 5-6, 5-7).

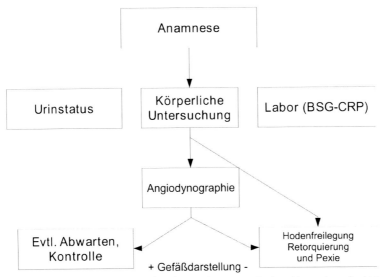

Abbildung 5-6: Diagnostisches bzw. therapeutisches Vorgehen bei Verdacht auf Hodentorsion

Gutachten V-3

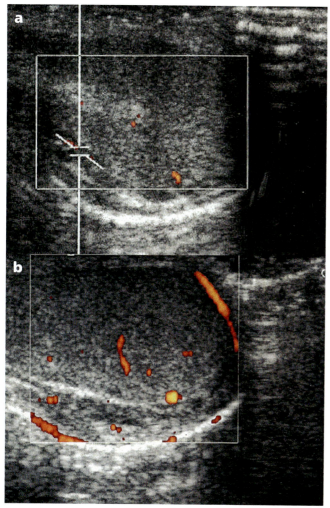

Abbildung 5-7: Angiodynografie (Farbdopplersonografie) zum Nachweis der Durchblutung von Hoden und Nebenhoden

Da die Hodentorsion bei nicht rechtzeitiger Erkennung einen irreparablen Schaden verursacht (das Zeitfenster beträgt maximal 8 Stunden) muss diese Diagnose im Vordergrund aller Überlegungen bei der hier aufgetretenen Symptomatik stehen.

Die Verdachtsdiagnose Hodentorsion bei einem 18-jährigen Patienten mit der hier bestandenen typischen Anamnese, nämlich akute Schmerzen mit zunehmender Intensität, musste unabdingbar gegenüber allen anderen differentialdiagnostischen Möglichkeiten an erster Stelle rangieren.

Die Diagnose Nebenhodenentzündung ist in einer Situation wie hier zu diskutieren, aber erst in zweiter Linie. Eine Nebenhodenentzündung kann infolge einer Harnwegsinfektion auftreten. Die in der Praxis durchgeführten

Gutachten V-3

Laboruntersuchungen ergaben keinen Anhalt für einen Harnwegsinfekt (Urinstatus o. B., Leukozyten mit 7.550 an der oberen Normgrenze, CRP negativ). Die in der Sonografie gefundene Hodenvergrößerung passte weder zur Nebenhodenentzündung noch zur Torsion. Richtig ist sehr wahrscheinlich, dass bereits am ersten Tag eine zwei Tage später festgestellte Nebenhodenvergrößerung bestand, die wegen ihrer häufig nicht vom Hoden abgrenzbaren Kontur als Hodenvergrößerung von den Erstuntersuchern gedeutet wurde.
Es bleibt festzuhalten, dass die Diagnose Hodentorsion von den Ärzten der Gemeinschaftspraxis nicht berücksichtigt wurde. Ein Bedenken der Hodentorsion in dem hier zu begutachtenden Falle war auch erforderlich wegen der Beschaffenheit des kontralateralen linken Hodens, der offenbar kleiner war, sodass der normal große Hoden unter allen Umständen mit größter Achtsamkeit zu bedenken war. Siehe dazu die urologische Befundung am 3. Tag: „Der linke Hoden etwas kleiner, atroph, kirschgroß".
Eine rechtzeitige, d. h. umgehende Klinikeinweisung des Patienten in den Vormittagsstunden des ersten Tages hätte zur Erhaltung des rechten Hodens geführt.
Das von den Erstuntersuchern vorgebrachte Argument, dass es möglicherweise erst zu einem späteren Zeitpunkt, d. h. Tage nach der Behandlung in der Praxis für Allgemeinmedizin zu der Hodentorsion kam, wird durch die histologische Untersuchung des entfernten rechten Hodens, widerlegt. Hier heißt es: „Entsprechend der klinischen Diagnose handelt es sich um eine fortgeschrittene hämorrhagische Infarzierung mit kompletter Nekrose, sowohl des gesamten Hodenparenchyms als auch des Nebenhodens. Die Torsion muss insofern in der Tat schon weit zurückliegen. Die klinische Angabe, dass seit dem ersten Tag Schmerzen bestehen, passt absolut zum histologischen Bild. Keine entzündlichen Reaktionen auf die Nekrose, keine Neoplasie."
Eigene Untersuchungen zur Frage des Zeitpunktes der Hodentorsion und Angaben aus der Literatur zeigen, dass eine unterschiedliche Torsionsdauer morphologisch entsprechende Kriterien aufweist (Bichler 2004, Bichler/Nelde 1995). Zunehmend kann es bei Torsionszeiten über 18 Stunden zu Nekrosen kommen (Abbildung 5-8 a-c).
Der Stellungnahme des Facharztes für Urologie kann man folgen, dass die operative Intervention am dritten Tag, d. h. zu dem Zeitpunkt, an dem der Patient sich in seiner Sprechstunde vorstellte, nicht mehr aussichtsreich war. Allerdings muss festgehalten werden, dass der Facharzt für Urologie nicht die Diagnose Hodentorsion bzw. wenigstens den Verdacht in den Mittelpunkt seiner diagnostischen Überlegungen gestellt hat. Seine Diagnose lautete: Hochakute Nebenhodenentzündung rechts. Die dann empfohlene Antibiotikatherapie zielte ebenfalls darauf ab.
Zur Beurteilung des von dem Patienten erhobenen Vorwurfs eines Behandlungsfehlers durch die Allgemeinärzte stellt sich zunächst die Frage, inwieweit von den Ärzten einer Praxisgemeinschaft für Allgemeinmedizin und Notfallmedizin (!) eine derartige Differentialdiagnose bzw. zwingende Verdachtsdiagnose Hodentorsion erwartet werden kann.

Gutachten V-3

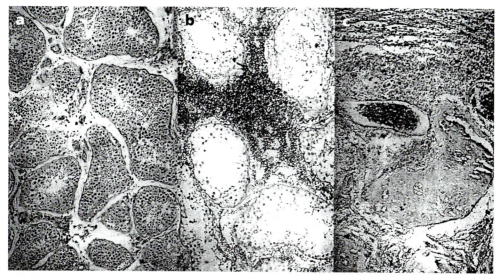

Abbildung 5-8: Histologische Befunde nach abgelaufener Hodentorsion;
a) nur geringe morphologische Gewebeveränderungen, Torsionsdauer unter 6 Stunden
b) Mäßige Gewebeveränderungen (Erythrozytenextravasation, Leukozytendiapedese), Torsionsdauer 6-12 Stunden
c) Nekrose mit fibrotischen Gewebeveränderungen, Torsionsdauer über 18 Stunden mit Hinweisen auf abgelaufene habituelle Torsionen

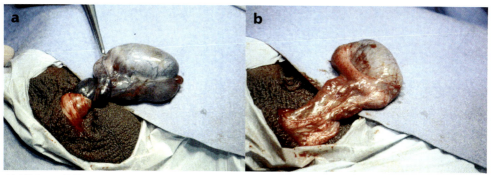

Abbildung 5-9:
a) Intraoperativer Situs bei Hodentorsion
b) Gute Durchblutung nach zeitgerechter Retorquierung

Von einem Facharzt für Allgemeinmedizin und um so mehr, nach dem Erwerb der Zusatzbezeichnung „Notfallmedizin", der sein Studium und die Facharztausbildung in Deutschland absolviert bzw. erworben hat, muss verlangt werden, dass eine solche Kasuistik in ihrer Pathogenese, Differentialdiagnostik und letztlich zwingenden Verdachtsdiagnose erfasst und daraus der einzig mögliche Schluss der umgehenden Klinikeinweisung gezogen wird. Entspre-

Gutachten V-3

chend der Weiterbildungsordnung werden für die Zusatzweiterbildung Notfallmedizin 24 Monate in einem Krankenhaus vorgeschrieben, in dem Tag und Nacht Notfälle versorgt werden. In diesem Zeitraum und in einer derartigen Krankenanstalt müssen Ärzte in Weiterbildung ausreichend Gelegenheit haben auch urologische Notfälle zu behandeln und bei der Hodentorsion handelt es sich um einen typischen Notfall unseres Fachs [Zumbrägel, Bichler et al.].

Hier ist festzuhalten, dass die Hodentorsion einen wichtigen urologischen Notfall bei Jugendlichen und Erwachsenen zwischen 15 bis 20 Jahren darstellt [Bichler 2004]. Eine rechtzeitige operative Intervention (4-8 Stunden) ermöglicht durch Retorquierung den Erhalt des Hodens (Abbildung 5-9).

Bei der eindeutigen Anamnese, Symptomatik und dem Lebensalter des Patienten war demnach eine klinische Abklärung unter höchstem Zeitdruck geboten. Hätte sich operativ doch eine Nebenhodenentzündung gezeigt, so wäre auch bei einer Freilegung nichts verloren gewesen, wie eigene Beobachtungen bestätigen.

Aufgrund dieser zu fordernden notfalldiagnostischen und therapeutischen Fähigkeiten der Ärzte in der Gemeinschaftspraxis muss das Nichterkennen der Notfallsituation Hodentorsion bei dem Patienten mit der Konsequenz des Organverlustes als Behandlungsfehler angesehen werden.

Literatur

Bichler, K.-H.; Kern, B.A.: „Arztrechtliche Begutachtung von Erkrankungen und Verletzungen des Skrotums, der Hoden, Nebenhoden, des Samenstrangs und des Penis", in: Bichler, K.-H.: „Das urologische Gutachten", Springer, Berlin, 2004

Bichler, K.-H.; Nelde, H.J.: „Hodentorsion", Notfallmedizin, 622-630, 1995

Wechsel, H.W.: http://viamed.de/aktuell/A_0202.htm

Zumbrägel, A.; Bichler K.-H. et al.: „Multimedia-Lernprogramm: Urologische Notfaelle und Verletzungen", Springer, Berlin, 1999

In diesem Gutachtenbeispiel kam es zu einer ähnlichen Situation mit **Fehldiagnose durch den Hausarzt** und mangelhafter Diagnostik in der chirurgischen Klinik, in die der Patient mit der Verdachtsdiagnose Appendizitis vom praktischen Arzt eingewiesen wurde.

In der Klinik unterließ man eine ausreichende Abklärung zur Erfassung der differentialdiagnostisch möglichen Hodentorsion.

Gutachten V-4

Gutachtenproblematik: Fehlerhafte, verzögerte Diagnostik und Behandlung einer Hodentorsion mit nachfolgendem Organverlust.

Patient: 20 Jahre
Auftraggeber: Gutachterkommission der Ärztekammer
Vorwurf des Patienten: Bei sorgfältiger, rechtzeitiger Diagnostik wäre der Hoden erhalten geblieben.

Gutachterliche Entscheidung: Behandlungsfehler festgestellt.
Ergebnis: Behandlungsfehler anerkannt.

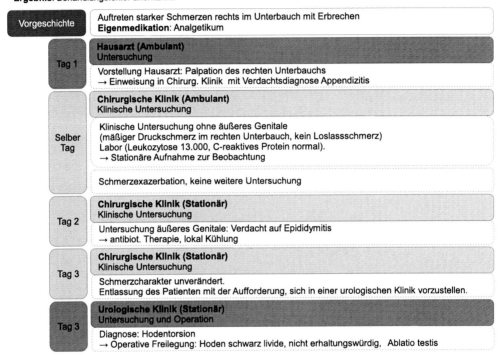

Beurteilung

Krankheitsverlauf

Während der Nacht traten starke Schmerzen im rechten Unterbauch auf. Am nächsten Morgen gegen 9 Uhr Vorstellung beim Hausarzt. Die körperliche Untersuchung ergab Verdacht auf Appendizitis (Blinddarmentzündung). Einweisung in chirurgische Abteilung: 10 Uhr.

Hier erbrachte die Untersuchung des Abdomen keinen sicheren Anhalt für eine Appendizitis. Das äußere Genitale wurde nicht untersucht. Der Patient blieb zur Beobachtung stationär.

Am nächsten Morgen zunehmende Schmerzen, keine weiteren Untersuchungen. Bei gleich bleibenden Beschwerden wurde der Patient am darauffolgenden Tag gegen 9 Uhr mit der Auflage, sich in einer urologischen Klinik vorzustellen, aus der stationären chirurgischen Behandlung entlassen. Eineinhalb Stunden später suchte der Patient eine urologische Klinik auf. Bei der dort erfolgten Untersuchung wurde die Diagnose Hodentorsion gestellt und umgehend eine Hodenfreilegung durchgeführt. Dabei fand sich ein nekrotischer Hoden und Nebenhoden, die entfernt werden mussten.

Gutachterliche Stellungnahme
Die Hodentorsion ist eine plötzlich einsetzende Erkrankung, für die es ätiopathogenetisch keine sichere Ursache gibt. Es werden verschiedene klinische, insgesamt jedoch sehr unsichere Zeichen angegeben.
Im vorliegenden Fall erfolgte der erste Arztbesuch 10 Stunden nach Eintreten des ersten Schmerzereignisses. Damit war bereits zu diesem Zeitpunkt unter der Annahme einer kompletten Torsion die Erhaltbarkeit des Hodens bei ca. 20 bis 30 % anzusiedeln. Es hätte die möglichst umgehende Freilegung (Einweisung hierzu) erfolgen sollen. Der Hausarzt hat entgegen den o. g. Kriterien lediglich an das akute Abdomen gedacht und auf die Untersuchung des äußeren Genitales verzichtet. Da der Hausarzt den Patienten folgerichtig als akuten Notfall in die Klinik eingewiesen hatte, kann unterstellt werden, dass er sich auf die Sorgfaltspflicht der Klinikärzte verlassen hat. Insofern ist ihm allenfalls ein geringgradiger Versäumnisfehler zuzuweisen.
Die fehlende Untersuchung des äußeren Genitales in der chirurgischen Klinik und die hieraus resultierende abwartende Haltung zeigt entweder eine fehlende Kenntnis chirurgisch-urologischer Notfälle oder es wurde nicht mit ausreichender Sorgfalt gearbeitet. Aufgrund der Einweisungsdiagnose ist die körperliche Untersuchung des Abdomens sicher als vordringliche Maßnahme zu sehen. Nachdem sich hier jedoch keine Hinweise auf ein akutes Abdomen oder eine akute Appendizitis ergaben, wäre eine weitere Ursachenforschung für den Schmerzreiz erforderlich gewesen. Diese ist unterblieben.
Auch unter dem Eindruck, dass bereits zu diesem Zeitpunkt 16 oder 17 Stunden seit Beginn des Schmerzereignisses aufgetreten sind, hätte eine umgehende skrotale Freilegung erfolgen müssen. Die Wahrscheinlichkeit eines Hodenerhaltes wäre dann in einer Größenordnung von 10 bis 15 % gewesen, hierüber hätte der Patient jedoch zumindest umgehend informiert werden müssen.
Die zuwartende Haltung insgesamt hat sich hier als fatal erwiesen. Rund 60 Stunden nach dem Schmerzereignis wurde erstmalig das Genitale des Patienten untersucht. Zu diesem Zeitpunkt musste bereits eine Nekrose des Hodengewebes angenommen werden (s. Gutachten V-3 und **Urol. G. S. 308f**). Ein Hodenerhalt war nach dieser Zeit äußerst unwahrscheinlich. Die Diagnostik und Behandlung dieses Zustandes als akute Epididymitis ist ein häufiger differentialdiagnostischer Fehler.
Das weitere Vorgehen, insbesondere die operative Freilegung in der Urologischen Klinik war korrekt, da ein der Nekrose anheim fallendes Organ zeitgerecht entfernt werden sollte und auch die, wenn auch extrem geringe, Chance einer Erhaltung des Hodens bestanden hatte (passagere Torsion?).

Gutachten V-4

Zusammengefasst muss dem Hausarzt aufgrund der inkompletten Untersuchung ein, wenn auch nur sehr geringgradiger, Vorwurf gemacht werden. Durch die bereits bei ihm möglicherweise erkennbare Ursache (Torsion statt Appendizitis!) hätte evtl. eine direkte Einweisung in eine urologische Klinik und damit eine Verringerung des Zeitverlusts stattfinden können. Andererseits konnte sich der Hausarzt auf die Sorgfalt der aufnehmenden chirurgischen Klinik verlassen.

In der chirurgischen Klinik wurde klar gegen anerkannte Standards der Diagnostik und Therapie verstoßen. Zum einen wurde die differentialdiagnostische Überlegung einer Hodentorsion nicht mit einbezogen, zum anderen wurde nach deutlich verspätetem Erkennen einer skrotalen Ursache primär die Diagnose einer Nebenhodenentzündung gestellt und auf diese hin behandelt, ohne dass eine Hodentorsion in Betracht gezogen wurde.

Ein von der chirurgischen Klinik verursachter Behandlungsfehler muss hier festgestellt werden.

V. Begutachtungen bei Erkrankungen der Hoden und Nebenhoden

Bei diesem Gutachtenfall wurde vom niedergelassenen Urologen bei dem 45 Jahre alten Patienten mit „**akutem Skrotum**" eine **Nebenhodenentzündung** diagnostiziert und 8 Tage antibiotisch behandelt.

Bei der danach wegen weiterhin bestehender Symptomatik erfolgten Einweisung in eine urologische Klinik fand sich nach Freilegung ein hämorrhagisch infarzierter Hoden.

Gutachten V-5

Gutachtenproblematik: Akutes Skrotum, fachärztlich-urologische Diagnose: Nebenhodenentzündung, wegen nicht beherrschbarer Entzündung Klinikeinweisung – Diagnose: Hodentorsion. Danach Orchidektomie, Organverlust.

Patient: 45 Jahre
Auftraggeber: Rechtsanwalt
Vorwurf des Patienten: Diagnosefehler bei Hodentorsion mit Organverlust

Gutachterliche Entscheidung: Behandlungsfehler wurde festgestellt.
Ergebnis: Einigung mit Haftpflichtversicherung über Schmerzensgeld.

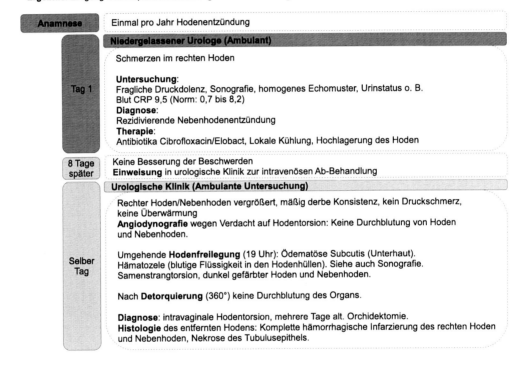

Anamnese
Einmal pro Jahr Hodenentzündung

Niedergelassener Urologe (Ambulant)

Tag 1
Schmerzen im rechten Hoden

Untersuchung:
Fragliche Druckdolenz, Sonografie, homogenes Echomuster, Urinstatus o. B.
Blut CRP 9,5 (Norm: 0,7 bis 8,2)
Diagnose:
Rezidivierende Nebenhodenentzündung
Therapie:
Antibiotika Cibrofloxacin/Elobact, Lokale Kühlung, Hochlagerung des Hoden

8 Tage später
Keine Besserung der Beschwerden
Einweisung in urologische Klinik zur intravenösen Ab-Behandlung

Urologische Klinik (Ambulante Untersuchung)

Selber Tag
Rechter Hoden/Nebenhoden vergrößert, mäßig derbe Konsistenz, kein Druckschmerz, keine Überwärmung
Angiodynografie wegen Verdacht auf Hodentorsion: Keine Durchblutung von Hoden und Nebenhoden.

Umgehende **Hodenfreilegung** (19 Uhr): Ödematöse Subcutis (Unterhaut).
Hämatozele (blutige Flüssigkeit in den Hodenhüllen). Siehe auch Sonografie.
Samenstrangtorsion, dunkel gefärbter Hoden und Nebenhoden.

Nach **Detorquierung** (360°) keine Durchblutung des Organs.

Diagnose: intravaginale Hodentorsion, mehrere Tage alt. Orchidektomie.
Histologie des entfernten Hodens: Komplette hämorrhagische Infarzierung des rechten Hoden und Nebenhoden, Nekrose des Tubulusepithels.

Beurteilung

Krankheitsverlauf

Der 45 Jahre alte Mann kam mit Beschwerden im Sinne eines akuten Skrotums auf der rechten Seite in fachurologische Behandlung. Anamnestisch waren seit Jahren immer wieder Hodenentzündungen aufgetreten. Die Sonografie war unauffällig bezüglich des rechten Hodens, in den Hodenhüllen Flüssigkeitsansammlung (Abbildung 5-10).
Die Laborwerte einschließlich des Urinstatus mit Ausnahme eines leicht erhöhten CRP waren normal.
Aufgrund der Anamnese und der Befundung wurde die fachärztliche Diagnose rezidivierende Nebenhodenentzündung gestellt. Unter antibiotischer Behandlung trat keine Besserung ein. Deshalb wurde nach 8 Tagen die

Einweisung in eine urologische Klinik zur stationären Behandlung der Nebenhodenentzündung veranlasst. In der Klinik wurde aufgrund der angiodynografischen Untersuchung, die auf der rechten Seite keine Hoden- und Nebenhodendurchblutung zeigte, noch am gleichen Tag der Hoden freigelegt. Hier fand sich eine alte Hodentorsion. Nach Detorquierung trat keine Durchblutung des Organs ein, deshalb erfolgte die Orchidektomie.

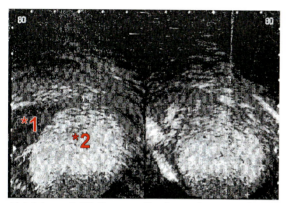

Abbildung 5-10: Sonografie des rechten Hodens: Flüssigkeitsansammlung (*1), homogenes Echomuster (*2),

Gutachterliche Stellungnahme
Zur gutacherlichen Bewertung ist festzuhalten, dass bei der Erstuntersuchung in der urologischen Praxis der Untersuchungsbefund sowohl für eine Hodentorsion als auch eine Nebenhodenentzündung sprach. Entzündungszeichen wie Fieber, Harnwegsinfekt bzw. entsprechende Parameter (CRP) waren nicht festzustellen bzw. bestanden nicht. Die Schmerzsensation war, soweit aus den Beschreibungen zu entnehmen, nicht typisch für eine Nebenhodenentzündung. Hierbei liegt im Allgemeinen eine hohe Schmerzempfindlichkeit vor, die deshalb oft eine Sonografie nur unter Schmerzen zulässt. Bei diesem Befund musste man von den erstbehandelnden Urologen erwarten, dass sie die mögliche Diagnose „Hodentorsion" nicht aus dem Auge lassen und unverzüglich eine entsprechende Klärung herbeiführen. Sie mussten wissen, dass eine Farbdopplersonografie am Klinikum der Stadt zur Verfügung stand und es somit die Möglichkeit gab, eine sofortige Untersuchung zu veranlassen bzw. eine Freilegung durchzuführen (s. dazu Abbildung 5-6). Die von ihnen initiierte antibiotische Therapie war bei der realen Erkrankung einer Hodeninfarzierung durch Torsion nicht indiziert. Die histologische Untersuchung ergab eine komplette hämorrhagische Infarzierung des rechten Hodens mit geringer subkapsulärer, granulozytärer, demarkierender Entzündung und eine hämorrhagische Infarzierung des Nebenhodens. In dem histologischen Befund heißt es: „Hodengewebe mit hämorrhagischer Infarzierung

Gutachten V-5

und kompletter Nekrose des Tubulusepithels. Dieser Befund entspricht nach unseren Untersuchungen einer fibrotischen Gewebsveränderung bei einer Torsionsdauer über 18 Stunden" [Bichler 2004] (s. Abbildung 5-8).

Der Erstbehandlung des Patienten in der urologischen Praxis kommt daher ein fehlerhaftes Verhalten zu.

V. Begutachtungen bei Erkrankungen der Hoden und Nebenhoden

In einem weiteren, ähnlichen Gutachtenbeispiel hatte die **vom Urologen gestellte Fehldiagnose Nebenhodenentzündung** bei einem 16jährigen zur **tagelangen Verzögerung der erforderlichen Freilegung** geführt. Auf Betreiben der Eltern wurde der Junge in einer urologischen Klinik vorgestellt. Die Operation erbrachte einen blutig imbibierten Hoden, der nach Detorquierung keine regelrechte Durchblutung mehr zeigte und entfernt werden musste (**Urol. G. 20-7, S. 317**).

Vorbestehende, einseitige **Hodenfunktionseinschränkung infolge Hodendeszensusstörung** und eine nach Jahren aufgetretene **kontralaterale Hodentorsion** führten zur Infertilität durch Fehldiagnose. Bei der verzögerten Freilegung fand sich dann eine Nekrose des Hodens.

Gutachten V-6

Gutachtenproblematik: Akutes Skrotum bei Hodentorsion. Behandlung als Nebenhodenentzündung. Als Folge Infertilität bei Zustand nach Hodendeszensusstörung auf der Gegenseite vor Jahren.

Patient: 27 Jahre
Auftraggeber: Rechtsanwalt
Vorwurf des Patienten: Grober Behandlungs- und Aufklärungsfehler.

Gutachterliche Entscheidung: Behandlungsfehler festgestellt.

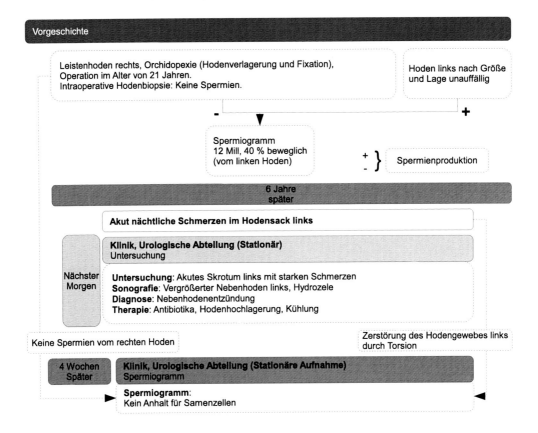

Beurteilung

Krankheitsverlauf

Bei dem Patienten wurde im Alter von 21 Jahren durch einen niedergelassenen Urologen ein rechtsseitiger Leistenhoden festgestellt (s. dazu auch das Zusammenhangsschema). Im Spermiogramm (Untersuchung der Samenflüssigkeit) fand sich zu diesem Zeitpunkt eine reduzierte Zellzahl, wobei die Samenzellen eine eingeschränkte Vitalität aufwiesen. Von dem niedergelassenen Urologen wurde der Patient auf negative Folgen bezüglich der Fertilität (Fortpflanzungsfähigkeit) durch den rechten Leistenhoden und auch auf die

Gutachten V-6

mögliche Gefahr einer kanzerösen Entartung hingewiesen. Diese Beratung berücksichtigte insbesondere das Lebensalter des Patienten, in dem die Orchidopexie durchgeführt wurde. Zur Operation wurde der Patient in die urologische Abteilung einer Klinik eingewiesen. Die präoperative Untersuchung des äußeren Genitale in der Klinik 4 Wochen später ergab einen rechtsseitigen Hoden im Bereich des äußeren Leistenrings rechts (sog. Hodenhochstand), der linke Hoden lagegerecht im Skrotum.

Sonografisch war der linke Hoden unauffällig, der rechte Hoden (infolge der Fehlposition) schwer zu beurteilen (12 x 26 mm?).

Bei dem operativen Eingriff (Freilegung des Hodens durch einen Leistenschnitt) fand sich ein kleiner Hoden von weicher Konsistenz mit angedeuteter Distanz des Nebenhodens vom Hoden (Dissoziation) sowie ein offener Processus vaginalis peritonei (fingerförmige Ausstülpung des Bauchfells in den Hodensack = Bruchsack) (Abbildung 5-11).

Aus dem Hoden wurde intraoperativ eine Gewebsprobe (Biopsie) entnommen (Abbildung 5-12).

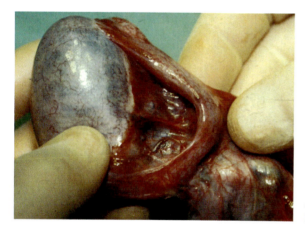

Abbildung 5-11: Dissoziation des Nebenhoden vom Hoden

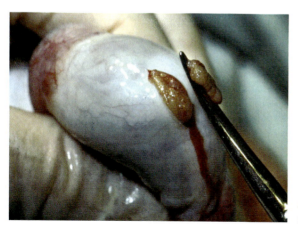

Abbildung 5-12: Biopsie nach Einschnitt der äußeren Hodenhülle

Gutachten V-6

Die histologische Untersuchung ergab teilweise bindegewebig umgewandelte Samenkanälchen (vernarbt), in den erhaltenen fanden sich **keine Spermien**. Die histologische Untersuchung ergab somit einen Hinweis auf Hodengewebsveränderung aufgrund der Dislokation. Hier ist zu bedenken, dass die Operation erst im Erwachsenenalter (21 Jahre) durchgeführt wurde, üblicherweise muss die Operation im frühen Kindesalter erfolgen [Hadziselimovic].
Im weiteren Verlauf der Operation wurde der Bruchsack (Proc. vag. perit.) regelhaft abgetragen und durch Naht versorgt (Abbildung 5-13).

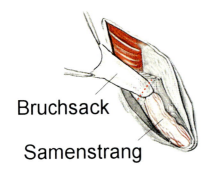

Abbildung 5-13: Offener Processus vaginalis peritonei, vom Samenstrang abpräpariert. Absetzungsstelle des Bruchsackes markiert

Der deutlich verkleinerte und dislozierte Hoden ließ sich präparatorisch nur schwer bis in den Hodensack (Skrotum) verlagern. Eine Durchtrennung der Hodengefäße wurde deshalb durchgeführt (Methode nach Fowler-Stephens) [Rösch]. Danach ließ sich der Hoden bis in eine vorgebildete Tasche des Hodensackes spannungsfrei verlagern. Am 8. postoperativen Tag wurde der Patient aus der stationären Behandlung entlassen.
4 Monate später führte der niedergelassene Urologe ein Spermiogramm durch. Hier fanden sich 12 Mio. Spermien, bei verbesserter Mobilität im Vergleich zur Voruntersuchung vor einem halben Jahr. Hierzu ist festzuhalten, dass die Motilität (Beweglichkeit der Spermien) einen wesentlichen Einfluss auf die Fertilität hat.

Krankheitsverlauf – aktuell
6 Jahre später traten bei dem Patienten plötzliche Schmerzen im linken Hodensackbereich auf, die an Intensität zunahmen. Er suchte daraufhin die Notfallstation des gleichen Krankenhauses auf (ca. 4.00 Uhr morgens). Bei der Aufnahmeuntersuchung fand sich ein akutes Skrotum links, der rechte Hoden unauffällig. Der linke Nebenhoden war in der Sonografie vergrößert. Es fand sich eine Begleithydrozele (Wasserbruch) des linken Hodens.
Die Laborwerte zeigten keine pathologischen Veränderungen, insbesondere keinen Hinweis auf ein entzündliches Geschehen. Der Urinstatus ergab keinen Hinweis auf einen Harnwegsinfekt, die Leukozyten im Serum mit

8.000 an der oberen Normgrenze. Von der Klinik wurde bei der Aufnahme die Diagnose Epididymitis links (Nebenhodenentzündung) gestellt und auch im weiteren Verlauf der stationären Behandlung über 4 Tage beibehalten. Eine entsprechende Behandlung mit Antibiotika und lokale antiphlogistische Maßnahme (Kühlung, Rivanol-Umschläge) wurde durchgeführt. Nach einer Woche wurde der Patient entlassen.

Vier Wochen später stellte sich der Patient beim niedergelassenen Urologen zur ambulanten Untersuchung vor und zwar zur Kontrolle nach Nebenhodenentzündung links und wegen Kinderwunsch. Die Untersuchung ergab im Bereich des äußeren Genitale einen kleinen, derben linksseitigen Hoden, fernerhin fand sich ein etwas kleinerer Hoden rechts. Bei der Samenuntersuchung konnten keine Spermien nachgewiesen werden. Dieser Befund wurde weitere vier Wochen später kontrolliert, auch hier kein Spermiennachweis. Die Diagnose des niedergelassenen Urologen lautete:
- Zustand nach Orchidolyse und Pexie rechter Hoden,
- Ausschluss eines Harnwegsinfektes,
- Zustand nach Hodentorsion links,
- Azoospermie

Zusammengefasst ergibt sich: Die vor 6 Jahren durchgeführte Leistenhodenoperation rechts ergab ein bezüglich der Samenzellproduktion insuffizientes Organ. Da die histologische Untersuchung der intraoperativ entnommenen Hodenbiopsie keine Spermien zeigte, ist anzunehmen, dass im Spermiogramm zu diesem Zeitpunkt die nachgewiesenen Spermien (12 Mio) aus dem linken intakten Hoden stammten.

6 Jahre später war es bei dem Patienten zu einem akuten Schmerzgeschehen am linken Hoden gekommen, der bisher im Vergleich zum rechten fehlgelagerten Hoden unauffällig war. Von den Ärzten in der Klinik wurde bei der jetzigen stationären Aufnahme als Ursache der Beschwerden eine Nebenhodenentzündung links diagnostiziert und entsprechend behandelt.

Eine urologische Kontrolluntersuchung 4 Wochen nach der stationären Behandlung ergab ein völliges Fehlen von Spermien (Azoospermie). Dieser Befund bedeutete fehlende Zeugungsfähigkeit. Der linke war Hoden klein und derb. Die Diagnose des niedergelassenen Urologen lautete Zustand nach Hodentorsion.

Gutachterliche Stellungnahme

Die bei dem Patienten aufgetretene Schmerzsituation des linken Hoden **erforderte eine entsprechende differentialdiagnostische Abklärung: Hodentorsion/Nebenhodenentzündung/Trauma**.

Da die Hodentorsion bei nicht rechtzeitiger Erkennung einen irreparablen Schaden verursacht, das Zeitfenster beträgt maximal 8 Stunden, muss diese Diagnose im Vordergrund aller Überlegungen bei der hier aufgetretenen Symptomatik stehen. Zwei Möglichkeiten zur Diagnose bestehen: Angiodynogra-

Gutachten V-6

fie (Farbdoppler) oder Hodenfreilegung. Die Verdachtsdiagnose Hodentorsion bei einem 27-jährigen Patienten mit der typischen Anamnese – plötzlich auftretende Schmerzen von zunehmender Intensität – rangiert gegenüber allen anderen differentialdiagnostischen Möglichkeiten an erster Stelle.

Die Diagnose Nebenhodenentzündung ist in einer Situation wie dieser eine Möglichkeit, aber erst in zweiter Linie. Eine Nebenhodenentzündung kann infolge einer Harnwegsinfektion auftreten, nicht selten in Zusammenhang mit Harnabflussbehinderungen (z. B. bei Prostatavergrößerung).

Für einen Harnwegsinfekt sprachen bei dem Patienten die von der Klinik erhobenen Befunde nicht (Urinstatus unauffällig, Leukozyten an der oberen Normgrenze, kein Fieber). Die in der Sonografie gefundene Nebenhodenvergrößerung kann zwar für eine Nebenhodenentzündung sprechen, eine solche Alteration tritt aber auch bei der Torsion (Blutstauung) auf. Hinzu kommt, dass in einer akuten Schmerzsituation die sonografische Untersuchung des Hodensackinhalts und eine Differenzierung der verschiedenen Organanteile schwierig sind.

Es bleibt festzuhalten, dass die Diagnose Hodentorsion von der Klinik nicht berücksichtigt wurde, weder bei der Aufnahme noch im weiteren Krankheitsverlauf. Immerhin wäre die Korrektur der Diagnose in der Folge möglich gewesen. Ein Bedenken der Hodentorsion war auch erforderlich bei der Beschaffenheit des kontralateralen Hodens (rechts). Hier war durch die Biopsie in der gleichen Klinik 6 Jahre vorher das Fehlen von Spermien im rechten Hoden festgestellt worden. Es war daher zu unterstellen, dass die noch bestehende Spermienproduktion vom linken Hoden erfolgte.

Aufgrund der vorliegenden Befunde und unter Berücksichtigung der Vorgeschichte sowie des urologischen Standards muss hier folgende Kausalität angenommen werden: Die nächtliche Schmerzattacke war Symptomatik der eingetretenen Hodentorsion. Diese ist aufgrund der typischen Beschwerdezeichen, dem Verlauf mit Schrumpfung (Atrophie des Hodens) und der Verhärtung (Induration) sowie Azoospermie (Fehlen von Spermien in der Samenflüssigkeit) anzunehmen. Die Atrophie des linken Hodens führte zur Azoospermie, da bereits der rechte Hoden infolge der Fehlposition (Leistenhoden) in seiner samenbildenden Funktion ausgefallen war. Für die Annahme einer Nebenhodenentzündung sprach allenfalls die sonografisch festgestellte Vergrößerung, andere Entzündungszeichen fehlten.

Auch ist die durch den niedergelassenen Urologen festgestellte linksseitige Hodenatrophie ein Hinweis auf eine abgelaufene Torsion. Eine Nebenhodenentzündung könnte zwar eine Samentransportstörung (links) verursachen, aber keine Hodenatrophie.

Zusammengefasst bedeutet dies: Das Nichterkennen der Hodentorsion, zumindest der Gefahr bei der bestehenden Symptomatik und dem Lebensalter des Patienten ist als Behandlungsfehler zu werten. Da der Patient frühzeitig nach Eintreten der Schmerzen in die urologische Klinik kam, hätte eine umgehende operative Freilegung das Organ und damit die Fertilität erhalten können.

Die fehlende Korrektur der Diagnose im weiteren Krankheitsverlauf bei bereits nachweislich fehlender Spermatogenese des rechten Hodens ist darüber hinaus als Fehler anzusehen [Kern].

Beantwortung der rechtsanwaltlichen Fragen:

1. Welcher ärztliche Standard gilt?

Die bei dem Patienten vorliegende Symptomatik muss von einer urologischen Fachabteilung primär als Hodentorsion angesehen und entsprechend bearbeitet werden.

2. Wie wurde dagegen verstoßen?

Falsche Diagnosestellung ohne entsprechende Diagnostik: Angiodynografie oder Freilegung. Letzteres wäre erforderlich gewesen, da die Verfügung eines zumindest zur damaligen Zeit sehr teuren Gerätes nicht erwartet werden kann.

3. Ist der Verstoß ursächlich für die eingetretene Verletzung?

Ja (Begründung siehe oben).

4. Wurden erforderliche Hinweise (therapeutische Aufklärung) unterlassen?

Ja, Angiodynografie oder Freilegung bei Hodentorsionsverdacht.

5. Worüber hätte aufgeklärt werden müssen?

Hinweis auf den erforderlichen operativen Eingriff, da nur hierdurch ein Erfolg zu erwarten, andernfalls ein Funktionsverlust (zumindest der Samenzellbildung) zu befürchten war.

6. Welche Behandlungsalternativen bestanden?

Keine (Begründung siehe oben).

7. Gehört der Fehler zum voll beherrschbaren Klinikbereich?

Ja (siehe Punkt 1 – Standard).

8. Liegt ein Behandlungsfehler vor?

Ja, Begründung siehe unter Zusammenfassung.

Gutachten V-6

Literatur

Hadziselimovic, F.: „Hodendystopie", in: Thüroff, J.W.: „Kinderurologie", Thieme, Stuttgart, 1997

Kern, B.-R.; Bichler, K.-H.: „Das urologische Fachgutachten im Arztrecht – Juristische Aspekte", in: Bichler, K.-H.: „Das urologische Fachgutachten", Springer, Berlin, 2004

Rösch, W.: „Benigne testikuläre Fehlbildungen und Erkrankungen des Kindesalters", in: Sigel, A. et al.: „Kinderurologie", Springer, Berlin, 2001

3. Hodenverletzungen

Hodenverletzungen können Ursache von Haftpflichtforderungen im Zivilverfahren wegen Körperverletzung sein bzw. im Zusammenhang mit der Versorgung gegen die Ärzte.

Verlust des Hodens durch stumpfe Gewalt und nachfolgende **Implantation einer Hodenprothese** waren Inhalt des folgenden Gutachtenbeispiels.

Gutachten V-7

Gutachtenproblematik: Hodenverletzung, Hodenatrophie, nach 4 Jahren Schrumpfung des Skrotalfachs, Orchidektomie, sachgerechte Implantation einer Hodenprothese, Hodenprothesenentfernung wegen Komplikationen.

Patient: 18 Jahre
Auftraggeber: Gutachterkommission der Ärztekammer
Vorwurf des Patienten: Behandlungsfehler bei der Implantation der linksseitigen Hodenprothese.

Gutachterliche Entscheidung: Es kann kein Behandlungsfehler festgestellt werden.
Ergebnis: Kein Behandlungsfehler anerkannt.

Fußtritt in Genitalbereich

Tag 1

Klinik (Stationär)
Lokalbefund: Schmerzhafte Leisten- und Skrotalregion links, Hämatom
Diagnose: Linksseitiges Hodentrauma, Verdacht auf Hodentorsion

Klinik Urologische Abteilung (Stationär)
Operation: Hodenfreilegung links: blutige Durchtränkung der Hodenhüllen, Riss der Hodenkapsel, Austritt von Hodengewebe aus der Wunde, Rekonstruktion der Hodenhüllen und damit des Hodens und Teilentfernung des ausgetretenen Hodengewebes.

Zunächst postoperativ komplikationsloser Verlauf
Doppler-Sonografie: intakte Durchblutungsverhältnisse des Hodens

4 Jahre später

Klinik Urologische Abteilung (Ambulant)
Wegen Schmerzen im linken Hoden und Leiste
Lokalbefund: Haselnussgroßer Hoden links, Druckschmerz
Sonografie: inhomogenes Restparenchym

2 Wochen später

Klinik Urologische Abteilung (Stationär)
Operation: Entfernung des traumatisierten Resthodens links, histologisch bindegewebig umgewandeltes Hodenparenchym. Implantation einer Hodenprothese (korrekte Blutstillung) im Skrotum, Dehnung des linken Skrotalfaches wegen Schrumpfung nach Hodenatrophie im Verlauf von 4 Jahren.
Einlegen einer Hodenprothese – Mentor/Porges – Größe Medium (B) und zwar anatomisch gerecht in den mittleren Skrotalanteil
Nach Verschluss der Skrotalhaut mäßige Spannung.

Über 4 Monate

Klinik Urologische Abteilung (Ambulant)
Befund: Anfänglich Skrotalhaut noch gerötet, leicht gespannt, im weiteren Verlauf reizlos. Keine Fluktuation oder Entzündungszeichen
Sonografie: Kein Anhalt für Flüssigkeitsansammlung im linken Skrotalfach mit der Prothese.
Zur Therapie anfänglich Antiphlogistika (Voltaren).
Da der Patient im weiteren Verlauf über Spannungsschmerz im Skrotalfach klagt, schlägt die Klinik bei Fortbestehen der Beschwerden die Entfernung der Prothese vor.

4 Monate nach Implantation

Klinik Urologische Abteilung (Stationär)
Prothesenentfernung wegen fortbestehender Skrotalschmerzen
Lokalbefund: Skrotalhaut über der Prothese verschieblich, lokal keine Entzündung
Operation: ausgehend von einem Skrotalschnitt, das Subkutangewebe liegt der Prothese an, Entfernen der Prothese und Abtragung von fibrinösem Gewebe aus dem Prothesenbett, Blutstillung, Einlegen einer Drainage, Hautverschluss
Histologie: Hodenprothese mit fibrinöser und parafokaler chronischer granulierender unspezifischer Entzündung

Beurteilung

Krankheitsverlauf

Der Patient erlitt eine stumpfe Hodenverletzung durch Fußtritt, die eine stationäre Aufnahme erforderte (Abbildung 5-14).

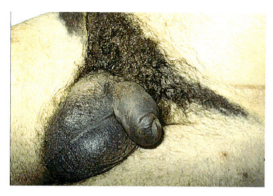

Abbildung 5-14: Stumpfe Skrotalverletzung mit Hämatombildung

Die Sonografie bei Aufnahme ergab den dringenden Verdacht auf eine Hodenverletzung (Abbildung 5-15).

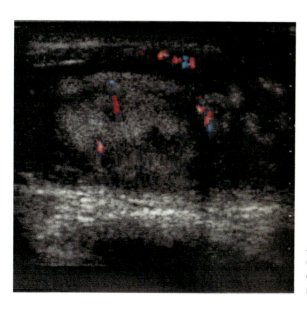

Abbildung 5-15: Sonografie (Angiodynografie) des linken Hoden mit dringendem Verdacht auf Kapselriss bzw. Parenchymverletzung

Bei der operativen Freilegung fand sich eine Zerreißung der Hodenhüllen (Abbildung 5-16) sowie hervorquellendes Parenchym.

Gutachten V-7

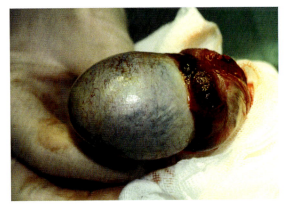

Abbildung 5-16: Intraoperativer Situs bei stumpfer Hodenverletzung (Fußtritt). Zerreissung der Hodenkapsel und Austritt von blutig imbibiertem Hodengewebe (Parenchym)

Das Organ konnte nach Abtragung des zerstörten Hodengewebes und Kapselnaht erhalten werden (Abbildung 5-17).

Abbildung 5-17:
a) Hodenkapselriss und Hämatom
b) Entfernen des Hämatoms und Naht der Hodenkapsel

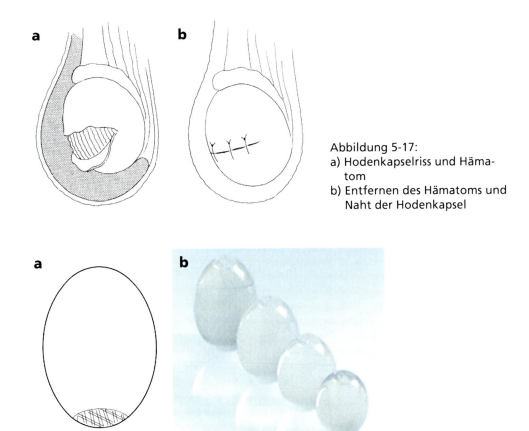

Abbildung 5-18: Hodenprothesen der Firma Coloplast. Die Abbildung zeigt schematisch eine Hodenprothese (a) und verschiedene Größen (b)

Vier Jahre später stellte sich der Patient in der urologischen Abteilung wegen Schmerzen im linken Skrotalbereich wieder vor. Es fand sich ein deutlich verkleinerter linker Hoden. Es wurde zunächst eine konservative Behandlung wegen der Schmerzen initiiert, letztlich aber wegen anhaltender Beschwerden der linke, etwa haselnussgroße Resthoden entfernt. In gleicher Sitzung wurde eine Hodenprothese eingefügt (Abbildung 5-18).

Wegen danach fortbestehender Schmerzen im Skrotalbereich erfolgte über den Hausarzt und Urologen die Einweisung in eine andere urologische Klinik. Hier wurde die linksseitige Hodenprothese entfernt.

Zur Beantwortung der gutachtlichen Frage, ob die Implantation der Hodenprothese durch die urologische Abteilung kunstgerecht durchgeführt worden ist, ist folgendes auszuführen:

Die Hodenprothese wurde vier Jahre nach der operativen Versorgung der linksseitigen Hodenverletzung eingesetzt. Der Resthoden war nach dem Unfall auf Haselnussgröße reduziert. Im vierjährigen posttraumatischen Verlauf war es offenbar zu einer Schrumpfung des linksseitigen Skrotalfachs gekommen (Größenanpassung bei verkleinertem Hoden). Dem Operationsbericht der urologischen Abteilung ist dazu zu entnehmen: „Mobilisation und Luxation des winzigen Hodens aus dem hypotroph (geschrumpft) erscheinenden Skrotalfach ... Dehnung des Skrotalfachs und Implantation der Hodenprothese." Es wurde dazu die Prothesengröße Medium gewählt als adäquat zum Hoden der Gegenseite. Im OP-Bericht heißt es weiter: „....die Skrotalhaut erscheint nach Implantation nur mäßig gespannt, die Prothese kommt in Höhe des mittleren Skrotalfachs der Gegenseite zu liegen."

Im weiteren postoperativen Verlauf nach dem Eingriff klagte der Patient über Schmerzen im linken Skrotalfach. In Anbetracht der Beschwerden wurde in einer anderen urologischen Klinik die linksseitige Prothese entfernt.

Es ist festzustellen, dass die Implantation der Prothese durch die urologische Abteilung sachgerecht durchgeführt wurde.

Im Weiteren ist Stellung zu nehmen zur **Prothesengröße**. Im Operationsbericht der urologischen Abteilung wird eine Skrotalschrumpfung beschrieben und die Vornahme einer Dehnung, um die Prothese einlegen zu können. Um der Morphologie des paarigen Organs gerecht zu werden, haben die Urologen eine entsprechende Prothesengröße gewählt (s. Abbildung 5-18). Durch die intraoperative Dehnung und die zu erwartende weitere Dilatation durch die Prothese selbst, konnten sie auf eine sachgerecht begründete Entwicklung hoffen. Die jahrelange Größenanpassung (Schrumpfung) der linksseitigen Skrotaltasche war aber offenbar so ausgeprägt, dass die intraoperative Dehnung bzw. die durch die Prothese nicht ausreichten und dadurch Schmerzen im Skrotalbereich auftraten. Mit Rücksicht auf die Beschwerden des Patienten entschloss man sich in einer anderen urologischen Klinik zur Entfernung der Prothese. Dieses Vorgehen war im Übrigen auch durch die erstbehandelnden Urologen empfohlen worden.

Den erstbehandelnden Ärzten ist ein sorgfältiges Vorgehen zu bescheinigen. Sie wollten für den jungen Patienten ein kosmetisch adaptiertes Ergebnis

durch die eingesetzte Prothese. Dass dabei ein sich später als zu groß erweisendes Implantat eingefügt wurde, ist nicht als fehlerhaft anzusehen.
Grundsätzlich werden als Komplikationen bei der Implantation von Kunststoffprothesen angegeben: Infektionen, Missempfindungen (Schmerzen bzw. Spannungen), Unzufriedenheit mit dem kosmetischen Ergebnis und insbesondere Autoimmunreaktionen. Die Applikation einer Prothese von adäquater Größe ist die Voraussetzung zur Vermeidung von Komplikationen [Taneja 2001; Boy et al.].
Die Operateure gingen von einer ausreichenden Dehnung intraoperativ und weiterer Dilatation durch das Implantat aus. Sie haben sich in der Dehnfähigkeit des über vier Jahre geschrumpften Skrotalanteils verschätzt. Das ist zwar im Ergebnis für den Patienten schmerzlich, aber dieser Entwicklung liegt kein Behandlungsfehler zugrunde.
Anzumerken ist, dass bei Operationen, auch plastisch korrektiver Natur, der Verlauf nicht immer abschätzbar ist und somit der Erfolg der Operation nicht in jedem Fall, auch bei sorgfältigem Vorgehen und Planung, garantiert werden kann.

Einen Behandlungsfehler bei der Implantation der linksseitigen Hodenprothese konnte **nicht** festgestellt werden.

Literatur

Boy, D.; Carl, P.: „Akzeptanz von Silikonhodenprothesen im Langzeitverlauf", Der Urologe 41:462-469, 2002

Taneja, S.S.; Smith, R.B. et al.: „Complications of urologic surgery", Saunders, Philadelphia, 2001

Gegenstand eines Haftpflichtprozesses kann ein **Trauma des Skrotums bei vorbestehender Hydrozele** mit Einblutung bzw. Vergrößerung sein. Im Gutachtenbeispiel führte ein stumpfes Trauma des Skrotums zur Größenzunahme der Hydrozele.

Gutachten V-8

Gutachtenproblematik: Stumpfes Trauma gegen Skrotum bei vorbestehender Hydrozele. Anamnestisch Varikozelektomie mit kleiner postoperativer Hydrocelenbildung. Posttraumatisch Größenzunahme der Hydrozele.

Patient: 22 Jahre
Auftraggeber: Amtsgericht
Vorwurf des Patienten: Durch das stumpfe Trauma (Fußtritt) gegen den Hodensack sei es zur Hodenvergrößerung gekommen.

Gutachterliche Entscheidung: Das Trauma des Hodensacks hat zur Vergrößerung der bestehenden Hydrozele geführt.
Ergebnis: Der Klageanspruch wurde vom Gericht anerkannt.

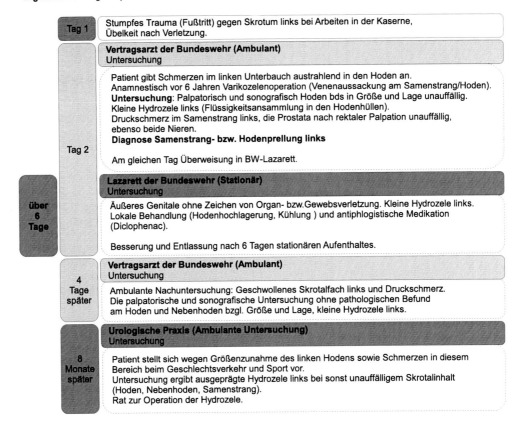

Beurteilung

Krankheitsverlauf

Der 22 Jahre alte Mann erhielt während seines Dienstes bei der Bundeswehr einen Tritt in den Unterleib, der ihm von einem seiner Kameraden zugefügt wurde. Die beiden Soldaten waren mit Aufräumungsarbeiten beschäftigt. Da der Patient den Aufforderungen zur Mitarbeit nicht nachgekommen ist, hat ihn sein Vorgesetzter nach mehreren Aufforderungen „mit dem Fuß ge-

schubst". Der Patient hat nach dieser Tätlichkeit zunächst weiter gearbeitet, nach der Mittagspause sei es ihm übel geworden. Am nächsten Tag hat er wegen Schmerzen im linken Unterbauch in den Hoden ziehend die Vertragsärztin der Bundeswehr aufgesucht. Es wurde ein Zustand nach stumpfem Bauchtrauma links (Mittel-Unterbauch) festgestellt. Der Patient gab an, dass er wegen starker Schmerzen in diesem Bereich nicht schlafen konnte.
Anamnestisch wurde festgehalten, dass vor 6 Jahren eine Varikozelen-Operation (Venenaussackung am Samenstrang) links durchgeführt worden war. Die Untersuchung ergab unauffällige Hoden beiderseits bei einer Hydrozele links (Flüssigkeitsansammlung in den äußeren Hodenhüllen). Im Bereich des linken Samenstrangs fand sich eine Druckschmerzhaftigkeit. Sonografisch waren die Hoden beiderseits unauffällig, bei linksseitiger Hydrozele. Die Durchblutung beider Hoden war intakt. Die Nieren beiderseits bzw. Blase und Prostata waren unauffällig.
Die Diagnose lautete: Verdacht auf Samenstrangprellung links. Es wurde eine stationäre Aufnahme im Bundeswehrkrankenhaus zur Überwachung und weiterführenden Therapie veranlasst.
Für eine Woche war der Patient in stationärer Behandlung der urologischen Abteilung des Bundeswehrkrankenhauses.

Hier fand sich ebenfalls ein Druckschmerz des Samenstrangs links in Projektion auf den äußeren Leistenring sowie eine Hydrozele testis links. Inspektorisch und palpatorisch war das äußere Genitale sonst unauffällig. Die hier durchgeführte sonografische Untersuchung bestätigte die linksseitige Hydrozele, bei unauffälligen Hoden beiderseits.

Der Patient wurde symptomatisch mit antientzündlicher Medikation und zwar Diclofenac behandelt. Unter dieser Medikation nahm die Beschwerdesymptomatik deutlich ab. Die Doppler- und Sonografiekontrolle des linken Hodens ergab weiterhin ein unauffälliges Bild. Der Patient wurde in weitere truppenärztliche Betreuung entlassen. Die antientzündliche Therapie mit Diclofenac wurde weiter empfohlen.
Die Untersuchung durch einen Bundeswehr-Vertragsarzt nach einer Woche ergab ein geschwollenes Skrotalfach (Hodensack) auf der linken Seite und eine Druckschmerzhaftigkeit im Bereich des linken Nebenhodens. In der Sonografie fand sich eine kleine Hydrozele links, bei unauffälligen Hoden beiderseits. Weitere therapeutische Maßnahmen wurden nicht mehr als notwendig angesehen. Eine Wiedervorstellung beim niedergelassenen Urologen bei erneuten Beschwerden empfohlen.
8 Monate später stellte sich der Patient bei einem niedergelassenen Urologen vor.
Er klagte über eine Größenzunahme der linksseitigen Hydrozele nach dem linksseitigen Unterbauchtrauma. Er gab fernerhin an, dass es zu einer Zunahme der linksseitgen Beschwerden im Hodensack und im Hoden gekommen sei, insbesondere beim Geschlechtsverkehr und beim Sport. Die Untersuchung ergab eine Hydrozele testis links und einen unauffälligen linksseitigen

Gutachten V-8

Hoden (s. Abbildung 5-20). Aufgrund der Beschwerdesymptomatik wurde dem Patienten zu einer operativen Sanierung der Hydrozele geraten.

Gutachterliche Stellungnahme

Die bei dem Soldaten erfolgte Gewalteinwirkung auf den linken Unterleib unter Mitbeteiligung des Skrotums und Samenstrangs ist geeignet eine Hydrozelenbildung zu verursachen [Bichler 1992, Strohmaier 2004, Blandy 1976]. Anamnestisch wird bei dem Patienten bekannt, dass er vor Jahren eine Operation wegen einer linksseitigen Varikozele hatte.

Es handelt sich hierbei um eine Venenaussackung im Bereich des Samenstrangs, d.h. krampfaderartige Venenschwäche, die wegen der möglichen Gefahr einer Hodenfunktionseinschränkung bei jungen Männern operiert werden sollte (Abbildung 5-19 a, b).

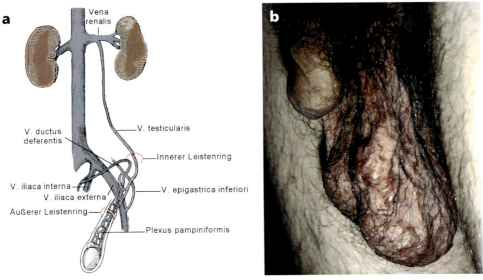

Abbildung 5-19
a) Schema variköses Konglomerat des Plexus pampiniformis und seines Abstromgebietes
b) Varikozele: Knotenförmige Vorwölbung der erweiterten Venen des Plexus pampiniformis

Nach derartigen Operationen kann es zu Hydrozelenbildung kommen. Ursächlich dafür ist die Unterbindung der mit der Vena spermatica verlaufenden Lymphgefäße. Von verschiedenen Autoren wird das Auftreten einer Hydrozele nach Operation der Varikozele mit 1-14% angegeben [Osterwitz 1996, Goldstein 2002, Blandy 1976 und Nieschlag 2000]. Bei der Hälfte dieser Varikozelen erreicht die Hydrozele nach dem Eingriff eine operationswürdige Größe [Goldstein 2000].

Bei dem Patienten bestand bereits vor dem Trauma eine kleinere Hydrozele, die als Folge der Varikozelenoperation (in der Methode nach Ivanissevich) anzusehen ist. Die posttraumatische Befundung durch den niedergelassenen Urologen beschreibt eine operationswürdige Hydrozele, sodass hieraus auf eine Größenzunahme gefolgert werden kann. Auch vom Patienten wird eine Vergrößerung der Hydrozele nach dem Trauma angegeben. Dabei ist festzuhalten, dass die postoperativ entstandene Hydrozele bis zum Zeitpunkt der Traumatisierung keine Größenzunahme aufwies und als klein anzusehen war. Da Hydrozelenbildungen **traumatisch** bedingt sein können, ist in der vorliegenden Situation das Trauma als Ursache auch der Größenzunahme nicht wegdenkbar. Es ist zu folgern, dass der Schlag gegen den Unterleib bei dem Patienten zu einer Größenzunahme der bereits vorbestehenden kleinen Hydrozele geführt hat. Adäquate stumpfe Gewalteinwirkung, d. h. vom Ausmaß und der Lokalisation wie hier festgestellt, kann zur Hydrozelenbildung bzw. -vergrößerung führen [Blandy 1976, Strohmaier 2004, Bichler 1992]. Nach der urologischerseits durchgeführten Untersuchung ist eine operative Korrektur zu empfehlen. Dieser Vorschlag ist zu unterstützen, da größere Hydrozelen bei evtl. eintretenden Traumen (z. B. beim Sport) ein¬reißen können und dadurch Komplikationen hervorrufen.

Des Weiteren ist die Frage zu diskutieren, inwieweit eine Hydrozelenbildung **Einfluss auf die Funktion des Hodens** (Samenzellbildung, Spermiogenese) gewinnt. Immerhin handelt es sich bei Patienten um einen 22 Jahre alten Mann. Hierzu ist festzuhalten, dass Unklarheit in der Wissenschaft darüber besteht, ob die Lage des Hodens in der Hydrozelenflüssigkeit Wirkung auf die Funktion der Keimdrüse hat. Diskutiert werden bei größeren Hydrozelen Druckeinwirkung auf das Hodengewebe bzw. die Gefäße mit Störung der Mikrozirkulation sowie thermische Einflüsse. Immerhin ist die Hodenfunktion durch die Temperatur beeinflussbar [Wand 1986, Goldstein 2000, Blandy 1976]. Nach Blandy konnten zwar entsprechende Untersuchungen der Temperatur und deren Einfluss auf die Hodenfunktion (Spermiogenese) keine Signifikanz zeigen. Mit Rücksicht auf die letztlich bestehende Unklarheit wurde von uns das Ergebnis einer aktuell durchgeführten Samenanalyse des Patienten angefordert. Die Untersuchung wurde von einem Facharzt für Dermatologie durchgeführt. Als Ergebnis dieser Samenuntersuchung fanden sich 170 Millionen Spermien /ml, wobei ca. 90% der Samenzellen intakt waren. Daraus kann zumindest eine volle Zeugungsfähigkeit zur Zeit der Begutachtung gefolgert werden. Ein sicherer Rückschluss auf die Leistungsfähigkeit des linken Hodens ist aber nicht möglich. Die Spermienmenge kann von einer Seite oder von beiden Hoden stammen.

Zusammenfassend ist gutachterlich festzustellen, dass die bei dem Patienten erfolgte Traumatisierung des Skrotums (Hodensack) während des Dienstes bei der Bundeswehr zu einer Vergrößerung der vorausbestehenden kleinen Hydrozele geführt hat, zu deren Behandlung jetzt eine Operation angezeigt ist. Die linksseitige Hydrozelenbildung hat bei intaktem rechten Hoden nicht zu einer erkennbaren Hodenfunktionseinschränkung geführt.

Gutachten V-8

Literatur

Bichler, K.-H.: „Das Urologische Gutachten", Springer, Berlin, 2004

Bichler, K.-H: „Erkrankungen der Harnwege und des männlichen Genitales", in: Marx, H.H. (Hrsg): „Medizinische Begutachtung", Thieme, Stuttgart, 1992

Blandy, J.: „Urology", Blackwell, London, 1976

Goldstein, M.: „Surgical Management of male Infertility and other scrotal disorders", in: „Campbell's Urology", Saunders, Philadelphia, 2002

Nieschlag, E.: „Andrologie", Springer, Berlin, 2000

Osterwitz, H.: „Offene chirurgische Verfahren zur Behandlung der Varikocele testis", in: Fahlenkamp, D.: „Moderne Aspekte der Diagnostik und Therapie der Varikozele testis", Blackwell, Berlin, 1996

Strohmaier, W.: „Erkrankungen und Verletzungen des männlichen Genitale", in: Bichler, K.-H.: „Das Urologische Gutachten", Springer, Berlin, 2004

Wand, H.: „Begutachtung von Erkrankungen und Verletzungen des äußeren Genitale einschließlich der Infertilität", in: Bichler, K.-H (Hrsg): „Begutachtung und Arztrecht in der Urologie", Springer, Berlin, 1986

4. Operation der Hydrozele

Bei der **operativen Behandlung einer Hydrozele** kann es zu Nachblutungen bzw. Wundinfektionen oder einer Kombination aus beiden kommen.

Als operative Verfahren finden Methoden mit Resektion der Hodenhüllen (z. B. nach Bergmann) bzw. Verfahren, bei denen die Hüllen belassen und durch Nähte gerafft werden (Methode nach Lord), Anwendung. Die Resektionsverfahren neigen häufiger zu Nachblutungen als die nach Lord. Da in 20 bis 30 % der Fälle mit Nachblutungen bzw. einer Ansammlung von Sekret in dem durch die zumeist länger bestehende Hydrozele aufgedehnten Skrotum zu rechnen ist, empfiehlt sich die kurzfristige Einlage einer Drainage.

Das nachfolgende Gutachten beschäftigt sich mit der Problematik einer **Blutung, Abszessbildung und langdauernden Testalgie** nach Hydrozelenoperation.

Gutachten V-9

Gutachtenproblematik: Hydrozelektomie rechts, postoperatives Hämatom und Abszedierung, sekundäre Wundheilung, Testalgie.

Patient: 74 Jahre
Auftraggeber: Landgericht
Vorwurf des Patienten: Klage des Patienten beim Landgericht gegen Urologische Abteilung wegen Behandlungsfehler bei Hydrocele testis

Gutachterliche Entscheidung: Ein Behandlungsfehler wurde festgestellt.
Ergebnis: Außergerichtliche Einigung.

Klinik Urologische Abteilung (Stationär)

Tag 1

Untersuchungsbefund: Vergrößerter Skrotalinhalt rechts, Diaphanoskopie positiv
Sonografie: Flüssigkeitsansammlung in den Hodenhöhlen

Tag 2

Hydrozelektomie
In Allgemeinnarkose wurde die rechtsseitige Hydrozelektomie in der Methode nach Bergmann durchgeführt. Dazu wurde, ausgehend von einem Schnitt in den Hodensack, die Freipräparation der Hydrozele durchgeführt, dann die Hodenhüllen eröffnet.
Es entleert sich hier bernsteinfarbene Flüssigkeit. Die Hodenhüllen wurden reseziert und mit Naht versorgt. Es wurde eine sorgfältige Blutstillung durchgeführt, der Hoden und Nebenhoden in das Skrotum zurückverlagert und ein schichtweiser Wundverschluss durchgeführt. Eine Wunddrainage wurde nicht eingelegt.

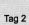

Niedergelassener Urologe (Ambulant)

5 Tage später

Kontrolluntersuchung

Lokalbefund: Schwellung des Skrotum, Wundheilung reizlos

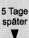

Klinik Urologische Abteilung (Stationär)

4 Wochen später

Anamnese: Seit einigen Tagen zunehmende Schmerzen und Schwellung des Skrotum

Untersuchung
Lokalbefund: Rötung, Schwellung und Druckschmerzhaftigkeit des rechten Skrotalanteils
Verdachtsdiagnose: Hämatom mit Abszessbildung

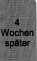

1 Tag später

Nachoperation:
Dabei wird ein Hämatom (Bluterguss) bzw. Abszess ausgeräumt, eine Drainage eingelegt, die Wundränder angefrischt und eine Sekundärnaht gelegt.
Der Abstrich vom Hämatom bzw. der Abszessflüssigkeit ergibt in der mikrobiologischen Untersuchung Escherichia coli.
Zur weiteren Behandlung Betaisodonalösung, Rivanol, Jodoformstreifen

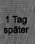

Klinik Urologische Abteilung, Hautarzt, Urologe (Ambulante Nachbehandlungen)

6 Wochen später

2 cm große offene Inzision am Skrotalansatz rechts:
entzdl. infiltriert, entzdl. Veränderung des gesamten Skrotum (Rötung, Schwellung)

Klinik Urologische Abteilung (Ambulant)

6 Monate 2 Wochen später

Anamnese und Beschwerden:
Schmerzen rechter Hoden, Schmerzen bei Berührung des Skrotum, auch beim Radfahren
Untersuchung:
Schmerzlokalisation rechter Nebenhoden, Sonografie Hoden und Nebenhoden beiderseits o. B.
Diagnose:
Testalgie rechts nach Hydrozelektomie mit Komplikationen

Unfallunabhängig

Chronisch obstruktiver Lungenprozess (Asthma)
Chronische Bronchitis
Diabetes Mellitus
Internistische Behandlungen

Gutachten V-9

Beurteilung

Krankheitsverlauf
Bei dem 74 Jahre alten Patienten lag eine linksseitige Skrotalvergrößerung vor. Die Diagnose Hydrozele links wurde mit Diaphanoskopie und Sonografie gestellt (Abbildung 5-20 a-d).

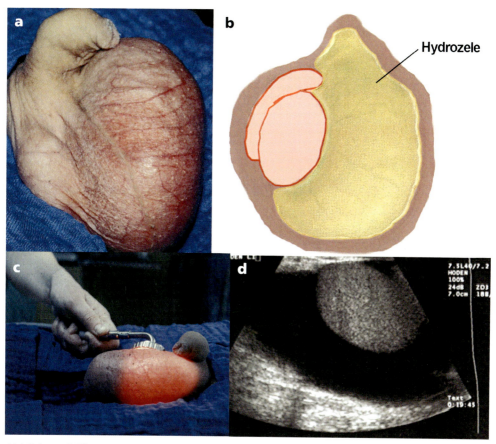

Abbildung 5-20:
a) Ausgedehnte Hydrozele (links)
b) Hydrozelenbildung (Schematisch)
c) Diaphanoskopie des Skrotums (Darstellung der Hydrozele)
d) Sonografie des Skrotums (Darstellung der Hydrozele)

Die Hydrozelektomie erfolgte im vorliegenden Fall in der Methode nach Bergmann mit Resektion der äußeren Hodenhüllen (Abbildung 5-21).
Eine Drainage zur Ableitung von Sekret bzw. sich eventuell noch ausbildenden Blutungen wurde nicht eingelegt.
Bei der ambulanten Untersuchung durch den niedergelassenen Urologen,

Gutachten V-9

waren die Wundverhältnisse 10 Tage nach der Operation unauffällig. Es wird aber noch eine Schwellung beschrieben. 3 Wochen nach der Operation stellte sich der Patient mit erheblichen Beschwerden im Bereich des rechtsseitigen Skrotums (Hodensack) in der urologischen Abteilung vor. Eine Nachoperation einen Tag später war erforderlich. Dabei wurden ein Hämatom (Blutgerinnsel) sowie ein Abszess (begrenzte Eiteransammlung) aus dem Hodensack entleert. Es wurde jetzt eine Drainage eingelegt und eine so genannte Sekundärnaht gelegt, d. h. die Wundränder wurden nur adaptiert. An diese Nachoperation schloss sich eine längere Periode (ca. 8 Wochen) zunächst stationärer, dann ambulanter Nachbetreuung an. Zur Behandlung der sekundären Wundheilung wurden Spülungen mit desinfizierenden Lösungen, Betaisodona® (Povidon-Iod) und Rivanol, durchgeführt. Der Verlauf war dem Krankheitsbild entsprechend deutlich verzögert.

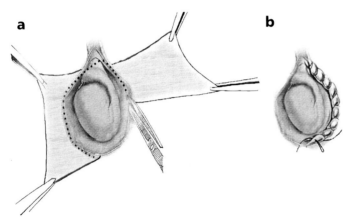

Abbildung 5-21: Hydrozelektomie nach Bergmann: Eröffnung der Hydrozele, Resektion der äußeren Hodenhüllen und fortlaufende Naht der Schnittränder

Festzustellen ist, dass es infolge der zur Spülung angewandten Mittel zu Reizzuständen der Haut kam. Ein Hautarzt wurde zur Behandlung hinzugezogen. Als Überbleibsel der Hydrozelektomie mit Nachresektion und sekundärer Wundheilung blieb eine Testalgie, d. h. Schmerzen im rechten Skrotalbereich, die den Patienten u. a. am Benutzen eines Fahrrads hindern.

Gutachterliche Stellungnahme

Gutachterlich ist festzuhalten, dass die Hydrozelektomie indiziert war. Bei der verwendeten Operationsmethode handelt es sich um ein anerkanntes Verfahren, dass bei dem Patienten sachgerecht durchgeführt wurde. Eine Drainage wurde intraoperativ nicht eingelegt. Bei dem Patienten kam es postoperativ zur Ausbildung eines Hämatoms und zur Ausbildung einer eitrigen

Entzündung mit Abszessbildung. Die mikrobiologische Untersuchung des Abstrichs ergab E. coli.

Ursächlich für die Komplikationen nach der Hydrozelektomie sind einmal die trotz sorgfältiger Blutstillung anhaltende Sickerblutung in die große, durch die längere Zeit bestehende Flüssigkeitsansammlung bedingte Exkavation und als weiterer Faktor eine bakterielle Wundinfektion.

Nach Eingriffen am Skrotum (Hydrozelektomie, Vasoresektion bzw. Orchidopexien) können in bis zu 5 bis 6 % eitrige bakterielle Wundinfektionen auftreten. Die Ursache dafür liegt darin, dass die Haut des Skrotalbereichs aufgrund der besonderen Beschaffenheit (Faltenbildung) und dem Bestehen einer feuchten Kammer im Bereich zwischen dem Skrotum und dem Oberschenkel ein für die bakterielle Ansiedelung günstiges Milieu darstellt. Trotz sorgfältiger präoperativer Hautdesinfektion kann es aus diesen Gründen in dem genannten Prozentsatz zu Wundheilungsstörungen kommen [Bichler 2004].

Für die gutachterliche Bewertung sind **folgende Faktoren** zu analysieren: Ausgehend von der immer drohenden Gefahr einer Nachblutung bzw. Sekretansammlung im Skrotum und der dadurch erhöhten Infektionsgefahr empfiehlt es sich aufgrund jahrzehntelanger Erfahrung bei der Operation einer Hydrozele mit Resektion der Hodenhüllen, eine von dem Hautschnitt entfernt, separat ausgeführte Wunddrainage durch den unteren Skrotalpol zu legen.

Das Fehlen der Drainage des Skrotalanteils nach der Hydrozelektomie hat die Ausbildung eines Hämatoms im vorliegenden Fall begünstigt. Insofern besteht ein Zusammenhang zwischen der nicht erfolgten Drainagelegung und den sich anschließend entwickelnden Komplikationen bis hin zur andauernden Testalgie (Hodenschmerzen) bzw. Einschränkung der Sportfähigkeit und damit der Rehabilitationsmaßnahme bei Zustand nach Herzinfarkt.

Die Empfehlung bei derartigen Operationen eine Drainage zu verwenden, findet sich in der Literatur: Mayor und Zingg formulieren in ihrem Lehrbuch von 1990 dazu: „Eine peinlich genaue Blutstillung ist im gesamten Skrotumbereich sehr wichtig, da auch kleine Blutungen mangels Gegendruck des Gewebes nicht zum Stehen kommen und größere Hämatome hervorrufen können. Auch aus diesem Grunde muss die skrotale Wundhöhle **unbedingt** am tiefsten Punkt für einige Tage drainiert werden."

Hier ist auch der großen Erfahrung eines der renommiertesten urologischen Operateure unseres Sprachraums, nämlich H. Böminghaus zu folgen, der in seinem Buch „Urologie" (Bd. II) schreibt: „Eine Drainage der Skrotalhöhle am tiefsten Punkt für die Dauer von 2-3 Tagen ist **unbedingt** ratsam, da es sonst, trotz sorgfältigster Blutstillung, zu unliebsamen Skrotalhämatomen kommen kann."

Dass es auch in einem Teil der amerikanischen Fachliteratur ähnliche Ansichten gibt, zeigen die Hinweise in dem von K. M. Bauer übersetzten Buch von Flocks und Culp „Urologische Operationslehre". Hier heißt es: „Nach sorgfältiger Blutstillung wird eine kleine Drainage in den tiefsten Teil der Inzisionsstelle eingelegt". Auch B. Brendler und P. Gearhart schreiben in dem Buch „Urologic complications", herausgegeben von F. Marschall zur

Gutachten V-9

Hydrozelektomie: „Following hydrocelectomy, there is usually considerable seepage of fluid into the scrotal cavity. Therefore, it is best to leave a drain brought out through a seperate stab incision in the base of the scrotum for 24 to 48 hours."

Andererseits ist aber anzumerken, dass, überwiegend im neueren angelsächsischen Schrifttum, bei der Hydrozelektomie auf die Einlage einer Drainage verzichtet wird, bzw. nur unter „bestimmten Umständen" dazu geraten wird: „After either type of repair has been carried out, drains are not usually necessary. However, if hemostasis is difficult to attain, a Penrose drain [spezieller Drainagekatheter] should be placed and brought out through a separate stab incision in the inferior aspect of the scrotum" [Yohannes].

Durch den Einfluss der insbesondere in Amerika propagierten so genannten „Fast-Track"-Chirugie, also beispielsweise Verzicht auf Drainagen, hat man sich in Deutschland in den letzten Jahren dieser Denk- und Vorgehensweise angeschlossen und die Mahnungen früherer hocherfahrener Operateure, wie Mayor/Zingg, Boeminghaus und anderer, vernachlässigt.

So wird beispielsweise formuliert: „Falls notwendig transskrotale oder inguinoskrotale Drainage einlegen", wobei die Definition der Notwendigkeit ausbleibt [Hauri, Jaeger].

Auf die Ansicht im neueren Schrifttum, im Allgemeinen auf eine Drainage zu verzichten, hat sich der beklagte Operateur auch berufen und das sich entwickelnde Hämatom bzw. die Abszedierung als nicht immer vermeidbare, systemimmanente Komplikation bezeichnet. Dagegen wird aber übereinstimmend in der Literatur auf die drohende Komplikation eines Hämatoms, Abszesses bzw. einer Sekretansammlung hingewiesen und eine sorgfältige Blutstillung angemahnt bzw. falls nicht durchsetzbar die Anlage einer Drainage. Immerhin kommt es nach McCullough in 22 % zu einem Hämatom. Hier wird zum Ausdruck gebracht, dass üblicherweise ein erhebliches Nachsickern von Flüssigkeit (Sekret und Blut) in die Skrotalhöhle nach Hydrozelektomie eintreten kann.

Das **Gutachten wirft damit eine Problematik** auf, die sich aus den unterschiedlichen Vorgehensweisen bei Operationen bzw. der flankierenden Literatur auftut, hier am Beispiel der Wunddrainage. Während im modernen angelsächsischen und im Gefolge auch des deutschen Schrifttums auf entsprechende Drainagen nach Möglichkeit verzichtet wird, waren die Ableitungen in der Zeit davor „conditio sine qua non". Die heute vornehmlich im angelsächsischen Schrifttum propagierte „Fast-Track"-Chirurgie verzichtet weitgehend auf Wunddrainagen, vor allem mit der Begründung, dass durch die Schläuche die Gefahr der Wundinfektion gegeben wäre [Flöhl]. Auch spielen hier andere, rein praktische Überlegungen eine Rolle: Die heute stark propagierte, ambulante Behandlung mit ihrer großzügig gehandhabten ambulanten Überwachung lässt Drainagen als hinderlich erscheinen.

Nicht wegdiskutierbar ist aber bei Operationen am Skrotum die Gefahr der Nachblutung z. B. bei Hydrozelen mit der über längere Zeit bestandenen Dehnung des Skrotums. Auch die beim ältern Menschen oft bestehende Gefäßsklerose ist blutungsfördernd trotz sorgfältigster intraoperativer Blutstillung mit modernem Gerät (Koagulationspinzetten). Im Begutachtungsfall handelte es sich um einen 74-jährigen.

Der sich ergebende Zwiespalt mit der rationalen Überlegung, dass eine drohende Blutansammlung einer Ableitung bedarf einerseits und der andererseits vereinfachenden Haltung ohne Drainage auszukommen, bereitet Schwierigkeiten bei der Entscheidung: fehlerhaft oder nicht? Tritt ein Hämatom auf und das kann sich in 20 bis 30 % auch bei penibler Blutstillung entwickeln, stellt sich die Frage nach entsprechenden Vorbeugungsmaßnahmen, denn Blutstillung allein reicht offenbar nicht immer. Bei dieser Literatursituation einerseits und rational erkennbarer Gefahr andererseits ist die Entscheidung für das Gericht schwierig. Da solche Situationen auch in anderem Zusammenhang auftreten, ergibt sich hier eine interessante Diskussion zwischen Medizin und Rechtsprechung.

Zusammenfassend ist gutachterlich festzustellen, dass aufgrund der drohenden Nachblutung im Anschluss an eine Hydrozelektomie mit ausgedehnter Resektion der Hodenhüllen die Einlage einer Drainage zur Ableitung eventuellen Sekrets und Blutung angezeigt ist. Dies um so mehr, da der hier betroffene Patient zum Zeitpunkt der Operation immerhin im 74. Lebensjahr war und damit von einer mehr oder weniger bestehenden Gefäßsklerose auszugehen war, die erfahrungsgemäß immer wieder zu Nachblutungssituationen führen kann.

Der bei dem Patienten verzögerte postoperative Verlauf mit sekundärer Wundheilung und Therapiefolgeerscheinungen, d. h. Hautallergien durch die Spüllösungen, steht im Zusammenhang mit dem entstandenen Skrotalhämatom und der Eiterung. Auch die von dem Patienten geklagten Hodenschmerzen (Testalgien), insbesondere beim Radfahren, müssen auf die verzögerte Wundheilung und entsprechende Narbenbildung zurückgeführt werden.

Wenn auch in neuerer Zeit, wie aufgezeigt, häufig auf eine Drainage verzichtet wird und man einschränkend bedenken muss, dass es auch ohne Nachblutung zu Infekten im Skrotalbereich kommen kann, so ist doch das Unterlassen einer entsprechenden Drainage, zumindest als vorbeugende Maßnahme nach Hydrozelektomie zumindest als fehlerhaft (leicht) anzusehen.

Literatur

Bichler, K.-H.: „Das urologische Gutachten", Springer, Berlin, 2004

Böhminghaus, H.: „Urologie II", Hydrozele, Banaschewski, München, S. 208-212, 1970

Brendler, B. und Gearhart, P.: „Complications of Penile and Scrotal Surgery and Outpatient Urologic Procedures", in: Marshall, F.: „Urologic complications", Mosby, St. Louis, 1990

Gutachten V-9

Flocks, R.H.; Culp, B.A.: „Bauer KM: Urologische Operationslehre", Schattauer, Stuttgart, 1969

Flöhl, R.: „Schmerzbekämpfung rückt in den Mittelpunkt", FAZ Nr. 8, S. N2, 2007

Hauri, D.; Jaeger, P.: „Checkliste Urologie", Thieme, Stuttgart, 2001

Mayor, G.; Zingg E.J.: „Urologische Operationen. Atlas zur Indikation, Technik, Nachbehandlung", Thieme, Stuttgart, 1990

McCullough, A.R.: „Complications of Surgery of the Scrotum, Testis and Vas Deferens", in: Taneja, S.S. et al.: „Complications of Urological Surgery", Saunders, Philadelphia, 2001

Yohannes Th.; Harty, J.: „Hydrocele and Spermatocele", in: Glenns, J.F.: „Urologic Surgery", Lippincott-Raven, Philadelphia, 1998

Hydrozelenoperationen werden vom Zugang her von **inguinal** (Leiste) bzw. **skrotal** (Hodensack) ausgeführt.

Nach **Vorgehen von der Leiste** können **Hodenluxationen** als Komplikation auftreten. Die Pexie des Hodens ist deshalb bei diesem Zugang zu bedenken.

Im Gutachtenbeispiel **Urol. G. 20-4, S. 304** war nach inguinaler Schnittführung und entsprechender operativer Versorgung der Hydrozele der Hoden in die Leistenregion hoch gerutscht. Der Hoden war daraufhin im Bereich des äußeren Leistenringes zu tasten und bereitete Schmerzen. Da präoperativ bekannt war, dass der Hoden teilweise in die Leistenregion hochwanderte, wäre hier eine Pexie intraoperativ angebracht gewesen.

Auch das Beispiel eines 7 Jahre alten Jungen ist in diesem Zusammenhing zu erwähnen (**Urol. G. 20-5, S. 304**). Bei ihm war eine **Hydrozele von inguinal her operiert** worden. Postoperativ glitt der Hoden in den Leistenkanal und war im Skrotum nicht mehr tastbar. Daraufhin erfolgte eine operative Freilegung ohne Eröffnung des Leistenkanals, bei der der Hoden nicht mehr festgestellt werden konnte.

Die folgende gerichtliche Auseinandersetzung machte eine gutachterliche Untersuchung erforderlich. Dabei ergab sich für uns der Verdacht auf einen Leistenhoden. Ein hodenähnliches Gebilde ließ sich bei der bimanuellen Palpation im Leistenkanal tasten. Wir schlugen den Eltern eine erneute Operation vor. Nach Eröffnung des Leistenkanals fand sich ein atrophischer Hoden, der nach Funikolyse in der Methode nach Shoemaker ins Skrotum verlagert wurde. Auch in diesem Falle war die fehlende Hodenpexie fehlerhaft und beinahe Anlass zum Funktionsverlust (Samenproduktion) des Hodens.

5. Operation von Varikozelen

Die **operative Versorgung von Varikozelen**, den erweiterten Venen des Plexus pampiniformis (s. Abb.5-19 a, b). kann Komplikationen bereiten, wie im Gutachtenbeispiel mit einer arteriellen Gefäßverletzung (A. iliaca externa). Arztrechtlich war es hier zu Vorwürfen gekommen. Es handelt sich um eine Anfängeroperation, d. h. der Operateur war ein Assistenzarzt, der im Rahmen seiner Weiterbildung zum Facharzt unter Anleitung eines erfahrenen Operateurs tätig war.

Rechtsanwaltlich wurde außerdem beklagt, dass für die Versorgung der Gefäßverletzung ein entsprechend chirurgisch ausgebildeter Fachmann hinzugezogen hätte werden müssen.

Gutachten V-10

Gutachtenproblematik: Verletzung der Arteria iliaca externa bei laparoskopischer Varikozelektomie, gefäßchirurgische Nachoperation wegen lanstreckiger Stenose der Arterie.

Patient: 21 Jahre
Auftraggeber: Gericht
Vorwurf des Patienten: Fehlerhafte laparoskopische Varikozelektomie links mit nachfolgender Verletzung der Beinarterie (Arteria iliaca externa), nachfolgende Schmerzattacken im Bein, gefäßchirurgische Nachoperation notwendig.

Gutachterliche Entscheidung: Kein Behandlungsfehler festgestellt.
Ergebnis (Gericht): Kein Behandlungsfehler, Verfahren wurde eingestellt.

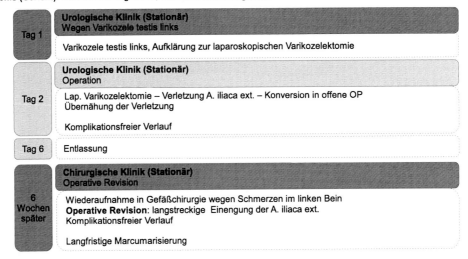

Beurteilung

Krankheitsverlauf

Nach entsprechender Vorbereitung wurde bei dem Patienten die laparoskopische Varikozelenresektion durchgeführt. Hierbei kam es durch monopolare Koagulation zu einer Verletzung der A. iliaca externa, sodass folgerichtig die Operation zur Blutstillung in ein offen operatives Verfahren konvertiert wurde. Die Blutungskontrolle ist nach den vorliegenden Unterlagen zügig hergestellt worden. Die Arterie wurde mit zwei Stichen übernäht. Aufgrund der stattgehabten Blutung mussten keine Erythrozytenkonzentrate verabreicht werden. Am 6. postoperativen Tag wurde der Patient aus der stationären Behandlung entlassen. Sonografisch bestand zu diesem Zeitpunkt noch eine Flüssigkeitsansammlung im linken Unterbauch, entsprechend einem postoperativen Hämatom, dass einer Kontrolle durch den Hausarzt zugeführt werden sollte.

Nach sechs Wochen erfolgte eine Wiederaufnahme in der gefäßchirurgischen Abteilung wegen Schmerzen im linken Bein. Eine Reoperation wegen Stenose der A. iliaca externa war notwendig.

Gutachten V-10

Gutachterliche Stellungnahme
Bei dem Patienten war eine laparoskopische Durchtrennung der Testikularvenen wegen Varikozelenbildung durchgeführt worden (Abbildung 5-4 a, b, 5-19 a, b) Nach Abschluss diese Maßnahme wurde eine Koagulation im Wundgebiet vorgenommen und dabei eine Verletzung der A. iliaca externa gesetzt (Abbildung 5-22). Die Blutung wurde nach Konversion, d. h. durch einen offen operativen Zugang, von dem erfahrenen, assistierenden Facharzt beherrscht.

Wochen nach der Varikozelenoperation war eine gefäßchirurgische Revisionsoperation wegen Stenose der A. iliaca externa im Operationsgebiet notwendig.

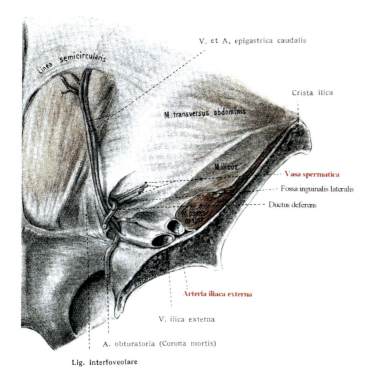

Abbildung 5-22: Blick auf die ventrale Bauchwand. Rechtsseitig Fossa inguinalis lateralis mit Vasa spermatica. Die Abbildung lässt die Nähe der Arteria iliaca externa zum Eingang des Leistenkanals und zu den Vasa spermatica erkennen (mod. aus Rauber-Kopsch, 1952)

Eine OP-Einwilligung zur laparoskopischen Varikozelenunterbindung links hat vorgelegen, es finden sich jedoch keinerlei handschriftliche Einträge, die auf eine persönliche Beratung des Patienten hinweisen. Es handelt sich bei dieser Aufklärung um einen Standard-Vordruck (Klinik eigen), der jedoch alle wesentlichen Komplikationen beinhaltet. In wie weit dieses der Aufklärungspflicht Genüge tut, muss der Entscheidung des Gerichts vorbehalten bleiben.

Gutachten V-10

Zu der Aufklärung gehört auch die Nennung alternativer Methoden (offen operativ bzw. Verödung). Es fehlt jedoch jeder Hinweis auf die Erwähnung dieser insbesondere in der Varikozelentherapie vielfältigen alternativen OP-Verfahren.
Zum Verständnis des Operationsablaufs bzw. der Anatomie und Technik folgen nun zunächst einige Ausführungen.

Bei der laparoskopischen Varikozelektomie wird der Bauchraum kameratechnisch inspiziert und der innere Eingang zum Leistenkanal aufgesucht (Abbildung 5-4 a, b) Die Pulsation der A. iliaca externa hinter dem Retroperitoneum ist erkennbar. Es besteht eine Nachbarschaft des Arterienverlaufs zum Eingang des Leistenkanals (Abbildung 5-22). Die Venae testicularis kreuzen die A. iliaca externa. Nach Indentifikation der Testikularvenen, des Ductus deferens und der pulsierenden Arterie werden die Venen durchtrennt. Dazu wird das Retroperitoneum über den Venen angehoben, durchtrennt und dann die Gefäße untertunnelt sowie durchtrennt. Durch die Pulsation der Arterie ist ihre Identifizierung in der Regel möglich.

Im Begutachtungsfall stellen sich folgende Fragen:

1. *War die Koagulation in der Nähe der Arteria iliaca externa im Rahmen der Varikozelenoperation sachgerecht oder war hier die notwendige Sorgfalt außer Acht gelassen worden?*

Der entsprechende OP-Bericht ist insbesondere in Hinblick auf die Verletzung der A. iliaca externa sehr dürftig. Nach Beendigung der OP vor Ort, d. h. nach Durchtrennung der Venae testiculares, wurde koaguliert. Was und weshalb koaguliert wurde, ist aus dem OP Bericht nicht zu entnehmen. Durch diese Koagulation wurde die A. iliaca externa verletzt. Erst nachdem die entscheidende Phase der Operation beendet war und damit eigentlich die anatomischen Verhältnisse klar waren, ist es zu dem Koagulationsschaden der Arterie gekommen. Die Verletzung der A. iliaca externa ist bei diesem Eingriff ausgesprochen selten. Festzuhalten bleibt hier allerdings, dass trotz sorgfältigem Operieren ein solcher Koagulationsschaden auftreten kann. Hierin kann ein Verstoß gegen die Sorgfaltspflicht nicht erkannt werden.

2. *War der Operateur von seiner Ausbildung her in der Lage, den Eingriff durchzuführen?*

Hierzu ist zunächst auszuführen, dass der Gutachter den Eindruck gewinnt, dass die Rahmenbedingungen für eine Anfängeroperation eingehalten wurden, d. h. der Operateur hat unter Überwachung des assistierenden Facharztes für Urologie agiert. Damit war die Grundbedingung für eine Anfängeroperation erfüllt.
„Hierbei ist bei jedem Eingriff der Standard eines erfahrenen Facharztes zu gewährleisten. Ein noch nicht ausreichend ausgebildeter Assistenzarzt darf

eigenverantwortlich keine Operation ausführen. Bei der Operation durch einen Anfänger muss die Überwachung des Eingriffs durch einen aufsichtführenden Facharzt gewährleistet sein" [Kern 2004].

Die weiterbildende Klinik hat eine hohe Verantwortung im Prozess der Heranbildung junger Operateure. Diese Weiterbildung spielt sich in mehreren Schritten ab: Zunächst theoretisches Erlernen der Operationsmethode, Training an entsprechenden Übungsgeräten (Pelvi-Trainer). Danach bzw. gleichzeitig eine ausreichende Zahl von Operationen, bei denen der Weiterzubildende dem erfahrenen Operateur (Chef- bzw. Oberarzt) assistiert. Es liegt dann in der Entscheidung der verantwortlichen Ärzte der Klinik den Weiterzubildenden erstmalig als Operateur einzusetzen.

Im Begutachtungsfalle kann unterstellt werden, dass in der Klinik so verfahren wurde. Intraoperativ kam es dann, wie auch immer, zum thermischen Schaden durch Koagulation. Derartige Zwischenfälle können auch trotz hinlänglicher Sorgfalt auftreten.
Wenn im Begutachtungsfall der verantwortliche Oberarzt oder Chefarzt der Meinung war, dass der auszubildende Arzt von seinem Ausbildungsstand her in der Lage sein müsste diese Operation unter entsprechender Aufsicht durchzuführen, dann muss dieses so hingenommen werden.

3. Hat der assistierende Facharzt für Urologie seine Aufsichtspflicht ausreichend wahrgenommen?

Erschwerend für die Begutachtung ist, dass sich die genauen Abläufe nicht aus dem OP-Bericht entnehmen lassen.
Eine Verletzung der A. iliaca externa ist bei diesem Eingriff eine Rarität. In den vorliegenden Standard-Lehrbüchern der laparoskopischen Operationen ist sie nicht beschrieben [Fabrizio 2000]. Damit sollte ein solcher Verletzungsmechanismus dezidiert im OP-Bericht geschildert werden. Wenn dieses nicht geschieht, muss unterstellt werden, dass sich der Operateur und damit der kontrollierende, verantwortliche Oberarzt nicht über die Tragweite einer solchen außergewöhnlichen Komplikation im Klaren waren.
Gemäß OP-Bericht ist es durch eine Koagulation in diesem Bereich zur Verletzung des Gefäßes gekommen. Ob nach einer solchen Verletzung die sofortige Konversion in ein offen chirurgisches Verfahren erforderlich ist, muss jeweils der Operateur entscheiden. In diesem Moment hatte der Oberarzt die weitere OP übernommen. Es ist das übliche Verfahren bei einer Komplikation im Rahmen einer so genannten Anfänger-Operation.

Zum weiteren Vorgehen gibt es prinzipiell zwei Möglichkeiten: Aufgrund des hohen intraabdominellen Drucks unter laparoskopischen Bedingungen bluten kleinere arterielle Gefäßverletzungen nicht so stark wie bei normalem Druck. Aus diesem Grunde reicht es häufig, wenn laparoskopisch ein entsprechender Tupfer auf das „Loch" in der Arterienwand gepresst wird, für einen Zeitraum von 3 – 5 Minuten. Kleinere Gefäßverletzungen stehen dann häufig von selbst.

Gutachten V-10

Dann kann möglicherweise eine solche Blutung auch überklebt oder laparoskopisch übernäht werden. Wenn dieses, wie im vorliegenden Falle, nach entsprechender oberärztlicher Einschätzung nicht Erfolg versprechend erscheint, bleibt als Alternative nur die Konversion, d. h. die Umwandlung der laparoskopischen in die offene OP-Technik. Im Rahmen dieser offenen Operation muss dann das entsprechende Gefäß aufgesucht und über eine gewisse Strecke freipräpariert werden. Je nach Art der Verletzung wird dann das Gefäß versorgt. Bei kleineren Verletzungen reichen in der Regel sog. Übernähungen mittels durchgreifender Gefäßnaht. Diese sollten quer zum Gefäß verlaufen, um eine Stenosierung zu verhindern bei gleichzeitiger „Blutdichtheit" der Naht. Welche Nahttechnik hier im Einzelnen anzuwenden ist, ergibt sich nach der Erfahrung des Operateurs und der Größe und der Lage der Verletzung. Entscheidend ist, dass durch die Naht eine Einengung des Gefäßes vermieden wird.
Die Übernähung mittels bspw. Biosyn 4 x 0 ist das richtige Vorgehen. Hier kommt es allerdings auf die Nahtrichtung an, um eine Gefäßeinengung zu vermeiden.

Im Begutachtungsfall hatte der assistierende Oberarzt nach Eintritt der Gefäßverletzung die Operation übernommen und sich für die **Konversion** entschieden. Auch bei sorgfältiger Assistenz durch einen qualifizierten Operateur kann es zu derartigen Gefäßverletzungen durch einen Anfänger kommen. Der Gutachter hat hier nicht den Eindruck gewonnen, dass der verantwortlich assistierende Oberarzt einen Sorgfaltsfehler begangen hat, da er die Gefäßverletzung nicht verhinderte.

4. *War der aufsichtführende Facharzt qualifiziert, die Versorgung der eingetretenen Arterienverletzung sachgerecht auszuführen?*

Zur Frage inwieweit er in der Lage war, die Gefäßverletzung zu beherrschen, ist auszuführen:
Alle wesentlichen Komplikationen, die im Gefolge einer Operation entstehen, sollte der Operateur auch beherrschen. Dieses beinhaltet, je nach Qualität der Ausbildung, natürlich auch die Übernähung von beispielsweise verletztem Darm, Blutgefäßen und ähnlichem. Lediglich bei hochspezialisierten Komplikationen, wie beispielsweise einer Nervendurchtrennung mit der Notwendigkeit einer mikrochirurgischen Naht sollte die entsprechende Fachdisziplin eingebunden werden.
Zwar klärt der OP-Bericht nicht über eventuelle Schwierigkeiten bei der Gefäßversorgung auf. Dem Operateur kann jedoch die Qualifikation zu einer Gefäßversorgung im Rahmen einer urologischen Operation deshalb nicht abgesprochen werden. Insofern stellt der Gutachter fest, dass der Beklagte als Facharzt für Urologie sehr wohl qualifiziert gewesen ist, die Verletzung der A. iliaca externa zu versorgen.
Die Verletzung von Blutgefäßen gehört speziell im Bereich der offenen OP-Techniken nicht gerade zu den seltenen Komplikationen. In aller Regel beherrscht der Operateur eine solche Verletzung aus seiner Erfahrung und seiner Ausbildung heraus. Insofern sieht auch der Gutachter nicht, dass die Gefäßversorgung nicht durch den operierenden Urologen erfolgen soll. Wenn

im Bereich dieser Verletzung jedoch Besonderheiten aufgetreten wären, dann wäre die Hinzuziehung eines Gefäßchirurgen empfehlenswert gewesen. Leider gibt der auch in dieser Hinsicht sehr dürftige OP-Bericht keine Hinweise darauf, wie ausgedehnt die Verletzung der A. iliaca externa war (beispielsweise in Zentimetern), ob hier mittels der Durchstichnähte alle Schichten gegriffen wurden oder eine einstülpende Nahttechnik angewendet wurde, in welcher Richtung vernäht wurde etc.

Da sich **postoperativ erhebliche Schmerzattacken** im betroffenen Bein einstellten, die eine gefäßchirurgische Revisionsoperation wegen Stenose der A. iliaca externa notwendig machten, erhebt sich die Frage, ob postoperativ nach der laparoskopischen Operation und der dabei durchgeführten Gefäßnaht eine Kontrolle der Durchblutungssituation erforderlich gewesen wäre. Dass die Notwendigkeit einer solchen Überprüfung bestanden hätte, ergibt sich aus dem später durch die Gefäßchirurgen erstellten OP-Bericht, in dem es heißt: „Es zeigt sich bei der Freilegung der Arterie, dass diese außerordentlich mühevoll ist, über eine Strecke von 5-6 cm ist die Arteria iliaca narbig eingemauert, auch verbacken mit der Umgebung einschließlich mit der Vena iliaca externa. [...] Nachzutragen bleibt noch, dass aus dem verletzten, arteriellen Stromgebiet, altes, thrombotisches Material geborgen wurde. Der Versuch, durch das Gefäß mit dem Fogarty-Katheter durchzukommen, misslingt, es handelt sich somit um einen kompletten Verschluss [...]"

Derartige Komplikationen können in der Gefäßchirurgie allerdings auftreten und sprechen nicht gegen die in dem zu begutachtenden Falle vorgenommene Versorgung. Wünschenswert wäre es allerdings gewesen, die Durchgängigkeit des mit Naht versorgten Gefäßes zu prüfen (Angiodynografie, Röntgenkontrastdarstellung) und eventuell den Befund durch einen Gefäßchirurgen überprüfen zulassen.

Zusammengefasst ist für diesen Fragenkomplex auszuführen: Nach Auffassung des Gutachters hat der assistierende Facharzt seine Aufsichtspflicht bei der Anfängeroperation wahrgenommen. Die Versorgung des verletzten Gefäßes nach Konversion entspricht den Regeln der Kunst. Komplikationen nach Gefäßnähten wie Stenosierung und Thrombosebildung können auch bei sorgfältigem Operieren auftreten. Wenn auch der entsprechende Operationsbericht ungenügende Informationen bietet, so kann aus der klinischen Erfahrung des Gutachters das operative Vorgehen des beklagten Operateurs nachvollzogen und als hinreichend sorgfältig und sachgerecht bezeichnet werden.

Abschließende Gutachterliche Bewertung

Es bleibt unklar, warum die große und deutlich pulsierende Arteria iliaca externa bei der laparoskopischen Orientierung zu Beginn der Operation nicht identifiziert und diese Region im weiteren Verlauf der Operation nicht beachtet wurde. Bei den weiteren operativen Manipulationen zur Unterbin-

Gutachten V-10

dung der Vena testicularis (Ziel der Varikozelenoperation) wurde dann bei der Blutstillung ein thermischer Schaden der A. iliaca externa gesetzt. Methoden der laparoskopischen Blutstillung wurden danach nicht versucht. Die Entscheidung des assistierenden Oberarztes zur Konversion war dann aber richtig und führte zum Verschluss der Gefäßverletzung. Wegen der Kürze des OP-Berichts ist der genaue Ablauf der Schadensetzung nicht zu beurteilen. Der Gutachter stellt fest, dass eine Verletzung der Sorgfaltspflicht von Seiten des assistierenden Oberarztes nicht vorliegt. Ebensowenig sieht er Einschränkungen hinsichtlich der Tatsache, dass der Assistent unter Anleitung eines qualifizierten Operateurs diese laparoskopische Varikozelektomie durchgeführt hat. Eine Verletzung der Aufsichtspflicht sieht der Gutachter ebenfalls nicht. Die Komplikation ist sehr selten, wurde aber sachgerecht von dem verantwortlichen Oberarzt beherrscht. Die Versorgung einer Blutung aus einem größeren Blutgefäß kann jeder qualifizierte Operateur fachgerecht versorgen, unabhängig von der operativen Disziplin.

Gutachterlich kann letztlich **kein** Behandlungsfehler festgestellt werden, wenn auch die intraoperative Komplikation der Gefäßverletzung mit der nachfolgend notwendigen Revisionsoperation für den Patienten eine erhebliche Belastung darstellte.

Literatur

Kern, B.-R.; Bichler, K.-H.: „Das urologische Fachgutachten im Arztrecht – juristische Aspekte", in: Bichler, K.-H.: „Das urologische Gutachten", Springer, Berlin, 2004

Fabrizio, M.; Kavoussi, L.: „Urologic Laparoscopic Surgery", in: „Urologic Clinic of North America", 8:2, Saunders, 2000

Die im Gutachtenbeispiel V-10 aufgezeigte Problematik der **Mitverletzung anderer Organe** (hier Arterie) als **Komplikation bei urologischen Operationen** und der Frage bzw. der Notwendigkeit der Beteiligung weiterer Fachdisziplinen (Gefäß- bzw. Abdominalchirurgie, Gynäkologie) an der Bewältigung der Situation ist zu diskutieren. Insbesondere die Verletzung von Darmanteilen (Dünn- bzw. Dickdarm und Rektum), aber auch der Milz sind in diesem Zusammenhang zu nennen.

Gutachtenbeispiele aus unserer Sammlung mit entsprechendem Inhalt sind zu finden in **Urol. G. 22-11, 22-12, S. 360**. Hier handelt es sich um Mitverletzungen von Darmanteilen bei der Anlage eines suprapubischen Katheters. Eine Verletzung der Milz bei linksseitiger Nephrektomie erforderte die Mithilfe eines Abdominalchirurgen und war Ursache von Arzthaftpflichtstreitereien (s. Gutachten I-2).

Eine Verletzung des Rektums mit Fistelbildung trat bei der suprapubischen Prostatektomie (BPH) auf und machte allgemeinchirurgische Hilfe notwendig (**Urol.G. 19-10, S. 286**).

Bei einer Prostatastanzbiopsie (transrektal) kam es zu profunden Darmblutungen, die eine abdominalchirurgische Intervention erforderten (s. Gutachten IV-4). Ein nachträgliches, nicht mehr in die Sammlung aufgenommenes Gutachten beschäftigt sich mit der Frage nach der Beteiligung anderer Fachdisziplinen (Gefäßchirurgie) am Beispiel einer perkutanen Nephrolithopaxie: Bei einer 48 Jahre alten Frau kam es während des Eingriffs zu einer massiven Blutung aus dem Stichkanal. Diese Blutung wurde operativ versorgt. Im weiteren Verlauf erfolgte bei nicht ausreichender Blutstillung eine Embolisation, die einen ausgedehnten Niereninfarkt nach sich zog und zur Nephrektomie führte. In der gerichtlichen Auseinandersetzung ging es schwerpunktmäßig um den Vorwurf, dass der urologische Operateur einen Gefäßchirurgen hätte hinzuziehen müssen.

Gutachterlich ist dabei festzuhalten: Jeder Eingriff im Bereich der Niere kann mit einer Blutungskomplikation einhergehen. Speziell in der Urologie gehört die Nierenchirurgie jedoch zu den weitgehend standardisierten Eingriffen. Damit beherrscht ein fortgeschrittener Facharzt für Urologie (Oberarzt oder Chefarzt) natürlich auch das Management eines blutenden Gefäßes bei einer Nierenteilresektion oder einer Tumorenukleation. Bei diesen Eingriffen ist der Umgang mit parenchymatösen Blutungen erforderlich, weil es dabei zu nicht vermeidbaren Verletzungen von Blutgefäßen innerhalb der Niere kommt. Diese Blutungen werden im Regelfalle durch Umstechung oder Verklebung beherrscht [Wechsel et al. 1999; Siemer et al. 2006]. Eine ebenfalls mögliche Behandlung einer intrarenalen Blutungskomplikation ist die Laserverschweißung. Im Begutachtungsfalle war eine Embolisation des betreffenden Gefäßgebietes der Niere durch den Radiologen vorgenommen worden [s. auch Kapitel 18.7 in Bichler 2004].

Ein Gefäßchirurg ist dann hinzuziehen, wenn die Blutungskomplikation über das übliche Maß hinaus geht oder aber die OP-Planung Gefäßbereiche einbezieht, die die Mitarbeit eines Operateurs aus einem anderen Fachgebiet erfordern. Als Beispiel sei hier die radikale Nierenkarzinomchirurgie bei tief in die Vena cava bzw. bis in den Herzvorhof vordringenden Tumorzapfen erwähnt oder auch eine extendierte Lymphknotenentfernung bei metastasierendem Hodentumor, bei der sich prä- oder intraoperativ herausstellt, dass ein größeres Stück Venenwand (V. cava) entfernt werden muss (Abbildung 5-23). Für den prothetischen Ersatz sollte dann ein Gefäßchirurg hinzugezogen werden.

Zusammengefasst wird eine Blutungskomplikation an einem der urologischen Organe: Niere, Harnleiter, Blase, Prostata und äußeres Genitale, wie in der Kasuistik beschrieben, in der Regel allein vom Urologen ohne Hinzuziehung einer anderen Fachdisziplin beherrscht. Ein Behandlungsfehler war daher im vorliegenden Falle (V-10) nicht festzustellen.

Grundsätzlich ist zu Fehlervorwürfen bei **Mitverletzungen von Organen, die in den Kompetenzbereich anderer Disziplinen** gehören, festzuhalten:

Die Urologie ist ein organbezogenes Fach. Einen wesentlichen Anteil in dieser klinischen Disziplin machen operative Eingriffe aus. Im Rahmen der Facharztausbildung wird der Assistent nicht nur mit den technischen Abläufen einer Operation in definierten Schritten vertraut gemacht, sondern er lernt in diesem Zusammenhang auch die Notfallversorgung und das Komplikationsmanagement. Mit zunehmender operativer Erfahrung – Assistent, Altassistent, Facharzt, Funktionsoberarzt, Oberarzt, Chefarzt – wird die Beherrschung von Komplikationen professioneller. Aus diesem Grunde ist in der Weiterbildung bei jeder Operation ein erfahrener Kollege eingebunden, der das gesamte Szenarium beherrscht.

Literatur

Bichler, K.-H.; Kern, B.-R.: „Arztrechtliche Begutachtung von Erkrankungen und Verletzungen der Niere", in: Bichler, K.-H.: „Das urologische Gutachten", Springer, Berlin, 2004

Siemer, et al.: „Prospektiv randomisierte multizentrische Studie zur Effektivität von TachoSil als Hämostyptikum nach Nierenteilresektion", Der Urologe suppl. 1:107, 2006

Wechsel, H.W. et al. .: „Verwendung von TachoComb in der Nierenchirurgie", J DGPW 17: 63, 1999

V. Begutachtungen bei Erkrankungen der Hoden und Nebenhoden

6. Hodentumoren

Bei der Diagnostik bzw. Therapie von Hodentumoren kommt es zu Komplikationen und daraus abgeleiteten Vorwürfen fehlerhaften Verhaltens gegen die behandelnden Ärzte. Zur Klassifikation, Diagnostik und Therapie der Hodentumoren siehe auch Kapitel 6 in Teil D.

6.1 Diagnostik

Hodenbiopsien zum Ausschluss einer testikulären intraepithelialen Neoplasie können zu **Wundinfektionen** und letztlich über Abszedierung zum Verlust des Hoden führen. Dieses Ereignis ist umso gravierender nach Orchiektomie der Gegenseite wegen Hodentumor (**Urol. G. 20-9, S. 311**).

Die **Nichtbeachtung deutlich erhöhter Tumormarker** führte im Gutachtenfall erst nach Verzögerung zur klärenden Freilegung und Orchidektomie bei einem Hodenmischtumor. Die Marker waren anlässlich einer Hodenfreilegung unter der DD Hodentumor/Torsion abgenommen worden. Intraopertiv fand sich ein torquierter Hoden, der erhalten werden konnte. Im weiteren Verlauf wurden die hochpathologischen Marker aber nicht beachtet. Wochen später kam der Patient mit einem derben Hoden und Schmerzen erneut zur Aufnahme. Hier fand sich jetzt ein Hodenkarzinom.

Der Patient warf dem Urologen fehlerhaftes Verhalten bei der Erkennung und Behandlung des Hodentumors vor (**Urol. G. 20-13, S. 313**).

6.2 Therapie

Das **Konzept der Behandlung maligner Hodentumoren** umfasst je nach Stadium bzw. Tumorentität bestimmte Strategien. Diese Therapiekonzepte führen bei den auf den Hoden begrenzten Tumoren nahezu bei allen Arten zu einer fast 100%igen Heilungsrate. Die Behandlung umfasst abhängig von Stadium bzw. Tumorart Operation sowie Radio- bzw. Chemotherapie. Diese effizienten Verfahren weisen allerdings auch Komplikationen auf, die unter Umständen zu Arzthaftpflichtansprüchen führen.

Insbesondere die größeren Eingriffe zur **Lymphknotenentfernung (Lymphonodektomie)** können wegen ihrer Ausdehnung und Kompliziertheit Ursache verschiedener Folgeerscheinungen sein. Es handelt sich bei diesen Operationen um radikalchirurgische Maßnahmen im Retroperitonealraum. Operativ erfolgt die Lymphknotenentfernung entlang der großen Gefäße (Aorta und Vena cava) (Abbildung 5-23).

Auch bei sorgfältiger Handhabung kommt es hierbei immer wieder zu Verletzungen der Gefäße bzw. begleitenden Nerven. Am häufigsten sind Gefäßverletzungen und in ihrer Folge Nachblutungen, aber auch Ureterverletzungen, Darmalterationen, Wundinfekte und seltener Nervenverletzungen.

Eine **Traumatisierung von Ästen des Nervus femoralis** führte in der hier vorgestellten Kasuistik zu lang andauernden Funktionsstörungen des linken Beins. Ziel der Darstellung ist es, auf diese seltene Komplikation hinzuweisen und mögliche haftungsrechtliche Implikationen aufzuzeigen. Für die Praxis bleibt festzuhalten, dass in chirurgischen Fachgrenzgebieten, hier Urologie und Wirbelsäulen- bzw. Gefäßchirurgie, mit besonderer Sorgfalt und interdisziplinärer Fachkompetenz vorzugehen ist.

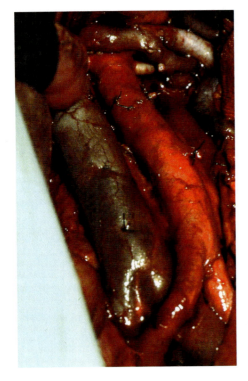

Abbildung 5-23: Retroperitonealer Operationssitus bei Lymphonodektomie
Darstellung der Vena cava (links) und Aorta nach Lymphknotenentfernung

Gutachten V-11

(unter Mitarbeit von Prof. Dr. med. J. Giehl, Tübingen)

Gutachtenproblematik: Lymphonodulektomie bei rechtsseitigem Hodentumor und Zustand nach Orchidektomie, postoperativ Schädung des Nervus femoralis mit Lähmungserscheinungen am linken Bein.

Patient: 41 Jahre
Auftraggeber: Landgericht
Vorwurf des Patienten: Bei der radikalen Lymphonodulektomie ist ein Behandlungsfehler in Form einer Läsion des Nervus femoralis links mit Gangstörungen aufgetreten.

Gutacherliche Entscheidung: Behandlungsfehler festgestellt.
Ergebnis: Außergerichtlicher Vergleich.

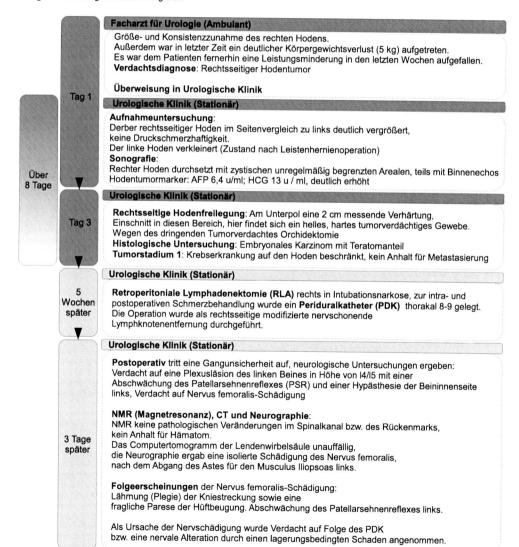

Tag 1

Facharzt für Urologie (Ambulant)
Größe- und Konsistenzzunahme des rechten Hodens.
Außerdem war in letzter Zeit ein deutlicher Körpergewichtsverlust (5 kg) aufgetreten.
Es war dem Patienten fernerhin eine Leistungsminderung in den letzten Wochen aufgefallen.
Verdachtsdiagnose: Rechtsseitiger Hodentumor

Überweisung in Urologische Klinik

Urologische Klinik (Stationär)
Aufnahmeuntersuchung:
Derber rechtsseitiger Hoden im Seitenvergleich zu links deutlich vergrößert,
keine Druckschmerzhaftigkeit.
Der linke Hoden verkleinert (Zustand nach Leistenhernienoperation)
Sonografie:
Rechter Hoden durchsetzt mit zystischen unregelmäßig begrenzten Arealen, teils mit Binnenechos
Hodentumormarker: AFP 6,4 u/ml; HCG 13 u / ml, deutlich erhöht

Über 8 Tage

Tag 3

Urologische Klinik (Stationär)
Rechtsseltige Hodenfreilegung: Am Unterpol eine 2 cm messende Verhärtung,
Einschnitt in diesen Bereich, hier findet sich ein helles, hartes tumorverdächtiges Gewebe.
Wegen des dringenden Tumorverdachtes Orchidektomie
Histologische Untersuchung: Embryonales Karzinom mit Teratomanteil
Tumorstadium 1: Krebserkrankung auf den Hoden beschränkt, kein Anhalt für Metastasierung

5 Wochen später

Urologische Klinik (Stationär)
Retroperitoniale Lymphadenektomie (RLA) rechts in Intubationsnarkose, zur intra- und postoperativen Schmerzbehandlung wurde ein **Periduralkatheter (PDK)** thorakal 8-9 gelegt.
Die Operation wurde als rechtsseitige modifizierte nervschonende Lymphknotenentfernung durchgeführt.

3 Tage später

Urologische Klinik (Stationär)
Postoperativ tritt eine Gangunsicherheit auf, neurologische Untersuchungen ergeben:
Verdacht auf eine Plexusläsion des linken Beines in Höhe von l4/l5 mit einer
Abschwächung des Patellarsehnenreflexes (PSR) und einer Hypästhesie der Beininnenseite
links, Verdacht auf Nervus femoralis-Schädigung

NMR (Magnetresonanz), CT und Neurographie:
NMR keine pathologischen Veränderungen im Spinalkanal bzw. des Rückenmarks,
kein Anhalt für Hämatom.
Das Computertomogram der Lendenwirbelsäule unauffällig,
die Neurographie ergab eine isolierte Schädigung des Nervus femoralis,
nach dem Abgang des Astes für den Musculus Iliopsoas links.

Folgeerscheinungen der Nervus femoralis-Schädigung:
Lähmung (Plegie) der Kniestreckung sowie eine
fragliche Parese der Hüftbeugung. Abschwächung des Patellarsehnenreflexes links.

Als Ursache der Nervschädigung wurde Verdacht auf Folge des PDK
bzw. eine nervale Alteration durch einen lagerungsbedingten Schaden angenommen.

Gutachten V-11

Weiterer Verlauf über 1 Monat

Reha-Klinik (Anschlussheilbehandlung)
Besserung der Veränderung des linken Beines. Es besteht aber Arbeitsunfähigkeit.

Beurteilung

Krankheitsverlauf

Der 41 Jahre alte Mann stellte eine Größen- und Konsistenzzunahme seines rechten Hodens fest, außerdem fiel ein Körpergewichtsverlust und Leistungsminderung auf. Von einem niedergelassenen Urologen wurde ein rechtsseitiger Hodentumor festgestellt und die Einweisung in eine entsprechende Fachklinik veranlasst. Hier wurde die Verdachtsdiagnose bestätigt und die Behandlung eingeleitet.

Nach Orchidektomie rechts und der histologischen Diagnose eines embryonalen Hodenkarzinom mit teratomatösen Anteilen im Stadium 1 (pT1,N0,M0), d. h. auf den Hoden begrenzter Tumor, wurde bei dem Patienten entsprechend dem Tumorstadium eine rechtsseitige retroperitoneale modifizierte, also nervsparende Lymphknotenentfernung durchgeführt.

Dabei wurde das Lymphgewebe (Knoten und Gefäße) über der Vena cava und über Teilen der Aorta (im Bereich zwischen der linken Nierenvene, bis zum Abgang der Arteria mesenterica inferior) entfernt (Krane). Die Lymphknoten wurden als makroskopisch unauffällig bezeichnet. Die histologische Untersuchung der Lymphknotenketten ergab keinen Anhalt für Metastasierung. Die Diagnose lautete Stadium 1 der Hodentumorerkrankung.

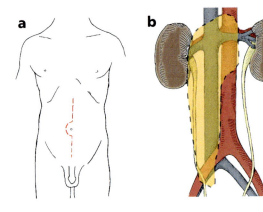

Abbildung 5-24:
a) Hautschnitt bei Lymphonodektomie
b) Operationsgebiet bei rechtsseitiger retroperitonealer modifizierter nervsparender Lymphonodektomie (Gelb markiert)

Operatives Vorgehen bei der Lymphknotenausräumung: Die Laparotomie erfolgte über einen Schnitt in der Mittellinie des Bauchs, und zwar von der Spitze des Brustbeins bis zum Schambein (Abbildung 5-24 a). Nach Eröffnung des Bauchfelds wurde das hintere Peritoneum in typischer Weise über die A. Iliaca communis und der Innenseite der Aorta bis auf die Höhe der linken Nierenvene durchtrennt und auf diese Weise das Retroperitoneum nach rechts und links bis zum linken Rand der Aorta frei präpariert (Abbildung 5-24 b).

Die Lymphknotenpakete im Bereich der Vena cava sowie im Raum zwischen der Aorta und der Vena cava wurden ausgeräumt (s. Abbildung 5-23).

Nach dem Eingriff wurde ein Periduralkatheter zwecks postoperativer Schmerzbehandlung eingelegt. Der unmittelbare postoperative Verlauf war unauffällig. Es zeigten sich aber bereits bei der Remobilisation des Patienten Gangbeschwerden mit Schwäche und Gefühlsstörung des linken Beines. Die neurologische Untersuchung ergab eine Schädigung des Plexus lumbalis mit konsekutiver Parese des Nervus femoralis, die sich in einer Schwäche der Hüftbeugung und der Kniestreckung sowie in Sensibilitätsstörungen an der linken Oberschenkelvorderseite und an der linken Unterschenkelvorderinnenseite (N. saphenus) manifestierte (Abbildung 5-25 a, b).

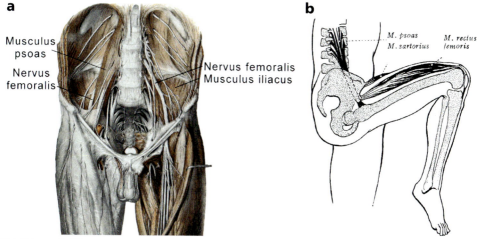

Abbildung 5-25:
a) Nervus femoralis und sein Versorgungsgebiet, speziell Äste zum Musculus iliopsoas. Bei Schädigung dieser Nervenversorgung kommt es zu einer Parese des Musculus iliopsoas und des Musculus quadriceps femoris
b) Funktion des Musculus iliopsoas (zusammen mit M. rectus femoris und sartorius): Hüftbeugung; Funktion des Musculus quadriceps femoris (Kniestreckung, teilweise Hüftbeugung) [nach Benninghoff 1949]

Eine Läsion des Nervus femoralis bzw. des Plexus lumbalis in dieser Region verursacht Paresen verschiedener Muskeln, insbesondere des Musculus iliopsoas, Musculus quadriceps femoris, Musculus sartorius und pectineus [Mumenthaler]. Daraus resultieren eine Hüftbeugeschwäche und eine Unfähigkeit, das Knie aktiv zu strecken. Insbesondere ist eine Schädigung des

Gutachten V-11

Nervus femoralis nach dem Abgang der Äste zum Musculus iliopsoas häufiger (isolierte Schwäche des Musculus quadriceps femoris) [Mumenthaler] (Abbildung 5-25 b).

Wegen des Verdachts auf eine Läsion des Plexus lumbalis bzw. differenzialdiagnostisch des Nervus femoralis erfolgten zur weiteren Abklärung NMR und CT der Lendenwirbelsäule. Hieraus ergaben sich keine Anhaltspunkte für ein intraspinales Hämatom oder eine retroperitoneale Einblutung. Die LWS zeigte keine Veränderungen im Sinne eines Bandscheibenvorfalls.

Neurografisch fand sich eine isolierte Schädigung des N. femoralis nach dem Abgang des Astes für den M. iliospoas links. Zu einer Traumatisierung des Nervengewebes dieser Region kann es bei den präparativen Manipulationen im Bereich der großen Gefäße kommen, auch im Gewebe links von der Aorta (s. Abbildung 5-23).

Als Folgeerscheinungen dieser N. femoralis-Schädigung bestand, wie oben aufgezeigt, eine Lähmung (Plegie) der Kniestreckung sowie eine fragliche Parese der Hüftbeugung. Der Patellarsehnenreflex war links deutlich abgeschwächt. Fachneurologisch wurde eine Schädigung durch den Periduralkatheter diskutiert (Abbildung 5-26).

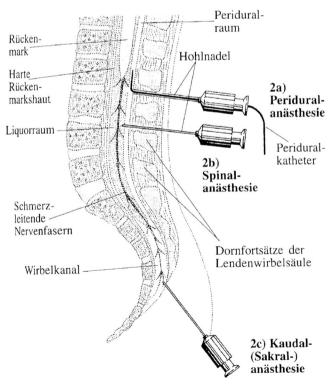

Abbildung 5-26: Periduralanästhesie (aus: Dokumentierte Patientenaufklärung, perimed 1996)

Eine Anschlussheilbehandlung wurde veranlasst. Dort wurde abschließend festgestellt, dass der Patient im Haus ohne Stock gehen kann. Objektiv war im Bereich des linken Beines eine Besserung der neurologischen Störungen eingetreten und zwar konnte er aus sitzender Haltung heraus das linke Bein im Kniegelenk um 10-15° strecken. Die Klinik stellte aber bei Entlassung Arbeitsunfähigkeit fest.

Gutachterliche Stellungnahme
Im Rahmen des Haftpflichtprozesses sollten vom Gutachter u. a. folgende Fragen beantwortet werden:

1. Ist bei der Operation des Klägers in fachlich nicht vertretbarer Weise vom zu fordernden urologischen Standard abgewichen (Behandlungsfehler) und dadurch eine Läsion des Nervus femoralis links bewirkt worden?

Festzuhalten ist zunächst, dass aufgrund der gesicherten postoperativen neurologischen Befunde und der anamnestischen Aussage bei dem Patienten präoperativ keine Bewegungsstörungen des linken Beins bestanden, während eine Schädigung des Nervus femoralis bzw. des Plexus lumbalis in Höhe bzw. nach dem Abgang des Ramus musculus iliopsoas postoperativ nachweisbar war.

Es stellte sich die Frage, inwieweit die bei dem Patienten in der urologischen Klinik durchgeführte rechtsseitige retroperitoneale modifizierte nervsparende Lymphonodektomie ursächlich für den Funktionsausfall im Bereich des linken Hüft- und Kniegelenks sein kann (s. Abbildung 5-24 a, b).

Folgende Schädigungsmöglichkeiten kommen bei dem stattgehabten Eingriff in Frage:

1. Schädigungen des Nervus femoralis/Plexus lumbalis im Bereich des Operationsgebiets (s. Abbildung 5-24 a, b, 5-25 a)
2. Schädigung des Nervs bzw. des Rückenmarks durch den Periduralkatheter (s. Abbildung 5-26)
3. Nervenläsion infolge der Lagerung des Patienten bei der Operation (s. Abbildung 5-24 a, b)

Ad 1.: Zur Anatomie des Nervus femoralis (seinen Wurzeln und dem Verlauf) ist auszuführen, dass er sich aus dem Plexus lumbalis (Rami ventrales der 1. bis 4. lumbalen Nervenwurzeln) bildet (s. Abbildung 5-25 a). Äste aus dem Nervus femoralis versorgen den Musculus iliopsoas (wichtig für die Hüftbeugung) [Köpf-Maier, Benninghoff]. Der N. femoralis verläuft in der Furche zwischen Musculus psoas und Musculus iliacus, um am Oberschenkel den Musculus quadriceps femoris zu innervieren. Schädigungen in der Region des Plexus lumbalis führen zu Ausfallserscheinungen, wie sie bei dem Patienten auftraten. Läsionen des Nervus femoralis, insbesondere in Höhe bzw.

Gutachten V-11

abwärts des Ramus iliopsoas, sind nach Literaturangaben häufiger als an anderen Stellen [Mumenthaler]. Durchblutungsstörung oder eine direkte Läsion der Plexusfasern in dieser Region kommen als Schädigungsursachen in Betracht.

Die Präparation des Lymphknotengewebes im hier zu diskutierenden Operationsgebiet um die Aorta, und zwar zwischen der linken Nierenvene und dem Abgang der Arteria mesenterica inferior (arterielles Gefäß zur Versorgung bestimmter Darmanteile), umfasst den Bereich vom 2. bis 4. Lendenwirbel. Lumbalarterien (arterielle Gefäße, die aus der Aorta in diesem Bereich abgehen) nehmen an der Versorgung des Nervus femoralis teil. Er wird im unteren Bauchabschnitt bzw. Beckenbereich fernerhin von der Arteria iliolumbalis und Circumflexa ilium profunda versorgt, hinzu kommt noch arterieller Zustrom aus der 4. und 5. Lumbalarterie. Erwähnt werden muss in diesem Zusammenhang, dass bei der Blutversorgung des Nervus femoralis eine Differenz zwischen rechts und links besteht, und zwar ist auf der linken Seite die arterielle Versorgung des Nerven ungünstiger als rechts [Boontje und Haaxma]. Das betrifft die Zahl der Gefäße, ihre Verbindungen untereinander und den Zufluss von Lumbalarterien zum Versorgungsgebiet des Nervs im unteren Abdominal- bzw. Beckenbereich. Dieser Umstand erklärt, warum es häufiger zu linksseitigen Schädigungen des Nervus femoralis kommt. Im Einzelnen können Unterbindungen bzw. Koagulationen von Lumbalarterien im Operationsgebiet (paraaortal) zu entsprechenden Störungen der Gefäßversorgung des N. femoralis bzw. Plexus lumbalis führen.

In einer Serie von 1.006 Operationen an der Aorta fanden Boontje und Haaxma bei 34 Patienten eine Femoralis-Neuropathie, das sind 3,4 %, wobei die Mehrzahl die linke Seite betraf (23/9!). In erster Linie wird von den Autoren eine Läsion der Blutversorgung des Nervens im Versorgungsgebiet des Musculus iliopsoas benannt. Mitursächlich für die häufigere Nervenschädigung ist die schon erwähnte schlechtere Blutversorgung auf dieser Seite. Präparatorische Manipulationen, z. B. Koagulationen zur Blutstillung bzw. Unterbindung von Lumbalarterien im Gebiet der Aorta (hier im Bereich zwischen Nierenvene links und der Arteria mesenterica inferior), können zur Schädigung der Gefäßversorgung der Nerven führen (Abbildung 5-23).

Auch eine intra- oder postoperative Schock-Symptomatik, die eine Ischämie (Durchblutungsmangel) verursachen könnte, kommt als Ursache in Betracht, fand sich bei dem Patienten jedoch in den Operations- und Narkoseprotokollen nicht.

Neben Störungen der Gefäßversorgung können auch Druckschäden am Nerv auftreten. So werden N. femoralis-Schädigungen auch nach Kompression durch größere Blutansammlungen (Hämatome) beschrieben [Mumenthaler]. Festzuhalten ist, dass in der hier zu begutachtenden Situation weder intraoperativ größere Blutungen noch postoperativ die Ausbildung eines Hämatoms (vgl. Röntgenuntersuchung) feststellbar waren, die als Ursache der Neuropathie in Frage kämen.

Druckschädigungen des Nervus femoralis/Plexus lumbalis können bei den Manipulationen im Rahmen operativer Eingriffe im Bereich der hinteren

Bauchwand z. B. durch Haken oder Bauchwandsperrer auftreten, weswegen das Einsetzen von Hohmann-Hebeln hier als verboten gilt [Mumentaler]. Ob entsprechende Wundhaken verwandt wurden, ist nicht dokumentiert. Außerdem kann eine direkte Schädigung von Nervenanteilen durch Koagulation oder unsachgemäße Gefäßunterbindung im Ausbreitungsgebiet (Musculus psoas) auftreten.

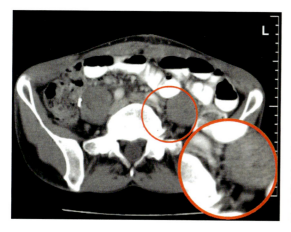

Abbildung 5-27: Computertomografie im mittleren Lendenwirbelbereich 3.-4. Kreisförmig markiert eine linksseitige inhomogene Weichteilformation mit unscharfer Begrenzung zum Musculus psoas.

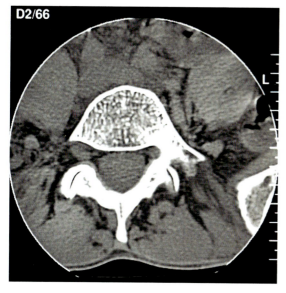

Abbildung 5-28: Magnetresonanztomografie, vgl. Computertomografie

Für derartige Manipulationen (Gefäßunterbindungen, Koagulationen bzw. Druckschädigungen) bei dem Patienten im Bereich des 4. Lendenwirbelkörpers linksseitlich sprechen die vorliegende Magnetresonanztomografie (postoperativ) sowie die Computertomografie (postoperativ). Hier zeigt sich links zwischen lateraler Wirbelkörperwand und der medialen Begrenzung des Mu-

Gutachten V-11

sculus psoas eine inhomogene, unphysiologische Weichteilformation mit unscharfer Begrenzung zum Musculus psoas (Abbildung 5-27, 5-28). Damit ist bewiesen, dass der Musculus psoas mit einliegendem Lumbalplexus von den Wirbelkörperseitflächen abgelöst wurde. Da sachgerechte Unterbindungen der zwangsläufig einreißenden Segmentalgefäße nicht dokumentiert sind, ist davon auszugehen, dass die Blutstillung mittels Elektrokoagulation erfolgte und die unmittelbar benachbart verlaufenden Plexusfasern geschädigt hat. Demnach ist anzunehmen, dass die Plexusschädigung durch eine gleichermaßen unstatthafte Wundhakenanwendung oder Elektrokoagulation an dieser anatomischen Lokalisation entstand.

Ad 2.: Zur Frage, inwieweit der vor der Operation (in den Wirbelkanal bzw. Umhüllung des Rückenmarkes) eingelegte Periduralkatheter (PDK) eine Schädigung des Nervus femoralis verursacht hat, ist Stellung zu nehmen. Die Einbringung eines derartigen Katheters kann zu Verletzungen an Gefäßen führen mit Ausbildung von Blutergüssen. Auch direkte Verletzungen von Nerven bzw. Rückenmarksanteilen sind möglich. Eine entsprechende Aufklärung mit Hilfe eines bebilderten Vordruckes wurde von den Narkoseärzten bei der Behandlung des Patienten durchgeführt. Der Katheter wurde bei dem Patienten fachgerecht vor der Allgemeinnarkose gelegt. Somit konnten eventuelle Beschwerden sofort angegeben werden. Entspreche Angaben hierzu waren jedoch nicht festzustellen.
Postoperative Röntgenuntersuchungen ergaben eine korrekte Lage des Katheters (peridural) bzw. keinen Anhalt für ein Hämatom in den Rückenmarkshüllen oder einen Hinweis auf Verletzungen der Cauda equina. Der anlässlich der Narkose eingelegte Periduralkatheter kann daher nicht als Ursache der postoperativ festgestellten Nervus femoralis-Schädigung angesehen werden.

Ad 3.: Als weitere Ursache für die Schädigung des Nervus femoralis kann die Lagerung zur Operation diskutiert werden. Immerhin handelt es sich bei dieser Operation um einen längeren Eingriff (ca. 3 Stunden), bei dem sich eine fehlerhafte Lagerung in Form von Nervenschädigungen auswirken kann. Hier sind Rotation des Beins sowie Abwinkelung oder Überstreckung zu nennen. Dazu ist aber auszuführen, dass die bei der Lymphonodektomie erforderliche Rückenlagerung selbst keinen Hinweis oder Anhalt für eine Überstreckung oder Rotation des linken Beins, insbesondere ruckartige Überdehnungen bzw. Abspreizungen, die ursächlich für eine Schädigung des Nervus femoralis sein könnten, ergeben.
Hierbei ist allerdings zu unterstellen, dass der Patient, wie allgemein üblich, bei diesem Eingriff in sog. Rückenlage operiert wurde, wobei weder eine Abspreizung noch Beugung oder Rotation der Beine stattfand.

Abschließend bleibt die Frage, ob bei der Lymphonodektomie in fachlich nicht vertretbarer Weise vom urologischen Standard abgewichen wurde und dadurch behandlungsfehlerhaft eine Läsion des Nervus femoralis/Plexus lumbalis bewirkt wurde.

Wie im Vorhergehenden ausgeführt, spricht die Schädigung des Nervus femoralis mit neurologisch gesicherten Symptomen für eine intraoperative Ursache durch Ischämie oder Druck bzw. Koagulation. Welche der Einwirkungen einzeln oder zusammen hierfür eine Rolle spielen kann nicht exakt festgelegt werden. Trotzdem verbleiben als Schädigungsmöglichkeiten nur die gleichermaßen unstatthaften Manipulationen der Elektrokauterisierung und der Hakenanwendung in diesem anatomischen Gebiet. Somit ist im vorliegenden Falle zu unterstellen, dass im Aortenbereich und insbesondere im benachbarten Psoasareal nicht mit gebotener Sorgfalt, sondern fehlerhaft vorgegangen wurde. Die Fehlerhaftigkeit wurde deswegen als von leichterem Grad bewertet, weil die Manipulation in einem „Grenzgebiet" zwischen urologischem und skelettchirurgischem Operationsterrain stattfand.

2. Gab es zu dem Eingriff konkret eine echte Behandlungsalternative mit gleichwertigen Chancen, aber andersartigen Risiken?

Bei dem Patienten handelt es sich um einen Hodentumor im Stadium pT1N0M0. Das bedeutet entsprechend der Einteilung bei malignen Hodentumoren ein Stadium I. Hier bestehen nach Entfernung des Hodens drei Möglichkeiten [Bichler, Rutishauser, Rübben]:
- sorgfältige Nachkontrollen in kurzen Zeitabständen ohne weitere Therapiemaßnahmen (Überwachung)
- adjuvante Chemotherapie (Cisplatin, Etoposid, Bleomycin)
- retroperitoneale Lymphonodektomie

Bei Durchführung dieser alternativen Maßnahmen bestehen gleichwertige Heilungschancen. Zu bedenken sind aber unterschiedliche Risiken. Im Stadium I bestehen in 10-20 % der Fälle Mikrometastasen, die bei der abwartenden Methode nicht beachtet werden. Andererseits werden in 80-90 % der Fälle Lymphonodektomien ohne therapeutischen Nutzen vorgenommen. Diese Behandlung weist allerdings nur eine Rezidivquote von 1 % auf. Immerhin sind bei der partiellen Lymphonodektomie Komplikationen wie Wundinfekte, Lymphozelen, Darm- bzw. Harnwegsobstruktionen in 7-15 % und Nervenschädigungen, wie hier beschrieben (einschließlich Erektionsschwäche), festzustellen. Bei der Chemotherapie sind die Senkung der Leuko- und Thrombozyten, Magendarmstörungen, Immunschwäche und anderes zu bedenken. Bei der „wait and see"-Strategie bleibt die unerkannte Metastasierung in 10-20 % als Rezidivgefahr. Die aufgezeigten Methoden zeigen demnach, im Ganzen gesehen, unterschiedliche Risiken.

Schlussfolgerung
Es wurde die seltene Komplikation einer Beinlähmung nach retroperitonealer Lymphknotenausräumung im Rahmen der Behandlung eines Hodenmalignoms beschrieben. Die Begutachtung im Haftpflichtprozess hatte die Frage eines ärztlichen Behandlungsfehlers zu klären. Unter zahlreichen möglichen

Gutachten V-11

nervenschädigenden Ursachen wurde eine direkte Läsion der Fasern des Plexus lumbalis/Nervus femoralis im Bereich des Musculus psoas paravertebral identifiziert. Die in Frage kommenden Schädigungsmechanismen Wundhakendruck und Elektrokauterisierung (zur Blutstillung) sind in dieser anatomischen Region gleichermaßen unstatthaft, sodass eine operationstechnische Fehlerhaftigkeit festzustellen war. Für die Praxis bleibt festzuhalten, dass in chirurgischen Fachgrenzgebieten (hier: Urologie und Wirbelsäulenchirurgie) mit besonderer Sorgfalt und interdisziplinärer Fachkompetenz vorzugehen ist, insbesondere wenn es gilt, auch seltenere Komplikationen zu vermeiden.

Ergebnis des Gerichtsverfahrens: Eine außergerichtliche Einigung der Parteien wurde erzielt.

Bei der Begutachtung hat Herr Prof. Dr. J. P. Giehl, Tübingen, insbesondere zur Frage der Nervenschädigung im Wirbelsäulen/Gefäßbereich beratend mitgewirkt.

Literatur

Benninghoff, A.: „Lehrbuch der Anatomie des Menschen", Band 1 und Band 3, Urban und Schwarzenberg, Berlin, 1949

Bichler, K.-H.: „Das urologische Gutachten", Springer, Berlin, 2004

Boontje, H.; Haaxma, R.: „Femoralneuropathy is a complication of aortic surgery", J. Cardiovasc surg, 28, 286-289, 1987

Köpf-Maier, P.: „Atlas der Anatomie des Menschen", Bd. 2, Karger, Basel, 2000

Kopsch, S.R.: „Lehrbuch und Atlas der Anatomie des Menschen", Bd. 2, Thieme, Leipzig, 1951

Krane, R.J.: „Operative Urology", Churchill Livingston, New York, 2000

Mumenthaler, M.; Schliack, H.; Stoehr, M. (Hrsg.): „Läsionen peripherer Nerven und radikulärer Syndrome", Thieme, Stuttgart, 1998

Rutishauser, G.: „Basiswissen Urologie", Springer, Berlin, 1998

Rübben, H. (Hrsg.): „Uroonkologie", Springer, Berlin, 1997

7. Entzündungen des Hodens

Die **Behandlung der Mumpsorchitis** mit Zytokinen kann arztrechtliche Auseinandersetzungen verursachen.

Dazu liegt eine entsprechende Begutachtung vor (**Urol.G. 20-12, S. 312**). Der 30 Jahre alte Mann war vom niedergelassenen Urologen zur Behandlung einer Mumpsorchitis in eine Universitätsklinik eingewiesen worden.

Diese spezielle Orchitis wird durch das Mumpsvirus bzw. das Coxsackie-B-Virus hervorgerufen. Die Mumpsorchidoepididymitis tritt bei 14 bis 35 % der erwachsenen Mumpserkrankungsfälle auf [Bostwick]. Zumeist sind Hoden und Nebenhoden betroffen (85 %). Die Entzündung tritt im Hoden multifokal auf und befällt das Interstitium und die Samenkanälchen. Die Tubuli werden zerstört, teilweise bleiben nur Leydigzellinseln übrig. Im weiteren Verlauf schrumpft der Hoden. Bei beiderseitigem Befall tritt Infertilität auf.

Die Klinik bestätigte die Verdachtsdiagnose einer Mumpsorchitis und klärte den Patienten über die Möglichkeit einer antiviralen Therapie mit Alpha-Interferon auf und begann mit der Verabreichung des Medikaments.

Interferone (IFN) werden von verschiedenen Zellen des lymphatischen Systems gebildet. Im Körper wird IFN-alpha und -beta durch Viren bzw. Baktrienbestandteile induziert. Die antivirale Wirkung ist komplex. Sie kommt indirekt durch Aktivierung zytoplasmatischer Enzyme (aktive Kinasen) zustande, die zur Blockade der viralen Proteinsynthese bzw. zum Abbau von Nukleinsäuren und damit zur Hemmung der Translation führen [Mutschler; Hines].

Am 2. Tag brach der Patient wegen des medikamentös bedingten Temperaturanstiegs bis 40,5°C die Behandlung ab. Das über Tage bestehende Fieber verursachte ihm Alpträume, Platzangst und Kopfschmerzen. Auch nach einem halben Jahr klagte er noch über eine depressive Stimmungslage. Bei diesen Beschwerden handelt es sich jedoch um bekannte Folgeerscheinugen der Interferontherapie.

Literatur

Bostwick, D.: „Urologic surgical pathology", Mosby, St. Louis, 1997

Hines, J.: „The Management of Mumps Orchitis", BJU Int. 97, 1-10, 2005

Mutschler, E. et al.: „Arzneimittelwirkungen", WVG, Stuttgart, 2001

VI. Begutachtungen bei Erkrankungen des Samenleiters

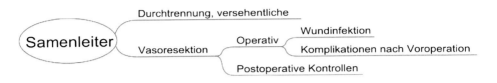

1. Vasoresektion

Die Vasoresektion, d.h. Unterbindung der Samenleiter, wird zur Kontrazeption beim Mann angewandt. Es ist ein häufig durchgeführter Eingriff, in Deutschland ca. 50.000 pro Jahr. Zur Technik siehe die Abbildung 6-1.

Zu beachten ist, dass der Eingriff beim Mündigen auf Wunsch durchgeführt werden kann. Von Bedeutung ist die Aufklärung. Sie soll rechtzeitig, wenigstens Tage vor dem Eingriff unter Einbeziehung des Partners erfolgen. Von Wichtigkeit ist dabei der Hinweis bzw. die Planung der notwendigen postoperativen Kontrollen der Samenflüssigkeit zur Sicherung des Operationsergebnisses, d. h. der vollständigen Durchtrennung des Samenleiters. Auch sollte der Mann auf die zwar seltene, aber mögliche Spätrekanalisierung hingewiesen werden [Bichler 2004]. Weiterhin ist über Komplikationen im Zusammenhang mit der Operation aufzuklären (Wundheilungsstörungen, Blutungen – Skrotalhämatom, Durchtrennung der Hodengefäße).

Literatur

Bichler, K.-H.; Kern, B.-R.: „Arztrechtliche Begutachtung bei Vasorektionen", in: Bichler, K.-H.: „Das urologische Gutachten", Springer, Berlin, 2004

Vasoresektionen verlaufen nicht selten mit **Wundheilungsstörungen**, die im Extremfall über einen Skrotalabszess (häufig Staphylococcus aureus-Infektion) mit Hodenverlust enden (**Urol.G.20-8, S.310**).

Auch die beiden folgenden Begutachtungen haben Wundinfektionen bei Eingriffen am Skrotum zum Inhalt (VI-1, VI-2).

In diesem Gutachtenbeispiel kam es postoperativ zur **Skrotalabszessbildung** nach Vasoresektion. Der Patient warf dem Operateur Verstöße gegen die Regeln der Aseptik vor.

Gutachten VI-1

Gutachtenproblematik: Vasoresektion mit Komplikation: Skrotalabszess und Wundheilungsstörung. Verstoß gegen die Regeln der Aseptik: Kein Mundschutz während der Operation bei fortlaufender Unterweisung der assistierenden ärztlichen Hilfskraft („Tröpfcheninfektion"/Crossinfektion).

Patient: 57 Jahre
Auftraggeber: Gutachterkommission der Ärztekammer
Vorwurf eines Behandlungsfehlers durch den Patienten: Verstoß gegen die Regeln der Aseptik (Mundschutz) bei der Operation, dadurch Entstehung einer Wundinfektion mit Abszessbildung.

Gutachterliche Entscheidung: Behandlungsfehler festgestellt.
Ergebnis: Behandlungsfehler anerkannt.

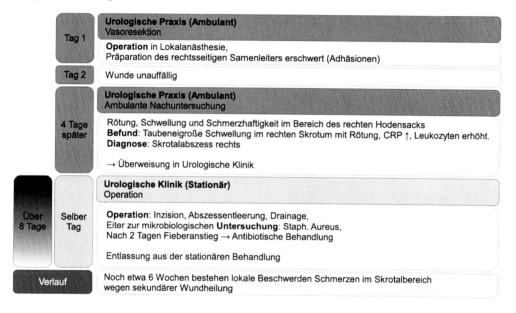

Beurteilung

Krankheitsverlauf

Bei dem Patienten wurde ambulant in Lokalanästhesie eine Vasoresektion durchgeführt. Auf der rechten Seite war die Präparation durch Adhäsionen erschwert (Ursache?). Die Operation verlief nach den Regeln der Kunst mit Durchtrennung und Unterbindung der Samenleiterenden (Abbildung 6-1). Einen Tag später erschien der Patient zur Wundnachschau, Auffälligkeiten ergaben sich hier nicht. Nach 4 Tagen kam der Patient erneut in die Praxis wegen Rötung und Schmerzen im skrotalen Wundgebiet. Die Untersuchung ergab eine entzündliche Wundheilungsstörung mit Abszessbildung (Abbildung 6-2).

Gutachten VI-1

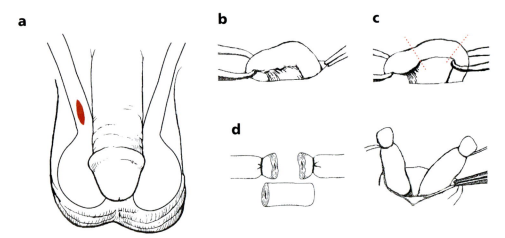

Abbildung 6-1: Vasoresektion
a) Longitudinaler Hautschnitt an der lateralen Skrotumwurzel
b), c) und d) Hervorluxieren des Samenleiters, Resektion eines ca. 1 bis 2 cm langen Stückes und Unterbindung der Resektionsenden

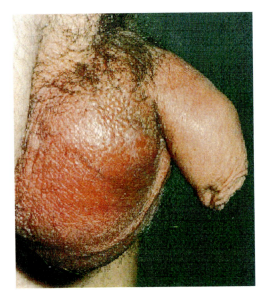

Abbildung 6-2: Skrotalabszess mit Rötung, Schwellung und Schmerzhaftigkeit (hier bei Nebenhodenentzündung)

Der Entzündungsparameter CRP (C-Reaktives Protein) war deutlich erhöht. Der Patient wurde daraufhin von dem niedergelassenen Urologen in eine urologische Abteilung zur Weiterbehandlung überwiesen. Die Aufnahmeuntersuchung ergab folgendes: „Im rechten Skrotalbereich findet sich eine taubeneigroße, harte Schwellung und Rötung im Wundbereich. Auf Druck entleert sich Eiter." Die entzündliche Reaktion breitete sich in Richtung Leiste aus. Daraufhin wurde umgehend eine Inzision durchgeführt, der Abszess entleert und die Wundhöhle drainiert. Die mikroskopische Untersuchung des eitrigen Sekretes ergab Staph. aureus. Ein zweitägiger stationärer Aufenthalt mit Antibiotikabehandlung war notwendig. Etwa 6 Wochen nach den Eingriffen bestanden noch Schmerzen im Leistenbereich.

Gutachterliche Stellungnahme
Die bei dem Patienten durchgeführte Vasoresektion beiderseits führte auf der rechten Seite zu einer Wundheilungsstörung mit Ausbildung eines Skrotalabszesses im postoperativen Verlauf.
Grundsätzlich ist zur Entstehung von Wundinfektionen festzuhalten, dass die Keimeinbringung während der Operation geschieht (Schmehl). Der bei der Eröffnung des Skrotalabszesses in der urologischen Abteilung entnommene Wundabstrich ergab in der mikrobiologischen Untersuchung als pathogene Keime Staphylococcus aureus. Als Ursache der Wundheilungsstörung am Skrotum ist festzuhalten, dass es in bis zu 5 % der Eingriffe am Hoden, Nebenhoden bzw. Samenstrang zu Wundheilungsstörungen, z. T. mit Abszessbildungen; kommen kann [Bichler 2004]. Häufiger Erreger ist Staphylococcus aureus. Es ist anzunehmen, dass die Keime aus der unmittelbaren Nähe der Operationswunde (Perinealregion) stammen. Die Nähe zum Hodensack und die Besonderheiten dieser Körperregion mit feucht-warmem Milieu (Keimvermehrung) legen eine Keimverschleppung aus diesem Areal nahe [Bichler, 2004]. Immerhin können bis zu 90 % gesunder Personen Träger von Staphylococcus aureus sein. Dieser Keim besiedelt dabei in bis 50 % insbesondere das Gebiet um den After (Perinealregion). Wundinfektionen treten in 2 bis 5 % bei Operationen am Skrotum auf. Die Nähe des Besiedelungsgebiets in der Perinealregion zum skrotalen Operationsgebiet spielt dabei eine Rolle. Trotz Einhaltung aller antiseptischen Regeln: Hautdesinfektion, Sterilisation des Instrumentars, der Operateur- und Hilfskräftehände, Tragen von Mundschutz und Haube zur Bedeckung des Haupthaares können nicht zuletzt auch wegen der Hautbeschaffenheit des Skrotums (Faltenbildung) in dem oben beschriebenen Prozentsatz Wundheilungsstörungen bei Eingriffen am Skrotalinhalt auftreten. Unter Einhaltung der aufgezeigten Regeln der Aseptik kann dem Operateur bei Auftreten einer Wundheilungsstörung aus den oben genannten Gründen keine Schuld zugesprochen werden.
Zur Entstehung der Wundheilungsstörung im hier zu begutachtenden Fall ist zu prüfen, inwieweit die oben aufgezeigten Regeln eingehalten wurden. Grundsätzlich ist festzuhalten, dass das für das ambulante Operieren, hier in der Facharztpraxis, die gleichen Standardbedingungen wie in der Klinik gelten, d. h. auch für die Aseptik (Verhinderung von Keimeinschleppung) [Bichler 1995].
Der Operateur hat nach Angaben des Patienten, aber auch nach seinen eigenen Aussagen während der Operation keinen Mundschutz getragen und erläuterte während der Operation fortlaufend seiner Auszubildenden den Eingriff. Er hat außerdem keine Kopfbedeckung getragen.

Gutachten VI-1

Wie oben aufgezeigt fanden sich im Wundausstrich bei dem Patienten als pathogene Keime Staphylococcus aureus. Die Verbreitung dieser Keime an der Haut und Schleimhaut des Menschen ist groß. Insbesondere ist aber neben der Perinealregion der Nasen-Rachenraum als wesentliches Reservoir pathogener Staphylococcus aureus-Stämme anzusehen. Es wird angenommen, dass 30 bis 40 % der gesunden Erwachsenen dauernd bzw. vorübergehend im Nasen-Rachenraum bzw. auf der Haut diese Keime tragen. Insbesondere Ärzte und Pflegepersonen sind Keimträger. Eine Infektion von Patienten kann entstehen durch eine Cross-Infection (Reploh-Otte). Zur Prophylaxe der Staphylococcus-Infektion sind daher neben anderen Schutzmaßnahmen Mund- und Nasenschutz erforderlich. Für einen Eingriff wie die beiderseitige Vasoresektion kann daher dem Operateur in Sachen Aseptik kein Dispens bezüglich Mundschutz bzw. OP-Mütze erteilt werden.

Betrachtet man die Entstehung der Wundheilungsstörung im rechten Skrotalanteil bei dem Patienten, so kommen beide hier aufgezeigten Infektionswege, d.h. Einschleppung von pathogenen Keimen, hier Staphylococcus aureus, in Frage. Während die Wundinfektion bei Einhaltung der Regeln nicht immer als vermeidbar angesehen werden muss, ist die Situation bei Durchbrechung der Regeln der Aseptik anders zu bewerten. Da von einer Besiedelung des Nasen-Rachenraumes mit Staphylococcus aureus bei der überwiegenden Zahl der Ärzte und des Pflegepersonals ausgegangen werden muss, ist der Verzicht auf Mund- und Nasenschutz sowie auf das Tragen einer Operationshaub ein Regelverstoß.

Nach Angaben des Patienten wurde während des Eingriffes fortlaufend von dem Operateur gesprochen. Eine sogenannte Tröpfcheninfektion (von Mensch zu Mensch übertragene Bakterien) des Wundgebiets bei fehlendem Mundschutz kann daher nicht ausgeschlossen werden. Auch der Verzicht auf eine Kopfbedeckung ist ein Regelverstoß, im Vergleich zur Unterlassung von Mund- und Nasenschutz allerdings weniger gravierend.

Zusammengefasst muss dem Operateur aus den hier aufgezeigten Gründen eine fehlerhafte Handlung unterstellt werden und zwar wegen des nicht auszuschließenden Weges der Keimeinschleppung während der Operation bei fehlendem Mundschutz und fortgesetztem Sprechen („Tröpfcheninfektion"). Mit Rücksicht auf die trotz Einhaltung der Aseptik mögliche Entstehung einer Wundinfektion bei Operationen im Skrotalbereich handelt es sich allerdings nur um einen leichten Behandlungsfehler.

Literatur

Bichler, K.-H.; Kern, B.-R.: „Arztrechtliche Begutachtung von Erkrankungeb und Verletzungen des Skrotums, Hodens, Nebenhodens, Samenstranges und Penis", in: Bichler, K.-H.: „Das urologische Gutachten", Springer, Berlin, 2004

Bichler, K.-H.; Ottmann, K.: „Ambulantes Operieren in der Urologie", TW Urologie-Nephrologie, 7:415-423, 1995

Bichler, K.-H.: „Das urologische Gutachten", Springer, Berlin, 2004

Reploh H.; Otte, H.J.: „Lehrbuch der medizinischen Mikrobiologie und Infektionskrankheiten", Fischer, Stuttgart, 1961

Schmehl, W., „Allgemeine Chirurgie", Barth, Leipzig, 1960

Bei dem 52 Jahre alten Mann kam es nach **Vasoresektion in Kombination mit Abtragung von Spermatozelen** beiderseits in einer Operationssitzung auf der rechten Seite zu erheblichen **Wundheilungsstörungen**, die zum einseitigen **Hodenverlust** führten.

Gutachten VI-2

Gutachtenproblematik: Hodenverlust rechts wegen Wundheilungsstörung nach Operation an Nebenhoden beiderseits (Spermatozelen-Abtragung beiderseits) und Vasoresektion beiderseits.

Patient: 52 Jahre
Auftraggeber: Gutachterkommission der Ärztekammer
Vorwurf des Patienten: Hodenverlust wegen Behandlungsfehler.

Gutachterliche Entscheidung: Behandlungsfehler wurde festgestellt.
Ergebnis: Behandlungsfehler anerkannt.

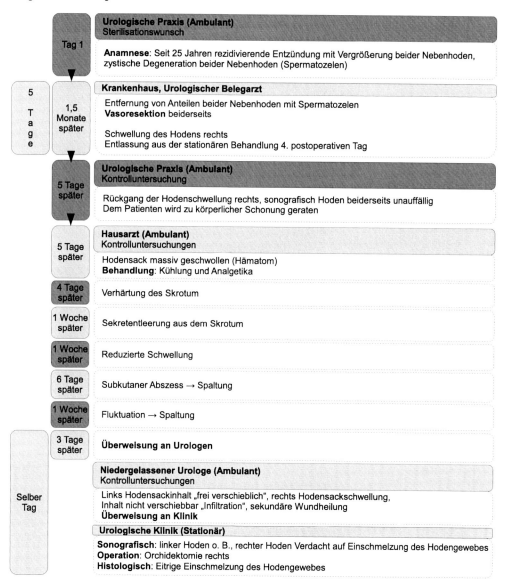

Urologische Praxis (Ambulant)
Sterilisationswunsch

Tag 1

Anamnese: Seit 25 Jahren rezidivierende Entzündung mit Vergrößerung beider Nebenhoden, zystische Degeneration beider Nebenhoden (Spermatozelen)

5 Tage

1,5 Monate später

Krankenhaus, Urologischer Belegarzt

Entfernung von Anteilen beider Nebenhoden mit Spermatozelen
Vasoresektion beiderseits

Schwellung des Hodens rechts
Entlassung aus der stationären Behandlung 4. postoperativen Tag

5 Tage später

Urologische Praxis (Ambulant)
Kontrolluntersuchung

Rückgang der Hodenschwellung rechts, sonografisch Hoden beiderseits unauffällig
Dem Patienten wird zu körperlicher Schonung geraten

5 Tage später

Hausarzt (Ambulant)
Kontrolluntersuchungen

Hodensack massiv geschwollen (Hämatom)
Behandlung: Kühlung und Analgetika

4 Tage später

Verhärtung des Skrotum

1 Woche später

Sekretentleerung aus dem Skrotum

1 Woche später

Reduzierte Schwellung

6 Tage später

Subkutaner Abszess → Spaltung

1 Woche später

Fluktuation → Spaltung

3 Tage später

Überweisung an Urologen

Selber Tag

Niedergelassener Urologe (Ambulant)
Kontrolluntersuchungen

Links Hodensackinhalt „frei verschieblich", rechts Hodensackschwellung,
Inhalt nicht verschiebbar „Infiltration", sekundäre Wundheilung
Überweisung an Klinik

Urologische Klinik (Stationär)

Sonografisch: linker Hoden o. B., rechter Hoden Verdacht auf Einschmelzung des Hodengewebes
Operation: Orchidektomie rechts
Histologisch: Eitrige Einschmelzung des Hodengewebes

Gutachten VI-2

Beurteilung

Krankheitsverlauf

Der Patient stellte sich mit dem Wunsch einer Samenleiterunterbindung beiderseits beim Urologen vor. Die ambulante Untersuchung ergab eine zystische Degeneration beider Nebenhoden mit Spermatozelen (zystische Bildungen im Nebenhoden). Zur Anamnese wurde bekannt, dass bei dem Patienten seit 25 Jahren rezidivierende Entzündungen und Vergrößerungen beider Nebenhoden aufgetreten waren. Ausgehend von dieser ambulanten Untersuchung wurde der Patient 6 Wochen später stationär im Krankenhaus aufgenommen und operiert. Dabei wurden Anteile der Nebenhoden beiderseits entfernt sowie darüber hinaus Spermatozelen abgetragen. Außerdem wurde eine Unterbindung der Samenleiter beiderseits durchgeführt. Im unmittelbaren postoperativen Verlauf kam es zu einer deutlichen Schwellung des Hodensacks, die dann aber im weiteren Verlauf rückläufig war. Am 4. postoperativen Tag wurde der Patient aus der stationären Behandlung entlassen mit noch deutlicher Schwellung des Operationsgebiets (Skrotum). Dem Patienten wurde körperliche Schonung angeraten. Bei der ambulanten Kontrolluntersuchung durch den Urologen 5 Tage später fand sich eine „weiter gut zurückgegangene Hodensackschwellung, in der Sonografie waren beiden Hoden unauffällig". Dem Patienten wurde zu körperlicher Schonung geraten und eine Kontrolle zur Spermauntersuchung (Zustand nach Vasoresektion!) nach 3 Monaten vereinbart. Zur Abschwellung erhielt er Ibuprofen (Nichtsteroidales Antiphlogistikum (NSAID), Wirkungsweise: Hemmung der Prostaglandin-H-Synthese). 14 Tage postoperativ suchte der Patient seinen Hausarzt wegen massiver Schwellung des Hodensacks und Ausbildung eines Hämatoms auf. Vom Hausarzt wurden Kühlung und Analgetika verordnet. Bei einer weiteren Untersuchung 4 Tage später fand sich eine Verhärtung des Hodensacks. Die nächste Kontrolluntersuchung eine Woche später ergab, dass sich Sekret aus der Skrotalwunde entleerte. 7 Tage später fand sich eine Besserung mit Abnahme der Schwellung und 1 Woche darauf hatte sich ein subkutaner Abszess im Wundbereich gebildet, der gespalten wurde. Nach einer weiteren Woche fand sich eine erneute Abszedierung im Skrotum rechts, die eröffnet werden musste. Zwei Tage später Überweisung zum Urologen.
Hier fand sich der linke Hodensackinhalt verschieblich, „der rechtsseitige war fest mit der Haut verbacken, geschwollen und infiltriert". Außerdem war die Haut in diesem Bereich deutlich verändert (Rötung) (s. Abbildung 6-2). Im Ultraschall war der linke Hoden unauffällig, der rechte gab Verdacht auf eine eitrige Einschmelzung.
Der Urologe veranlasste aufgrund des erhobenen Befunds eine sofortige stationäre Aufnahme in einer urologischen Klinik. Dort erfolgten am gleichen Tag die Aufnahme und der operative Eingriff mit rechtsseitiger Hodenentfernung. Die skrotale Freilegung ergab eine ausgeprägte Eiterung im rechten Hodensackanteil (Abbildung 6-3).
Es wurde eine Semikastration durchgeführt sowie eine Wundreinigung und offene Wundbehandlung, d. h. die Wunde wurde nicht verschlossen. Der wei-

tere Verlauf war komplikationslos. Ein Fortschreiten der Infektion trat nicht ein. Histologisch ergab sich ein tumorfreies Hodenpräparat mit einer ausgedehnten z. T. phlegmonösen (diffusen), überwiegend abszedierenden Hodenentzündung.

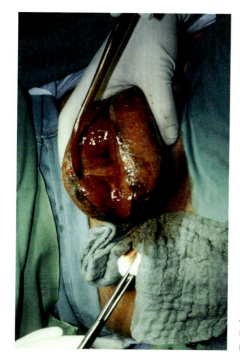

Abbildung 6-3: Eröffnete Skrotalschwellung mit eitriger Einschmelzung des Hodengewebes rechts

Gutachterliche Stellungnahme
Gutachterlich ist unter Beantwortung der vom Patienten und seinen Rechtsanwälten gestellten Fragen auszuführen:
Der Patient hatte den Urologen mit dem Wunsch nach einer Samenleiterunterbindung aufgesucht. Bei der ambulanten Untersuchung fanden sich vergrößerte Nebenhoden beiderseits mit Spermatozelen. Eine stationäre Behandlung zur Vasoresektion und Spermatozelenabtragung bzw. Teilentfernung der Nebenhoden beiderseits wurde vereinbart. Die Diagnostik im ambulanten Bereich und die Operation bei dem Patienten sind korrekt durchgeführt worden.

Bei den zystischen Gebilden am Nebenhoden handelt es sich um entwicklungsgeschichtliche Rudimente (Hydatiden), nämlich blind endende Nebenhodenkanälchen. Durch einfließende Samenflüssigkeit entstehen mehr oder weniger große Zysten (Spermatozelen). Diese können einzeln oder, wie hier in Rede stehend, multipel auftreten (Abbildung 6-4, 6-5) [Bostwick, Rössle, Hamperl].

Gutachten VI-2

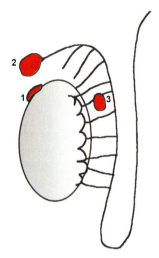

Abbildung 6-4: Zystenbildung (Spermatozelen) am Hoden bzw. Nebenhoden
1. Ungestielte Hydatide
2. Gestielte Hydatide
3. Retentionszyste

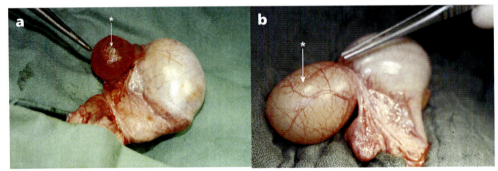

Abbildung 6-5: Hydatiden verschiedener Größe im Bereich des Nebenhodenkopfes (Spermatozelen *)

Eine Kombination von partieller Nebenhodenentfernung beiderseits und Vasoresektion ist sachgerecht. Die bei dem Patienten postoperativ in den ersten Tagen und Wochen aufgetretene Schwellung des Hodensacks, insbesondere rechts, ist systemimmanent erklärbar und weist nicht auf einen Fehler hin, bedarf aber der Kontrolle [Bichler]. Nach Operationen am Skrotum kommt es auch bei unkomplizierter Wundheilung zu Schwellungen. Der Patient war dann auch von dem Urologen 5 Tage nach der Entlassung aus dem Krankenhaus zu einer ambulanten Kontrolle einbestellt worden. Hier fanden sich ein „Rückgang der Skrotalschwellung und sonografisch unauffällige Hoden beiderseits.. Dem Patienten wurde geraten sich körperlich zu schonen, eine nächste Untersuchung zur Kontrolle der Samenflüssigkeit (bei Zustand nach Vasoresektion) aber erst in 3 Monaten (!) vereinbart.

Die Unterlassung weiterer Kontrollen bei einer noch immer bestehenden Schwellung muss als Fehler angesehen werden. Der Verlauf derartiger Wundödeme („Schwellung") ist nie genau berechenbar. Wie in der hier zu begutachtenden Situation kam es dann vierzehn Tage postoperativ zu einer zunehmenden Verschlechterung des Lokalbefundes, sodass der Patient sich bei seinem Hausarzt vorstellte und hier eine Wundbehandlung über einen Zeitraum von 4 Wochen durchgeführt wurde. Die Schwellung bestand weiterhin, es bildeten sich Abszesse, die eine Eröffnung notwendig machten und schließlich zu einer erneuten Vorstellung beim Urologen führten. Dieser veranlasste eine stationäre Aufnahme in der Urologischen Klinik zur Sanierung des ausgedehnten, eitrigen Skrotalherds rechts.

Das Entstehen einer Wundinfektion nach Operationen am Hoden bzw. Samenleiter ist eine Komplikation, die in 2 bis 6 % derartiger Eingriffe beobachtet wird [Bichler]. Eine skrotale Wundinfektion mit Hodenverlust kann daher dem Operateur primär nicht als Fehler angelastet werden.

Der Mangel in der Nachsorge d.h. das Unterlassen weiterer Kontrolluntersuchungen ist allerdings als **Behandlungsfehler** (leicht) anzusehen. Eine Wiedervorstellungsfrist von 3 Monaten (zur Samenkontrolle nach Vasoresektion) war bei zwar rückläufiger, aber noch deutlicher Schwellung zu lang. Wundödeme („Schwellungen") sind in ihrem Verlauf nie genau berechenbar. Es kann sich um ungefährliche postoperative Symptome handeln, aber eben auch um Zeichen einer bestehenden oder sich anbahnenden Wundinfektion, die im weiteren Verlauf exazerbiert. Es wäre daher notwendig gewesen den Patienten entweder selbst nachzuschauen (Urologe) oder ihn an den Hausarzt zu verweisen, dann aber mit klaren Richtlinien für diesen, d. h. Wiedervorstellung beim Urologen, wenn die postoperative Wundheilung nicht regelhaft weiter verläuft. Allerdings ist dem Hausarzt der Vorwurf zu machen, dass er den Patienten bei einer derartigen Wundheilungsstörung nicht umgehend an den Urologen verwiesen hat. Immerhin hat der Hausarzt den Patienten über 4 Wochen (mit insgesamt 6 Arztterminen) wegen eines erheblichen, abszedierenden Wundinfekts behandelt und ihn erst danach in unbeherrschtem Zustand an den Urologen überwiesen.

Zusammengefasst bleibt festzuhalten, dass es sich bei der Unterlassung weiterer postoperativer Kontrollen durch den Urologen wegen des Verdachts auf einen Wundinfekt bei dem Patienten um einen Behandlungsfehler (leicht) handelt.

Literatur

Bichler, K.-H.: „Das Urologische Gutachten", Springer ,Berlin, 2004

Bostwick, D.G. et al.: „Urologic Surgical Pathology", Mosby, St. Louis, 1997

Hamperl, H.: „Lehrbuch der Pathologie", Springer, Berlin, 1960

Rössle, R.: „Atlas der Pathologischen Anatomie", Thieme, Stuttgart, 1951

Weitere Komplikationen bei Vasoresektionen sind **Blutungen bzw. lokale Thrombenbildungen**.

Im Fallbeispiel **Urol. G. 20-11, S. 312** war es während der Vasoresektion in Lokalanaesthsie zu einer größeren **Blutung** gekommen. Dadurch und wegen einer fraglichen Leistenhernie verlor der Operateur die Übersicht, brach den Eingriff nach einer Stunde ab und überwies den Patienten notfallmäßig in eine urologische Klinik zur Weiterbehandlung. Das Operationsgebiet wurde dort von einem Leistenschnitt aus revidiert. Wegen der erheblichen blutigen Imbibierung des Wundgebietes musste zur sicheren Blutstillung der Hoden entfernt werden.

Dieses Gutachtenbeispiel **Urol. G. 20-10, S. 311** hat die Komplikationen bei einer Vasoresektion mit Bildung eines infizierten Hämatoms und **Thrombosierung** der Vena spermatica zum Inhalt. Bei dem Patienten lag eine Varikozele vor. Das entstandene Hämatom komprimierte die erweiterten Venen des Plexus pampiniformis und führte dadurch zur Thrombosierung der V. spermatica. Die Infektion des Hämatoms erforderte eine Wundöffnung. Hoden und Nebenhoden blieben unauffällig. Wochen nach der Entlastung war es zur Rekanalisierung der Vene gekommen.

Bei der Vasoresektion kann es zu **Verletzungen von Nachbarorganen** kommen, wie das folgende Gutachtenbeispiel zeigt. Bei dem Patienten war im Kindesalter eine linksseitge Orchidopexie durchgeführt worden. Die Vasoresektion bereitet erfahrungsgemäß bei dieser Voroperation Schwierigkeiten. Es kam zu Verletzungen der Penisschwellkörper und erheblicher Nachblutung. Ob der linksseitige Samenleiter dabei wie beabsichtigt durchtrennt wurde, blieb unklar.

Gutachten VI-3

Gutachtenproblematik: Vasoresektion beiderseits geplant, intraoperative Komplikation bei Zustand nach Orchidopexie links im Kindesalter, Corpus Cavernosum-Verletzung, Samenleiter links nicht durchtrennt, Nachweis durch histologische Untersuchung (Obduktion), Aufklärungsmängel.

Patient: 44 Jahre
Auftraggeber: Rechtsanwalt/Verfahren vor dem Landgericht
Vorwurf des Patienten: Behandlungsfehler operativ bzw. mangelnde Aufklärung.

Gutachterliche Entscheidung: Behandlungsfehler festgestellt.

Tag 1 — Niedergelassener Urologe (Ambulant)
Wunsch des Patienten: Vasoresektion

44-jähriger Patient wünscht Vasoresektion (Familienplanung)
Anamnestisch: Zustand nach Orchidopexie links im Alter von 9 Jahren
Untersuchung: Hoden rechts im Skrotum beweglich gelagert, Samenleiter tastbar. Linker Hoden im oberen Skrotalfach, Samenleiter links nicht sicher tastbar, der „Ductus deferens", kann links palpatorisch nicht von den anderen Samenstranggebilden getrennt werden

4 Wochen später — Niedergelassener Urologe (Ambulant)
Vasoresektion

Da der linke Samenleiter nicht getastet werden kann, erfolgte ausgehend primär von einem medialen Skrotalschnitt die Präparation. Dabei wurde versehentlich der Schwellkörper mit einer gebogenen Klemme vorgezogen. Das Gewebe wurde zunächst als Samenstrang Angesehen und zur besseren Präparation ein 2 cm langer Einschnitt gelegt, dabei wurde auch die darüber liegende Penishaut mit eingetrennt. Nach Verschluss dieser Inzision Aufsuchen des linksseitigen Samenleiters und Durchtrennung des als Samenleiter angesehen Gewebes, danach Präparation des rechten Samenleiters und Resektion.

Nachmittag
Nachblutung mit Hämatom an der Penisbasis
→ Klinikeinweisung
→ Konservative Behandlung des Hämatoms

4 Wochen später — Urologische Klinik (Stationär)

Hämatomausräumung:
Es fand sich die ausgeprägte Vernarbung eines abgekapselten Hämatoms.
Die Präparation war kompliziert, da es zu einer ausgesprochenen Vernarbung der Hämatomkapsel im Skrotum gekommen war.

Die Entfernung des Hämatoms war erforderlich wegen der Schmerzen im Skrotalbereich.

Weiterer Verlauf
Dauerhafte Schmerzen im Skrotalbereich

Therapie:
Entsprechende Medikation,

Erektile Dysfunktion, Penisdeviation

3 Jahre später
Der Patient stirbt. Die Obduktion des Nebenhoden-Samenstrangpräparates zeigt einen intakten linksseitigen Samenleiter, sodass davon auszugehen ist, dass auf der linken Seite der Ductus deferens nicht unterbunden oder anteilig reseziert wurde.

Beurteilung

Krankheitsverlauf

Bei dem 44-jährigen wurde ambulant eine Vasoresektion durchgeführt. In der Anamnese war eine linksseitige Hodenoperation im Kindesalter bekannt

Gutachten VI-3

(Orchidopexie?). Es wurde ein medialwärts gelagerter Skrotalschnitt gelegt, da im Tastbefund der linke Samenleiter nicht sicher feststellbar war und der Operateur sich von der Verlagerung des Hautschnittes einen besseren Zugang, speziell zur linken Seite versprach. Intraoperativ zeigte sich eine durch die Voroperation bedingt veränderte Morphologie. Die Präparation des linken Samenleiters war erschwert. Bei dem Versuch der Darstellung des Samenleiters wurden der Penisschwellkörper und die darüber liegende Haut inzidiert. Nach Verschluss des Einschnitts stellte sich präparatorisch der linke Samenleiter dar bzw. ein dafür gehaltener Gewebsstreifen. Nach sachgerechter Durchtrennung und Versorgung der Schnittränder wurde der rechte Samenleiter präpariert, durchtrennt und unterbunden.

Postoperativ trat eine erhebliche Nachblutung ein, die noch am Nachmittag des gleichen Tages eine stationäre Klinikseinweisung notwendig machte. Hier erfolgte zunächst eine konservative Therapie und nach vier Wochen eine operative Ausräumung. Im weiteren Verlauf bestanden dauerhaft Schmerzen im Skrotalbereich, erektile Dysfunktion und Penisdeviation. 3 Jahre später verstarb der Patient. Bei der Obduktion fand sich ein intakter linker Samenleiter (!).

Gutachterliche Stellungnahme
Entsprechend dem Gutachtenauftrag soll zu zwei Problemkreisen Stellung genommen werden:

1. *Ist die durchgeführte beiderseitige Vasoresektion fehlerhaft ausgeführt worden?*

2. *Weist die Aufklärung auch hinsichtlich der Beratungspflicht Mängel auf?*

Im hier zu begutachtenden Falle war der Samenleiter links nicht zu tasten. Wie aus der Vorgeschichte bekannt, war bei dem Patienten im Kindesalter eine Hodenoperation, wahrscheinlich wegen eines Leistenhodens, durchgeführt worden. Als Folge dieser Operation fand sich der linke Hoden im oberen Skrotalanteil. Eine normale Beweglichkeit des Hodens und Nebenhodens bestand auf dieser Seite nicht. Der Samenleiter war, wie von dem Operateur in den Krankenunterlagen und im OP-Bericht festgehalten, nicht von den weiteren Gebilden des Samenstrangs zu trennen.

Zum Verständnis soll hier die Samenleiterunterbindung in ihrer Technik bezüglich Diagnose und Ausführung aufgezeigt werden. Die beiderseitige Vasoresektion wird zum Zwecke der Konzeptionsverhütung vorgenommen. Eine Durchtrennung der Samenleiter ist dazu notwendig.

Eine klassische Beschreibung der Operationsmethode wird von den Autoren Mayor und Zingg in ihrem Lehrbuch gegeben [Mayor et al.] (s. Abbildung 6-1). „Der Ductus deferens wird an der lateralen Skrotumwurzel, wo er sich meist leicht im Samen-

strang isolieren und unter eine Hautfalte halten lässt, durch einen kleinen longitudinalen Hautschnitt freigelegt, mit einer Klemme gefasst, vorgezogen und dabei von den ihn begleitenden Gefäßen abgelöst. Zur Vermeidung einer spontanen Rekanalisierung sollte grundsätzlich, insbesondere aber bei der Sterilisation, ein mindestens 3 cm langes Stück aus dem Ductus deferens zwischen Ligaturen reseziert werden."
Die Samenleiterresektionsstücke werden dem Pathologen entsprechend seitengetrennt zur histologischen (feingeweblichen) Untersuchung übersandt.

Im Normalfall lässt sich der Samenleiter beiderseits durch die Haut im Bereich des oberen Hodensackanteiles tasten und manuell von den Gefäßen des Samenstranges (Samenleiter plus Hodengefäße) separieren und dann von einem kleinen Hautschnitt aus, wie oben beschrieben, durchtrennen. Im vorliegenden Begutachtungsfall war das auf der linken Seite nicht möglich.
Zum Verständnis dieser Situation ist es erforderlich einige erklärende Bemerkungen zu der bei dem Patienten im Kindesalter durchgeführten Operation bei Leistenhoden links zu machen. „Ausgehend von einem Leistenschnitt erfolgt die Hodenfreilegung und die sorgfältige Isolierung und Abtragung eines häufig dabei bestehenden Bruchsacks. Danach schrittweise Präparation des Samenstrangs. Spannungsfreie Verlagerung des Hodens in das vorher erweiterte Skrotalfach" [Sigel und Ringert] (Abbildung 6-6).
Diese Verlagerung von Hoden und Samenstrang führt auch bei sorgfältigster Ausführung zu Vernarbungen, Verziehungen und damit zu Veränderungen der morphologischen Struktur.
Solche Verwachsung und Narbenbildung können den Hoden nach oben und zur Mitte ziehen, insbesondere, wenn der Samenstrang sich bei der Verlagerung des Hodens in den Hodensack nicht ausreichend längen lässt. Auch kann es geschehen, dass die Fixierung des Hodens im Hodensack nicht ausreichend erfolgt ist, sodass sich das Organ nach oben in den Skrotalwinkel zurückzieht. Insgesamt führt aber eine auch gut gelungene Fixierung des Leistenhodens im Skrotum naturgemäß zu Verwachsungen und eventuell zu Verziehungen des Samenstrangs, die eine Präparation und Freilegung des Samenleiters, einem Bestandteil des Samenstrangs, z. B. zur geplanten Vasoresektion erschweren.
Im Begutachtungsfall lag ein solcher Zustand nach Orchidopexie (Fixierung des Hodens im Hodensack) mit entsprechenden Verwachungen auch im Samenstranganteil vor. Es war deshalb ein größerer präparatorischer Aufwand notwendig. Dass der Operateur auch damit rechnete, geht aus seinen Aufzeichnungen, insbesondere aus dem Operationsbericht hervor. So schreibt er, dass er mit Rücksicht auf die linksseitige Organsituation einen medianen Skrotalschnitt gelegt hat, da er Befürchtungen hatte, nicht anders an den Samenleiter dieser Seite heranzukommen.
Die Präparation des Samenleiters bereitete dann offenbar Schwierigkeiten. Da der linksseitige Samenleiter nicht getastet werden konnte, erfolgte ausgehend von einem medialen Skrotalschnitt die Präparation. Fälschlich wurde das Corpus cavernosum penis und die darüberliegende Penishaut mit einer gebogenen Klemme vorgezogen. Zur Präparation wurde ein 2 cm langer

Gutachten VI-3

Schnitt in einen der Schwellkörper und die darüber liegende Haut gesetzt. Nach Erkennen der Morphologie wurde die Harnröhre katheterisiert um eine Mitverletzung auszuschließen. Danach folgte der Verschluss der Einschnitte. Es handelte sich um Mitverletzungen von benachbarten Organen, die normalerweise bei der Vasoresektion nicht auftreten. Es schloss sich die präparatorische Suche des linksseitigen Samenleiters und die Entfernung eines ca. 2cm langen Stückes aus einem Gewebsstrang, der als Samenleiter angesprochen wurde, an.

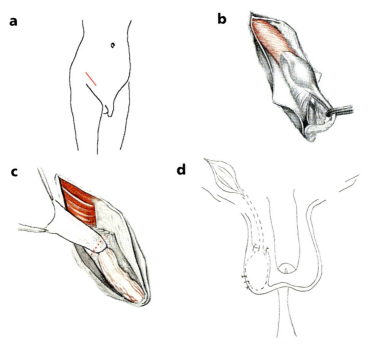

Abbildung 6-6: Operation des Leistenhodens bei offenem Prozessus vaginalis peritonei (nach Shoemaker)
a) Schnittführung in der Leistenregion
b) Präparation des Hodens in seinen Hüllen
c) Abpräparation des Bruchsacks (Prozessus vaginalis peritonei)
d) Verlagerung des Hodens in eine subdartale Tasche des Skrotum

Auf der rechten Seite typische Samenleiterresektion des hier gut tastbaren Strangs. Abschließend wurden zwei Atherome aus der Wand des Skrotums entfernt.
Der Grund für die hier eingetretenen Komplikationen war die Voroperation des linken Hodens und Samenstrangs im Kindesalter. Hierdurch waren Verwachsungen, Narbenbildungen und Verdrehungen entstanden, die einmal den Hoden fixierten, aber vor allem das Separieren des Samenstrangs auf dieser Seite deutlich erschwerten.

Wiederholte Operationen in dem gleichen Gebiet sind infolge der Vernarbung schwierig [Smith und Skinner]. Pryor und Show weisen daraufhin, dass Voroperationen, wie eine Ochidopexie in der Anamnese und Untersuchung vor einer Vasoresektion zu erfassen sind um operativ berücksichtigt zu werden [Pryor und Show].
Operationen bzw. Präparationen in einem so vooperierten Gebiet sind demnach komplikationsträchtiger und zeitaufwendiger als in normalen morphologischen Verhältnissen. Die dann bei der Operation aufgetretenen Komplikationen bestätigen diese Aussage. So kam es im Begutachtungsfall zu Mitverletzungen, die bei der Vasoresektion bei normalen morphologischen Verhältnissen nicht auftreten. Auch aus der im Vergleich zu einer beidseitigen Vasoresektion in normalen anatomischen Verhältnissen verlängerten Operationszeit von fast 2 Stunden (auch unter Berücksichtigung der zusätzlichen Atheromentfernung) kann der Schwierigkeitsgrad des Eingriffs bei dem Patienten abgelesen werden.
Dass die morphologischen Veränderungen nach Orchidopexie die Suche nach dem linken Samenleiter erheblich erschwert haben, zeigt, neben den aufgetretenen Mitverletzungen, die patho-histologische Untersuchung des Hoden-, Nebenhoden- und Samenleiterpräparats anlässlich der Obduktion (s. Obduktionsbericht). Der Patient verstarb drei Jahre nach der Resektion. Die Obduktion ergab bei Untersuchung des Hoden-, Nebenhoden- und Samenstrangpräparats folgendes:
Das Präparat der linken Seite zeigt einen maximal 4 cm großen Hoden, einen etwa 3,2 cm langen Nebenhoden und einen etwa 8 cm langen Samenstrang. Bei der Präparation des Samenstrangs ist eine Kontinuitätsunterbrechung des Samenleiters nicht erkennbar. Etwa 6 cm vom Nebenhoden entfernt findet sich im Weichgewebe eine kleine narbige Verdichtung. Mikroskopisch sind Hoden und Nebenhoden unauffällig strukturiert, in den Lichtungen des Nebenhodens sind in mäßiger Zahl Spermatiden nachweisbar. Mehr als 30 Querschnitte durch den Samenleiter zeigen eine Lichtung von gleichmäßiger Weite. Ein Lichtungsverschluss ist nicht erkennbar. Im benachbarten Weichgewebe ist in einem umschriebenen Abschnitt vermehrt zellarmes Bindegewebe nachweisbar, entsprechend der makroskopisch beschriebenen Verdichtung. Das Präparat der rechten Seite mit einem maximal 4,5 cm großen Hoden, 3,5 cm langen Nebenhoden und 12 cm Samenstrang zeigt etwa 3 cm vom Nebenhoden entfernt eine Kontinuitätsunterbrechung des Samenleiters. Mikroskopisch ist in diesem Abschnitt eine Samenleiterlichtung nicht nachweisbar, dagegen trifft man auf ein ungeordnetes narbiges zellarmes Bindegewebe. Die Lichtungen des Nebenhodens sind weit und dicht mit Spermatiden angefüllt. Das Hodengewebe ist unauffällig.
Auf der rechten Seite entspricht der Befund einem Zustand nach erfolgreicher chirurgischer Unterbrechung des Samenleiters. Im Bereich der linken Seite ist ein derartiger Zustand nicht nachweisbar.
Allenfalls eine kleine narbige Verdichtung im Weichgewebe des linken Samenstrangs kann als Hinweis auf einen früheren chirurgischen Eingriff angesehen werden. Nennenswerte Kaliberschwankungen oder auch eindeutige

Gutachten VI-3

narbige Veränderungen des Samenleiters sind auch in mehr als 30 Stufenschnitten nicht nachweisbar, sodass eindeutige Hinweise auf eine frühere Durchtrennung des Samenleiters fehlen.
Rekanalisierungen eines vorher durchtrennten Samenleiters sind nicht ungewöhnlich [Bichler, Kern: Vasoresektion 2004]. Ungewöhnlich ist allerdings im vorliegenden Fall, dass praktisch keine eindeutigen Residuen einer Durchtrennung erkennbar sind. Gegebenenfalls könnte eine Nachfrage hinsichtlich einer eventuellen histologischen Untersuchung der im Rahmen der Operation (Vasoresektion) entfernten Samenleiteranteile zur abschließenden Klärung beitragen.
Ausgehend von den veränderten und erschwerten Bedingungen bei der linksseitigen Operation sind Komplikationen denkbar und müssen, sorgfältige Operationstechnik zwar vorausgesetzt, hingenommen werden. Wenn man daher berücksichtigt, dass die hier bestandenen morphologischen Veränderungen im Bereich des linken Hodens und Samenstrangs Komplikationen für den Operateur darstellten, so sind doch die Verletzungen des Penisschwellkörpers als ungewöhnlich anzusehen.
Bedenklich ist dann allerdings, dass die Unterbindung des linken Samenleiters auch nicht gelang wie der Obduktionsbefund aufzeigt.
Schließlich war die Blutstillung intraoperativ so unzureichend, dass es noch am Operationstag zur Ausbildung eines großen Hämatoms kam, das die stationäre Aufnahme in einer Klinik erforderte und später operativ ausgeräumt werden musste. Bei einer derartigen Häufung von zum Teil ungewöhnlichen Komplikationen (Penisschwellkörpereröffnung!) muss dann allerdings der Gesamteingriff als fehlerhaft angesehen werden.
In Beantwortung der zweiten rechtsanwaltlich gestellten Frage, inwieweit Mängel der Aufklärungspflicht festzustellen sind, ist folgendes auszuführen: Bei einer Vasoresektion unter normalen morphologischen Verhältnissen, d.h. sicher tastbarem Samenleiter und Separierung von den übrigen Gebilden des Samenstranges, ist auf folgende Komplikationen aufzuklären [Bichler]:

- Falsches Gewebsansprechen und dadurch nicht erfolgte Unterbindung des Samenleiters,
- Wundinfektionen,
- Durchtrennung der Hodengefäße,
- Hämatombildung.

Das kann formularmäßig vorgenommen werden, aber gegebenenfalls ist auf die Einzelfallbezogenheit Rücksicht zu nehmen. Der Aufklärungsbogen muss erkennen lassen, dass er Grundlage eines Gesprächs war und nicht nur in Form der Laieninformation bzw. -literatur ausgehändigt wurde [Kern].
Die formulargebundene Aufklärung (Perimed Patientenaufklärungsbogen für Urologie) der Vasoresektion bei dem hier in Rede stehenden Patienten kann für die rechte Seite als Dokument als ausreichend angesehen werden. Für die linke Seite, mit dem hochgezogenen Hoden, d.h. dem Zustand nach Orchidopexie, ist die **vorliegende dokumentierte Aufklärung nicht ausreichend**.

Während in der Normalsituation (rechter Hoden), wie oben beschrieben, der Aufklärungspflicht Genüge getan und bei dem Patienten dokumentiert ist, kann das für die linke Seite nicht akzeptiert werden. Bei so veränderten anatomischen Voraussetzungen, seien sie angeboren, d. h. Aplasie (Fehlen) des Ductus deferens (Samenleiter) oder erworben, wie hier durch eine vorhergehende Operation mit der erschwerten Suche nach dem Samenleiter, ist eine intensivere, nachweisbare Aufklärung bzw. Beratung erforderlich und zwar eine Aufklärung, die auf die besondere Situation in diesem Falle hinweist, nämlich den narbig fixierten linken Hoden mit der Unmöglichkeit, den Samenleiter zu tasten.

Wie oben aufgezeigt, wird bei der Leistenhodenoperation der Hoden mobilisiert und der Samenstrang langstreckig präpariert. Entsprechende Verwachsungen und eventuelle Verziehungen sind systemimmanent. Wie vom Operateur dokumentiert, war auf der linken Seite der Ductus deferens präoperativ nicht tastbar (siehe dazu Eintragungen in den Krankenunterlagen und im Operationsbericht). Während im Normalfall der Ductus deferens im oberen Skrotalanteil durch die Haut tastbar und vom Samenstrang isolierbar ist, war das in diesem Falle auf der linken voroperierten Seite nicht möglich.

Damit war für den Operateur präoperativ ableitbar, dass die Freilegung des Samenstrangs auf der linken Seite komplikationsträchtiger sein würde als kontralateral. Linksseitig war ein größerer präparativer Aufwand zu erwarten, mit der Gefahr der Mitverletzung benachbarter Organe. Vom Operateur wurde das offenbar auch so gesehen.

Aus dieser präoperativ erfassbaren Situation musste gefolgert werden, dass hier mit einer nicht mehr einfachen Operation zu rechnen war. Dieser Umstand musste dem Patienten mitgeteilt werden, da sich die Gefahr von Komplikationen deutlich erhöhte. Mitverletzungen konnten hierbei den Hoden, Nebenhoden bzw. eventuell die Gefäße des Hodens oder auch andere Gewebeteile betreffen.

Die nach der Vasoresektion verbliebenen Schäden wie Erektionsschwäche, Kurvatur des Penis bzw. Schmerzen im Penis- und Skrotalbereich zeigen, dass die Operation in einem voroperierten Gebiet eine erhöhte Gefahr für Komplikationen aufwies. Wenn dem so ist, und diese Situation war vor der Operation erkennbar, dann musste der Patient eingehend auf drohende Gefahren, wie nennenswerte Mitverletzungen von Nachbargeweben, Gefäßverletzungen, notfalls mit Organverlust, die speziell durch die linksseitige Voroperation des Hodens im Kindesalter bedingt waren, hingewiesen werden.

Zwar sind in dem Aufklärungsformular eine Reihe der eingetretenen Komplikationen aufgeführt, die aber als pauschale Information dieses Aufklärungsbogens zu verstehen sind. Im vorliegenden Falle war es notwendig, gezielt auf die komplikationsträchtige Situation auf der linken Seite hinzuweisen und daraus ableitbare Komplikationen dem Patienten in verständlicher Weise zu erläutern. Der zur Aufklärung und nicht zuletzt zur Dokumentation verwendete Perimed-Bogen enthält auf Seite 4 eine Rubrik „Anmerkung der Ärztin/des Arztes zum Aufklärungsgespräch". Hier trägt der Arzt alle wesentlichen zusätzlichen

Gutachten VI-3

Informationen ein, die er dem Patienten zu dessen individueller Situation mitgeteilt und mit ihm besprochen hat.
Schließlich ist in dem Formular abschließend auch noch Platz für Hinweise und Ergänzungen. An diesen Stellen hätten die stattgehabten Aufklärungen bezüglich der komplikationsträchtigen Situation vermerkt werden müssen. Sie fehlen aber! Von den Rechtsanwälten des Operateurs wurde, nachdem zuerst die Notwendigkeit einer diesbezüglichen Aufklärung bestritten wurde, aufgrund unserer Begutachtung jetzt mit Nachdruck erklärt, dass der Patient umfangreich über die kritische Situation aufgeklärt worden sei.
Dem Gutachter lagen zur Prüfung der Aufklärungsfrage der Perimed-Bogen sowie die ambulanten Aufzeichnungen des Operateurs vor. Hieraus ist eine, wie rechtsanwaltlich behauptet wird, ausführliche Aufklärung der besonders komplikationsträchtigen voroperierten linken Seite nicht erkennbar.
Die Abarbeitung des Perimed-Bogen durch den Patienten als Laie ist wertlos, wenn nicht erkennbar die im Einzelfall bestehende komplizierte Situation in der Aufklärung nachvollziehbar enthalten ist und entsprechend vermerkt wurde.

Zusammenfassend ist daher festzustellen, dass der Aufklärungsbogen im Falle des Patienten keinen speziellen Hinweis auf die mit besonderen Komplikationen beschwerte linksseitige Vasoresektion enthält und somit für den medizinischen Gutachter eine sachgerechte Aufklärung nicht existiert bzw. als fehlerhaft anzusehen ist. Die anders lautenden rechtsanwaltlich vorgetragenen Äußerungen, wie oben ausgeführt, werden vom Gericht zu prüfen, bzw. zu bewerten sein.

Literatur

Bichler, K.-H.; Kern, B.-R.: „Arztrechtliche Begutachtung von Erkrankungen und Verletzungen des Skrotums, Hodens, Nebenhodens, Samenstranges und Penis", in: Bichler, K.-H.: „Das Urologische Gutachten", Springer, Berlin, 2004

Bichler, K.-H.; Kern, B.-R.: „Arztrechtliche Begutachtung bei Vasoresektionen", in: Bichler, K.-H.: „Das urologische Gutachten", Springer, Berlin, 2004

Kern, B.-R.; Bichler, K.-H.: „Das urologische Fachgutachten im Arztrecht – juristische Aspekte", in: Bichler, K.-H.: „Das Urologische Gutachten", Springer, Berlin, 2004

Mayor, G.; Zingg, E.J.: „Urologische Operationen. Atlas zur Indikation, Technik, Nachbehandlung", Thieme, Stuttgart, 1990

Pryor, J.L.; Show, D.A.: „Vasectomy", in: „Glenn's Urologic Surgery", Lippincott, Philadelphia, 1998

Sigel, A.; Ringert, R.-H.: „Kinderurologie", Springer, Berlin, 2001

Smith, R.B.; Skinner, D.G.: „Complications of Urologic Surgery", Saunders, Philadelphia, 1976

Um das **Ergebnis der beiderseitigen Samenleiterunterbindung** zu sichern, sind Untersuchungen des Ejakulats nach dem Eingriff dringend erforderlich. Kontrollen 6 und 12 Wochen nach der Operation sind zu empfehlen. Bei den Kontrolluntersuchungen werden Spermiogramme angefertigt (Abbildung 6-7).

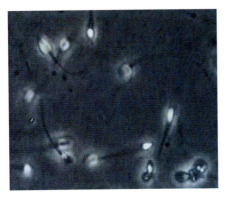

Abbildung 6-7: Spermiogramm: Bestimmung der Zahl an beweglichen bzw. unbeweglichen Spermien

Nach der Samenleiterunterbindung können sich trotzdem noch für mehrere Wochen Samenzellen aus der im Nebenschluss befindlichen Samenblase entleeren (Abbildung 6-8). Dabei werden bewegliche und nicht bewegliche Spermien unterschieden.

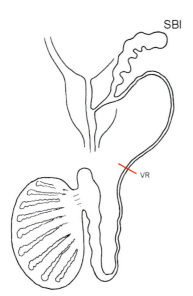

Abbildung 6-8: Hoden, Nebenhoden und ableitende Samenwege: Samenleiter und Samenblase (SBl), Vasoresektion (VR)

Von besonderer klinischer und eventuell arztrechtlicher Bedeutung ist das Verbleiben von Spermien nach der Vasoresektion. Da noch nach Monaten ein Spermiennachweis möglich ist, erhebt sich die Frage nach der Bedeutung der unbeweglichen Spermien. In der Literatur wird der Nachweis eines geringen Prozentsatzs an nicht beweglichen Spermien nach der Vasoresektion als unbedenklich in Hinsicht auf eine möglicherweise entstehende Schwangerschaft angesehen [Bichler 2004].

Das **Ausbleiben der postoperativen Kontrollen (Spermiogramme) nach Vasoresektion** kann Versäumnis des Operateurs oder des betroffenen Mannes sein.

In diesem Gutachtenbeispiel **Urol. G. 21-1, S. 328** führte die fehlende Anordnung durch den Operateur, die erforderlichen postoperativen Spermiogramme durchführen zu lassen, zur Schwangerschaft. Nach der Geburt des Kindes verklagte die Ehefrau den Chirurgen wegen Behandlungsfehler.

Eine ähnliche Situation liegt dem Gutachtenbeispiel **Urol. G. 21-3, S. 331** zu Grunde. Hier war es wegen der mangelnden Einsicht des Mannes sich der **postoperativen Samenuntersuchung** zu unterziehen, nach Jahren zur Schwangerschaft gekommen. Seine Klage gegen den Operateur wurde aufgrund unseres Gutachtens vom Landgericht abgewiesen.

2. Versehentliche Durchtrennung des Samensleiters

Bei Operationen von Leistenhernien, Hodendeszensus-Störungen, häufig mit offenem Processus vaginalis peritonei, Hydrozelen bzw. Spermatozelen kann es zur versehentlichen Durchtrennung des Samenleiters (Ductus deferens) kommen. Dazu seien zwei Beispiele vorgestellt:

Im ersten Fall war es bei einem 4 Jahre alten Jungen **intraoperativ zur Durchtrennung des Ductus deferens** gekommen. Die Situation stellte sich im Einzelnen wie folgt dar.

Gutachten VI-4

Gutachtenproblematik: Samenleiterdurchtrennung bei Leistenhernienoperation (offener Processus vaginalis).

Patient: 4 Jahre
Auftraggeber: Gutachterkommission der Ärztekammer
Vorwurf des Patienten (bzw. Rechtsanwalts): Ist die Durchtrennung des Ductus deferens ein systemimmanentes Risiko bzw. als Behandlungsfehler anzusehen? Mit welchen gesundheitlichen Auswirkungen insbesondere in Hinsicht auf die Zeugungsfähigkeit ist künftig zu rechnen?

Gutachterliche Entscheidung: Kein Behandlungsfehler festgestellt.
Ergebnis: Kein Behandlungsfehler anerkannt.

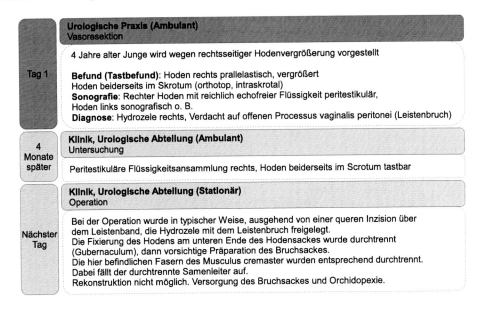

Beurteilung

Krankheitsverlauf

Der 4 Jahre alte Junge wurde wegen rechtsseitiger Hodenvergrößerung beim niedergelassenen Urologen vorgestellt. Bei der ambulanten Untersuchung fand sich ein vergrößerter, prallelastischer Hoden im Skrotum. Die Sonografie ergab reichlich peritestikuläre Flüssigkeit im Sinne einer Hydrozele. Der linke Hoden im Skrotalfach war unauffällig. Zur Operation der rechtsseitigen Hydrozele und dem Verdacht auf Leistenhernie wurde der Junge in eine urologische Abteilung überwiesen.

Intraoperativ wurde ausgehend von einem Leistenschnitt die Region freigelegt. Es fand sich ein offener Proc. vaginalis peritonei (Leistenbruch) sowie eine Hydrozelenbildung.

Der Hoden wurde nach Durchtrennung der Fixierung (Gubernaculum) am unteren Ende des Skrotums hochgezogen. Es folgten die Eröffnung und Abpräparation des Bruchsacks von den Gebilden des Samenstrangs (Abbildung 6-9).

Gutachten VI-4

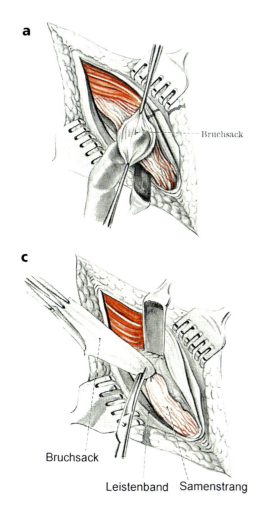

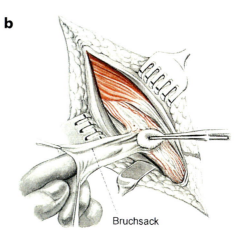

Abbildung 6-9: Operation einer kindlichen Leistenhernie [aus Zenker, R.: „Eingriffe bei den Bauchbrüchen", Springer, Berlin, 1957, mit Erlaubnis des Verlages]
a) Isolierung des Bruchsackes vom Samenstrang (Samenleiter und Gefäße des Hodens)
b) Eröffnung
c) Umstechung und Abtragung

Dabei fiel auf, dass der hier zu erwartende Samenleiter nicht zu tasten bzw. nicht zu erkennen war. Die Präparation des Bruchsackes erfolgte in typischer Weise bis zum inneren Leistenring. Danach Unterbindung und nochmalige Inspektion des Bruchsackes zu seinem äußeren Ende hin. Hier fand sich, dass der Samenleiter, der typischerweise eng mit dem Bruchsack verbunden ist, bereits nach kranial durchtrennt war. Nach Angaben des Operateurs fand sich eine Lücke (Dehiszenz) der Samenleiterenden von 6 cm. Eine Annäherung der Schnittenden war bei dieser Distanz nicht mehr möglich. Davon abgesehen ist eine unmittelbare Rekonstruktion, d.h. End-zu-End Anastomose (Wiedervereinigungsnaht) im Kleinkindesalter nicht aussichtsreich [Hadziselimovic et al.]. Eine Näherung der beiden Schnittenden wäre allerdings in Hinsicht auf eine spätere Reanastomose von Vorteil gewesen.

Im weiteren Verlauf der Operation fanden die Resektion, der Verschluss des Bruchsacks und die Verlagerung des Hodens ins Skrotum nach der Methode

Gutachten VI-4

von Shoemaker statt (Abbildung 6-6 d). Es folgte der Verschluss der Leistenregion.

Gutachterliche Stellungnahme
Gutachterlich ist wie folgt zu dem Krankheitsverlauf und seiner Komplikation Stellung zu nehmen:
Die Indikation zur Operation des Jungen wegen rechtsseitigem Leistenbruch war gegeben, das dabei angewendete Operationsverfahren entspricht den Regeln der ärztlichen Kunst und der eigenen operativen Erfahrung des Gutachters.
Zu der eingetretenen Komplikation – Samenleiterdurchtrennung – ist zunächst mit Zenker festzuhalten: „Die Trennung des Samenstrangs von dem Bruchsack ist namentlich bei kindlichen bzw. angeborenen Hernien schwierig, da der aufgefaserte Samenstrang den Bruchsack geradezu netzartig umklammern kann. Bei einem kleinen Kind ist der Bruchsack zudem in der Regel spinngewebsdünn" [Zenker]. Auch der hocherfahrene urologische Operateur Boeminghaus formuliert in seinem Standardwerk: „Bei Kleinkindern ist das Peritoneum des Brucksacks (processus vaginalis peritonei) sehr zart und die Verbindung mit den Gefäßen und dem Samenstrang sehr eng. Bei der Abpräparation dieser Gebilde vom Bruchsack können sie leicht verletzt werden" [Boeminghaus]. Aus diesen Feststellungen ist zu entnehmen, dass die Größenverhältnisse des Operationsfeldes bzw. der in Rede stehenden Gebilde den Eingriff komplizieren. Größte Sorgfalt wird deshalb dem Operateur bei der Versorgung kleinkindlicher Hernien abverlangt. Es muss aber bedacht werden, dass trotz Umsicht und Sorgfalt eine Durchtrennung des Samenleiters wegen Nichterkennung vorkommen kann. Anhand einer entsprechenden Kasuistik (**Urol. G. 20-6, S. 305**) wird im Buch „Das urologische Gutachten" in diesem Sinne ausgeführt, dass es bei Leistenhernienoperationen im Kleinkindalter trotz aller Sorgfalt zu einer unbemerkten Durchtrennung des Samenleiters kommen kann [Bichler].
In dem hier vorliegenden Fall kann dem Operateur unterstellt werden, dass er nach Eröffnung des Operationsfeldes zunächst sorgfältig nach dem Samenleiter (Ductus deferens) gesucht hat, es aber unglücklicherweise nicht gelang, das Gebilde darzustellen. Erst nach Durchtrennung des Bruchsackes bzw. nochmaliger Inspektion fand sich der durchtrennte Samenleiter. Folgt man Zenker, Boeminghaus u. a. so ist festzuhalten, dass der Samenstrang, festgeheftet am Bruchsack, sich „netzartig" auffächern kann und dadurch der eigentlich wichtige Strang des Samenleiters nicht erkannt wird.
Inwieweit der Samenleiter bei dem Kleinkind atrophisch, d. h. nur unzureichend ausgebildet war, sei dahingestellt. Die Formulierung atrophisch wird von dem Operateur in seinem Bericht gebraucht. Bei der diffizilen Abpräparation des Samenstrangs vom Bruchsack ist der Operateur gehalten, sich vor der Durchtrennung jedes sich als Strang darstellenden Gebildes von der Lage des Samenleiters zu überzeugen.

Bei kritischer Durchsicht des vom Operateur angefertigten Operationsberichts gewinnt man den Eindruck, dass er sorgfältig nach dem Ductus deferens gesucht hat, ihn aber nicht identifizieren konnte.

Die Abtrennung bzw. Durchtrennung des Samenleiters bei der kindlichen Herniotomie ist relativ selten, aber, wie bereits ausgeführt, insbesondere im Kleinkindalter kann die Erkennung des Samenleiters trotz aller Sorgfalt Schwierigkeiten bereiten. Diese Ansicht wird geteilt von einer ganzen Reihe sachverständiger urologischer Operateure [Elder, Marshall, Shandling et al.; Kogan, Lambrecht]. Von Kogan wird die Häufigkeit von Ductus deferens Verletzungen, unter anderem Durchtrennung, mit 1 bis 2 % angegeben [Kogan].

Zusammenfassend ist gutachterlich festzustellen, dass die Indikation und Auswahl der Operationstechnik zur Behandlung der Herniotomie bei dem Kind sachgerecht waren. Trotz sorgfältiger Suche gelang es dem Operateur nicht, den Samenstrang rechtzeitig zu erkennen, offenbar hatte er den Eindruck einer Atrophie, d.h. nur unzureichende Anlage, oder Fehlen des Samenleiters. Bei der weiteren Präparation wurde der Samenleiter dann offenbar unerkannt durchtrennt.

In Übereinstimmung mit der Literaturrecherche kann dem Operateur bei der Operation des Kleinkindes kein fehlerhaftes Verhalten unterstellt werden. In diesem Zusammenhang muss an die grundsätzliche arztrechtliche Aussage erinnert werden, dass der Erfolg einer Operation, sorgfältiges Handeln vorausgesetzt, nicht immer garantiert werden kann.

Des Weiteren sind die Fragen der Rechtsanwaltschaft zu beantworten.

1. Handelt es sich bei Zugrundelegung des Eingangsbefunds bei dem vorgenommenen Eingriff um einen Eingriff mit absoluter oder relativer Indikation? Waren aus damaliger Sicht – konservative oder operative – andere Behandlungsmethoden mit in Betracht zu ziehen? Für den Fall, dass alternative Operationsmethoden bestanden: Sind die operativen Behandlungsalternativen mit Blick auf den Verlust des Ductus deferens mit demselben Risiko behaftet?

Bei der bestehenden rechtsseitigen Hernie war die operative Sanierung eine absolute Indikation. Konservative oder andere operative Behandlungsmethoden kamen nicht in Frage.

2. Welche Schutz- und Vorsichtsmaßnahmen sind aus ärztlicher Sicht zu treffen wenn – wie hier im Operationsprotokoll ausgewiesen – die Darstellung des Ductus deferens intraoperativ nicht möglich ist?

Hierzu ist auszuführen, dass der Operateur, insbesondere bei derartigen Eingriffen im Kleinkindalter, zu äußerster Sorgfalt bei der Suche nach dem Samenleiter verpflichtet ist, dabei auch schrittweise vorzugehen hat und nur

Gutachten VI-4

nach sicherer Erkennung sich anbietende Stränge (Muskeln bzw. kleinere Gefäße) durchtrennen darf.

3. *Handelt es sich im Zusammenhang mit dem hier vorgenommenen Eingriff bei dem Verlust des Ductus deferens um ein eingriffsimmanentes Risiko oder um eine beherrschbare Gefahr, mit der Folge, dass die intraoperative Durchtrennung nur durch eine Unachtsamkeit erklärt werden kann?*

Die Samenleiterdurchtrennung gehört leider, wenn auch extrem selten, zu den eingriffsimmanenten Risiken. Das wird durch verschiedene Literaturangaben bestätigt, insbesondere durch Mitteilungen zur Häufigkeit (1 bis 2 %) bzw. Untersuchungen zur Verletzlichkeit des Samenleiters [Shandling et al.]. Aufgrund der dem Gutachter zur Verfügung stehenden Unterlagen war der Eindruck zu gewinnen, dass der Operateur hier sorgfältig vorgegangen ist und ihm Unachtsamkeit in dieser hochkritischen Operationssituation nicht unterstellt werden kann.

Auch ist festzuhalten, dass eine unmittelbare, d. h. intraoperative Rekonstruktion durch End-zu-End-Anastomose (Wiedervereinigungsnaht) nicht aussichtsreich ist [Hadziselimovic], erst recht nicht, wenn wie im vorliegenden Fall eine langstreckige Dehiszens (Lücke) des Samenleiterverlaufes bestand.

4. *Mit welchen gesundheitlichen Auswirkungen muss auf Grund des Verlusts des Ductus deferens im Kindesalter zukünftig – insbesondere mit Blick auf die Zeugungsfähigkeit – möglicherweise gerechnet werden?*

Da bei dem Kind beide Hoden im Hodensack tastbar waren, darf zunächst davon ausgegangen werden, dass auf der kontralateralen Seite, d.h. linksseitig, intakte Hoden- und Ableitungsverhältnisse bestehen. So ist zu hoffen, dass bei dem Kind im Erwachsenenalter Zeugungsfähigkeit besteht. Im ungünstigsten Fall, d. h. wenn linksseitig eine angeborene Fehlbildung (Atrophie des Samenleiters) bestehen sollte bzw. durch Infektion oder Trauma der linke Hoden geschädigt würde, käme es zur Infertilität. Inwieweit dann in diesem denkbar ungünstigsten Falle reparative (mikrochirurgische) Maßnahmen zur Wiederherstellung der Samenleiterpassage auf der rechten Seite möglich sind, wäre dann zu prüfen.

Zunächst ist anzunehmen, dass die rechtsseitige absolute Passagestörung durch den linken Hoden und die sich entwickelnden Samenwege kompensiert wird und Zeugungsfähigkeit eintritt.

Gutachterliche Entscheidung: Es konnte **kein** Behandlungsfehler festgestellt werden.

Literatur

Bichler, K.-H.: „Das urologische Gutachten", Springer, Berlin, 2004

Boeminghaus, H.: „Urologie", Bd. 2, Werk Verlag, München, 1971

Elder, J.S.; Marshall, F.F.: „Complications of Orchidopexie", in: Marshall, F.F.: „Urologic complications", Mosby, St. Louis, 1990

Hadziselimovic, F.; Herzog, B.: „Hodendystopie", in: Thüroff, J.W.; Schulte-Wissermann, H.: „Kinderurologie in Klinik und Praxis", Thieme, Stuttgart, 2000

Kogan, S.: „Cryptorchidism", in: Kelalis, P.P. et al.: „Clinical paediatric urology", Vol. II. Saunders, Philadelphia, 1985

Lambrecht, W.: „Leistenhernie des Kindes", in: Schumpelick, V.: „Hernien", Enke, Stuttgart, 1987

Shandling, B.; Jsnik, J.S.: „The vulnerability of the vas deferens", J. Pediatr Surg 16:461-464, 1981

Zenker, R.: „Die Eingriffe bei den Bauchbrüchen", in: „Allgemeine und spezielle chirurgische Operationslehre", Springer, Berlin, 1957

Ein weiteres Fallbeispiel (**Urol. G. 20-6, S. 305**) beschreibt die Problematik bei einem jungen Mann mit **Zustand nach Hydrozelektomie links** im Kleinkindalter. Wegen Leistenhoden wurde dann im Kindesalter eine Orchidopexie rechts ausgeführt in deren Folge es zur Hodenatrophie kam. Wegen Rezidivhydrozele links wurde im jugendlichen Alter nochmals operiert. Hierbei fand sich ein **durchtrennter Samenleiter**.

Auch bei dieser Begutachtung war zu argumentieren, dass es trotz sorgfältiger Präparation speziell im Kleinkindalter bzw. auch im Kindesalter zur Durchtrennung des Ductus deferens kommen kann.

VII. Begutachtung bei Erkrankungen des Penis und der Harnröhre

Operative Korrekturen von Präputialstenosen, Fehlmündungen der Harnröhre (Hypospadie) und Penisverkrümmungen (Induratio penis plastica – IPP) können entsprechende Komplikationen hervorrufen und zu Schadenersatzansprüchen im Arzthaftpflichtverfahren führen.

1. Präputialstenosen (Phimose)

Bei der zur Behebung einer Präputialstenose (Phimose) notwendigen Operation können Komplikationen wie **Blutungen, Wundinfektionen oder narbige Veränderungen** im Frenulumbreich (schmales Band zwischen Glans und Vorhaut) auftreten, die das kosmetische Ergebnis beeinflussen (Abbildung 7-1).

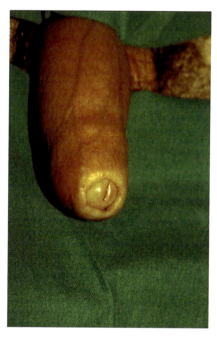

Abbildung 7-1: Präputialstenose (Phimose)

Auch **unzureichende Resektion der Präputialblätter** kann das Operationsresultat beeinflussen und zu Vorwürfen der Patienten fuhren. Ein Gutachtenbeispiel zu dieser Problematik.

Gutachten VII-1

Gutachtenproblematik: Rezidivierende Balanitiden, zunächst lokale Behandlung der Entzündung, Zirkumzision, Asymmetrie der Narbenverhältnisse nach Operation durch Chirurg.

Patient: 37 Jahre
Auftraggeber: Gutachterkommission der Ärztekammer
Vorwurf des Patienten: Operatives Ergebnis der Zirkumzision wegen Asymmetrie der Narbenverhältnisse fehlerhaft, postoperativ Schmerzen bei der Kohabitation, Nachoperation war notwendig.

Gutachterliche Entscheidung: Kein Behandlungsfehler festgestellt.
Ergebnis: Kein Behandlungsfehler anerkannt.

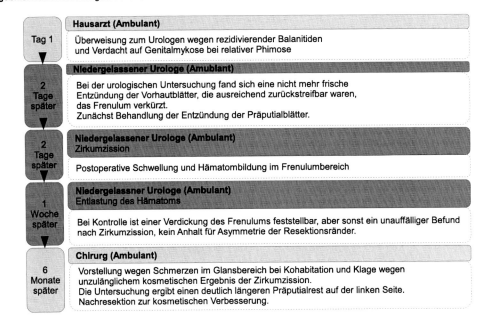

Beurteilung

Krankheitsverlauf

Der Patient wurde vom Hausarzt wegen rezidierenden Balanitiden und Verdacht auf Genitalmykose bei relativer Phimose zum Urologen überwiesen. Bei der urologischen Untersuchung fand sich eine nicht mehr frische Entzündung der Vorhautblätter, die ausreichend zurückstreifbar waren, das Frenulum war verkürzt. Zunächst wurde eine Behandlung der Entzündung der Präputialblätter vorgenommen, danach eine Zirkumzision. Postoperativ traten Schwellung und Hämatombildung im Frenulumbereich auf. 8 Tage später Entlastung des Hämatoms, im Frenulum zeigte sich eine Verdickung bei sonst unauffälligem Befund nach Zirkumzision.

Ein halbes Jahr später stellte sich der Patient bei einem Chirurgen wegen Schmerzen im Glansbereich beim Geschlechtsverkehr vor. Fernerhin klagt er über ein unzulängliches kosmetisches Ergebnis der Zirkumzision. Es fand sich ein deutlich längerer Präputialrest auf der linken Seite. Vom Chirurgen wurde daraufhin zur Verbesserung des kosmetischen Aspekts eine Nachresektion durchgeführt.

Gutachterliche Stellungnahme
Gutachterlich ist festzustellen, dass vom Urologen eine Zirkumzision bei dem Patienten durchgeführt wurde. Bei einer vorhergehenden Untersuchung waren entzündliche Veränderungen im Bereich der Glans und der Vorhaut festgestellt worden. Entsprechende inflammatorische Behandlungen (Lokalbehandlung) wurden eingeleitet.
Die bei dem Patienten vorgenommene Zirkumzision entspricht den Regeln der Kunst. Es wurden die Vorhautblätter reseziert, eine Frenulumplastik durchgeführt und die Resektionsränder durch Einzelknopfnähte fixiert (Abbildung 7-2).
Postoperativ war es zu einer Einblutung, insbesondere im Frenulumbereich, gekommen. Durch derartige Blutungen kann das plastisch-chirurgische Ergebnis einer Zirkumzision verschlechtert werden. Eine solche Nachblutung, insbesondere aus der Arteria frenularis, ist eine der häufigsten Ursache für Komplikationen. Die Nachkontrollen nach 2 und 8 Tagen ergaben Schwellung und Hämatombildung im Frenulumbereich. Das Hämatom wurde entleert.
Vom Operateur wurde festgestellt, dass bei seinen Nachuntersuchungen keine Asymmetrien bestanden, während der Chirurg unzureichend resezierte Vorhautblätter feststellte. Die Diskrepanz in den Befunden kann vielleicht dadurch erklärt werden, dass infolge der postoperativen Verschwellung eine derartige Ungleichheit der Vorhautblätter in den ersten Tagen nach der Operation nicht ausreichend sicher beurteilbar war, während sie Monate später erkennbar war.

Zusammengefasst ist vom Gutachter festzustellen, dass die Zirkumzision durch den Urologen sachgerecht durchgeführt wurde. Eine präoperative Behandlung der entzündlichen Veränderungen der Präputialblätter war erfolgt. Intraoperativ wurde das Präputium reseziert und eine Wiederherstellung des verkürzten Bändchens (Frenulumplastik) ausgeführt. Blutungen aus dem Bereich der Arteria frenularis sowie nicht immer symmetrische Resektionen bei der Zirkumzision können auftreten und sind dem Operateur nicht anzulasten. Derartige Komplikationen können aber das kosmetische Ergebnis der Operation verschlechtern.
Ein vier Wochen nach der Operation vorgesehener Nachschautermin wurde vom Patienten nicht wahrgenommen, sodass der Urologe keine Chance hatte, Ungleichheiten der Resektionsränder festzustellen und dem Patienten gegebenenfalls eine Korrekturmaßnahme zu empfehlen.

Unter Berücksichtigung aller hier gegebenen Fakten kann der Gutachter einen Behandlungsfehler **nicht** feststellen.

Gutachten VII-1

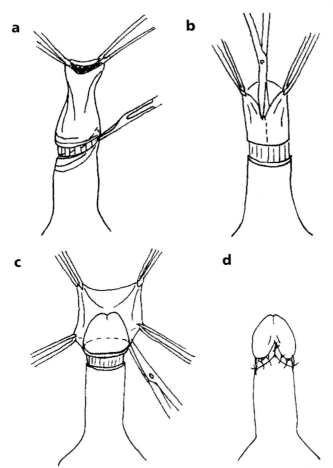

Abbildung 7-2: Operation einer Präputialstenose: Ovaläre Umschneidung der Präputialblätter, Resektion und Naht unter plastischer Rekonstruktion des Frenulumbereichs

Auch im **Kindesalter** kann es zu Haftpflichtverfahren kommen, wenn eine **Zirkumzision** nicht den Vorstellungen des kleinen Patienten bzw. der Eltern entspricht. Im Falle eines 4 Jahre alten Jungen erbrachte eine Zirkumzision, das in (Abbildung 7-3 a-c) dargestellte Ergebnis. Im Haftverpflichtverfahren vor der Ärztekammer haben wir argumentiert, dass bei einer plastisch operativen Maßnahme das Ergebnis nicht immer, wie korrekterweise angestrebt, gelingt. Einen Behandlungsfehler konnten wir daher hier nicht feststellen.

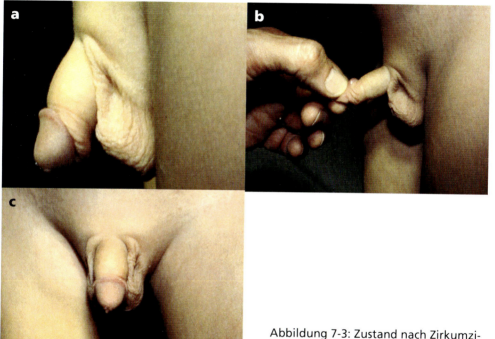

Abbildung 7-3: Zustand nach Zirkumzision bei einem 4 Jahre altem Jungen

2. Fehlmündungen der Harnröhre (Hypospadie)

Bei den Hypospadien (Harnröhrenspalten) handelt es sich um Fehlmündungen der männlichen Harnröhre auf der Ventralseite des Penis (Abbildung 7-4). Erschwerend kommt eine mehr oder weniger stark ausgebildete Verkrümmung des Gliedes hinzu (Abbildung 7-5 a, b).

Entsprechend der Lokalisation stehen eine Reihe anerkannter Verfahren zur Verfügung, jedoch kein allgemeingültiges. Dabei ist an die Methodenfreiheit zu erinnern. Immerhin bleibt aber festzuhalten, dass bei der großen Zahl von Verfahren eine Anpassung der Methodik an die spezielle Situation im Einzelfall erforderlich ist. Komplikationen der operativen Maßnahmen sind vor allem **Fistelbildungen und Harnröhrenstenosen**.

Dazu ein Gutachtenbeispiel.

Gutachten VII-2

Gutachtenproblematik: Zweizeitige Operation bei Hypospadia penoscrotalis mit wiederholter Fistelbildung und Korrekturversuchen. Reoperation in anderer Klinik.

Patient: 1 Jahr
Auftraggeber: Kommission der Ärztekammer
Vorwurf der Eltern des Patienten: Die drei in der Urologischen Abteilung durchgeführten Operationen zur Rekonstruktion der fehlgebildeten Harnröhre (Hypospadia penoscrotalis) haben zu keiner Besserung bzw. plastischen Korrektur geführt. Der Penis habe nach der 3. Operation so schlimm ausgesehen wie vorher.

Gutachterliche Entscheidung: Kein Behandlungsfehler festgestellt.
Ergebnis: Kein Behandlungsfehler anerkannt.

Anamnese	Bei Geburt Hypospadia penscrotalis festgestellt. Ein Jahr später ambulante urologische Untersuchung.
Tag 1	**Urologische Praxis (Ambulant)** Penoskrotale Hypospadie mit punktförmig angelegtem hypospaden Meatus (fehlangelegte Harnröhrenöffnung), ventrale Krümmung des Penis, Glans Penis (Eichel) bauchseitig gespalten, ausgeprägte Vorhautschürze, beide Hoden im Skrotum gelagert. Über 6 Wochen präoperative topische Behandlung mit Testosteronsalbe
6 Wochen später	**Klinik Urologische Abteilung (Stationär)** Ersteingriff: Zweizeitge Hypospadieoperation. Im ersten Schritt **Penisaufrichtung** durch Chordaentfernung (bindegewebiger Strang) und Bildung der distalen Harnröhre aus Präputialblatt durch Rotation ventralwärts und Tubularisierung des distalen Anteils, Tunnelierung der Glans und Bildung des Neomeatus.
Über 7 Monate	**Klinik Urologische Abteilung (Ambulant)** Nachuntersuchungen. Reizlose Wundverhältnisse
7 Monate nach Erstoperation	Plastische Harnröhrenrekonstruktion und suprapubischer Katheter
14 Tage später	Wundheilungsstörung und Fistelbildung im Bereich der Corona glandis
5 Monate später	Fistelverschluss, suprapubischer Katheter belassen
14 Tage später	Entfernung des suprapubischen Katheters
5 Monate später	Erneute Fistelbildungen
8 Monate später	**Kinderchirurg (Ambulant)** Persistierende Fistel. **Überweisung in kinderchirurgische Klinik**
2 Monate später	**Kinderchirurgische Klinik (Stationär)** **Untersuchung**: Fistel an der Corona glandis (Eichelkranz) sowie an der Penisspitze, Penisrotation um 90°. **Reoperation**: Rekonstruktion der Harnröhre in Penislänge und Divertikelresektion, Deckung mit Tunica dachtos

Beurteilung

Krankheitsverlauf

Unmittelbar nach der Geburt des Kindes wurde in der Kinderklinik eine Hypopadie festgestellt. Das Neugeborene war dorthin von der geburtshilflichen Abteilung wegen einer Infektion (Lunge?) verlegt worden. Nach einem halben Jahr wurde das Kind durch die Kinderärztin einer kinderchirurgischen Abteilung mit der Frage der Behandlung der Hypospadie vorgestellt. Von der Klinik wurde eine entsprechende Operation wegen Hypospadia penoscrotalis, d.h. eine Fehlmündung der Harnröhre im proximalen Harnröhrenanteil gelegen, vorgeschlagen.

Anlässlich der Vorsorgeuntersuchung mit 1 Jahr wurde der Hypospadiebefund bestätigt und eine Operation veranlasst. Dazu kam es zu einer Vorstellung in einer urologischen Abteilung. Bei der Untersuchung des Kindes fand sich eine Penoskrotale Hypospadie (proximal) mit punktförmig angelegtem hypospadem Meatus (fehlangelegte Harnröhrenöffnung) (Abbildung 7-4, 7-5).

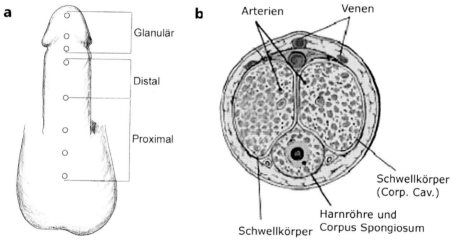

Abbildung 7-4
a) Verschiedene Lokalisationen der Harnröhrenöffnung bei Hypospadie
b) Schnitt durch den Penis mit Darstellung der Schwellkörper: Corpora cavernosa und Corpus spongiosum

Das Glied war in typischer Weise nach ventral (bauchwärts) gewölbt (Abbildung 7-5 a, b) und die Glans penis (Eichel) bauchseitig gespalten. Es fand sich fernerhin eine typisch ausgeprägte Vorhautschürze. Das äußere Genitale sonst unauffällig, beide Hoden zum Untersuchungszeitpunkt im Hodensack tastbar.

Gutachten VII-2

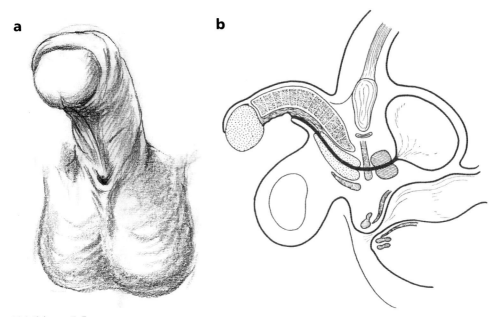

Abbildung 7-5
a) Hypospadia penoscrotalis mit ventraler Verkrümmung infolge Chorda
b) Schematische Darstellung der Harnröhrenfehlbildung mit bindegewebiger Umwandlung (Chorda) des Corpus spongiosum

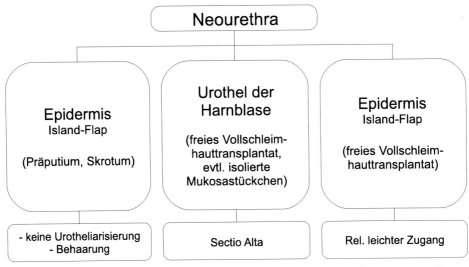

Abbildung 7-6: Operative Methoden zur Behandlung der Hypospadia penoscrotalis

Von der Klinik wurde zur Operation geraten und eine entsprechende schriftliche Aufklärung mit Aufzählung möglicher Komplikationen, wie Fistel und Striktur (Enge der Harnröhre) erteilt.

Gutachten VII-2

Zur Behandlung einer penoskrotalen Hypospadie stehen verschiedene operative Methoden zur Verfügung, die ein- oder zweizeitig durchgeführt werden können. Das Schema zeigt die unterschiedlichen Verfahren (Abbildung 7-6).

Die Klinik entschloss sich bei dem hier zu begutachtenden Kind zu einem zweizeitigen Vorgehen mit Aufrichtung des Gliedes und zur partiellen Bildung der Neourethra unter Verwendung von Präputium bzw. Haut von Penis und Skrotum (siehe linke Säule in Abbildung 7-6) sowie einer zweiten Operation zur Bildung des restlichen Harnröhrenabschnittes.
Eine sechswöchige Vorbehandlung des äußeren Genitale mit Testosteronsalbe zur rascheren Entwicklung des Gliedes im Sinne der Operationsvorbereitung wurde eingeleitet. Danach erfolgte der operative Eingriff in zwei Schritten:

1. Aufrichtung des Gliedes
2. Neubildung des fehlenden Harnröhrenanteils

Dazu wurde zunächst die bauchseitig gelegene Harnröhrenrinne am Penis umschnitten und das derbe Gewebe (bindgewebig umgewandeltes Corpus spongiosum) präparatorisch dargestellt und entfernt. Bei diesem bindgewebigem Strang („Chorda") handelt es sich um die missgebildete Harnröhre und den sie umgebenden Schwellkörper (Abbildung 7-4 b, 7-5 b) im Penisschaftbereich. Die bindegewebige Umwandlung der Harnröhre und des Schwellkörpers führt zur Schrumpfung sowie zur ventralen Verkrümmung des Gliedes. Dadurch konnte das bauchwärts verkrümmte Glied aufgerichtet werden, bis auf eine Restabknickung im Bereich der Eichel.
Danach wurde nach Entfernung der „Chorda" ein Teil der Vorhaut (Präputium) bauchwärts rotiert und als zukünftiges Material für die Harnröhre vorgesehen. Aus diesem Hautanteil wurde das distale Harnröhrenstück durch Einrollung (über einem Katheter) und entsprechender Naht gebildet (partielle Neourethra). Zur Platzierung dieses Harnröhrenstückes wurde die Glans (Eichel) tunneliert und die Neouretha in diesen Kanal eingefügt. Zur Deckung des noch bestehenden Defektes wurde ein entsprechender Hautlappen aus dem Hodensackbereich verwendet.
Ambulante Kontrolluntersuchungen über mehrere Monate zeigten reizlos verheilte Wundverhältnisse. Die Harnblasenentleerung erfolgte in einem guten Harnstrahl aus der proximalen Harnröhrenöffnung. Ein Harnwegsinfekt lag nicht vor.
Die zweite Sitzung zur Korrektur der Hypospadie (Harnröhrenmissbildung) mit Neubildung des fehlenden Harnröhrenstücks wurde nach insgesamt 7 Monaten durchgeführt.
Bei der Operation wurde ein Katheter in die distale neugebildete Harnröhre und weiter bis in die proximale Harnröhrenöffnung gelegt. Es erfolgte dann die Umschneidung der Harnröhrenplatte und Mobilisation der Ränder. Über dem Katheter wurde aus diesem umschnittenen Hautareal eine neue Harnröhre gebildet. Distal wurde das mittlere neugebildete Harnröhrenstück an

Gutachten VII-2

den bereits in der ersten Sitzung angelegten Harnröhrenabschnitt durch Naht angefügt. Danach wurden Unterhaut- und Hautgewebe des Penis mobilisiert und über der neugebildeten Harnröhre verschlossen. Abschließend wurde ein suprapubischer Harnblasenkatheter eingelegt und das Glied mit einem entsprechenden Verband versorgt.

14 Tage postoperativ fand sich bei der ambulanten Untersuchung durch den Kinderarzt eine distale Harnröhrenfistel. Das Kind wurde daraufhin in der urologischen Abteilung vorgestellt und 5 Monate später zum Fistelverschluss stationär aufgenommen. Dabei fand sich eine Fistelöffnung im Bereich der Corona glandis sowie eine Harnröhrenenge (Abbildung 7-7 a).

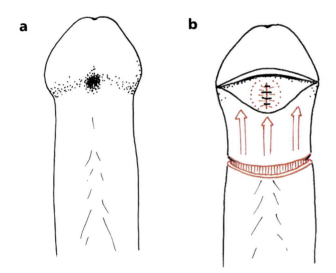

Abbildung 7-7
a) Fistelbildung im Bereich der Corona glandis
b) Zweischichtiger Verschluss: Primäre Naht und Hautlappenverschiebung (Hier optional die von uns präferierte Methode) [Bichler, Schwenzer; Bichler et al. 2010]

Im Gutachtenfall wurde zunächst eine Erweiterung der äußeren Harnröhrenöffnung durch Schnitt vorgenommen. Die Fistel wurde zirkulär umschnitten und dann die angefrischte Fistelöffnung zweischichtig mit feinen Nähten verschlossen, danach folgte der Verschluss der Penishaut darüber (Abbildung 7-8 a-c).

Auch die Verschiebung eines Hautlappens ist zum Verschluss von Harnröhrenfisteln im Bereich der Corona Glandis geeignet [Bichler et al. 2010] (Abbildung 7-7 b). Abschließend wurde eine suprapubische Harnableitung angelegt.

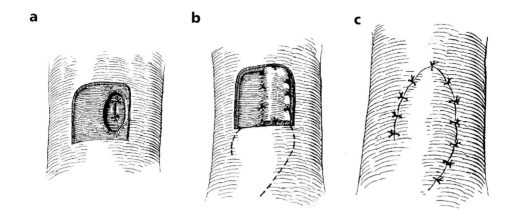

Abbildung 7-8: Zweischichtiger Fistelverschluss nach Hypospadieoperation

14 Tage postoperativ erfolgte eine Nachuntersuchung in der Ambulanz der urologischen Abteilung. Bei intakten Wundverhältnissen wurde der suprapubische Katheter entfernt.

Eine weitere Untersuchung nach einer Woche ergab einen weiterhin unauffälligen Befund. Kein Anhalt für Harnröhrenfistel.

Bei erneuter Untersuchung zweieinhalb Monate später zeigte sich wieder eine Harnröhrenfistelbildung (Rezidiv). Die Urinentleerung erfolgte weitgehend über die Fistelöffnung.

Ein halbes Jahr später wurde das Kind durch den Hausarzt in einer kinderchirurgischen Praxis vorgestellt. Hier wurde bei dem Kind ein Zustand nach Hypospadiekorrekturoperation wegen Fistelbildung festgestellt. Die Harnröhrenfistel bestand weiterhin im distalen Bereich der neu angelegten Harnröhre, außerdem eine Enge des Neomeatus (Harnröhrenöffnung). Vom Kinderchirurgen wurde eine stationäre Behandlung zur erneuten Korrektur der Hypospadie und der bestehenden Fistel in einer Kinderchirurgischen Abteilung vorgeschlagen und veranlasst.

Bei der Aufnahmeuntersuchung in der Klinik fand sich ein Zustand nach Operation der penoskrotalen Hypospadie, eine Harnröhrenfistel im vorderen Anteil, ein Harnröhrendivertikel sowie eine Torsion des Penis um 90° und ein linksseitiger Pendelhoden.

Zur Korrektur wurde ein Wiederaufbau der gesamten Harnröhre im Penisschaft vorgenommen und dabei eine Aussackung (Divertikel) der Harnröhre am Übergang des Penisschafts zum Skrotum entfernt. Die neugebildete Harnröhre wurde durch Penishaut gedeckt und narbige Veränderungen am Penisschaft beseitigt.

Bei einer Kontrolluntersuchung ein halbes Jahr später fand sich eine Enge der Harnröhrenöffnung, die bougiert wurde. Sonst intakte Verhältnisse nach Rekonstruktion der Harnröhre.

Gutachten VII-2

Gutachterliche Stellungnahme

Die in der urologischen Abteilung durchgeführten operativen Maßnahmen zur Korrektur der Hypospadie und der postoperativen Fistel bei dem Kind entsprachen den Regeln der operativen Technik in der Urologie.

Heutzutage wird nach Möglichkeit die Korrektur der Hypospadie in einem Operationsgang angestrebt. Es entspricht aber durchaus der Norm in zwei Schritten vorzugehen, das insbesondere bei Fehllokalisation der äußeren Harnröhrenmündung im proximalen urethralen Anteil (Abbildung 7-4 a).

In der vorliegenden Situation hatten die Operateure zunächst die Aufrichtung des Gliedes durch Entfernung der sogenannten Chorda vorgenommen. Dazu war eine Umschneidung im ventralen (bauchseitigen) Penisschaft und Verwendung von Hautmaterial aus dem Präputium (Vorhaut) notwendig. Außerdem wurde im Bereich der Eichel ein neues Stück Harnröhre aus Anteilen der Vorhaut gebildet und durch einen Tunnel in die Eichel eingezogen. Abschließend wurde der entstandene Defekt an der Ventralseite des Penis durch Hautverschiebung gedeckt.

In der zweiten Sitzung erfolgte nach reizloser Abheilung und mehrmonatigem Abwarten durch Umschneidung der ventralen Penishaut die Bildung eines neuen Harnröhrenstückes im mittleren Anteil zum Ersatz des noch fehlenden Harnröhrenanteils. Das neue Harnröhrenstück (Neourethral) wurde über einen eingelegten Katheter gebildet (ventrale Nahtreihe) und an den distalen, bereits in der ersten Sitzung angelegten Harnröhrenanteil durch Naht angeschlossen.

Die verbliebenen Schnittränder der Penishaut wurden in üblicher Weise über dem Rohr verschlossen.

Es handelt sich bei diesem zweizeitigen Vorgehen um ein anerkanntes Operationsverfahren. Diese Methode wird heute in verschiedenen Variationen angewandt. Grundsätzlich ist dabei zu bedenken, dass für die Korrektur von Hypospadieformen, wie sie hier bestand, d. h. einer penoskrotalen, kein einheitliches Verfahren vorliegt. Eine große Zahl von Methoden wurde beschrieben und versucht, ein Umstand, der auf die Problematik dieses Eingriffs hinweist.

Die häufigsten Komplikationen sind: Wundheilungsstörungen, zumeist durch Infekte, und Fistelbildungen, letztere häufig im distalen Bereich, wie im Gutachtenfall. Fisteln können sowohl bei der operativen Korrektur der proximalen Hypospadien (Penis/Skrotum-Winkel) als auch bei distalen, eichelnahen Harnröhrenfehlbildungen auftreten. Bei Entstehung von Fisteln im proximalen Teil spielt ursächlich der größere operative Aufwand bzw. die langstreckige Überbrückung eines Harnröhrendefekts eine Rolle. In der Literatur werden Fistelbildungen mit 4 bis 30 % bei operativen Korrekturen der hinteren fehlgebildeten Harnröhre angegeben [Hadidi; Lahme et al.]. Fistelbildungen kommen insbesondere an Übergangsstellen bzw. Nahtstellen zwischen verschiedenen plastischen Anteilen vor. So trat bei dem Kind die Fistel in der corona glandis (dicht unter der Eichel) auf. In diesem Bereich waren das distale Harnröhrenstück (erste Sitzung) mit dem mittleren neugebildeten Harnröhrenstück durch Naht zusammengefügt worden.

Der Verschluss von postoperativ verbleibenden Fisteln weist eine hohe Versagerquote auf [Hadidi; Lahme et al.]. Die zur Verfügung stehenden Methoden garantieren keinen Erfolg, häufig kommt es zum Rezidiv.

Optional kommt eine Verschiebeplastik wie in Abbildung 7-7 b dargestellt in Frage, die sich bei uns bewährt hat [Bichler, Schwenzer; Bichler et al. 2010].

In der Beurteilung der bei dem Kind vorliegenden Situation mit penoskrotaler Hypospadie, Anwendung einer zweizeitigen Operationsmethode sowie persistierender Fistel ist festzuhalten, dass das therapeutische Vorgehen der urologischen Operateure keinen Fehler erkennen lässt. Die komplizierte Beseitigung dieser Hemmungsmissbildung der Harnröhre weist eine hohe Komplikationsrate auf [Hadidi; Lahme et al.].

Die **Aufklärung der Eltern** des Kindes erfolgte sachgerecht. Sowohl bei der Methode, der Ausführung als auch von den zwischen den Eingriffen einzuhaltenden Zeitabständen her kann kein fehlerhaftes Verhalten festgestellt werden.

Grundsätzlich ist auszuführen, dass plastische Operationen trotz sorgfältigem Vorgehen (Indikation, Methode und Ausführung) häufig Komplikationen zeigen und ein Erfolg nicht garantiert werden kann.

In Beantwortung der sich gutachterlich stellenden Frage, ob das Ergebnis der mehrmaligen Hypospadie-Korrekturoperationen bei dem Kind einen Behandlungsfehler darstellt, ist festzustellen, dass eine fehlerhafte Behandlung des Kindes durch die Operateure der urologischen Abteilung nicht vorliegt.

Entscheidung: Die Kommission der Ärztekammer hat sich dem Gutachten angeschlossen und **keinen** Behandlungsfehler festgestellt.

Literatur

Bichler, K.-H. et al.: „Urologie im Jugend- und Kindesalter", Multimedialernprogramm, in Vorbereitung, voraussichtlich 2011

Hadidi, A.T.; Amir, F.A.: „Hypospadias Surgery", Springer, Berlin, 2004

Lahme, S.; Bichler, K.-H.; Wechsel, H. W.; Schneider, M.: „Fistelbildungen nach Hypospadieoperationen", in: Rudolf, H.: „Plastische und Wiederherstellungschirurgie", Einhorn, Reinbeck, 1997

3. Penisverkrümmung (Induratio penis plastica)

Eine zunehmende Abwinklung bzw. Knickung des Penis (IPP) kann sich auf Grund von Störungen des Kollagenstoffwechsels mit Ausbildung bindegewebiger Plaques entwickeln [Bichler 2004; Bichler et al. 1998] (Abbildung 7-9).

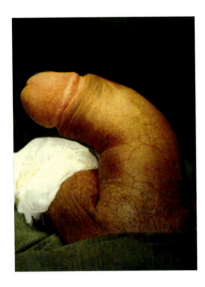

Abbildung 7-9: Typische Abknickung des Penis bei Induratio penis plastica

Das den Patienten auch psychisch belastende Krankheitsbild führt letztlich zu Kohabitationsschwierigkeiten und mehr oder weniger starker Urinstrahlablenkung. Die Behandlung besteht im Wesentlichen in einer operativen Korrektur [Bichler et al. 2001; Flüchter et al. 1983; Bichler, Wechsel et al. 1996]. Eine erfolgreiche medikamentöse Behandlung ist nicht bekannt.

Infolge der nicht scharf abgegrenzten Bindegewebsveränderungen sind die die Schrumpfung verursachenden Plaques oft nur teilweise zu entfernen, sodass die operativen Ergebnisse nicht immer befriedigend sind. Große Bedeutung kommt daher bei der Behandlung der IPP der eingehenden Aufklärung, insbesondere auch in Hinblick auf das zu erwartende operative Ergebnis, zu.

Das Gutachtenbeispiel **Urol.G. 20-14, S. 314** zeigt die Problematik der Erkrankung bezüglich der Aufklärung und dem nicht selten mäßiggradigen Operationsergebnis.

Literatur

Bichler, K.-H.: „Das urologische Gutachten", Springer, Berlin, 2004

Bichler, K.-H.; Lahme, S.; Mattauch, W.; Petri, E.: „Untersuchungen zum Kollagenstoffwechsel bei Induration penis plastica (IPP)", Urologe A 37 (3):306-311, 1998

Bichler, K.-H.; Lahme, S.; Götz, T.: „Kollagenvlies zur Deckung von Plaque-Exzision bei Patienten mit Induration penis plastica", Akt. Urologie, Supplement 1:77-80, 2001

Bichler, K.-H.; Flüchter, S.H.; Harzmann, R.; Erdmann, W.D.: „Experiences with the Surgical Management of Pyronie's Disease", Prog Rep Biol Med 0:85-91, 1983

Bichler, K.-H.; Wechsel, H.W.: „Gewebeklebung in der Urologie", in: Berghaus, A. (Hrsg.): „Plastische und Widerherstellungschirurgie", Einhorn, Reinbek, 1996

Flüchter, S.H.; Bichler, K.-H.; Hettich, R.; Harzmann, R.: „Operative Therapie der Induratio Penis plastica", Urol 14:250-253, 1983

4. Erektionsstörungen

Erektionsstörungen können im Zusammenhang mit Arzthaftpflichtansprüchen nach Operationen der Prostata und zwar sowohl nach invasiven Behandlungsmaßnahmen bei der benignen Prostatahyperplasie (BPH) bzw. dem Karzinom Gegenstand von Begutachtungen sein. Aufgrund vorliegender Untersuchungen bzw. Studien [AHCPR, Vet. Aff. Coop. Study Group, Libman et al.; Haury, Sager] sind operationsbedingte **erektile Dysfunktionen nach TURP** und alternativen Methoden, z. B. Laser, ablehnend zu beurteilen (**Urol. G. 20-9, S. 357**) [Bichler 2004] (s. auch Kapitel IV: Begutachtung von Erkrankungen der Prostata).

Anders zu bewerten sind Folgeerscheinungen perinealer bzw. suprapubischer Operationsverfahren der **radikalen Prostatektomie**. Hierbei kommt es ohne Anwendung einer nervschonenden Technik, z. B. bei ausgedehnter Tumorausbreitung, in hohem Prozentsatz zur erektilen Impotenz (**Urol. G. 22-20, S. 373**).

Schadensersatzansprüche wegen **iatrogen verursachter Erektionsstörung** können auch **nach Harnröhrenschlitzung** erhoben werden. Dabei sind Narbenbildungen z. B. nach intraoperativer Einblutung ursächlich. In diesem Zusammenhang kommt der präoperativen Aufklärung große Bedeutung zu.

Gutachterlich wird der Urologe beispielsweise auch bei **Erektionsstörungen** nach Traumen im Auftrag der gesetzlichen oder privaten Unfallversicherung tätig.

Bei **Sexualverbrechen**, z. B. Pädophilie, kann vom Gericht bzw. der Staatsanwaltschaft die Frage nach der Erektionsfähigkeit des Beschuldigten gestellt werden. Hier sind neben der Anamnese entsprechende Untersuchungen des äußeren Genitale insbesondere des Penis (Größe, evtl. Indurationen bzw. Deviationen) und der Hoden erforderlich. Fernerhin ist die Erfassung des Hormonstatus (Testosteron, FSH und Prolaktin) notwendig.

Die Angiodynografie der Penisgefäße gibt Auskunft über die Durchblutung des Gliedes. Das Beispiel (**Urol. G. 20-15, S. 318**) demonstriert das Vorgehen und die Aussagemöglichkeiten derartiger Begutachtungen.

Zur **Diagnostik und Befundinterpretation** bei den betroffenen Kindern, sowohl bei Mädchen als auch Jungen (Analverletzungen!) siehe die Arbeit von [Rauch 2004].

Literatur

Bichler, K.-H.: „Das urologische Gutachten", Springer, Berlin, 2004

Rauch, E. et al.: „Sexualdelikte – Diagnostik und Befundinterpretation", in: DÄB, 2165-7, 2004

VIII. Abrechnungsgutachten

In anonymisierter Form werden Gutachten bzw. Stellungnahmen erbeten, die zum Abrechnungsgebaren ärztlicher Kollegen Stellung nehmen sollen. Im Normalfall werden einzelne Positionen beanstandet. In solchen Fällen ist es sinnvoll, diese Fragen mit auf Abrechnung spezialisierten Stellen zu klären.

Grundsätzlich ist zu fordern, dass die Durchführung von Untersuchungen wie Labor, Sonografie oder Röntgen an die erhobenen bzw. als Verdacht bestehenden Diagnosen angepasst ist.

Das folgende **Gutachtenbeispiel** beruht auf einer Beschwerde bei der zuständigen Ärztekammer. Durch einen niedergelassenen Kollegen wurde die Liquidation für einen zweimaligen Besuch eines Privatpatienten gestellt. Den Patienten führten dysurische Beschwerden zum Facharzt für Urologie. Folgende Diagnosen lagen der Rechnungsstellung zugrunde:
- BPH (benigne Prostatahyperplasie)
- Chronische Prostatitis
- Verdacht auf Prostatakarzinom
- Zustand nach Prostatastanzbiopsie
- Sinuszysten der Nieren
- Harnwegsinfekt
- Leistenhernie rechts
- Differentialdiagnostische Klärung psychosomatischer Krankheitszustände

Die Laborleistungen ebenso wie die Gesamtrechnung wurden unter dem Aspekt der aufgeführten Diagnosen bzw. Differentialdiagnosen beurteilt. Folgende Laborwerte wurden abgerechnet. Die jeweilige gutachterliche Stellungnahme ist in Klammern aufgeführt:
- Blutentnahme
- Blutbild (differentialdiagnostische Überlegung bezüglich der Verdachtsdiagnose Prostatitis)
- Bilirubin (ohne jeden Zusammenhang mit der Grunderkrankung)
- GOT, GPT, Gamma-GT, Alkalische Phosphatase, LDH (unter dem Aspekt, dass ein lebergängiges Antibiotikum verabreicht werden soll)
- Gesamtprotein (ohne erkennbaren Zusammenhang mit den Grunderkrankungen)
- Harnstoff, Kreatinin (Nierenretentionswerte)
- Natrium, Kalium, Kalzium (überflüssige Bestimmung, solange die Nierenfunktionswerte in der Norm liegen)
- Harnsäure
- Glukose, Cholesterin, Triglyzeride (Bestimmung dieser Werte lässt sich mit keiner der Diagnosen in Einklang bringen)
- Eisen (im Falle einer Absenkung des Hämoglobins wäre diese Bestimmung sinnvoll, sicher jedoch nicht in der Primärblutentnahme)
- BKS (als unspezifischer Entzündungsparameter zur Differentialdiagnose der Prostatitis)

- PSA und freies PSA (ersteres vertretbar)
- AFP, HCG, CEA – spezifische respektive unspezifische Tumormarker des Hodens (da in der Diagnostik kein Verdacht auf Hodenkarzinom aufgeführt wurde, sind diese Parameter überflüssig)
- CRP (Entzündungsparameter, somit zur Differentialdiagnose der Prostatitis angezeigt)

Des Weiteren finden sich diverse **Urinuntersuchungen**, wie die Anzüchtung von Keimen unter dem Aspekt eines Harnwegsinfekts.

Auch eine **Zytologie** (Urinzytologie) wurde durchgeführt. Diese Untersuchung kann bei Verdacht auf ein neoplastisches Geschehen im Bereich der Harnblase sinnvoll sein. Hierüber findet sich jedoch kein Hinweis in den Diagnosen.

Die **Bestimmung von NMP 22** ist bei einem floriden Harnwegsinfekt eigentlich nicht verwertbar. Somit ist die Durchführung dieser Untersuchung nicht angezeigt.

Die **Sonografie** bei bestehendem Harnwegsinfekt und der Differentialdiagnose einer Prostatitis sowie der Sinuszysten der Nieren sollte umfassen: Niere, Blase/Restharn, Prostata inkl. Samenblasen. Eine **Hodensonografie** ohne entsprechende Verdachtsdiagnose ist nicht angezeigt (normaler Tastbefund des äußeren Genitale). Die Separatberechnung der **Nebenhodensonografie** beidseits ist ebenfalls nicht erforderlich.

Die Sonografie von Leber und Milz gehört nicht in das Fachgebiet der Urologie.

Eine Erhöhung des Zuschlags aufgrund einer Darmverschmutzung ist vertretbar. Eine einfache Stuhlverschmutzung ist der Normalfall, hieraus ergibt sich keine Berechtigung zur Erhöhung des Steigerungsfaktors. Lediglich eine Einschränkung der sonografischen Qualität z. B. durch eine erhebliche Flatulenz würde eine Erhöhung des Zuschlags rechtfertigen. Eine weitere Rechtfertigung wäre eine besondere Vorsichtsmaßnahme beispielsweise nach Radiatio des Enddarms oder zuvor erfolgten Operationen mit entsprechender Verengung.

Zusammengefasst ist gutachterlich festzustellen, dass nach Prüfung der Rechnungsbelegung bei den zugrunde gelegten Diagnosen einige Untersuchungen nicht erforderlich bzw. fehlerhaft und einige zumindest zweifelhaft in Rechnung gestellt wurden.

C

Fehlervermeidung und Risikoabschätzung

Diese Gutachtensammlung soll neben der Hilfe bei der Erstattung fachurologischer Gutachten auch der in den letzten Jahren verstärkt zu berücksichtigenden Fehlervermeidung und Risikoabschätzung bei Diagnostik und Behandlung dienen.

Dazu gehört die Definition unterschiedlicher Fehlertypen, die Erfassung von Fehlern und fehlerbegünstigenden Faktoren, eine systematische Fehlersuche und letztlich die Entwicklung eines Einordnungssystems (Fehlertaxonomie).

Definition unterschiedlicher Fehlertypen und Schweregrade

1. Diagnosefehler
2. Behandlungsfehler
3. Fehler bei Anfängeroperationen
4. Organisationsfehler

Ad 1. Diagnosefehler

Diagnosefehler sind häufig. Bei ihrer oft schwierigen Bewertung ist kein schematisches Vorgehen angezeigt, sondern eine Berücksichtigung der Besonderheit des Einzelfalles in seiner speziellen Situation [Kern, Spickhoff]. Gerade bei Diagnosefehlern ist sowohl die ex ante Sicht als auch die Kenntnis des Wissensstands/Technikstands zum Zeitpunkt des umstrittenen Diagnosefehlers ein entscheidendes Kriterium für die Qualität der Begutachtung.

Diagnosefehler liegen vor, wenn Krankheitserscheinungen dem medizinischen Wissen entsprechend schuldhaft falsch bewertet werden [Kern].

Davon zu unterscheiden sind unterlassene, elementare Befunderhebungen und/oder Befundsicherungen bzw. nicht einbezogene differentialdiagnostische Überlegungen. Die angemessene Befunderhebung ist die Grundlage der Diagnosestellung.

C Fehlervermeidung und Risikoabschätzung

Die Ursachen von Diagnosefehlern liegen überwiegend beim untersuchenden Arzt. Weniger häufig ist eine ungewöhnliche Symptomatik ursächlich. Das Nichtdaran-Denken, Zeitknappheit oder Übermüdung und daraus resultierend unzureichende Anamnese und Untersuchung, aber auch Wissenslücken können das Funktionieren geschulter Denkabläufe behindern [Sigel].

Dazu zusammenfassend die Formulierung von Hermes zum Diagnosefehler: „Im Rahmen der sachgerechten Behandlung eines Patienten obliegt dem Arzt die Abklärung bzw. Erfassung der konkreten Beschwerden bzw. Symptome. Dazu muss er alle ihm zur Verfügung stehenden Erkenntnisquellen ausschöpfen" [Hermes 2007].

Beispiele (s. Gutachtensammlung)

- Akutes Skrotum (Hodentorsion!) (s. Gutachten IV-6)
- Erhöhtes PSA bei negativer Prostatabiopsie (s. Gutachten IV-3)
- Kein CT bei Nierentumorverdacht (**Urol. G. 18-7, S. 249**)

Die Verwertung aller erhobenen Befunde muss bei der Diagnosestellung bzw. der Differentialdiagnose erfolgen.
- Nierentumor und Leberhämangiome (s. Gutachten I-1)
- Tumormarker bei Hodentumoren (**Urol. G. 20-13, S. 313**)
- Harnleiterstenosen (Stein/Tumor, s. Gutachten I-9)

Diagnosefehler können bei der Übernahme durch den Kliniker zur falschen Behandlung führen.
- Nierenbeckenstein/Gallenstein – Gutachtenbeispiel: Der Patient war vom niedergelassenen Urologen wegen Verdacht auf Harnwegsinfekt untersucht worden. Dabei zeigte sich im Röntgenbild der dringende Verdacht auf einen rechtsseitigen Nierenbeckenstein. Daraufhin Klinikeinweisung zur Entfernung des Nierenbeckensteins. Die Überprüfung des Befundes ergab in der Sonografie wegen des fehlenden Schlagschattens den Hinweis auf einen Gallenstein, was sich im erneuten Urogramm bestätigte (Abbildung D-1).

Fehlerhaft ist es fernerhin, wenn die Diagnose im weiteren Verlauf einer unwirksamen Behandlung nicht überprüft wird (s. Gutachten I-10).
Zu bedenken ist bei der Auswertung von Laborwerten, dass pathologische Prozesse scheinbar normale Werte vortäuschen können. Auch die Diskrepanz von Befunden (ungewöhnliche Symptomatik) birgt Fehlergefahren.
Als Beispiele:
- Das Verhalten von PSA-Werten bei fortgeschrittenen Prostatakarzinomen. Hier kann sich trotz des fortgeschrittenen Tumorprozesses eine eingeschränkte Expression finden (s. Gutachten IV-1).
- PSA-Erhöhung und wiederholte negative Prostatabiopsie (s. Gutachten IV-3).

C Fehlervermeidung und Risikoabschätzung

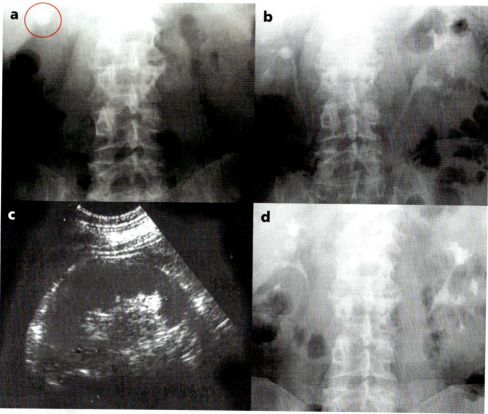
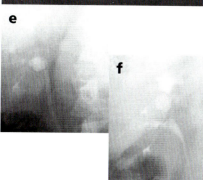

Abbildung C-1: Urogramm (Leeraufnahme und Kontrastmittelausscheidung): Verdacht auf Nierenbeckenstein rechts (a, b)
a) und b) Stein projiziert sich ins Nierenbecken
c) Sonografie: Kein Anhalt für Konkrement (fehlender Schlagschatten)
d) Wiederholte Kontrastmittelausscheidung: Steinverdächtiger Schatten nicht mehr im Nierenhohlsystem.
e) und f) Vergleich der beiden Ausscheidungsurogramme: Konkrementschatten nicht in der Niere – Diagnose: Gallenstein

Zusammenfassung typischer Fehlerquellen bei der Diagnosefindung:

- Nichterhebung gebotener Befunde bzw. deren Nicht-Berücksichtigung
- Anamnese und körperliche Untersuchung werden als weniger effizient gegenüber apparativen Methoden angesehen.
- Labormedizin und bildgebende Verfahren
    - Verwechslung von Befunden
    - Fehldeutung von Befunden (s. oben)

- Falsche Schlüsse (logische Fehler)
- Inadäquate Informationen bei hoher Komplexität
- Mangelnder Kontakt zwischen Patient und Arzt bzw. Arzt und Arzt (Kommunikationsfehler).

Ad 2. Behandlungsfehler

Ein **Behandlungsfehler** liegt dann vor, wenn der Arzt bei der medizinischen Behandlung die nach den jeweiligen Erkenntnissen bzw. der medizinischen Wissenschaft erforderliche, unter den gegebenen Umständen objektive Sorgfalt außer Acht gelassen hat. Ein **einfacher (leichter) Behandlungsfehler** liegt dann vor, wenn das zu beanstandende ärztliche Verhalten die berufsfachlich gebotene Sorgfalt vermissen lässt und darum als zwar in irgendeiner Weise noch verständlich, aber doch als vorwerfbar unsachgemäß erscheint. Ein **schwerer (grober) Behandlungsfehler** ist gegeben, wenn eindeutig gegen bewährte Behandlungsregeln oder gesicherte medizinische Erkenntnisse verstoßen worden ist, sodass der Fehler aus objektiver ärztlicher Sicht schlechterdings nicht hätte unterlaufen dürfen.

Der **grobe Behandlungsfehler** ist für die Zivilgerichte von großer Bedeutung, weil sich mit ihm die Beweislast für die Kausalität vom Patienten auf den Arzt verlagert. Es handelt sich um eine juristische Wertung auf der Grundlage der sachverständigen, medizinischen Beratung.

Häufigkeitsskala

- Operative Fächer sind häufigste Verursacher von iatrogenen Schäden
- Die Hälfte der Fälle in der Behandlungsfehlerstatistik der Norddeutschen Ärztekammern betreffen die operative Therapie [Merten 2007]
- Invasive Maßnahmen in nichtoperativen Disziplinen wie Innere Medizin und Radiologie
- Pharmakotherapie (Medikationsfehler). Hier ist vor allem an die hohe Rate von Arzneimittelverschreibungsfehlern zu erinnern. Lenzen-Schulte führt dazu Zahlenangaben aus US-amerikanischen Untersuchungen an. Mit 35% sind Medikationsfehler in der hausärztlichen Behandlung festzustellen. [FAZ 4/2005]
- Komplementäre bzw. alternative Medikamente (KAM).
  Die Anwendung von komplementären bzw. alternativen Medikamenten kann verschiedene Risiken beinhalten [Dreikorn; Merten 2008]. Dazu gehört das Fehlen einer sachgerechten, rechtzeitigen Diagnose, da die Patienten sich zunächst ohne eine fachliche Abklärung der zugrunde liegenden Erkrankung mit den alternativen Medikamenten selbst versorgen. Des Weiteren kann es gefährlich werden, wenn die Patienten den behandelnden Arzt nicht von der gleichzeitigen Einnahme alternativer Substanzen informieren und letztlich ist zu bedenken, dass eine Reihe dieser KAMs durchaus nicht untoxisch sind.

- Höhere Komplikationsrate bei der Behandlung älterer Menschen bzw. schweren Erkrankungen

Behandlungsfehler in der Urologie

Leichte Behandlungsfehler (Beispiele)
- Falsche Behandlung infolge falscher Diagnose bzw. Differentialdiagnose:
  - Bei Hodentorsion, DD.: Nebenhodenentzündung/Bagatelltrauma. Hierbei handelt es sich um einen der häufigsten Behandlungsfehler im urologischen Fachgebiet [Eissler]
  - Ureteronephrektomie bei nicht schattengebendem Harnleiterstein, Fehldiagnose Ureterkarzinom (s. Gutachten I-9)
  - Nephrektomie bei XGP, Fehldiagnose Nierenkarzinom (**Urol. G. 18-9, S. 252**)
- Fehler bei der Durchführung der operativen bzw. apparativen Behandlung
  - Falsche Dosierung bzw. Einstellung bei der ESWL-Anwendung
  - Intraoperatives Legen von Durchstechungsnähten und dadurch Gefäßobstruktion am Darm bei Nephrektomie
- Verzögerte Behandlungsmaßnahmen
  - Zu spät erfolgte ableitende Maßnahmen bei Harnstau bzw. Nephrektomie bei fortgeschrittener Urosepsis (**Urol. G. 18-4, S. 246**)
- Kontraindizierte Behandlungen
  - ESWL-Behandlung bei Blutgerinnungsstörungen infolge medikamentöser Beeinflussung
  - ESWL bei Schwangeren
  - ESWL bei unbehandeltem Harnwegsinfekt (s. Gutachten I-5)
- Nachsorgefehler:
  - Unterlassung von Kontrollspermiogrammen nach Vasoresektion (**Urol. G. 21-1, S. 328, Urol. G. 21-3, S. 331**)
  - Unterlassung von Entlastungsmaßnahmen (Reoperation) bei Testalgie nach Leistenhernienoperation – „Postherniotomiesyndrom" [Schumpelik] (s. Gutachten V-1) (**Urol. G. 20-1, S. 300, Urol. G. 20-2, S. 302, Urol. G. 20-3, S. 203**)
  - Versäumte sichere Lagekontrolle nach suprapubischer Harnblasenfistel (s. Gutachten II-3)
  - Unterlassene Harnsteinanalyse und pH-Messung nach Harnsäuresteinentfernung und Versäumnis einer wirkungsvollen Prophylaxe (pH-Manipulation)
- Aufklärung
  - Zunehmend häufiger werden die Aufklärungsvollständigkeit und das alternative Therapieangebot (Prostatakarzinom: radikale Operation, Radiatio, „wait and see") bemängelt.
  - Die Aufklärung zum Verhalten nach Entlassung.

Schwere bzw. grobe Behandlungsfehler (Beispiele)
- Versehentliche Entfernung der falschen Niere oder Hoden (Verwechslung)
- Keine Absicherung der kontralateralen Niere bei Verletzungssituationen
- Zurückgelassene Fremdkörper, Tupfer, Instrumente (bei fehlender Kontrolle zum Ende der Operation) (s. Abbildung 4-18).

Die in der Bauchhöhle vergessenen Instrumente, die Amputation des falschen Beins oder in der Urologie die Entfernung oder Operation an der falschen Niere bzw. Hoden werden in diesem Zusammenhang angeführt und diese glücklicherweise extrem seltenen Vorkommnisse auch in der Presse entsprechend publik gemacht.

Fairerweise muss aber festgestellt werden, dass in anderen Disziplinen der Medizin ebenfalls Fehler auftreten. Hier sollen nur beispielhaft die Intensivmedizin, die interventionelle Kardiologie und Radiologie genannt werden.

Ad 3. Fehler bei Anfängeroperationen

Für die Anfängeroperation und dabei eventuell entstehende Behandlungsfehler gilt grundsätzlich, dass bei jeder Operation der Standard eines erfahrenen Facharztes gewährleistet sein muss [Kern].

Das bedeutet, dass ein Anfänger im Operationsdienst sehr wohl einen Eingriff durchführen kann, wobei aber durch die Assistenz eines in der Technik erfahrenen Facharztes die oben genannte Bedingung erfüllt sein muss (s. Gutachten V-10).

Auch wenn man Anfängern Fehler zugestehen will, so ist doch dabei zu bedenken, dass deren Tätigkeit unter Kontrolle geschieht und auftretende Fehler nicht zum Schaden Dritter gereichen dürfen. Anfängeroperationen erfordern eine hohe Verantwortung vom assistierenden Oberarzt oder Chef um jede Art von Gefährdung zu vermeiden, andererseits sollte aber während der Operation auf Gefahren und Fehlermöglichkeiten hingewiesen werden.

Ad 4. Organisationsfehler

Organisations- bzw. Kommunikationsfehler treten im Ablauf der klinischen bzw. ambulanten Behandlung auf und zwar im Zusammenspiel zwischen Ärzten, Pflegekräften und technischem Personal.

Kommunikations- bzw. Koordinationsmängel werden als eine der häufigsten Fehlerquellen angesehen [Klinkhammer 2003]. Hierunter fallen zum Beispiel auch Übermittlungsfehler in der Zusammenarbeit bzw. Informationsvermittlung der Ärzte untereinander (s. Gutachten I-1).

Da Chefärzte, Belegärzte und niedergelassene Ärzte für die fachlichen und organisatorischen Abläufe in ihren Bereichen verantwortlich sind, ist die Überwachung bzw. Kontrolle der Tätigkeit nachgeordneter Personen z. B. in der Klinik, Ober- und Assistenzärzte sowie der Pflegekräfte unabdingbar. Regelmäßig trifft die Haftung daher den Klinikträger und/oder den Chefarzt.

Probleme und Komplikationen können bei der Übernahme von Befunden anderer Ärzte entstehen (Arbeitsteilung). Prinzipiell gilt der Vertrauensgrundsatz. Wie im Beispiel der Differentialdiagnose Nierenbecken/Gallenstein gezeigt, ist der Operateur aber gut beraten, wenn er vor dem Eingriff die entsprechende Diagnosesicherheit gewinnt.

Einen Problemkreis stellt die Delegation von Aufgaben ureigenster ärztlicher Tätigkeiten an nichtärztliche Mitarbeiter dar (z. B. Situation in Belegabteilungen). Zu diesen Tätigkeiten gehören die Durchführung von Blutentnahmen, das Anlegen von Infusionen bzw. intravenösen Injektionen oder beispielsweise auch die Erhebung und Auswertung der Anamnese bzw. von Untersuchungsbefunden. Grundsätzlich ist hierbei zu beachten, ob die übertragende Tätigkeit ärztliches Wissen und Erfahrung bedarf und damit eine spezifisch ärztliche Tätigkeit darstellt [Rieger].

Überträgt der Arzt derartige Tätigkeiten an nichtärztliches Personal, so muss er von deren fachlicher Qualifikation und charakterlicher Zuverlässigkeit überzeugt sein, andernfalls liegt eine Verletzung der Sorgfaltspflicht vor.

Fehlerbegünstigende Faktoren

- Mangelndes Wissen bzw. mangelnde Beherrschung der Operationstechniken, Fehlen der notwendigen Erfahrung
- Unterlassung von Maßnahmen aus Kostengründen
    - z. B. Unterlassene PSA-Bestimmung, da Finanzierung nicht gesichert ist (s. Gutachten IV-2)
- Eingeschränktes diagnostisches Spektrum bei komplexer Krankheitssituation. Auf leitliniengerechtes Verhalten eingeschränkte Diagnostik kann zur Unterlassung einer notwendigen Differentialdiagnostik führen (s. Gutachten IV-3).
Die heutzutage üblich gewordene Überweisung von Patienten in die Klinik zur Durchführung einer bestimmten Untersuchung ist hierbei nicht gemeint, obwohl natürlich durch die „Auftragsarbeit" bisher nicht erhobene wichtige Befunde an den einweisenden Mediziner mitzuteilen sind.
- Unkritische Handhabung von „Behandlungspfaden" [Zeits]
- Übernahme von vorher erhobenen Befunden kann das Entstehen von Fehlern verursachen. Ihre kritische Überprüfung ist erforderlich (s. Beispielgutachten Gallenstein/Nierenstein in diesem Kaüitel)
- Koordinationsmängel in der Klinik, Bedeutung des Zeitmangels – Arbeitszeitgesetz (AZG)
    - Beispiel: Übermittlungsfehler von Befunden Assistenzarzt zu Operateur (s. Gutachten I-1)
- Kommunikationsmängel
    - Arzt-Patient
    - Klinik-Niedergelassener Arzt

Kritische Handhabung von Behandlungspfaden und Leitlinien

Unter dem Zwang der Kostensenkung entwickeln Kliniken sogenannte Behandlungspfade. Sie sollen dazu dienen, überflüssige Untersuchungen und Behandlungen zu vermeiden.

Diese Pfade stellen Handlungsanweisungen für Ärzte dar, mit deren Hilfe im Vorhinein festgelegte diagnostische Programme bei bestimmten Erkrankungen eingehalten werden sollen. Das betrifft auch die Behandlung (Standards). Von diesen Pfaden soll nur ausnahmsweise abgewichen werden.

Es ist aber dabei zu bedenken, dass Krankheitsbilder oftmals hochkomplex sind und sich nicht in ein derartiges Korsett, wie sie Pfade bzw. Leitlinien darstellen, pressen lassen. Wenn deren Anwendung zwanghaft geschieht, kann es zu erheblichen Fehlern in Diagnostik und Therapie kommen (Differentialdiagnose!).

In diesem Zusammenhang ist Heinrich zu folgen, wenn er ausführt: „Die nach wie vor enorme Verantwortung bei der Ausübung des Arztberufes braucht die Freiheit. Schließlich tragen am Ende immer noch Patient und Arzt persönlich die Konsequenzen aus dieser Verantwortung und nicht die Leitlinie, die Dokumentation oder der Gesetzgeber. Ohne die Freiheit der Therapie, die Freiheit der Behandlungsmethode und die Freiheit, der Individualität von Patient, Krankheit und Arzt Rechnung tragen zu dürfen, kann ärztliche Kunst nicht gelingen. Die nüchterne, am Papier und an Schemata verhaftete Leitlinienmedizin kann diese Erwartungen nicht erfüllen.

Leitlinien und Dokumentation, so notwendig und hilfreich sie sind, müssen auf ein vernünftiges, die Heilkunst nicht einengendes Maß beschränkt werden" [Heinrich].

Es ist auch zu bedenken, dass die uns zur Verfügung stehenden diagnostischen und therapeutischen Möglichkeiten einen hohen Grad der Differenzierung erreicht haben, die einen entsprechenden qualifizierten Umgang damit und Nichtschablonisierung erfordern. Es ist deshalb bei allem Verständnis für Kostengründe darauf hinzuweisen, dass Behandlungspfade und Leitlinien nur bedingt den Bedürfnissen der modernen, sich ständig weiter entwickelnden Medizin gerecht werden. Es kann sich bei diesen Anweisungen nur um Empfehlungen handeln, ein Richtliniencharakter birgt Gefahren.

Ganz davon abgesehen, dass ein solches Verständnis auch arztrechtliche Konsequenzen beinhaltet. Man wird Zeits folgen können, wenn er darauf hinweist, dass eine gediegene Aus- und Weiterbildung ein probates Mittel zur Bewältigung der hoch komplizierten Krankheitsbilder darstellt und Handlungsanweisungen dazu nur bedingt geeignet sind [Zeits] – hochkomplexe Prozesse sind nicht linearisierbar!

Grundsätzlich findet sich heute die **Einstellung zum Fehler** in einer Formulierung von Scheppokat: „Alle im Gesundheitswesen Tätigen, aber auch Patienten und die Öffentlichkeit müssen akzeptieren, dass bei jeder Tätigkeit Fehler und Schäden auftreten" [Scheppokat].

Diese Meinung wird stereotyp im aktuellen Schrifttum vertreten und daraus der Schluss gezogen: Fehler werden zwar gemacht, man sollte aber daraus lernen („Fehlerfreundlichkeit"). Es ist angebracht diese gefährliche Vereinfachung zu relativieren. Folgt man der Maxime Maliks, muss grundsätzlich gelten, dass Fehler nicht gemacht werden dürfen! Er führt zu Recht als Beispiele Piloten, Ärzte und Pharmahersteller an; Bereiche in denen sich die Akteure schlechterdings keine Fehler erlauben dürfen. Andererseits ist natürlich nicht zu bestreiten, dass Fehler immer wieder vorkommen, „Daraus ist aber kein Freibrief abzuleiten" [Malik 2004].

Ausgehend von diesen grundsätzlichen Überlegungen ist zu fragen: Was ist zu tun um Fehler bzw. Fehlermöglichkeiten auf ein Mindestmaß zu reduzieren?

Analysiert man Fehler bzw. kritische Zwischenfälle, so zeigt sich fast immer, dass mehrere Faktoren (multifaktoriell) wie Überlastung (Ermüdung), mangelhafte Ausbildung, Verständigungsschwierigkeiten innerhalb der Arbeitsgruppe bzw. fehlende oder schlechte Ausrüstung von Bedeutung für die Fehlleistungen des Einzelnen waren [Scheideger].

Im Falle eines eingetretenen Fehlers ist die Suche nach dem Schuldigen weniger wichtig als die Fahndung nach den Umständen, die dazu geführt haben [Baller et al.]. Fehler haben häufig ihren Grund in den Betriebsabläufen und einer unglücklichen Reihe von Unterlassungen [Baller et al.]. Die Analyse von Fehlern und entsprechenden Veränderungen im System sind daher wichtig.

Die Folge daraus ist Anstrengungen zu unternehmen, Fehler zu vermeiden: Von den Gremien der Ärzteschaft bzw. dem Sachverständigenrat für die konzertierte Aktion im Gesundheitswesen wird daher eine neue **„Fehlerkultur"** gefordert. Dazu sollen Fehlerquellen aufgedeckt, fehlerträchtige Prozesse analysiert, sowie fehlerbegünstigende Faktoren aufgezeigt bzw. Fehlermeldesysteme geschaffen werden [Klinkhammer 2003].

Von Bedeutung ist das Aufzeigen potentieller Schwachstellen bzw. Komplikationen und Gefahren. Dazu dienen Systeme wie das Critical Incident Reporting System [Klinkhammer]. Es gilt Ereignisse zu erfassen, die ohne Intervention zu einem unerwünschten Ausgang führen können, d.h. Vorstufen von Komplikationen, die durch Intervention zu verhindern sind. Erforderlich sind vorbeugende Maßnahmen um bei Ablaufprozessen in der Klinik Komplikationen zu verhindern.

Fehlervermeidung

Sie hat eine Schadensursachenerforschung zur Voraussetzung. So erfordert die Bewältigung des Fehlers – bzw. des Schadenproblems eingehende Kenntnisse ihrer Ursachen und Mechanismen. Dabei kommen der Medizin Methoden der Arbeitsforschung aus der Industrie und der Luftfahrt zu Hilfe [Scheppokat].

Hier ist beispielsweise das weltweit vorgeschriebene Crew-Ressource-Management (CRM) in der Luftfahrt zu nennen. Es ist Pflichtbestandteil der Ausbildung von Cockpit-Besatzungen. Das Programm zeigt dem fliegenden Personal die Grenzen menschlicher Leistungsfähigkeit durch Erschöpfung und Stress und vor allem die Ursachen von Fehlern auf. Dabei ist zu bedenken, dass die Piloten nicht nur in der Ausbildung mit dem System konfrontiert werden, sondern immer wieder während ihres gesamten Berufslebens.

C Fehlervermeidung und Risikoabschätzung

Erfahrungen im Umgang mit Fehlern in der Industrie bzw. Technologie zeigt Perrow auf [Perrow]:
Ursachen von Fehlern („kritische Zwischenfälle") können sein:
- Fehlerfaktoren, die von Personen ausgehen (Human factor research - mentale Funktion bzw. Fehlfunktion)
- Fehler bzw. Mängel bei der Risikoabschätzung
- Fehler, die durch Mängel des Systems verursacht werden:
  - Planungs- und Organisationsfehler bzw. hoher Komplexitätsgrad

Besonderer Aufmerksamkeit bedarf in diesem Zusammenhang die **Risikoeinschätzung** für den einzelnen Patienten bei der Auswahl der Behandlung. Zwei Punkte sind im Allgemeinen dabei beachtenswert:
1. Die heute zumeist bestehende Auswahl von Behandlungsverfahren.
2. Das zunehmende Alter der Patienten.

Nähert man sich der Abschätzung des Risiko, so stellt sich zunächst die Frage nach einer Methodologie, einem Mess- bzw. Schätzungsverfahren. Wir haben den Versuch unternommen, die Gradeinteilung des Risikos, die Malik für Managementanalysen in der Wirtschaft eingeführt hat, auch für medizinische Belange zu verwenden. Malik schreibt zur Erkennung der Art des Risikos: „Der arbeitsintensivste Teil der Entscheidungsfindung ist das systematische, gründliche und sorgfältige Durchdenken aller Folgen und Risiken, die mit jeder Alternative [in unserem Falle Behandlungsalternative] verbunden sind". Dabei geht es dem Autor nicht um komplizierte bzw. sophistische Analysen, sondern um ein praktisch anwendbares System [Malik 2000].

So beschreibt er vier Arten des Risikos, die wir wie folgt auf die medizinischen Bedürfnisse (operative Fächer) adaptiert haben:
1. Allgemeines Risiko, z. B. eines operativen Eingriffes: Intra- oder postoperative Blutung, Wundinfektion, Thromboembolie (trotz Prophylaxe), Adipositas
2. Zusätzliches, darüber hinausgehendes Risiko, das aber beherrschbar ist. Hier sind zu nennen: Varikosis, Diabetes mellitus u. a.
   Es handelt sich dabei um in den Personen liegende, risikoerhöhende Faktoren, z. B. Diabetes mellitus und dadurch drohende Gefahr der Wundheilungsstörungen.
3. Risiko, das zur Katastrophe führen kann, z. B. kardiopulmonale bzw. zerebrale Insuffizienz, schlechter Allgemeinzustand u. a.
4. Risiko, das man eingeht, weil man keine Wahl mehr hat – Notfallsituationen mit hoher Mortalitätsrate, z. B. fortgeschrittene Urosepsis (30%-70% Mortalität) und dazu entsprechende Noteingriffe wie Nephrektomie [Bichler et al. 1999].

Weitergehend kommt **prognostischen Indikatoren** Bedeutung für die jeweilige Risikoeinschätzung Wert zu. Hier sind biochemische Parameter, elektrophysiologische (EKG!) bzw. röntgenologische und nuklearmedizinische Untersuchungen von Bedeutung. Zu bedenken ist dabei aber, dass diese Faktoren das ärztliche Urteil mitbestimmen sollten, aber nicht ersetzen können.

Strategien zur Vermeidung von Fehlern in Klinik und Praxis machen eine Kooperation in den Arbeitsgruppen erforderlich. So ist im Operationssaal eine Zusammenarbeit zwischen Operateuren, Anästhesisten, Pflegedienst, aber auch der Kliniksadministration erforderlich, wobei alle Teilnehmer hinter dem Projekt stehen müssen. Beispielsweise gilt es im Operationsbereich Gefahren wie die Lagerung des Patienten (Dekubitus, Kompartment-Syndrom), Elektro- bzw. Strahlenschäden durch Analyse der Verfahrensprozesse zu vermeiden bzw. auf ein Mindestmaß zu reduzieren [Bichler 2004; Lahme et al. 1997].

Konkrete organisatorische Punkte eines **Risikomanagements** im Operationsbereich sind beispielsweise:
- der Prozess der präoperativen Patientenvorbereitung
- die Praxis der prä-, peri- und postoperativen Überwachung von Patienten
- die Praxis der intraoperativen Patientenlagerung zur Vermeidung von Hautläsionen bzw. eines Kompartmentsyndroms
- die Organisation zur Vermeidung von Patientenverwechslungen
- die Praxis der Zählkontrolle (Tupfer, Instrumente)

Zu dieser Thematik ist auf die Arbeit von H. M. Wessing hinzuweisen. Die retrospektive Studie basiert auf dem Datenmaterial der Gutachterkommission der Ärztekammer Nordrhein zu anästhesiologischen Behandlungsfehlern aus den Jahren 1976 bis 2004. Fehlerschwerpunkte waren dabei Lagerung, Narkoseführung, postoperative Überwachung u. a. [Wessing].

Wird ein „**Null-Fehler-Programm**" angestrebt, so ist es notwendig die vorhandenen Erfahrungen und das Wissen sowie die Voraussicht in **Checklisten** zu erfassen [Gross]. Diese müssen insbesondere den noch unerfahrenen Ärzten und Mitarbeitern im Pflegebereich zugänglich gemacht werden. Das betrifft z. B. die operativen Einrichtungen und die Intensivstationen. Mit Gross ist festzustellen, dass noch immer zu wenig aus den entstandenen Fehlern gelernt wird. Industrie und insbesondere die Luftfahrt setzen im Gegensatz zur Medizin alles daran, einen Fehler nicht noch einmal zu begehen. Dazu ist es notwendig die gewonnen Kenntnisse und Erfahrungen präsent zu machen, d.h. **Fehlerlisten** zu haben [Scheppokat].

Eine entsprechende Liste für den operativen Bereich ist die **Implementation manual surgical safety checklist** (s. Anhang). Hierbei handelt es sich um eine Prüfliste der Weltgesundheitsorganisation. Die Checkliste soll für einheitliche Standards sorgen und zwar vom Urwaldkrankenhaus bis zum modernen Klinikum [Kaulen]. Entwickelt wurde sie von Atul A. Gawande von der Harvard-Universität. Die Checkliste umfasst 4 Zielfaktoren: korrektes Operieren, Vermeidung von Fehlern, Überwachung der vitalen Funktionen wie Atmung und Herzschlag sowie laufende Qualitätssicherung.

Von Wichtigkeit ist es, aus den Fehlern zu lernen und das dadurch gewonnene Wissen zu ihrer künftigen Vermeidung zu verwenden.

Dazu sind in Industrie, Luftfahrt und einigen Fächern der Medizin (z. B. Anästhesie) Methoden der systematischen Fehlererfassung und Auswertung eingeführt worden.

C Fehlervermeidung und Risikoabschätzung

Zu erwähnen ist in diesem Zusammenhang auch die Erfassung von „Beinaheunfällen". Sie kann wichtige Informationen zur Risikoreduzierung liefern.

Um Fehler sichtbar zu machen und das Fehlerbewusstsein zu stärken, spielt ihre Erfassung durch spezielle Berichtsysteme eine Rolle. **Fehlermeldesysteme** wie Medical Error Reporting System („MERS") bzw. Critical Incident Reporting System finden Anwendung [Cirs; Scheidegger] (s. Anhang).

Zunächst war das CIRS für die Anästhesie entwickelt worden. Mittlerweile ist das CIRS-Medical-System für die gesamte Medizin einsetzbar (Rohe et al.).

Die Fehlersammlungen und Kollektion von Case Studies dienen neben der Fortbildung der Ärzte auch den Gutachtern von Haftpflicht- bzw. Krankenversicherungen. Diese Systeme erlauben in der Medizin festzustellen, bei welchen Krankheitsbildern es am häufigsten zu Behandlungsfehlern kommen kann. Die Auswertung der Daten soll helfen aus den Fehlern zu lernen [Merten, DÄB 2007].

Hier ist als Beispiel im urologischen Fachgebiet die Hodentorsion zu nennen, bei deren Diagnose bzw. Behandlung häufig Fehler festzustellen sind. Siehe dazu das eigene Untersuchungsgut sowie die statistische Auswertung der Gutachtensammlung der Südwestdeutschen Bezirksärztekammer [Eissler].

Die Erstellung von Schadenskasuistiken sowie von Fehler- bzw. Unfallberichten ist in der Luftfahrt bereits Routine [Scheppokat]. Derartige Unfall- bzw. Fehlerberichte werden intern veröffentlicht. Systematische Berichterstattung dient zur Entwicklung einer **Fehlertaxonomie** mit Beschreibung, Benennung und Klassifizierung von Fehlern. Diese Sammlung von entsprechenden Case Studies und deren Auswertung erfolgt anonym, entweder gedruckt oder elektronisch.

Die rechtliche Absicherung solcher Sammlungen macht die anonyme Erfassung der Daten bezüglich der einzelnen Patienten und Verursacher notwendig.

In der Medizin enthalten diese Fallbeschreibungen Anamnese, Diagnostik, Therapie und krankheitsspezifische Aspekte. Schlüsse daraus sollen Hinweise auf die Vermeidbarkeit derartiger Ereignisse, aber auch wichtige und hilfreiche Hinweise auf Diagnostik und Behandlung ergeben.

Neben der Fehlermeldung kommt der aktiven Systemfehlersuche Bedeutung zu. Hier ist auch die Erstellung von Fehlerhandbüchern für den Umgang bei Zwischenfällen zu nennen.

Neben dem fehlerhaften Medikamenteneinsatz spielt auch die **Meldung von Nebenwirkungen** von Arzneimitteln eine Rolle. Wie Merten im DÄB 2008 mitteilt, kommen derartige Meldungen von Ärzten nur sehr selten. Auch die Arzneimittelkommission der Ärzteschaft gemahnt einen größeren Einsatz der Mediziner in dieser Problematik. Für die Meldung unerwünschter Arzneimittelwirkungen (UAW) stehen in den Internetseiten der Arzneimittelkommission entsprechende Meldebögen bereit (s. Anhang) [Merten 2008].

In diesem Zusammenhang ist auf die **Notwendigkeit der Aufklärung über mögliche Nebenwirkungen von Medikamenten** hinzuweisen. Tauber berichtet über eine Gutachtenkasuistik zu dieser Problematik: Die Verordnung von Levofloxazin (250 mg) (Tavanic®) zur Antibiotikaprophylaxe bei einer Urethrozystoskopie wegen rezidivierendem Harnblasenkarzinom führte zu Klagen des Patienten wegen nachfolgender polyneuropathischer Symptome. Der Patient litt außerdem unter internistischen und orthopädischen Begleiterkrankungen. Der behandelnde Urologe hielt deshalb eine Antibiotikaprophylaxe bei der Urethrozystoskopie für angezeigt [Naber et al.]. Bei dem Patienten kam es Tage später und ca. 5 Wochen darauf erneut zu den oben genannten Beschwerden und zwar von schleichender Progression. Vom Gutachter wurde ein Zusammenhang abgelehnt, da Levofloxazin (Fluorchinolon) aufgrund der wissenschaftlichen Datenlage zwar zentralnervöse Störungen wie Kopfschmerzen, Schwindel und anderes hervorrufen kann, polyneuropathische Symptome aber nicht beschrieben sind [Mutschler]. Unter Berücksichtigung der pharmakodynamischen Daten ist eher mit kurzzeitig nach der Einnahme auftretenden Nebenwirkungen zu rechnen und fernerhin war bei dem Patienten nur eine Minimaldosis (1x 250 mg) verordnet worden.

Das Gericht legte den Parteien aber wegen mangelnder Aufklärung des Patienten über die Nebenwirkungen von Levofloxazin einen Vergleich nahe [Tauber, persönliche Mitteilung].

Mittlerweile ist ein erstes **Institut zur Patientensicherheit** an der Universität Bonn unter Mithilfe des Aktionsbündnisses Patientensicherheit (APS) und dem Gesundheitsministerium gegründet worden. Aufgabe des Instituts ist es, Ursachen von Behandlungsfehlern zu analysieren sowie Präventionsstrategien zu erarbeiten. Auch soll die Problematik der Patientensicherheit in den akademischen Unterricht einbezogen werden [Merten 2009].

Für die praktische Anwendung ergeben sich aus unserer Sammlung von Haftpflichtgutachten (n=116) erste Hinweise auf eine Häufung von Fehlern bzw. Fehlervermutungen bei urologischen Erkrankungen bzw. Operationen/instrumentellen Eingriffen und damit für die Fehlerprävention. Das hier von uns vorgelegte Material soll den Anstoß zu einer repräsentativen Kollektion von Fehlern bzw. Komplikationen in der Diagnostik und Behandlung urologischer Erkrankungen geben.

Versucht man eine Reihung anhand der hier vorgelegten Gutachten, so zeigen sich Fehlerhäufigkeiten bei bestimmten Erkrankungen bzw. Eingriffen:
- Hodentorsion
- Suprapubischer Katheter
- Vasoresektion
- Diagnostik des Prostatakarzinoms
- Postherniotomiesyndrom
- ESWL
- Gynäkologische Urologie
    - Inkontinenz
    - Hysterektomie
    - Radikale Operationen
    - Geburtshilfe-Schnittoperationen/Spontangeburten

Daraus sind Hinweise für die **Prävention** zu gewinnen, z. B.:
- Bei Schmerzen im Skrotum bzw. Hoden bei Kindern, Jugendlichen und jüngeren Erwachsenen ist so überwiegend eine Hodentorsion ursächlich, dass jede andere Verdachtsdiagnose in hohem Prozentsatz falsch ist (Angiodynografie oder Freilegung).
- Bei postoperativer Schwellung und Schmerzen im Skrotum nach Herniotomie liegt eine operationsbedingte Strangulation des Hoden vor (Angiodynografie oder Freilegung).
- Nach Anlage eines suprapubischen Katheters ist eine Lagekontrolle unabdingbar (Röntgen, Anspülen).
- Bei PSA-Erhöhung oder auffälligem Rektalbefund ist so lange PC-Verdacht gegeben, bis das Gegenteil eindeutig feststeht (DD: Prostatitis).
- Ein postoperatives Spermiogramm nach Vasoresektion ist notwendig.
- Harnleiterobstruktionen bedingen differentialdiagnostische Klarheit (nichtschattengebender Harnleiterstein/Tumor).

Literatur

Baller, G. et al.: „Sündenböcke haben ausgedient", DÄB 2009, 37, 1521f

Bichler, K.-H.: „Kompartmentsyndrom nach Steinschnittlagerung", in: Bichler, K.-H.: „Das urologische Gutachten", Springer, Berlin, 2004

Bichler, K.-H.; Zumbrägel, A.; Feil, G.: „Immunpathogenese und -therapie der Urosepsis", in: Hofstetter, A.G.: „Urogenitale Infektionen", Springer, Berlin, 1999

Cirs: http://www.cirsmedical.org

Dreikorn, K.: „Complementary and alternative medicine in urology", BJU Int. 96, 1177-1184, 2005

Eissler, M. et al.: „Aus Fehlern lernen: Hodentorsionen", Ärzteblatt Baden-Württemberg, 08:2009

Gross, G.F.: „Adler fressen keine Fliegen", Finanzbuch München, 2007

Heinrich, D.: „Verantwortung braucht die Freiheit", DÄB 104, 2811-2812, 2007

Hermes, P.: „Neuere Rechtsprechung zum Arzthaftungsrecht", Ellipse 23, 16-18, 2007

Kaulen, H.: „Fehlerkultur: Die globale Checkliste für mehr Qualität", in: FAZ 7:2008

Kern, B.-R.; Bichler, K.-H.: „Das urologische Fachgutachten im Arztrecht – Juristische Apsekte", in: Bichler, K.-H.: „Das Urologische Gutachten", Springer, Berlin, 2004

Klinkhammer, G.: „Ärztliche Behandlungsfehler: Offenheit gefordert", DÄB 2003

Klinkhammer, G.: „Offenheit und Transparenz", DÄB 2005

Lahme, S.; Rigos, D.; Bichler, K.-H.: „Kompartmentsyndrom nach urologischen Operationen", in: Gerngroß, W.S.: „Das Kompartment-Syndrom", Springer, Berlin, 1997

Lenzen-Schulte: „Der Rezeptblock als Sicherheitsrisiko", FAZ 4:2005

Malik, F.: „Fehler machen", in: „Gefährliche Managementwörter", FAZ Buch, Frankfurt, 2004

Malik, F.: „Führen, Leisten, Leben", DVA, Stuttgart, 2000

Meißner, M.: „Ein Meilenstein für die Patientensicherheit", DÄB Jg. 106, 2009

Merten, M.: „Den Ursachen auf der Spur", DÄB Jg. 104, Heft 14, 2007

Merten, M.: „Ärzte sollen Nebenwirkungen häufiger melden", DÄB Jg. 105, 2008

Merten, M.: „Erstes Institut zur Patientensicherheit", DÄB Jg. 106, Heft 1-2, 2009

Mutschler, E. et al.: „Arzneimittelwirkungen", WVG, Stuttgart, 2001

Naber, K.G.; Hofstetter, A.G.; Brühl, P.; Bichler, K.-H.; Lebert, C.: „Leitlinien zur perioperativen Prophylaxe bei Eingriffen an den Harnwegen und im männlichen Genitalbereich", Chemotherapie Journal 9:165-170, 2000

Perrow C.: „Normal accidents: Living with high risk technologies", Basic Books, New York, 1984

Rieger, H.-J.: Die Fahrlässigkeit und der Kunstfehler", in: Bichler, K.-H.: „Begutachtung und Arztrecht in der Urologie", Springer, Berlin, 1986

Rohe, J.; Heinrich, A.S.; Thomeczek, Ch.: „Netzwerk für Patientensicherheit", DÄB 108:71-72, 2011

Sahm, S.: „Sackgasse der Medizin", FAZ 10:2008

C Fehlervermeidung und Risikoabschätzung

Scheidegger, D.: „Fehler und Umgang mit Fehlern in der Klinik", Basler Arzthaftpflichttage, 2010

Scheppokat, K.D.: „Anfälligkeit komplexer Systeme", DÄB 2004

Sigel, H.: „Urologische Fehldiagnosen in Klinik und Praxis", DÄB 1970

Spickhoff, A.: „Die Entwicklung des Arztrechts 2008/2009", NJW 24, 2009

Schumpelik, V.: „Hernien", Enke, Stuttgart, 1996

Wessing, H.M.: „Behandlungsfehlervorwürfe in der Anästhesiologie", Dissertation, Düsseldorf, 2007

World Health Organization (WHO): „Implementation Manual surgical safety checklist", First Edition, WHO, 2008

Zeits, F.: zitiert in: Sahm, S.: „Sackgasse der Medizin", FAZ 10:2008

D Anhang

1. Internationaler Prostata-Symptomscore-Bogen (IPSS)
2. Prinzipien der Aufklärung im urologischen Fachgebiet
3. Surgical Safety Checklist (WHO SSSL Checklist)[*]
4. Clinical Incident Reporting System (CIRS)
5. Unerwünschte Arzneiwirkungen (UAW-Meldebogen)
6. Hodentumoren: Klassifikation, diagnostische Parameter und Therapie

---

[*] **World Health Organization**
20 Avenue Appia
CH - 1211 Geneva 27
Switzerland
Tel: + 41 (0) 22 791 50 60
Email: patientsafety@who.int
www.who.int/patientsafety/challenge/safe.surgery/en/

Anhang

1. Internationaler Prostata-Symptomscore-Bogen (IPSS)

Internationaler Prostata Symptomen-Score (IPSS) - Herausgegeben von der Deutschen Gesellschaft für Urologie e.V. als offzieller urologischer Bewertungsstandard für Beschwerden des unteren Harntraktes bei gutartiger Prostatavergrößerung.

Bitte kein falscher Stolz bei Prostata-Beschwerden! Dieser Test soll Ihnen dabei helfen, eines der häufigsten Männerleiden in der 2. Lebenshälfte - die gutartige Prostatavergrößerung - frühzeitig zu erkennen. Sie erhalten einen Hinweis über die Schwere Ihrer Erkrankung und die Notwendigkeit einer ärztlichen Behandlung.

Die Angaben beziehen sich auf die letzten 4 Wochen **Bitte ankreuzen**	niemals	seltener als in einem von fünf Fällen	seltener als in der Hälfte aller Fälle	ungefähr in der Hälfte aller Fälle	in mehr als der Hälfte aller Fälle	fast immer
1. Wie oft hatten Sie das Gefühl, dass Ihre Blase nach dem Wasserlassen nicht ganz entleer war?	0	1	2	3	4	5
2. Wie oft mussten Sie innerhalb von 2 Stunden ein zweites Mal Wasser lassen?	0	1	2	3	4	5
3. Wie oft mussten Sie beim Wasserlassen mehrmals aufhören und wieder neu beginnen?	0	1	2	3	4	5
4. Wie oft hatten Sie Schwierigkeiten, das Wasserlassen hinauszuzögern?	0	1	2	3	4	5
5. Wie oft hatten Sie einen schwachen Strahl beim Wasserlassen?	0	1	2	3	4	5
6. Wie oft mussten Sie pressen oder sich anstrengen, um mit dem Wasserlassen zu beginnen?	0	1	2	3	4	5
	niemals	einmal	zweimal	dreimal	viermal	$\geq$ fünfmal
7. Wie oft sind Sie im Durchschnitt nachts aufgestanden, um Wasser zu lassen?	0	1	2	3	4	5

Zur Ermittlung des Gesamt-IPPS-Scores einfach die zutreffenden Ziffern zusammenzählen **Gesamt-IPPS-Score Σ =**

Beeinträchtigung der Lebensqualität durch Harntraktsymptome

	ausgezeichnet	zufrieden	überwiegend zufrieden	gemischt, teils zufrieden, teils unzufrieden	überwiegend unzufrieden	unglücklich	sehr schlecht
Wie würden Sie sich fühlen, wenn sich Ihre jetzigen Symptome beim Wasserlassen in Ihrem weiteren Leben nicht mehr ändern würden?	0	1	2	3	4	5	6

Lebensqualität Index L=

Testauswertung:
(Gesamt-IPSS-Score)

Bitte beachten Sie:
Der Test dient nur zur groben Einschätzung Ihrer Beschwerdesymptomatik und ersetzt nicht die Diagnose Ihres Arztes. Verschlechtert sich die Punktezahl bei Wiederholung des Testes, wenden Sie sich bitte unmittelbar an Ihren Arzt.

Je früher Sie die Ursache Ihrer Beschwerden kennen, desto besser sind die Aussichten auf Beschwerdebesserung. Fragen Sie deshalb auch Ihren Arzt, was Sie selbst tun können.

20-35 Punkte:
Ihre Beschwerden des unteren Harntraktes beeinträchtigen Sie sehr stark und sind nach offizieller Einteilung der schweren Symptomatik zugeordnet. Bitte sprechen Sie umgehend mit Ihrem Arzt darüber.

8-19 Punkte:
Ihre Beschwerden des unteren Harntraktes beeinträchtigen Sie schon stark und sind nach offizieller Einteilung der mittleren Symptomatik zugeordnet. Bitte sprechen Sie umgehend mit Ihrem Arzt darüber.

0-7 Punkte:
Ihre Beschwerden des unteren Harntraktes sind nach offizieller Einteilung der milden Symptomatik zugeordnet. Bitte sprechen Sie mit Ihrem Arzt darüber und wiederholen Sie diesen Test noch einmal nach 4 Wochen.

2. Prinzipien der Aufklärung im urologischen Fachgebiet
[nach Guntermann 2009; Kern et al. 2004]

Die Aufklärung des Patienten über definierte Maßnahmen erfolgt ausschließlich durch Ärzte. Diese Aufklärung folgt dem Prinzip, dass sie umfassend und vollständig sein soll, dabei aber von erforderlichen Eingriffen nicht abschrecken darf. Zur Beratungspflicht siehe bei Kern in „Das urologische Gutachten".

2.1 Risikoaufklärung
Dem Patienten wird ein allgemeines Bild von der Art und Schwere der geplanten Maßnahme, z. B. Operation verdeutlicht. Es sind typische Risiken zu nennen unabhängig von der Komplikationshäufigkeit. Weiterhin wird auf spezielle Risiken hingewiesen, die sich auf Grund medizinischer Besonderheiten ergeben, z. B. Risikoerhöhung bei Vor-OP oder EBRT. Seltene Risiken müssen immer dann aufgeklärt werden, wenn deren Eintreten schwere Folgen für die Lebensführung des Patienten bedeuten, z. B. Rektumverletzung nach radikaler Prostatektomie.

Die Dokumentation erfolgt mittels Aufklärungsbögen. Es sind handschriftliche Notizen und ggf. Zeichnungen zu fertigen, die den Aufklärungsablauf aufzeigen.

Der beste Aufklärungsbogen kann jedoch das Gespräch nicht ersetzen. Das Formular ist nur das Beweismittel dafür, dass ein Gespräch stattgefunden hat.

Neben dieser Komplikationsaufklärung müssen eventuelle Alternativverfahren angesprochen werden. Gerade bei echten Alternativen (z. B. radikale Prostatektomie vs. externe Bestrahlung; ESWL vs. perkutaner Nephrolitholapaxie bei 1,5 cm großem Nierenstein) müssen Vor- und Nachteile beider Verfahren gegenübergestellt werden. Dieses ist ebenfalls durch Vermerk im Aufklärungsbogen zu dokumentieren.

Es ist zu dokumentieren, wann die Aufklärung stattgefunden und welcher Arzt sie durchgeführt hat. Sinnvollerweise sollte auch die Zeit der Aufklärung (z. B.

14:00 bis 14:30 Uhr) notiert werden, da daraus auf die Ausführlichkeit der Aufklärung geschlossen werden kann. Der Patient muss nachfolgend gefragt werden, ob er noch Fragen hat und ob er alles verstanden hat. Erst dann sollte der Patient mit Datum unterschreiben.

Prinzipiell sollte der Operateur den Patienten über geplante Maßnahmen aufklären. Dieses kann delegiert werden, insbesondere unter dem Aspekt einer frühest möglichen Aufklärung. Sobald der Stationsarzt selbst als Operateur für einen bestimmten Eingriff tätig ist (auch unter Aufsicht eines Facharztes), kann er auch selbstständig über diesen Eingriff aufklären. Eingriffe, deren Schwierigkeitsgrad den Ausbildungsstand des aufklärenden Stationsarztes übersteigen, werden vom Operateur bzw. Oberarzt geprüft. Sollten hierbei Versäumnisse in der Aufklärung festzustellen sein, muss der Patient unverzüglich über die fehlenden Aspekte aufgeklärt werden und diese zusätzliche Aufklärung separat unterschreiben. Die Aufklärung sollte so früh wie möglich erfolgen.

- Kleine, ambulante Eingriffe: Aufklärung am Tag des Eingriffs, aber mit zeitlichem Abstand
- Stationäre Eingriffe, geplant für den Folgetag: Aufklärung erfolgt so früh wie möglich. Im Regelfalle wird die Aufklärung inklusive Dokumentation im Rahmen des Aufnahmegesprächs erfolgen.
- Stationäre Eingriffe, geplant nach ggf. mehrtägiger Vorbereitung: Aufklärung und Dokumentation erfolgt am Aufnahmetag. Eine weitere, nicht unterschriftspflichtige Aufklärung erfolgt am Tag vor der OP. Hierüber reicht eine Notiz im Verlaufsblatt.

2.2 Sicherungsaufklärung
Der Patient wird über erforderliche Maßnahmen zur Sicherung des Heilungserfolgs aufgeklärt. Diese Aufklärung kann jeder Assistenzarzt vor der Entlassung des Patienten durchführen. Hier erfolgt eine entsprechende handschriftliche Dokumentation am Aufklärungstag, z. B. „Patient auf … hingewiesen".

Zum Abschluss der Therapie und damit vor der Entlassung aus (teil)stationärer Behandlung ist ein Gespräch mit dem Patienten zu führen über die Sicherung des Therapieerfolgs.

Literatur

Guntermann, S.: „Die ärztliche Aufklärungspflicht", Ärztepost, 4:2009

Kern, B.-R.; Bichler, K.-H.: „Das urologische Fachgutachten im Arztrecht – Juristische Aspekte", in: Bichler, K.-H.: „Das urologische Gutachten", Springer, Berlin, 2004

3. Surgical Safety Checklist (WHO SSSL Checklist)

World Health Organization

SURGICAL SAFETY CHECKLIST (First Edition)

Before induction of anaesthesia ▸▸▸▸▸▸ **Before skin incision** ▸▸▸▸▸▸ **Before patient leaves operating room**

SIGN IN

☐ PATIENT HAS CONFIRMED
- IDENTITY
- SITE
- PROCEDURE
- CONSENT

☐ SITE MARKED/NOT APPLICABLE

☐ ANAESTHESIA SAFETY CHECK COMPLETED

☐ PULSE OXIMETER ON PATIENT AND FUNCTIONING

DOES PATIENT HAVE A:

KNOWN ALLERGY?
☐ NO
☐ YES

DIFFICULT AIRWAY/ASPIRATION RISK?
☐ NO
☐ YES, AND EQUIPMENT/ASSISTANCE AVAILABLE

RISK OF >500ML BLOOD LOSS (7ML/KG IN CHILDREN)?
☐ NO
☐ YES, AND ADEQUATE INTRAVENOUS ACCESS AND FLUIDS PLANNED

TIME OUT

☐ CONFIRM ALL TEAM MEMBERS HAVE INTRODUCED THEMSELVES BY NAME AND ROLE

☐ SURGEON, ANAESTHESIA PROFESSIONAL AND NURSE VERBALLY CONFIRM
- PATIENT
- SITE
- PROCEDURE

ANTICIPATED CRITICAL EVENTS

☐ SURGEON REVIEWS: WHAT ARE THE CRITICAL OR UNEXPECTED STEPS, OPERATIVE DURATION, ANTICIPATED BLOOD LOSS?

☐ ANAESTHESIA TEAM REVIEWS: ARE THERE ANY PATIENT-SPECIFIC CONCERNS?

☐ NURSING TEAM REVIEWS: HAS STERILITY (INCLUDING INDICATOR RESULTS) BEEN CONFIRMED? ARE THERE EQUIPMENT ISSUES OR ANY CONCERNS?

HAS ANTIBIOTIC PROPHYLAXIS BEEN GIVEN WITHIN THE LAST 60 MINUTES?
☐ YES
☐ NOT APPLICABLE

IS ESSENTIAL IMAGING DISPLAYED?
☐ YES
☐ NOT APPLICABLE

SIGN OUT

NURSE VERBALLY CONFIRMS WITH THE TEAM:
☐ THE NAME OF THE PROCEDURE RECORDED
☐ THAT INSTRUMENT, SPONGE AND NEEDLE COUNTS ARE CORRECT (OR NOT APPLICABLE)
☐ HOW THE SPECIMEN IS LABELLED (INCLUDING PATIENT NAME)
☐ WHETHER THERE ARE ANY EQUIPMENT PROBLEMS TO BE ADDRESSED

☐ SURGEON, ANAESTHESIA PROFESSIONAL AND NURSE REVIEW THE KEY CONCERNS FOR RECOVERY AND MANAGEMENT OF THIS PATIENT

THIS CHECKLIST IS NOT INTENDED TO BE COMPREHENSIVE. ADDITIONS AND MODIFICATIONS TO FIT LOCAL PRACTICE ARE ENCOURAGED.

4. Clinical Incident Reporting System (CIRS)

Die Perioperative Patient-Safety Group der Universität Basel hat vor mehr als 10 Jahren in Zusammenarbeit mit Psychologen der NASA den Fokus auf Patientensicherheit und Team Performance gelegt. Ein erstes Resultat war 1996 ein Webbasiertes, weltweites Critical Incident Reporting System für die Anästhesie. Basierend auf diesen Erfahrungen und in Zusammenarbeit mit verschiedenen Partnern aus dem Gesundheitswesen wurde 5 Jahre später das für die gesamte klinische Medizin einsetzbare CIRSmedical System vorgestellt. Partner aus dem ganzen europäischen Raum haben zur weiteren Entwicklung beigetragen, aus dem initialen Critical Incident Reporting System wurde ein CIRSmedical Gesamtsystem mit verschiedenen Modulen zur Abdeckung des umfassenden Qualitätsprozesses.

ProtecData
Die ProtecData AG ist eine 1985 gegründete Softwarefirma. Neben branchenspezifischen konventionellen Lösungen hat sie sich auf die Herstellung von webbasierten, plattformunabhängigen Informationssystemen für das Gesundheitswesen spezialisiert. Die Kombination aus innovativer Web-Technologie, universitärer Forschung und solider Datenbank-Technologie bildet die ideale Grundlage für eine erfolgreiche Produktepalette.

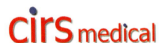

HINTERGRUND
Zuviele Patienten erleiden als Folge von unbeabsichtigten Fehlern bei medizinischen Behandlungen einen permanenten Schaden. Fast die Hälfte dieser Fehler wären potentiell vermeidbar. Solche Fehler werden häufig als Fehlhandlung von Einzelnen dargestellt. Analysen von kritischen Vorfällen zeigen aber, dass solche Ereignisse fast immer multifaktoriell verursacht sind: Arbeitsbelastung, Kommunikations-, Ausbildungsprobleme, Teamfaktoren, ungenügende Ressourcen, inadäquate Umgebung und auch Patientenfaktoren sind entscheidend mitbeteiligt.

Meldesysteme für kritische Zwischenfälle stellen eine wichtige Quelle für Lernprozesse dar und haben das Potential, die oft multifaktoriellen Schwachstellen frühzeitig aufzudecken. Systemveränderungen, basierend auf Informationen aus solchen Meldesystemen (CIRS = Critical Incident Reporting Systems), führen zu einer proaktiven Erhöhung der Patientensicherheit. Die Einführung eines CIRS-Systems führt auch zu einer impliziten positiven Beeinflussung der Fehlerkultur in der Umgebung, in der ein solches Meldesystem betrieben wird. Wichtig ist, dass alle Beteiligten (bis hin zu den Chefs) akzeptieren, dass Fehler passieren und man insbesondere aus Beinahe-Fehlern viel lernen kann.

INCIDENT REPORTING TOOL
CIRSmedical ist ein Plattform-unabhängiges, Web-basiertes anonymes Critical Incident Reporting Tool. Es basiert auf einem CIRS, das ursprünglich spezifisch für

die Anästhesie entwickelt wurde. Die Anästhesie hat sich als sicherheitsfokussierte Disziplin sehr früh dem Problem der Patientensicherheit angenommen und in den vergangenen Jahren erfreuliche Fortschritte erzielt. Im Jahr 2000-2002 hat die Perioperative Patient Safety Group der Universität Basel zusammen mit der Schweiz. Aerztegesellschaft (FMH) und dem Berufsverband Krankenpflege das CIRS-Tool weiterentwickelt, vereinfacht und für alle klinischen Disziplinen von der Psychiatrie über den Allgemeinarzt bis hin zum Geburtshelfer einsetzbar gemacht. Das Tool ist im deutschsprachigen europäischen Raum verbreitet (>200 Installationen) und europäische Gruppen haben wesentlich zur weiteren Entwicklung beigetragen. CIRSmedical zeichnet sich nicht nur durch eine hohe Anpassungsfähigkeit an spezifische klinische Bedürfnisse aus, sondern kann auch lokal in einer Praxis, einem Spital oder über gesicherte Internet-Verbindungen für ganze Fachdisziplinen oder Spital-Netzwerke eingesetzt werden. Gerade diese «horizontale» Spital- oder praxisübergreifende Einsatzmöglichkeit hat dazu geführt, dass innerhalb von geschlossenen Benutzergruppen ortsübergreifendes Lernen von eigenen und insbesondere auch fremden Fehlern möglich wurde. Offene Auswertungsund Analysefunktionen erleichtern QS-Zuständigen die Verarbeitung der Daten. Mindestens ebenso wichtig sind aber die direkten Feedbackmöglichkeiten von und zu den Nutzern an der Front, weil die Motivation zum Betrieb eines solchen Systems nur im steten Austausch mit diesen Nutzern möglich ist.

PROCESS & ASSESSMENT TOOL

Incident Reporting wurde über viele Jahre als der Schlüssel zur Verbesserung der Patientensicherheit angesehen. In Wirklichkeit stellt aber das Erfassen von kritischen Ereignissen nur der 1. Schritt in einem Qualitätskreis dar. Incident Reporting per se ist ohne direkt daran anschliessende Folgeprozesse nur von geringem Wert. Das Web-basierte CIRSmedical Process & Assessment Tool schliesst hier eine entscheidende Lücke: Prozessschritt für Prozessschritt erleichtert es den qualitätsverantwortlichen Mitarbeitern Klassifikation, Analyse und Verarbeitung von eingegangenen Incident Reports. Klassifikation nach internationalen Standards garantiert eine kompatible Datenanalyse und Auswertung und ermöglicht Vergleiche mit anderen Institutionen. Ein integriertes Controlling verhindert, dass terminierte Verbesserungsprozesse aus dem Lot oder über die Zeit einfach in Vergessenheit geraten. Erweiterte Feedbackmöglichkeiten zu den Front-Nutzern erhöhen die Attraktivität und die Nutzung des Systems.

RCA TOOL

Im Fundus eines aktiven CIRS finden sich regelmässig Incidents, die, bedingt durch die Bedeutung der sichtbar gewordenen Sicherheitslücke, einer detaillierten und umfassenden Aufarbeitung bedürfen. Das integrierte, Web-basierte CIRSmedical Root Cause Analysis Tool enthält alle Elemente, um das aktuelle Wissen zur Root Cause Analyse pragmatisch auf den Punkt zu bringen. Es erleichtert das Aufspüren der zugrundeliegenden Ursachen (Wurzeln) eines Incidents, indem es auf effi ziente Art die Stärken eines Teams mit der vernetzten Web-Technologie verknüpft und auf sehr konzentrierte, ressourcenschonende Art die wichtigsten

RCAMethoden wie Change Analyse, Barrier-Analyse und Contributing Factor Analysis integriert. Das Einbinden von gemeinsam entwickelten Kausalfaktoren- und Root-Cause Grafiken verbunden mit den Auswertungen der Daten aus den integrierten RCA-Methoden erhöht die Wahrscheinlichkeit, dass wirksame korrektive Massnahmen definiert werden können und damit die Auftretenswahrscheinlichkeit eines gleichen oder ähnlichen Problems stark reduziert wird.

Weitere Informationen zu CIRSmedical sind im Internet zu finden unter **www.CIRSmedical.org** und zu ProtecData unter **www.ismed.ch**.

5. Unerwünschte Arzneiwirkungen (UAW-Meldebogen)

Bericht über unerwünschte Arzneimittelwirkungen (auch Verdachtsfälle)
an die Arzneimittelkommission der deutschen Ärzteschaft (AkdÄ) gemäß der Berufsordnung für Ärzte
Postfach 12 08 64 · 10598 Berlin · Telefax: (030) 400456 -555 · Telefon: (030) 400456 -500

Pat.Init.	Geburtsdatum	Geschlecht m ☐ w ☐	Größe (cm)	Gewicht (kg)	ethn. Zugeh.	Schwangersch.- Monat:

Beobachtete unerwünschte Wirkungen   aufgetreten am: __.__.__   Dauer: __ Stunden __ Tage

lebensbedrohlich? ja ☐ nein ☐

Arzneimittel/Darreichungsform ggf. Chargenbezeichnung	Tagesdosis	Applikation	gegeben von/bis	wegen
①				
②				
③				

Vermuteter Zusammenhang mit Arzneimittel Nr. ① ② ③   dieses früher verabreicht ja ☐ nein ☐   vertragen ja ☐ nein ☐   ggf. Reexposition nein ☐ neg. ☐ pos. ☐

Grunderkrankung (ggf. ICD-Codierung):   Begleiterkrankungen: (ggf. ICD-Codierung)

Anamn. Besonderheiten, z. B.: Alkohol ☐ Allergien* ☐ Arzneimittelabusus* ☐ Diät ☐ Implantate ☐ Kontrazeptiva ☐ Rauchen ☐ Sonstige:

* weitere Erläuterungen:

Veränderung von Laborparametern in Zusammenhang mit der unerwünschten Arzneimittelwirkung:

Verlauf und Therapie der unerwünschten Arzneimittelwirkung:

Ausgang der unerwünschten Arzneimittelwirkung:
wiederhergestellt ☐   wiederhergestellt mit Defekt ☐   noch nicht wiederhergestellt ☐   unbekannt ☐   Exitus ☐   Sektion: ja ☐ nein ☐

Weitere Bemerkungen (z. B. Todesursache):

▶ Das Beilegen des Arztbriefes und/oder des Krankenhausentlassungsbriefes ist in Fällen schwerer UAW hilfreich. ◀

Wer wurde zusätzlich informiert: BfArM ☐   Hersteller ☐   PEI ☐   Sonstige:

Name des Arztes: Klinik: ja ☐ nein ☐ (ggf. Stempel)   Datum:
Fachrichtung:
Anschrift:
Telefon-Nr.:   Unterschrift

6. Hodentumoren: Klassifikation, diagnostische Parameter und Therapie

Es handelt sich in der Mehrzahl (95%) um bösartige Tumoren.

Einteilung der Hodentumoren:
1. Ausgehend vom Keimgewebe
    a) Seminome (> 50%)
    b) Teratome/Teratokarzinome
    c) embryonale Karzinome
    d) Choriokarzinome
    e) Mischformen
2. Vom Stützgewebe (Stroma) ausgehend
    a) Leydigzelltumoren
    b) Sertolizelltumoren
3. Metastasen anderer Tumoren
    a) z. B. maligne Lymphome

Symptomatik

Schmerzlose Größenzunahme des Hodens.

Diagnostik

- Diaphanoskopie (Durchleuchtung) (s. Abbildung 5-20) (Differentialdiagnose: Hydrozele);
- Sonografie (Abbildung D-1);

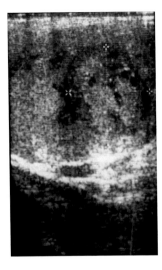

Abbildung D-1: Sonografie des Hodens: Umschriebene, inhomogene Raumforderung

- Tumormarker bei nicht seminomatösen Tumoren z. B. embryonale Karzinome: alpha-Fetoprotein (AFP: < 10 ng/ml), humanes Choriongonadotrophin (beta-HCG: 5 IU/L);
- Computertomografie (Abdomen, Thorax) zur Metastasensuche (Abbildung D-2).

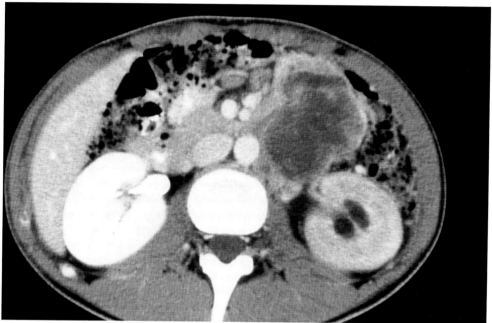

Abbildung D-2: Computertomografie (Abdomen): Deutlich vergrößerter paraaortaler Lymphknoten links bei Hodenkarzinom

Therapie

Orchidektomie bzw. weitergehend (stadienadaptiert I-III) Chemotherapie bzw. Lymphonodektomie (s. Abbildung 5-23, 5-24).

Sachverzeichnis

A

Abdomen, akutes 307
Abrechnungsgutachten 410
Abwarten, kontrolliertes, bei VUR 100
Aetherzystitis 122
Akrennekrose (Folge der Urosepsis) 53
Anfängeroperationen 418, 278
Angiodynografie des Hodens 290, 300/301
Antibiotikaprophylaxe 56, 194, 424
Antiphlogistika 290
Antirefluxoperations, offen
    Lich-Gregoire 104
    Politano-Leadbetter 105
Antirefluxplastik, endoskopisch
    submuköse, endoskopische Antirefluxplastik (SEARP) 103
Arzneimittelnebenwirkungen 424
    unerwünschte (UAW) 435
Aseptik 367
Aufklärungspflicht 14
Aufklärung, Prinzipien der 431
    Risikoaufklärung 432, 383
    Sicherungsaufklärung 432

B

Balanitis 395
Ballonkatheter 122
Beckenbodengymnastik 138
Begutachtung, Methodologie 15-19
Behandlungspfade 420
Behandlungsfehler 13
    einfacher, grober 416
Belastungsinkontinenz 137, 232
Beratungspflicht 14
Blasenentzündung 122
    „Ätherzystitis" 122
BPH s. Prostatahyperplasie
BPH-Syndrom 234, 278

C

Checklisten 423
Chorda 402
Crew-Ressource-Management (CRM) 421
CIRS (Critical Incident Reporting System) 424, 434
Colliculus seminalis s. Samenhügel

D

Debridement 206
Deszensus uteri 152
Detrusorinstabilität 239
Diagnosefehler 27/28, 282, 413
Differenzierende Transurethrale Resektion (Harnblase) 115/116
Dissoziation des Nebenhoden 315
Douglas-Abszess 154
Dranginkontinenz s. Urgeinkontinenz
Ductus deferens
    versehentliche Durchtrennung 386, 388/389, 393
Ductus-Karzinom (Prostata) 187
    Biopsie 188
    Pathologie 187/188
Duloxetin s. SSRI (Selective serotonin reuptake inhibitor)

E

Embolisation von Nierengefäßen nach Verletzung 349
Erektile Dysfunktion 246, 409
Erektion des Penis 245
Ersatzblase
    Komplikationen 120/ 121
ESWL (Extrakorporale Stoßwellenlithotripsie) 48, 63
    Komplikationen 48
    Hämatom
        parenchymatös 48
        subkapsulär 52
    Harnwegsinfekt (Urosepsis) 48, 52-59
    Milzruptur 52
    Nierenparenchymriss 49/50
    Steindesintegration 58

F

Facharztqualifikation, urologische 216
Fachkenntnisse, urologische 214
Fast-Track-Chirurgie 338
Fehlerbegünstigende Faktoren 419
Fehler
    -checklisten 423
    -kultur 421
    -taxonomie 424
    -typen 413

-vermeidung 421
Fehlerlisten 423
Fehlermeldesysteme (MERS, CIRS) 424/435
Fehlerprävention 425
Fistel
    Gebärmutter-Harnblasen- 156
    Harnblasen-Scheiden- 155
    Harnleiter-Scheiden- 155
Fornixruptur 70
Fremdkörper s. Gegenstände, zurückgelassene
Funikolyse n. Shoemaker 341, 379/380

G
Gebärmuttervorfall s. Deszensus uteri
Gegenstände, zurückgelassene (z. B. Tupfer u. a.) 230
Green-Light-Laser s. KTP-Laser
Guanosinmonophosphat, zyklisches (cGMP) 245/246
Gutachten, Form des 17
Gutachtenauftragnehmer 15

H
Hämangiom der Leber (Nebenbefund bei NZK) 29/30
Harnblasenhalsschlitzung (n. Turner-Warwick) 251, 203, 277, s. auch unter BPH
Harnblasenhalssuspension (n. Stamey-Pereira) 139
Harnblasenkarzinom 111
    Diagnostik 111
    Karzinogenese 94
    Symptomatik 111
    Therapie 112
        Bestrahlung
            Komplikationen 117
        TUR 114-116
            Komplikationen
                Perforation 155/116
        Zystektomie, radikale 120/121
Harnblasenkatheter, suprapubischer 123
    Komplikationen
        Antikoagulantien und suprapubische Harnblasenfistel 126
        Blutungen 124/127
        Darmverletzungen 123
        Fehlposition 131
Harnblasentamponade 277, 280
Harnleiterschiene 57
Harnleitersondierung beiderseits 110
Harnleitersteinbehandlung
    Behandlungskombination
        ESWL 61-65, 68
        URS 69-79
Harnleitersteinbehandlung bei Sigmablase 80-85
Harnleiterstenose 148
Harnleitertumoren (Urothelkarzinome) 91/ 92, 94
    Karzinogenese 94
        Symptome 93
        Diagnostik 93, 98
            Bilgebende Verfahren 91
            URS 95
            Zytologie 12, 96/ 97
    Differentialdiagnose 91/ 92
    Therapie 91, 93
        Lokale Abtragung 91
        Teilresektion 91
        Ureteronephrektomie 91
    Fehldiagnose 92
Harnleiterverletzungen, iatrogene 60
Harninkontinenz s. Inkontinenz
Harnröhre, prostatische 214
Harnröhrendivertikel 157
Harnsöhrenschlitzung 265
Harnröhrenstriktur 212
Harnröhrenschlitzung 215/216, 265
Harnstauungsniere 146, 152
Harnsteine
    Lokalisation 48
    Symptomatik 48
    Therapie
        ESWL 48
Harnwegsinfekt 68, 129
    n. VUR 100
    n. Sondierung 110
    n. Prostataoperation 267
Herniotomie n. Shouldice 288/289
Hodenatrophie 290
Hodenbiopsie 351
    Hodentubulusatrophie 314/315
Hodendeszensusstörung 313/316
Hodendystopie s. Hodendeszensusstörung
Hodenluxation, n. Hydrozelenoperation 341
Hodennekrose (Histologie) 302
Hodenpexie 341
Hodenprothese 298, 324, 325
Hodentorsion 297,
    Diagnostik 300
    Pathogenese 297,

Sachverzeichnis

Symptomatik 306, 318
Therapie 300, 303
passager 307
Hodentumoren 351, 436
Diagnostik 436
Hodenbiopsien 351
Sonografie 436
Tumormarker (Hoden) 351, 436
Therapie 351, 361, 436
Lymphonodektomie 354
Komplikationen 351, 361
Blutung 351
Nervenläsion 353-356
Verletzungen
Darm 351
Harnwege 351
Wundinfektion 351
Hodenverletzung 321
Hydatiden 373
Hydrozele 333
Diagnostik 335
Operation 333/336
Komplikationen 333
Abszess 333
Hämatom 333
Hodenluxation 341
Wunddrainage 337/338
Trauma, bei 327
Hyperhydratation bei TURP 273, 279
Hyponatriämie bei TURP 273, 279
hypervolämische 276
Hypospadie 398/400
Formen, verschiedene 400
H. penoscrotalis 401
Operationen 401/402, 405
Komplikationen
Fisteln 403
Operative Versorgung 403-405
Wundheilungsstörungen 405
Hysterektomie, vag., abdom. 144
Harnleiterverletzungen n. Hysterekt. 144, 152

I
IPSS s. Prostatasymptomscore
Impedanzkardiografie (bei TURP) 273
Indikationsstellung 14
Indikatoren, prognostische 422
Induratio Penis plastica
Komplikationen 407

Inkontinenz 137
Belastungs- 137
Grade 137
Pathophysiologie 137
Urge- 137
Diagnostik 138
Therapie
konservativ 138
Duloxetin 138
operativ
Band, spannungsfreies 138/139
Inkontinenz, postop. bei Prostataoperationen 232

K
Kalium-Titanyl-Phosphat-Laser (KTP-) 221, 223
Katheter, suprapubischer 123
Knochenszintigrafie 160
Kompartment-Syndrom 283

L
Laserkoagulation
bei BPH 237/238, 281
bei Prostatakarzinom (PC) 211-213
Green-Light-Laser bei PC 221, 223
Leckage
des Harnleiters 102, 104
n. Prostata-Operation 202
Leistenhoden 314
Leitlinien 420
Lower Urinary Tract Symptoms s. UHTS
Luftembolie bei TUR 111

M
Maturation bei VUR 100
Medikamentennebenwirkungen 424
Mehrfachtumoren 32
Methodenfreiheit 14
Milzverletzung bei linksseitiger Nephrektomie 32, 34-38
Anatomie 36
Mitverletzung anderer Organe 349/350
Darm 123
Gefäße 124-127, 343
Milz 32
Multiorganversagen 206
Mumpsorchitis 363
Antivirale Therapie 363

N

Nebenhodenentzündung
    DD: Hodentorsion 309
Nephrolitholapaxie (Blutung) 349
Nephroptose 44
Nephroskop s. Pyeloskop
Nephrostomie s. Nierenfistel
Nierenfistel, perkutane 75, 84, 86, 149
Niereninsuffizienz bei VUR 100
Nierenpunktion, perkutane, intrakostale 85
Nierenstilabriss 44
Nierentumoren 23, 26
    Formen 23
        Klarzellig 23/24
        Papillär 23/24
    Symptome 25
    Diagnostik 25/26/27
        Ausscheidungsurogramm 25, 91
        Computertomografie 25, 45
        Sonografie 25
    Therapie 32
        Operation
            Enukleation 32/33
            Komplikationen
                Mitverletzung der Milz 32-37
            Schnittführung 35
Nierenverletzung, Bewertung der (private Unfallversicherung) 41/42
Nierenverletzung, stumpf bzw. offen 39/40, 44
    Computertomografie 41
    Milzverletzung 41
„Null-Fehler-Programm" 423

O

Orchitis 290
Orchidopexie 315
Organisationsfehler 14, 207/208, 418

P

PAD-Test 138
Patientensicherheit, Institut für 425
Perforation, gezielte (TUR Harnblase) 114
Phimose s. Präputialstenose
Postherniotomiesyndrom 287
Präputialstenose 394
    Operation
        Komplikationen 396
            Blutung 395
            Resektion, mangelhafte 396-398
            Wundinfektion 395
Prehnsches Zeichen 299
Processus vaginalis peritonei (= indirekte Leistenhernie) 315
Prostasol® 222
Prostatabiopsie 162, 190
    Antibiotikaprophylaxe 193/194
    Komplikationen 193, 195
        Abszess 190
        Anus Praeter nach 191
        Darmblutung nach 193, 194, 196
        Rektumverletzung 191, 196
    Lokalanästhesie 194
    Perineale 162
    Saturations- (Sättigungs-) 195
    Saug- 164
    Sextanten- 162
    Technik 162
    Transrektale 162, 164, 194
    Ultraschallgesteuerte 162
Prostatahyperplasie, benigne (BPH)
    Diagnostik 234
    Stadieneinteilung 235
    Therapie
        Apparativ bzw. operativ 252
            Laserkoagulation 213, 237/238, 281
            TURP (Prostatektomie, transurethrale) 235/ 236/237
                Indikation 243, 253
            TVP (Prostatektomie, transvesikale) 281/282
        Konservativ (alpha-1-Rezeptor-Blocker) 249
Prostatahyperplasie (BPH), Komplikationen nach Op.
    Blutung 270/271, 280
    Detrusorinstabilität 239, 267
    Dysurie 240, 244, 264
    Endokarditis, akute 267
    erektile Dysfunktion 245/246, 259/260, 267
    Harnblasenhalsstenose (-sklerose) 203, 251, 257, 280
        Schlitzung (Inzision) 255, 257/258, 277
    Harnröhrenstriktur 262, 265
    Infekt, Harnwegs- 250, 264/265, 267

Inkontinenz 238, 258
persistierender Restharn
  Harnverhalt 239, 250
retrograde Ejakulation 247, 254, 260, 267
TURP-Syndrom 273, 277, 279
Verletzung benachbarter Organe 279, 281
Prostatakarzinom
  Aufklärung 193
  DNA-Zytometrie 165
    Aneuploidie 165
  Grading (Gleason) 164
  Heterogenität des 166
  Leitlinien 183
  metastasierendes 181/182
  Therapieoptionen 192
    Brachy- 168/169
    Hormon- 168, 170
    Laser- 212/213
    Radikale OP 167
      Komplikationen 199, 207
        Harnblasenhalsstenose 203
          -Inzision 203, 251
        Inkontinenz 232
        Leckage d. Anastomose 202
        Lymphozele 199
        Sepsis 207
        Wundheilungsstörungen 204, 208, 230
    Strahlen-, extern 168
    TUR s. TURP
Prostataspezifisches Antigen (PSA) 160
  freies 161
Prostatasysmptomscores 235
Prostatitis/ Zystitis 281
  Diagnostik 186
  PSA bei Prostatitis 186
Pyelonephritis 44-47
  Einteilung 45
Pyeloskop, flexibles 87-89
Pyelonephritis, xanthogranulomatöse 44-47
  Diagnostik
    Bildgebende Verfahren 45/46

R
Reflux, vesikoureteraler (VUR) 100
  Symptomatik 101
  Diagnostik 101

Miktionszysturetrogramm (MCU) 102
Nierenfunktionsszintigramm (NFSZ) 101
Sonografie 102
Therapie
  Endoskopisch (SEARP) 103
  Konservativ
    Kontrolliertes Abwarten 100
  Offen operativ 104
Refluxnephropathie 100
Reizblase 122
Rektumresektion
  Komplikation: Harnblasenentleerungstörung 125
Restharn 239
Risikoeinschätzung 422
Risikomanagement 423
Rivanol 205

S
Sachverständigengutachten, medizinische 13
Samenblase (Spermienreservoir) 385
Samenhügel s. Utriculus
Samenleiter s. Ductus deferens
SEARP s. Antirefluxplastik
Schwellkörper-Autoinjektionstherapie (SKAT) 246
Serotonin-Noradrenalin-Wiederaufnahmeinhibitoren 139
Sigmadivertikulitis 281-283
  Harnblasen-Darmfistel 283
  Komplikationen 282
Sildenafil 245
Skrotum, akutes 309
Spermatozelen 373
Spermiogramm, postoperativ 385/386
Splenomegalie 35
Spülflüssigkeitseinschwemmung (bei TURP) 273, s. auch TUR-Syndrom
SSRI 139
Staph. aureus bei Skrotalabszess 367
Strahlenschaden der Harnblasenwand 117
Strahlenschutz 158
Strahlenvaskulopathie 114, 117
Stressinkontinenz (Belastungs-) 137, 232
Surgical Safety Checklist (WHO) 433
Symptomatik, persistierende 267

T

TAPP (Transabdominale, präperitoneale Plastik) 294
TEP (Totale extraperitoneale Plastik) 294
Thromboembolieprophylaxe bei kombinierter Harnsteinbehandlung 65/66
Thromboseprophylaxe
    Stoßwellenanwendung 65
    suprapubische Harnblasenfistel 125/126
Torsion (Hoden) s. Hoden
TOT – Transobduratoric tape 139
Tröpfcheninfektion 368
TRUS s. Ultraschall, transrektaler
TUIP 255, 258
Tumorenukleation, Niere 26, 32/33
TUR – Transurethrale Resektion
    Harnblase 114-116
    Prostata s. TURP
TUR-Syndrom 273, 279
    Pathophysiologie 279
    Symptomatik 279
TURP
    bei BPH 235/236/237
    bei fortgeschrittenem PC 212/216
    Indikation 278
    Nachresektion 278
TVT (Tension free vaginal tape) 139

U

Übernahmeverschulden 14
Ultraschall, transrektaler (TRUS) 162/163
Untere Harntraktsymptomatik (UHTS) 234
Ureterorenoskopie 64, 84-86
Urethrotomia interna s. Harnröhrenschlitzung
Urgeinkontinenz 137, 142, 157, 250, 252
Urosepsis bei Harnsteinbehandlung 52, 91
    Diagnostik 56
    Pathogenese 54, 56
    Therapie 54
        Urinableitung 55, 57
        Intensiv- 54
Utriculus 214, 243

V

Vardenafil 245-46
Varikozele 341
    Operation
        Komplikationen
            Gefäßverletzung 343
        laparoskopisch 342
        offen operativ 342
Vasoresektion 364, 366, 378
    Komplikationen
        Blutung 376
        Penisverletzung 378
        Wundheilungsstörung 364
        Skrotalabszess 365-367, 371, 373
    Rekanalisierung nach 364
Vena spermatica
    Thrombosierung 376
Verweilschlinge (Zeiss-) 91
VUR, Folgezustände 100

W

Wanderniere s. Nephroptose

Z

Zeissschlinge s. Verweilschlinge
Zystektomie, radikale 120
Zystitis s. Blasenentzündung

Abbildungsnachweis

Folgende Abbildungen (I) sind unserem Buch
Bichler, K.-H.: „Das urologische Gutachten", Springer Berlin 2004 (II) mit freundlicher Genehmigung von Springer Science und Business Media entnommen:

I	II	
Abb. 1-38	7.2 a-c	S. 107
Abb. 4-13	12.2	S. 172
Abb. 4-18	12.6	S. 176
Abb. 1-16	18.2	S. 241
Abb. 1-17	18.4	S. 246
Abb. 1-13	18.9	S. 253
Abb. 1-14	18.10 a, c	S. 254/255
Abb. 1-15 a	18.10 d	S. 255
Abb. 3-2	19.2	S. 273
Abb. 3-6	19.4	S. 275
Abb. 3-7	19.5	S. 278
Abb. 3-8 a, c	19.6 a, c	S. 279
Abb. 3-8 b	19.7 a-c	S. 280
Abb. 3-9	19.8	S. 294
Abb. 5-1	20.1	S. 298
Abb. 5-7	20.6 b	S. 306
Abb. 5-9	20.8 a, b	S. 308
Abb. 5-8	20.9 a-c	S. 309
Abb. 4-15 b	22.2	S. 343
Abb. 4-30	22.3	S. 344
Abb. 4-20	22.5	S. 395

Folgende Abbildung (I) ist dem Buch
Zenker, R.: „Die Eingriffe bei den Bauchbrüchen", Springer Berlin, 1957 (II) mit freundlicher Genehmigung von Springer Science und Business Media entnommen:

I	II	
Abb. 6-9 a-c	Abb. 102 d-f	S. 135